U0335961

内科常见病

鉴别与治疗

NEIKE
CHANGJIANBING
JIANBIE YU ZHILIAO

李忠娥 等主编

黑龙江科学技术出版社

图书在版编目（CIP）数据

内科常见病鉴别与治疗 / 李忠娥等主编． -- 哈尔滨：
黑龙江科学技术出版社，2021.6
ISBN 978-7-5719-1009-9

Ⅰ．①内… Ⅱ．①李… Ⅲ．①内科－常见病－诊疗
Ⅳ．①R5

中国版本图书馆CIP数据核字（2021）第115282号

内科常见病鉴别与治疗
NEIKE CHANGJIANBING JIANBIE YU ZHILIAO

主　　编	李忠娥　丁玉红　王　宁　黄世国　王旭东　肖　鹏
责任编辑	关士军
封面设计	宗　宁
出　　版	黑龙江科学技术出版社
	地址：哈尔滨市南岗区公安街70-2号　邮编：150007
	电话：（0451）53642106　传真：（0451）53642143
	网址：www.lkcbs.cn
发　　行	全国新华书店
印　　刷	广东虎彩云印刷有限公司
开　　本	787 mm×1092 mm　1/16
印　　张	29.5
字　　数	944千字
版　　次	2021年6月第1版
印　　次	2021年6月第1次印刷
书　　号	ISBN 978-7-5719-1009-9
定　　价	128.00元

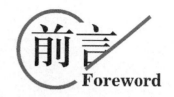

前言
Foreword

　　内科学是整个临床医学的基础,随着时间的推移,其研究和诊治范围也在不断拓展。广度上,现代内科学在传统普通内科学的基础上不断拓宽,新的亚专科不断涌现。深度上,多样化的辅助检查手段大大提高了内科常见疾病诊断的准确性;同时,伴随着对各种疾病机制认识的不断深入以及新技术的应用,现代治疗策略也变得多样化。面对内科学的日新月异,临床医师需要高度重视理论知识和临床技能的学习,善于归纳总结临床内科常见病的诊疗要点,并不断通过临床实践,夯实临床诊疗基础,提高疾病辨别能力,培养缜密的临床思维。基于这样的考虑,我们特组织编写《内科常见病鉴别与治疗》一书,旨在通过文字再现临床内科常见病的诊治过程,梳理和提炼内科疾病诊疗思维模式,提高临床医师的诊断准确性和治疗有效性。

　　《内科常见病鉴别与治疗》立足于临床实践,从内科基础内容出发,首先叙述了内科常用检查技术和临床常用消毒技术;随后重点介绍了神经内科、心内科、呼吸内科、消化内科、血液内科、风湿免疫科等内科常见科室的疾病,如脑出血、原发性高血压、流行性感冒、应激性溃疡、缺铁性贫血、类风湿关节炎等;此外,本书还涉及内科常见疾病的中西医结合治疗和护理的相关内容。本书内容丰富、结构合理、重点突出,结合内科学基础,重点讲述临床实践,根据循证医学证据提供行之有效的诊疗方案,可供各级医院临床医务工作者参考使用。

　　由于内科学内容更新速度快,加之编者编写时间有限、编写经验不足,在编写过程中难免存在疏漏之处,恳请广大读者见谅,给予批评指正。

《内科常见病鉴别与治疗》编委会

2021 年 3 月

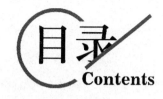
目录
Contents

第一章

内科常用检查技术

第一节　脑电图检查

和其他各种生理指标的正常值一样,正常脑电图是一个统计学的概念,即在健康人群中脑电图的各项指标在 95% 的可信范围之内属于正常脑电图,偏离此范围则为异常脑电图。但无论是从统计学角度还是在临床实践中,都有少数正常人的脑电图在 95% 的可信范围之外,或在中枢神经系统异常的患者中出现正常脑电图。

正常脑电图是基于特定年龄、精神状态、部位和出现方式等要素而作出判断的,同样的图形如偏离了这些要素,则可能成为异常图形,例如成年人在清醒闭眼状态下,枕区出现 10 Hz 的 α 节律为正常图形,但同样的图形如出现在睡眠期、额区或出现在婴幼儿期,则可能为不正常。所以对每一份脑电图记录都需要综合多种因素进行分析才能作出正确的判断。

一、正常清醒期脑电图形

（一）后头部 α 节律

1.定义

α 节律是清醒状态下出现在后头部的 8~13 Hz 的节律,一般在枕区电压最高,波幅可变动,但在成人常低于 50 μV,闭眼且精神放松状态下容易出现,注意力集中,特别是视觉注意和积极的精神活动可使其阻滞(图 1-1)。出现在其他部位或其他状态下的 α 频带的节律不是严格意义上的 α 节律,如 Rolandic 区的 μ 节律,睡眠期的纺锤节律等,频率虽然在 α 频带,但不能称为 α 节律。在确定 α 节律时,部位和反应性比频率更重要。α 节律与脑功能状态及发育水平有密切的关系,但与智力水平、人格或个性无关。

2.波形

α 节律多数波形圆钝或为正弦样波。少数正常人可表现为较尖的负相成分而正相成分较钝,形成尖形 α 节律,多见于儿童及青少年,也有些与应用镇静剂后混入 β 波有关。

3.频率

α 节律的频率与年龄关系密切。一般在 3 岁左右出现最初的 α 节律,在 8 Hz 左右;10 岁时

α节律的频率接近成人水平,达到 10 Hz,但仍混有 δ 波和 θ 波;成人 α 节律的主频段在9～11 Hz,60 岁以后 α 节律变慢,但仍≥9 Hz。成人同一个体在同一次记录中,α 节律的频率变化范围在两侧半球的对应区域内不超过 1 Hz,称为调频,反映脑波活动的规律性。全头的频率变化范围不应超过 2 Hz。但不同个体之间差别较大。

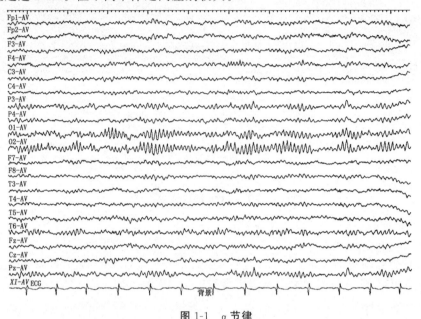

图 1-1 α节律

女,10 岁,枕区 11～12 Hz 低-中波幅 α 节律,调节和调幅良好

正常成年人的 α 节律可有变异:①慢 α 变异型,为较慢的波或节律,频率为其本人 α 波的二分之一,如 α 波为 10 Hz,则其变异型为 5 Hz,慢波上常带有切迹,为两个不完全的 10 Hz 波。慢 α 变异型波可夹杂在 α 节律中出现。②快 α 变异型,较少见,有些人的基本 α 节律较快,在 11～13 Hz,其间常夹杂14～20 Hz 的快波,对外界刺激的反应与 α 节律一致。这两种变异型均应出现在枕区。

4.波幅

α 节律的波幅在个体间差别很大,同一个体的波幅也呈现出一定规律的波动,一般枕区波幅最高。成人 α 节律的波幅一般在 20～100 μV,儿童的 α 节律波幅多数较高,在 4～7 岁儿童可高达 150 μV,以后逐渐降低,至 13～15 岁接近成人水平。左右枕区的 α 节律可有轻度的波幅差,多数为非优势半球侧的波幅较高,但这种生理性的不对称波幅差不应超过 30%。正常 α 节律的波幅呈渐高—渐低的梭形变化,称为调幅,反映脑波的稳定性。每一串梭形 α 节律持续时间在 1～2 秒,少数可长达 20 秒。两串 α 节律之间为低波幅 β 波,持续不超过 2 秒。小儿年龄越小,脑波稳定性越差,常缺乏调幅现象。

5.分布

α 节律主要分布在后头部(枕、顶、后颞区),有时可扩散到中央区、中颞区或颅顶,文献上将出现在这些部位的节律性 α 波称为 α 频率的节律或 α 样节律。波及中央区时应注意与 μ 节律鉴别,后者的频率及波形与 α 节律相似,但多出现在睁眼状态下,不受睁闭眼的影响,触觉刺激、运动或运动的意念可使之消失。α 节律很少扩散到额区,如在单极导联时额区出现和枕区一致的

α节律,多数与参考电极活化有关,特别是将参考导联置于乳突时容易受后头部活动的影响,此时前后头部的α节律有180°位相差,采用双极导联可消除参考电极活化的影响。

α泛化指α频带的节律或活动广泛分布于全头部。α分布倒置或α前移则指α活动以前头部最明显。这些α的异常分布常见于头部外伤及其后遗症、长期应用抗惊厥药物、脑肿瘤、去皮质综合征、α昏迷等情况,机制不明,可能与脑干或丘脑节律起搏点功能异常有关,也可能与额叶功能紊乱有关。

6.反应性

α节律最突出的特点之一是外界或内源性刺激可使波幅明显降低或α节律完全消失,代之以低波幅不规则快波活动,类似睁眼状态下的图形,称为α阻滞或α抑制。最常使用的是睁-闭眼试验,可见闭目后即刻或1.5秒之内出现α节律,睁眼后即刻或1秒钟内α节律消失。但在闭眼状态下如被试者紧张、有明显外界刺激或有积极的思维活动,α节律也可被抑制。虽然α节律的反应性有较大个体差异,但如果α节律对各种刺激的反应性完全消失为不正常现象,见于脑桥水平损伤的昏迷患者。

(二)β活动

β活动是指频率在13～40 Hz的快波活动,是正常成人清醒脑电图的主要成分,分布广泛,波幅通常较低,成人多在30 μV以下。当α节律因生理性反应而抑制时,常代之以β活动。β活动是正常成人清醒脑电图的主要成分,分布广泛,波幅通常较低,成人多在30 μV以下。当α节律因生理性反应而抑制时,常代之以β活动。不同部位的β活动具有不同的特征:①额区β活动最常见,频率在20～30 Hz,睡眠期可达40 Hz,比催眠药引起的β活动频率更快,但通常不形成纺锤形节律;②中央区β活动,部分可能是在Rolandic区μ节律基础上的变异,快波中常混杂有μ节律;③后头部β活动,频率多为14～16 Hz,也可达20 Hz,反应性与α节律相同,可被睁眼阻滞,属于快α变异型;④弥漫性β活动,与上述部位的生理性节律均无关;⑤缺口节律,指在有颅骨缺损的患者,可见局部β活动数量增多,波幅增高。这是因为在没有颅骨衰减的情况下,可记录到更多的高频脑电活动。

婴幼儿思睡期和浅睡期β活动常增多。思维活动也可增加β活动。巴比妥类、安定类及水合氯醛等镇静催眠剂可引起大量β活动,频率在18～25 Hz,波幅为30～100 μV,前头部明显,常呈纺锤形节律,是脑电图对药物的正常反应。当脑内有病变时,病变区域的药物性快波反应常常减弱或消失。哌甲酯、安非他明等中枢兴奋剂也可引起广泛性β活动增多。

以β活动为主的低波幅活动既可见于少数正常人,也可见于某些病理情况下,但与癫痫无明确关系(图1-2)。在无前后对照的一次脑电图记录时不能肯定为异常现象,如在以往α型背景的基础上变为低波幅β活动为主,则属不正常图形。局部或一侧β活动电压明显降低(降低50%以上)或消失属不正常现象,常伴有局部背景活动的低电压,提示有局部皮质损伤。

(三)中央区μ节律

中央区(Rolandic区)μ节律是在清醒状态下出现于一侧或双侧中央区(C3、C4),在颅顶区(Cz)的9～11 Hz,30～80 μV的节律,其中常混有20 Hz左右的快波活动,波形为负相尖而正相圆钝,常以短串形式出现,可左右交替或同时出现,或从一侧游走至另一侧,有时扩散到顶区(图1-3)。μ节律不受睁-闭眼的影响,但可被对侧躯体的主动或被动运动阻滞,甚至准备运动或肢体运动的意念也可对其产生抑制。μ节律是Rolandic区的生理性脑电活动,虽然其频率和波幅与α节律相似,但出现部位、反应性和生理意义均与α节律不同,应注意鉴别。

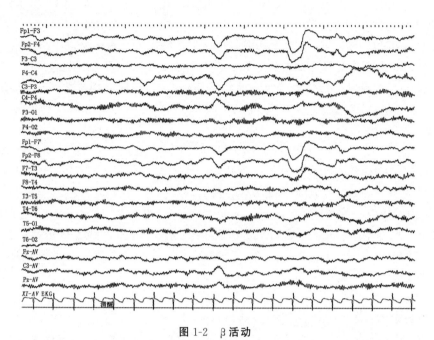

图 1-2　β 活动

女,15 个月,抽搐待查,未用抗癫痫药物,清醒期大量广泛性低波幅 β 活动

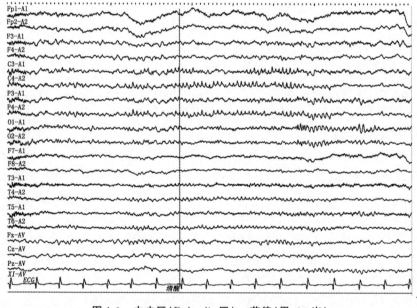

图 1-3　中央区(Rolandic 区) μ 节律(男,14 岁)

μ 节律的出现与年龄相关,4 岁以下儿童很少出现典型的 μ 节律,8 岁左右之后随年龄增长出现率增加,中老年后逐渐减少。但婴幼儿清醒期在 Rolandic 区可见 8～10 Hz 的节律,其波形不像典型的 μ 节律,而分布、频率及对肢体运动的反应性均类似于年长儿和成人的 μ 节律。

(四)θ 波和额中线 θ 节律

正常人 θ 波的数量与年龄及状态密切相关。婴幼儿和儿童可有较多的 θ 活动。青少年和成年人思睡时也可出现 θ 活动。正常成年人清醒状态时仅有少量(约 10%)散在的低波幅 θ 波,主要分布在额、中央区,此外在颞区、顶区也有少量分布,一般不形成节律。

额中线 θ 节律(Fmθ)为前头部中线区(Fpz、Fz、Cz)出现的 5~7 Hz 中-高波幅的节律性正弦样波,持续1秒以上,多见于儿童及青少年期(图1-4)。中线 θ 节律受情绪和思维的影响,在注意力高度集中如心算或思考等智力活动时出现,有人认为其与脑的成熟度有关。额中线 θ 节律应与连续节律性眨眼引起的伪差鉴别。

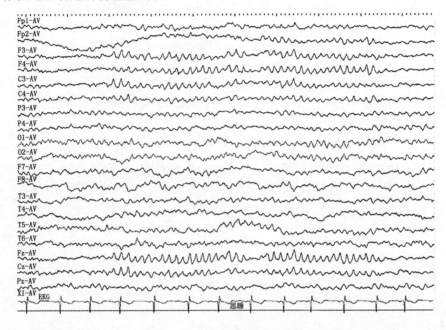

图 1-4 中线 θ 节律(男,11 岁)

(五)λ 波

λ 波是清醒期出现在枕区的双相或三相尖波,多数正相成分最突出,波幅一般不超过 50 μV,少数可达 80 μV,波底较宽,为 200~300 毫秒,呈倒三角形或锯齿状,散发或连续出现。λ 波主要位于枕区,一般双侧同步,可扩散到顶区和后颞区,在注视活动的物体或复杂的几何图形、眼球扫视运动或节律性闪光刺激时容易出现。在双导纵联(香蕉导联)中,枕区电极(O1 或 O2)只连接放大器的正相端(G2),此时 λ 波的波峰向上,应注意与异常枕区尖波鉴别。λ 波常见于 2~15 岁的儿童,甚至可见于婴儿期(图1-5),且小儿 λ 波有时在头皮记录中呈现负相尖波且波幅更高。λ 波与枕区异常尖波的区别点在于 λ 波仅出现在清醒睁眼扫视时,如果处于暗环境下,或令被试者闭眼,或让被试者注视一张白纸,λ 波会消失,但这些情况对异常尖波通常没有影响。

(六)儿童后头部慢波

正常小儿后头部可有数量不等的慢波活动,以枕区最突出,称为儿童后头部慢波,属正常发育现象,进入青春期后消失。儿童后头部慢波有以下几种表现形式。

1.枕区多位相慢波

枕区多位相慢波为 2~4 Hz 中-高波幅多位相慢波,以正相波为主,反复出现在枕区 α 节律中。一般从 3 岁后增多,9~10 岁达高峰,13 岁后明显减少,在正常儿童中占 30% 左右。

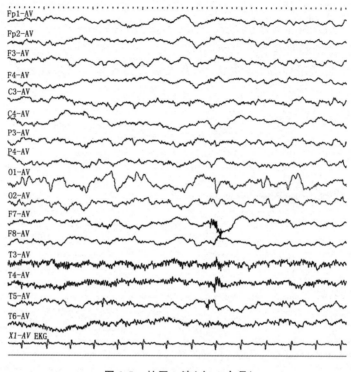

图 1-5　枕区 λ 波(女,9 个月)

2.后头部慢波节律

后头部慢波节律间断出现在枕区 α 节律中,为 2.5～4.5 Hz 的中-高波幅慢波节律,持续 1～3 秒或更长时间,双侧出现或非恒定地出现于某一侧,通常以右侧为著,在过度换气时更明显。高峰年龄为 4～7 岁,可持续到 11 岁。

3.后头部孤立性慢波

后头部孤立性慢波又称后头部插入性慢波,为在后头部 α 节律中插入的单个慢波,有时其前面的 α 波较为高尖,容易被误认为棘慢复合波,应注意鉴别(图 1-6)。

在各种病因的脑损伤儿童中也可出现后头部为主的慢波活动,如缺氧缺血性脑损伤后、颅脑闭合性外伤后、中枢神经系统感染等。有时上述情况下的异常后头部慢波与出现在正常儿童的与发育有关的后头部慢波难以区别。除有相应的疾病基础外,以下特征对鉴别正常和异常儿童后头部慢波有帮助:①波形:正常后位慢波常为半节律性的类正弦形波,频率一般在 3.5～4 Hz 或更快,而异常慢波则以慢而不规则的多形性 δ 波为主,波形复杂多变;②波幅:正常后位慢波一般不超过同一段图中 α 节律波幅的 1.5 倍,而异常慢波常常波幅更高;③持续性:正常慢波仅出现在闭眼状态 α 节律出现时,睁眼时随 α 节律的阻滞而消失,但病理性的慢波活动在睁眼和闭眼状态下持续存在;④对称性:正常慢波双侧对称或非恒定性的不对称,而异常慢波如有不对称,常恒定在一侧不变;⑤慢波的数量,异常慢波常比正常慢波数量更多,但并没有明确的定量标准;⑥α节律:正常情况下,在慢波之间保留有发育良好的 α 节律,但异常慢波常伴有 α 节律明显减少,节律性差。

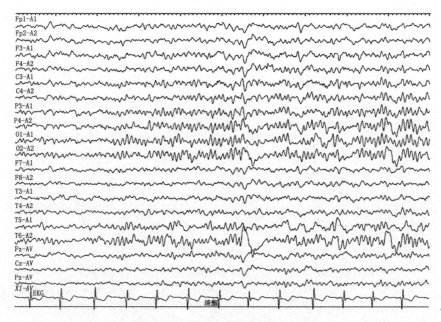

图 1-6　枕区插入性慢波(男,13 岁)

二、正常睡眠期脑电图形

认识睡眠期脑电图的特点主要是为了判断睡眠周期,鉴别正常睡眠波和异常阵发性病理波,诊断与睡眠有关的各种疾病等。

(一)思睡期慢波活动

思睡期慢波活动出现在思睡期向浅睡眠期过渡时,成人为 5～7 Hz 的低-中波幅 θ 活动,以中央、顶区为著,可扩散到全头部,每次持续 0.5～2 秒,也可散发出现。在进行清醒脑电图记录中应注意因患者思睡而出现的这种慢波,并及时唤醒患者,避免将其判断为异常慢波活动。

儿童思睡期可见 4～5 Hz 中-高波幅 θ 活动,婴儿期则可为 3～4 Hz 慢波活动。小儿思睡期的慢波活动可表现为两种形式。

1.持续性超同步化慢波

持续性超同步化慢波表现为思睡期 3～5 Hz 的广泛而持续的慢波活动,后头部突出(图 1-7),在健康小儿的出现率为 30%。最早出现于 3 个月左右,1 岁前表现最明显,可持续到 10 岁以后。

2.阵发性超同步化慢波

阵发性超同步化慢波为短阵出现的 3～5 Hz 高波幅慢波,中央、顶、枕区波幅最高,持续 1～2 秒,在 4～9 岁最明显。当某些背景快活动插入在超同步化的 θ 节律中时,易被误认为是棘慢复合波,区别点为此种慢活动仅出现在思睡期,类棘(尖)波成分波幅很低(图 1-8)。

(二)顶尖波

顶尖波又称驼峰波,是浅睡期(NREM 睡眠 Ⅰ 期)的一个标志,并可延续到睡眠纺锤期即 NREM 睡眠 Ⅱ 期的早期。顶尖波最大波幅出现在颅顶区(Cz),在缺少中线记录时以双侧中央、顶区最明显,可扩展至额区、颞区。在参考导联记录时,波形为以负相成分为主的尖波,多数波峰较钝如驼峰状,少数很尖。波宽 125～300 毫秒(3～8 Hz),其前后可有小的正相成分。波幅

100~300 μV。顶尖波可单个出现,或成对出现,亦可以 1 Hz 左右的间隔连续数个假节律性出现。典型的顶尖波双侧对称同步。小儿的顶尖波可以非常高或非常尖,酷似异常尖波,应注意鉴别。顶尖波也可波及更大的范围或左右不同步、不对称地出现(图 1-9)。30 岁以后随年龄增加波幅逐渐降低。少数正常成人的顶尖波很小,不易辨认。在有些病理情况下,可出现一侧顶尖波被抑制。

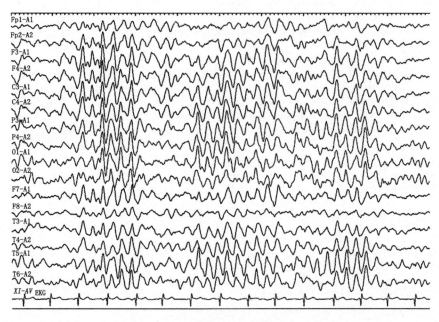

图 1-7　婴幼儿思睡期持续超同步化慢波(女,3 岁 8 个月)

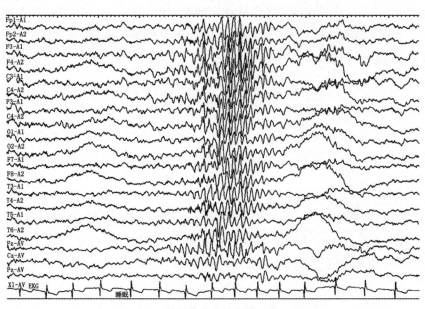

图 1-8　思睡期阵发性慢波(男,3 岁)

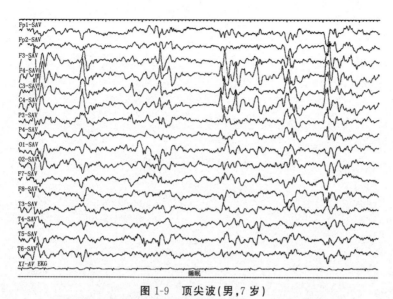

图 1-9　顶尖波(男，7岁)

双侧中央、顶区的顶尖波，有时左右不对称或不同步

（三）睡眠纺锤

　　睡眠纺锤又称 σ 节律，是进入 NREM 睡眠 Ⅱ 期的标志，并可延续到 NREM 睡眠 Ⅲ 期。睡眠纺锤的出现部位在颅顶区最大，并可波及两侧的额、中央、顶区，有时可扩展至颞区。波形为12～14 Hz 的梭形节律。成年人一般在 50～75 μV，老年人常更低。每串纺锤的长度一般在0.5～2秒，睡眠纺锤可左右不同步或不对称出现，但只要不是恒定地在一侧消失，即应视为正常（图 1-10）。小儿睡眠纺锤的波幅可高达 150 μV，有些小儿甚至超过 200 μV，串长可超过5秒，称为极度纺锤或巨大纺锤，常见于癫痫或智力低下儿童，但也可见于正常儿童。婴儿期的睡眠纺锤波幅较低，多为 30～50 μV，串长可达8秒，甚至达 20 秒。小儿睡眠纺锤有时波形很尖，应注意与异常波区分。巴比妥及安定类镇静剂在增加 β 频带快活动的同时，也使睡眠纺锤数量增多，分布更广泛甚至波形更尖。

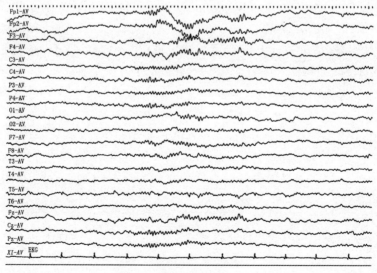

图 1-10　睡眠纺锤(男，16岁)

（四）K-综合波

K-综合波（K-complex）出现于 NREM 睡眠Ⅱ期并可延续到Ⅲ期，主要分布在顶区或额区，但常扩展至脑电图的各个导联。K-综合波常由声音、触觉等外界刺激诱发，即使看似是自发出现，也是由某种形式的传入刺激所致，属于最轻微的脑电觉醒反应，但不伴有行为的觉醒。一个完整的 K-综合波由两个部分组成，首先是一个高波幅复合双相或多相慢波，类似顶尖波，但常比顶尖波更宽，慢波上升支上的切迹常常形成一个比较尖的成分，看起来类似尖慢复合波，慢波上可复合少量快波；慢波之后多有一个比较深的正相偏转，其后跟随一串 12～14 Hz 的纺锤波（图 1-11）。K-综合波可单个出现，亦可以 1 秒左右的间隔连续重复出现。

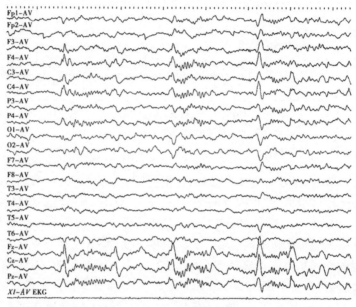

图 1-11　K-综合波　女，16 岁

（五）睡眠期枕区一过性正相尖波

睡眠期枕区一过性正相尖波（positive occipital sharp transients of sleep，POSTS）为睡眠中出现于枕区的 4～5 Hz 正相尖波，波幅 20～80 μV，可双侧不对称或不同步，在枕中（Oz）波幅最高。单极导联时最明显，呈散发或非节律性连续出现（图 1-12）。见于 NREM 睡眠各期，Ⅱ、Ⅲ期多于Ⅰ、Ⅳ期，REM 期偶见或消失。POSTS 最多见于青少年及成年人（15～35 岁），常伴有成人脑电图的图形。健康成年人的睡眠脑电图 40%～80% 可记录到 POSTS，但亦可早至 4 岁即出现。

由于 POSTS 有时波形较尖，不对称，易在睡眠期重复出现，可能被误认为是癫痫样放电。区别特征为 POSTS 为正相，波幅低，波形单一，仅出现在 NREM 睡眠期；而癫痫样放电正相波较少见，且各期均可出现。在双极纵联时枕区的正相尖波波峰向上，有时容易被误判为异常尖波。

（六）觉醒反应

青少年和成年人从睡眠到觉醒的过程非常迅速，常常是在一个或连续几个顶尖波或 K-综合波后出现节律良好的后头部 α 节律。小儿在觉醒过程中脑电图会出现明显的觉醒反应，又称觉醒过度同步化。在从 NREM 睡眠Ⅰ期以外的任一睡眠期觉醒时，在额、中央区出现阵发性高波幅θ节律或δ节律,并迅速向后头部扩散,频率渐快,波幅渐低,持续3～10秒,常伴有较多肌电活动。觉醒反应之前常可见K-综合波。觉醒反应后可出现清醒期图形并伴行为觉醒,也可仅为脑电觉醒反应,然后再次进入NREM睡眠Ⅰ～Ⅱ期,或进入REM睡眠期。在从NREM转入REM睡眠过程中常有短暂的觉醒反应图形。

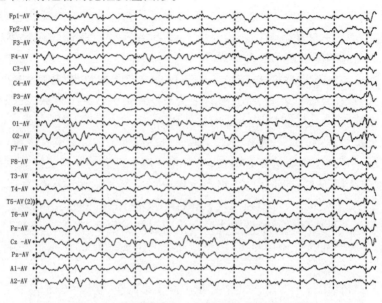

图 1-12　睡眠期枕区一过性正相尖波(女,3岁)

由于觉醒反应是在睡眠中突然出现的阵发性同步化慢波节律暴发,应注意与异常放电鉴别。正常觉醒反应的慢波活动中没有棘波、尖波成分。某些人的觉醒期慢波活动中可夹杂明显的棘波或尖波,或出现类似尖慢复合波节律的暴发图形,这种现象属于异常觉醒反应图形,常见于儿童癫痫患者,并在其他状态下有异常癫痫样放电。

三、睡眠周期

正常睡眠周期分为两个主要时相,即非快速眼动睡眠(non-rapid eye movement sleep,NREM)和快速眼动睡眠(rapid eye movement sleep,REM)。NREM期根据睡眠深度进一步分成Ⅰ～Ⅳ期(表1-1)。整个睡眠过程周期性变化。

表 1-1　睡眠分期

国际分期	睡眠深度	脑电图	EOG	EMG
潜伏期	思睡期	α节律解体,散在α波,低波幅θ波,阵发θ节律	不规则	持续高波幅
NREM				
Ⅰ期	入睡期	阵发θ节律,顶尖波	慢,不规则	波幅下降
Ⅱ期	浅睡期	睡眠纺锤,K-综合波,少量顶尖波	无眼球运动	波幅低平
Ⅲ期	中睡期	2 Hz以下高波幅慢波占20%～50%,K-综合波,少量睡眠纺锤	无眼球运动	消失,平坦
Ⅳ期	深睡期	2 Hz以下高波幅慢波占50%以上,少量K-综合波	无眼球运动	消失,平坦
REM	REM睡眠	低-中波幅去同步化混合波	间歇性快速眼球运动	消失,平坦

（一）思睡期

思睡期即睡眠潜伏期。此时出现困意。脑电图表现为 α 节律变得不连续，逐渐变为散发α 波，并被逐渐增多的散发低波幅 2～7 Hz 慢波活动取代，其间夹杂 15～25 Hz 更低波幅的快波活动，这种现象称为 α 解体。α 解体后的去同步化图形应与清醒睁眼或警觉状态下的去同步化区别，前一种状态慢波成分较多，后一种状态以 α 和 β 频段的快波为主。思睡状态时轻微刺激即可使 α 节律重新出现，通常波幅更高，有时分布更广。思睡期常伴有眼球的缓慢漂移，肌电活动减少和因皮肤电反应引起的脑电图基线缓慢漂移。

思睡状态后期可出现阵发性中-高波幅 4～6 Hz 的 θ 节律发放，以额区、中央区、顶区为著，可波及更广泛的区域，在婴幼儿特别突出，被称之为思睡期超同步化节律或"催眠节律"。

（二）非常浅睡期

非常浅睡期也称入睡期，即 NREM 睡眠Ⅰ期。此期最重要的标志是在 α 解体的基础上出现顶尖波。顶尖波是一种诱发反应的复合电位，通常与环境中轻微的声音或触觉刺激有关，也可自发出现，最大波幅位于颅顶 Cz-Pz 的位置，相当于额中线后部辅助运动区的后部，可波及更大的范围，双侧对称或交替一侧突出，可单独出现，也可以 1 秒左右的间隔连续出现。

思睡期出现的另一种生理性睡眠波形为睡眠中一过性枕区正相尖波（POSTS），可持续到浅睡期甚至深睡期，多见于青少年至中年人，健康成年人的出现率为 50％～80％，70 岁以后减少。

（三）浅睡期

浅睡期即 NREM 睡眠Ⅱ期。进入此期后顶尖波逐渐减少，仍有 POSTS 甚至增多。浅睡期的主要标志是出现 14 Hz 左右（12.5～15.5 Hz）的睡眠纺锤，最大位于颅顶区，在双侧额区、中央区、顶区都很明显，可波及前额和颞区。随着睡眠进程的加深，睡眠纺锤的频率有所减慢，空间分布也有变化，到浅睡期末，纺锤频率减至 12 Hz 左右（11～13.5 Hz），最大波幅位于额中线区。进入深睡期后进一步减慢到 10 Hz 左右，并转变为 6～10 Hz 的节律性活动，以前额区突出。浅睡期还可出现比较多的 K-综合波。K-综合波实际上是顶尖波和睡眠纺锤的组合，是一种轻微的脑电觉醒反应。

除睡眠纺锤和 K-综合波外，浅睡期的背景以低-中波幅 θ 频段的慢波活动为主，但随着睡眠的加深，中-高波幅 δ 波逐渐增多。婴幼儿浅睡期可见低波幅的 β 活动，儿童期后减少。

（四）中睡期

中睡期即 NREM 睡眠Ⅲ期。由浅睡期逐渐过渡而来，没有明显的标志性波。随着睡眠深度增加，0.75～3 Hz 高波幅 δ 波逐渐增多，一般将 δ 数量占 25％～50％作为 NREM 睡眠Ⅲ期。本期睡眠纺锤逐渐减少，频率稍慢（12 Hz 左右），且以额区最显著。额区可见 6～10 Hz 节律性活动。外界刺激仍可引起 K-综合波。此期仍可见 POSTS。

少数健康成年人表现为 α 睡眠图形，特征为节律性 7～11 Hz 活动，夹杂 δ 频段的慢波活动，额区最突出，在 NREM 睡眠Ⅲ期最明显，有时表现为一定的周期性。

（五）深睡期

深睡期即 NREM 睡眠Ⅳ期。睡眠进一步加深，以高波幅 δ 波为主，数量超过 50％。睡眠纺锤逐渐消失。较强刺激时偶有 K-综合波。深睡期肌张力降低，不易唤醒，各项生理指标多在稳定的低水平活动。儿童从深睡期觉醒常伴有觉醒障碍如夜惊、梦游等，遗尿也常出现在这一期。

（六）REM 睡眠期

全夜睡眠显示第一个 REM 睡眠一般在入睡后 60～90 分钟出现，以后几个睡眠周期的

REM睡眠可从NREM睡眠的Ⅱ期、Ⅲ期或Ⅳ期突然转变而来,中间常有短暂的脑电觉醒反应伴翻身等躯体运动。每一段REM睡眠期持续20～30分钟。REM期的突出标志是快速眼球运动,可通过眼动图(EOG)记录,有时也可在双侧前颞(F7、F8)导联发现EOG电位。

REM睡眠期脑电图为持续中等波幅的混合波,主要为θ波和低波幅δ波,类似NREM睡眠Ⅰ期或Ⅱ期,但没有顶尖波、睡眠纺锤或K-综合波,波幅比较平稳。间断出现暴发或孤立的快速眼动,有时快速眼动之前额区可见2～6 Hz锯齿状波。在没有EOG和其他生理指标记录时,有经验的技术人员可根据睡眠脑电图特征判断进入REM睡眠期,但准确的分析应有EOG作参考。

REM睡眠期肌张力消失,不易唤醒,但各项生理指标活跃而不稳定,常有面部或肢体肌肉小的抽动,呼吸和心律不平稳。如从这一期主动或被动唤醒,常能回忆在做梦。

REM睡眠经过一段时间后,一般逐渐转变为NREM睡眠Ⅱ期,表现为在类似REM睡眠的背景上出现越来越明显的睡眠纺锤和逐渐增多的慢波活动。

（七）觉醒期

觉醒期是指从睡眠到清醒的一个动态转换过程。正常人可从睡眠周期的任何一个阶段觉醒,在没有外来刺激的情况下,通常从NREM睡眠Ⅰ期或Ⅱ期觉醒。也可从NREM睡眠Ⅲ期、Ⅳ期或REM睡眠期被唤醒,但觉醒阈值较高。

觉醒过程中脑电图表现为突然出现中-高波幅的θ节律,从额区开始并迅速向后头部扩散,持续5～10秒,其中常混有运动引起的肌电活动,其前常有K-综合波或顶尖波。觉醒时的这种脑电图现象在小儿表现尤为突出,成人可能不明显。根据觉醒的程度可分为脑电觉醒和行为觉醒:脑电觉醒时仅有脑电图的觉醒反应,但受检者并未真正醒来,在一个轻微的躯体运动(翻身等)后继续入睡,可能进入REM睡眠期,也可能重新回到浅睡期。行为觉醒时受检者在脑电觉醒反应的同时真正从睡眠中醒来,脑电图出现α节律或睁眼时的去同步化快波。

正常人上述睡眠各阶段周期性重复出现。入睡时首先进入NREM睡眠,从Ⅰ期到Ⅳ期逐渐进展,但时常有反复,然后从Ⅰ期以外的任何一期进入REM睡眠期。NREM睡眠和REM睡眠交替出现一次为一个睡眠周期。正常成年人全夜有4～6个睡眠周期。前半夜,特别是第一个睡眠周期,NREM睡眠期持续时间较长,为60～90分钟,主要是Ⅲ～Ⅳ期持续时间比较长。以后NREM睡眠逐渐缩短、REM睡眠时间逐渐延长,至全夜睡眠的后1/3后1/4时间段,以REM睡眠为主,NREM睡眠则多在Ⅱ期水平。由于早晨醒前多处于REM睡眠期,所以人们醒后常常感觉"整夜都在做梦",其实只是睡醒前的一段时间在做梦。

四、影响脑电图的因素

脑电活动始终处于动态变化之中,并容易受到多种因素的影响。了解可能对脑电图产生影响的各种因素,有助于对脑电图检查结果作出合理的评价。

（一）遗传因素

遗传因素对脑电活动产生重要的影响。这些影响可通过由基因所决定的皮质发育过程显现出来,包括神经元的移行、突触的建立、脑内神经纤维的连接方式等;也包括某些病理特性的遗传,如离子通道、神经递质和受体及遗传性的发育异常等。遗传因素决定了脑电活动特征在个体间的差异以及在家族成员中表现出不同程度的一致性。

脑电图可作为研究人类复杂行为和心理的遗传基础标志。双胎研究和家族研究可确定遗传对脑电图个体之间差异的作用。据调查单卵双胎正常脑电图的一致率为87%，异常脑电图的一致率为40%～90%，双卵双胎的一致率仅为5%～20%。目前认为脑电背景活动以多基因遗传为主。癫痫性异常可为多基因或单基因遗传，外显率随年龄发育而改变，4～16岁的外显率最高。

(二)年龄和发育

年龄是评价脑电图最重要和最基本的尺度之一，正常小儿不同年龄的脑电图特征有着很大的差别。年龄和发育因素不仅影响正常小儿脑电图的特征，也决定了某些异常脑电图现象的出现和消失时间，特别是某些年龄依赖性的小儿癫痫综合征。在分析小儿脑电图时要随时考虑到发育因素的影响，不同年龄的正常脑电图有不同的判断标准，不能简单套用成人脑电图的判断标准。进入老年期后，脑电图出现一些退行性改变，产生这些变化的主要因素是各种神经系统或全身性疾病对脑功能的影响，属于病理性改变而不是正常现象。

(三)觉醒水平和精神活动

意识状态和警觉水平的改变会对脑电图产生明显的影响。精神活动如思维、计算或警觉水平增高如紧张、高度注意可使枕区α节律抑制、β活动及θ活动增多。清醒脑电图记录时轻度的思睡即可使图形发生明显变化。另外，警觉水平增高常会抑制异常放电，而警觉水平下降可使异常放电增加，睡眠常可激活或增加癫痫样发放。因此在脑电图记录时应随时判断被试者的意识状态和警觉水平。

(四)外界和内在刺激

突然的外界刺激，包括声、光、触觉刺激等都可影响脑电图改变。清醒时可引起α阻滞，出现低波幅去同步化快波；睡眠期可引起顶尖波、K-综合波或觉醒反应。

活跃的心理活动如思维活动(计算、思考问题)、焦虑、激动、恐惧等情绪反应也可对脑电图产生明显影响，通常表现为后头部节律阻滞，出现广泛性低波幅去同步化快波，有时在额区θ活动增多。

(五)体温变化

1.体温增高

发热可因机体的感染或炎症反应所致，也可因环境温度过高而引起体温异常升高。低热状态下脑电图可正常或轻度非特异性异常，如α节律偏慢，快波活动增多，调节不良，散发低-中波幅θ波增多等。持续高热可导致脑组织充血和水肿，造成中枢神经系统功能障碍，如头痛、昏迷、惊厥等，严重时伴有全身多系统功能障碍。高热伴昏迷等脑功能障碍时多为持续弥漫性高波幅δ和θ慢波活动，严重时可见暴发-抑制或周期性波。可有各种癫痫样放电，伴或不伴临床惊厥发作。当体温升高到42℃时可出现低波幅慢波活动。

学龄前儿童在非神经系统感染的发热时伴有惊厥发作称为热性惊厥。由于发热对脑电图背景活动的影响可持续到退热之后数天。因此对热性惊厥患儿的脑电图检查应在退热10天后进行，以准确评价基础状态下的背景活动。

2.体温降低

当长时间处于冰水或严寒中导致体温过低时，脑的代谢活动明显降低甚至接近停止，患者可出现意识浑浊或深昏迷。当体温降至20～22℃时脑电图出现暴发-抑制，体温低于18℃表现为电静息。但如能采取适当的复温和脑保护措施，脑电图仍有恢复的可能。在心脏直视外科手术中的深低温状态下，也可出现暴发-抑制或电静息，并可见散发的棘波或周期性图形，特别是在体温低于 32 ℃时。在这些情况下脑电图的改变除受到低温的影响外,还有脑血流量减低、麻醉等因素的影响。

近年来,亚低温作为一种脑保护措施用于脑外科及新生儿缺氧缺血性脑损伤等疾病的治疗。临床一般将体温低于 28 ℃称为深低温,28～35 ℃为亚低温。亚低温治疗是将脑温下降 2～3 ℃,持续 1～3 天,以达到降低脑代谢,增加脑细胞对缺氧耐受性的作用。但由于接受亚低温治疗的患者均有严重脑损伤和中-重度脑电图异常,因此很难单独评价亚低温本身对脑电活动的影响。

（六）药物的影响

很多中枢兴奋剂、抑制剂、抗精神病药物等具有中枢活性的药物都对脑电活动有影响。对背景活动的影响可表现为慢波增多或快波增多,也有些可引起某些阵发性异常电活动。脑电图记录前应详细了解患者的服药情况,以评价脑电图改变与药物影响的关系。

了解药物对脑电图的影响具有两方面的意义:一是判断药物引起的脑电图改变及其与基本脑病变引起的脑电图改变相区别,避免将正常治疗剂量下出现的药物性快波或慢波误认为异常脑电图;二是作为评价药物对中枢神经系统作用的一个方法或指标,研究药物的时-效及量-效关系。近年来发展的药物定量脑电图研究已对多种抗癫痫药物对脑电图的影响做了深入的研究。

（赵淑燕）

第二节　胃液检查

胃液由胃黏膜各种细胞分泌的消化液及其他成分所组成,主要含有壁细胞分泌的盐酸,主细胞分泌的胃蛋白酶原,黏膜表面上皮细胞、贲门腺、胃底腺和幽门腺颈黏液细胞分泌的黏液等。胃分泌受神经、内分泌及食物和其他刺激因子等调节。胃、十二指肠及全身性疾病均可引起胃分泌功能异常,使胃液的量和成分发生变化。在其诸多成分中,胃酸分泌功能检查具一定实用价值,受到临床重视,而胃蛋白酶、黏液等检测很少应用。

一、胃液的收集

一般经插入胃管收集胃液。食管癌、食管狭窄、食管静脉曲张、心力衰竭、严重冠心病患者不宜插管。检查前停用一切对胃分泌功能有影响的药物,如抗胆碱能药物至少停用 48 小时,H_2 受体阻滞剂（H_2 RA）、质子泵阻断剂（PPIS）需停用 24 小时。禁食 12～14 小时,患者清晨空腹取坐位或半卧位,经口插入消毒胃管。咽反射敏感者可改经鼻孔插入。操作应敏捷、轻柔,尽量避免诱发咽反射和呕吐。当胃管插至 45 cm 标记处时,提示管端已抵贲门下,可注入少量空气,使胃壁撑开,避免胃管在胃内打折。然后嘱患者改左侧卧位,继续插管至 52～55 cm 标记处,管端达大弯侧胃体中部,即胃最低部位。也可借助 X 线定位。嘱患者饮 20 mL 水后如能回抽出 16 mL 以上,说明胃管定位适当。用胶布将胃管固定于上唇部。在患者改变多种体位,如头低左侧卧位、俯卧位等过程中反复抽吸胃液,力求将空腹胃液抽尽;也可使用电动吸引器负压抽吸,压力维持在 4.0～6.7 kPa（30～50 mmHg）。然后根据临床需要,进行各种试验。此外,可应用胃液采集器获取微量胃液。方法:空腹时用温开水 10 mL 吞服胃液采集器。患者取右侧卧位。

15 分钟后由牵引线拉出采集器,可挤出胃液 1.5～2.0 mL,足够用于生化检测。

二、检查内容

(一)一般性状检查

1.量

正常国人空腹 12 小时胃液量为 10～70 mL,不超过 100 mL。超过此值视为基础胃液增多,见于:①胃液分泌过多,如十二指肠溃疡、Zollinger-Ellison 综合征等;②胃排空延缓,如胃轻瘫、幽门梗阻等。胃液不足 10 mL 者为分泌减少,主要见于慢性萎缩性胃炎和胃排空亢进。

2.色

正常胃液或为清晰无色,或因混有黏液而呈浑浊的灰白色。如为黄色或绿色,为胆汁反流所致;咖啡色胃液提示上消化道出血。

3.气味

正常胃液有酸味。胃排空延缓时则有发酵味、腐臭味;晚期胃癌患者的胃液常有恶臭味;低位小肠梗阻时可有粪臭。

4.黏液

正常胃液中有少量黏液,分布均匀。慢性胃炎时黏液增多,使胃液稠度增大。

5.食物残渣

正常空腹胃液不含食物残渣,如其内混有之,提示机械性或功能性胃排空延缓。

(二)化学检查

1.胃酸分泌功能测定

(1)胃液酸度滴定和酸量计算法。胃液中游离酸即盐酸,正常人空腹时为 0～30 mmol/L,平均为18 mmol/L。结合酸指与蛋白质疏松结合的盐酸。总酸为游离酸、结合酸和各种有机酸之总和,正常值 10～50 mmol/L,平均为 30 mmol/L。用碱性溶液滴定胃液首先被中和的是游离酸,然后有机酸和结合酸相继离解,直至被完全中和。根据滴定所用碱性溶液的浓度和毫升数,计算出胃液的酸度。以往用两种不同阈值的 pH 指示剂,如 Topfer 试剂(0.5 g 二甲氨偶氮苯溶于 95%酒精 100 mL 中)在 pH 3.5 时由红色转变为黄色,此时酸度代表游离酸;酚呋 pH 8～10 时变为微红且不褪色,可表示总酸。目前,应用酚红作 pH 指示剂,pH 7.0 变红色;用碱性溶液一次滴定至中性,测定总酸。常用碱性液为 100 mmol/L 或50 mmol/L浓度的氢氧化钠溶液。用于滴定的胃液取 10 mL 即可,需预先滤去食物残渣。滴定后按下列公式计算酸度。

酸度(mmol/L)＝NaOH 浓度(mmol/L)×NaOH 消耗量(mL)÷被滴定胃液量(mL)。

胃酸分泌试验还常测定每小时酸量或连续 4 个 15 分钟酸量之和。每小时酸量的计算方法如下。

酸量(mmol/h):酸度(mmol/L)×每小时胃液量(L/h)。

除上述滴定中和测定胃酸外,还可测定胃液中 Cl^- 浓度和 pH,然后查表求出酸分泌量。

(2)基础酸量、最大酸量和高峰酸量测定。胃酸分泌功能测定结果一般用下列术语来表示:①基础酸量(BAO)为刺激因子刺激前 1 小时分泌的酸量;②最大酸量(MAO)为刺激后 1 小时分泌的酸量;③高峰酸量(PAO)刺激后 2 个连续分泌最高 15 分钟酸量之和乘以 2,在同一患者 PAO＞MAO。刺激因子可选用磷酸组胺或 5 肽胃泌素。后者系生理性物质,所用剂量为 6 μg/kg体重时不良反应较小,故临床首选之。

五肽胃泌素胃酸分泌试验方法如下:在插入胃管后抽尽空腹胃液。收集 1 小时基础胃液,测定 BAO。然后皮下注射或肌内注射五肽胃泌素,剂量按 6 μg/kg 体重计算。再收集刺激后 1 小时胃液,一般每 15 分钟装1瓶,连续收集 4 瓶。计算每瓶的胃液量和酸量,求出 MAO 和 PAO。

临床意义:BAO 常受神经内分泌等因素影响,变异范围较大。如估计其对个别被测者有诊断价值,则需连续 2~3 小时测定 BAO。壁细胞对胃泌素刺激的敏感性及种族、年龄、性别、体重等因素也可影响 MAO 和 PAO。国内外资料表明,正常人和消化性溃疡患者所测得的胃酸值常有重选,故该项检查已不作常规应用。在下列情况下该指标有参考价值:①刺激后无酸,且胃液 pH>6,可诊断为真性胃酸缺乏,见于萎缩性胃炎、恶性贫血和胃癌患者。因此有助鉴别胃溃疡为良性抑或恶性。②排除或肯定胃泌素瘤,如果 BAO>15 mmol/L,MAO>60 mmol/L,BAO/MAO比值>60%,提示有胃泌素瘤可能,应进一步测定血清促胃液素。③对比胃手术前后测定结果,如术后 MAO 较术前下降 70%,<3 mmol/L;提示迷走神经切断完全;术后 MAO>19 mmol/L 则切除不完全;如术后 BAO、PAO 逐渐增高,可能发生了吻合口溃疡。④评定抗酸药物的疗效。

2.胰岛素试验

该试验用于迷走神经切断术后,估计迷走神经切断是否完全。其原理为:注射胰岛素诱发低血糖,可刺激大脑的迷走神经中枢,引起迷走神经介导的胃酸和胃蛋白酶原分泌增加。据报道,该试验阳性者 2 年以后溃疡发生率可达 65%。

方法:本试验宜在手术 6 个月后进行。插胃管,收集 1 小时基础分泌胃液。然后静脉注射胰岛素20 U 或 0.15 U/kg 体重。随后每 15 分钟收集一次胃液标本,连续收集 8 次;分别测定每个标本的量和酸量。另外在注射胰岛素前 45 分钟和注射后 90 分钟分别采血,测血糖,以证实注射后发生了低血糖。标准胰岛素试验可诱发严重低血糖,50% 以上患者发生心律失常。因此原有心脏病、低血钾、年龄超过 50 岁的患者禁做此试验。试验过程中应密切注意患者出现的低血糖反应。

判断标准:出现下列情况为阳性结果。①注射胰岛素后任何一个标本的酸度较注射前最大酸度增加幅度超过 20 mmol/L;或基础标本胃酸缺乏,而用药后酸度≥10 mmol/L。②在上述标准基础上,用药后第 1 小时呈现早期阳性结果。③注射后任何 1 小时胃液量较基础值增加。④基础酸量>2 mmol/L。⑤注射后任何 1 小时酸量较注射前增加 2 mmol/L。

目前已很少开展迷走神经切断术,而且胰岛素试验危险性较大,故已很少应用之。

3.胃液内因子检测

测定胃液内因子有助诊断恶性贫血。对具有一个或多个维生素 B12 吸收不良病因的患者及怀疑成年和青少年类型恶性贫血的患者,该试验是辅助诊断项目之一。

从刺激后抽出的胃液中取样:先将胃液滴定至 pH=10,使胃蛋白酶失活 20 分钟;在检测或储存前再将其 pH 恢复到 7。用放射免疫法或淀粉凝胶电泳法测其中内因子。正常人胃液中内因子>200 单位/小时;恶性贫血患者一般低于此值,但有少数患者可在正常范围;而有些吸收维生素 B12 正常的胃酸缺乏患者却不足 200 单位/小时。

恶性贫血在我国罕见,该试验很少开展。

4.隐血试验

正常人胃液中不含血液,隐血试验阴性。当胃液呈咖啡残渣样,怀疑上消化道出血时,常需做隐血试验加以证实。隐血试验方法较敏感,即使口腔少量出血或插胃管时损伤了黏膜也可产生阳性结果,临床判断时应加以注意。

5.胃液多胺检测

多胺是一类分子量很小的羟基胺类有机碱,主要有腐胺、精胺和精脒。多胺与恶性肿瘤的发生、消长和复发有一定内在联系,可视为一种恶性肿瘤标志物。胃癌患者胃液中的多胺水平显著升高,检测之对诊断胃癌,估计其临床分期及预后有一定价值,还可作为胃癌术后或其他治疗后随访的指标。

6.胃液表皮生长因子检测

表皮生长因子(EGF)具有抑制胃酸分泌和保护胃肠黏膜的功能。可用放射免疫法测定胃液中 EGF。轻度浅表性胃炎患者基础胃液 EGF 浓度为(0.65±0.31) ng/mL,排出量为(31.48±7.12) ng/h;消化性溃疡患者基础胃液及五肽胃泌素刺激后胃液中 EGF 均明显降低。目前该检查尚在临床研究阶段,其意义有待进一步阐明。

7.胃液胆汁酸检测

胃液中混有胆汁酸是诊断胆汁反流性胃炎的依据之一。胆汁酸有去垢作用,可损害胃黏膜。采用高效液相色谱法、紫外分光光度法测定胃液中的二羟胆烷酸、三羟胆烷酸、总胆汁酸等。正常人胃液中胆汁酸的含量极微,胆汁反流、慢性浅表性胃炎、慢性萎缩性胃炎、十二指肠溃疡等患者胃液中胆汁酸明显升高。

8.胃液尿素氮检测

幽门螺杆菌含尿素酶,分解尿素。正常人胃液尿素氮以 1.785 mmol/L 为临界值,低于此值提示幽门螺杆菌感染;在治疗过程中随细菌被清除而逐步升高,故可作为观察疗效的指标之一。肾功能不全或其他原因引起血清尿素氮增高时可影响测定结果。

9.胃液 CEA 检测

检测胃液 CEA 可作为胃癌或癌前期疾病初筛或随访的指标。国内报道用胃液采集器取微量胃液,联合检测其中 CEA、幽门螺杆菌抗体、氨基己糖、总酸、游离酸、胃泌素、pH 和总蛋白等8 项指标,结果用电子计算机程序进行分析判断,诊断胃癌的准确性达 96.42%。

(三)显微镜检查

由于胃液中胃蛋白酶和盐酸能破坏细胞、细菌,即使标本抽取后立即送验,阳性率仍不高,且意义也不大。脱落细胞检查对诊断胃癌有一定帮助。

(肖　鹏)

第三节　胃镜检查

消化内镜在临床应用已有悠久的历史,但它的迅速发展和广泛应用是近二三十年的事。尤其是微型 CCD 用于内镜以后,电子内镜使图像更加逼真地显示在电视屏幕上,为开展教学、会诊及内镜下手术创造了条件,使它在消化系管腔中几乎达到"无孔不入,无腔不进"的境界,在临床消化病学领域里发挥着越来越大的作用,消化内镜已成为消化专业的常规诊治工具。上消化道内镜检查包括食管、胃、十二指肠的检查,是应用最早、进展最快的内镜检查,通常亦称胃镜检查。

胃镜检查可清晰地观察食管、胃、十二指肠球部和降部的黏膜,用以诊断或排除上消化道炎症、溃疡、肿瘤、息肉、憩室、食管胃底静脉曲张、消化道狭窄、畸形或异物等。临床上,对胸骨后疼痛、烧灼感、咽下困难、中上腹胀痛、呕吐和上消化道出血的定性定位诊断、上消化道病变的术后随访都应行胃镜检查。尤其是对于上消化道出血者,有条件的应在出血后 24～48 小时内做紧急胃镜检查,否则急性胃黏膜病变易被漏诊。

一、检查前准备

(1)对患者做好解释工作,争取患者配合。

(2)检查当天需禁食至少 5 小时,在空腹时进行检查。

(3)术前常规使用咽部麻醉,一般采用吞服含有利多卡因的麻醉糊剂,必要时可服用去泡剂如二甲硅油。

(4)术前用药:一般均不必使用药物,但对于精神紧张显著者可在检查前 15 分钟肌内注射地西泮 10 mg,为减少胃肠蠕动及痉挛,便于观察及利于内镜下手术,可术前使用阿托品 0.5 mg 或山莨菪碱 10 mg 肌内注射。

二、检查方法

(1)插入口咽部及食管:左手握住操纵部,右手扶持插入管的前端,沿舌根对向咽喉部,对准食管入口,轻轻推进入食管,沿食管腔缓慢进镜入胃。

(2)胃及十二指肠的观察:内镜通过齿状线即进入胃的贲门部,注气后沿胃小弯循腔进镜即可到达幽门,当幽门张开时,将内镜推入即可进入十二指肠球部,将内镜旋转 90°～180°角,并将镜角向上,使前端对向降部的肠腔推进内镜即可进入十二指肠降部,并可视及乳头。由此退镜观察,逐段扫描,配合注气及抽吸,可逐一检查十二指肠、胃及食管各段病变。注意胃肠腔的大小形态、胃肠壁及皱襞情况、黏膜、黏膜下血管、分泌物性状以及胃蠕动情况。在胃窦时注意观察胃角及其附近;再退镜时注意观察贲门及其附近病变;逐段仔细观察,应无盲区,注意勿遗漏胃角上份、胃体垂直部、后壁及贲门下病变。

(3)对有价值部位可摄像、活检、刷取细胞涂片及抽取胃液检查助诊。

(4)术毕尽量抽气,防止腹胀。取活检者嘱其勿立即进食热饮及粗糙食物。

三、适应证

适应证比较广泛。一般说来,一切食管、胃、十二指肠疾病诊断不清者,均可进行此项检查。主要适应证如下。

(1)上腹不适,疑是上消化道病变,临床又不能确诊者。

(2)不明原因的失血,特别是上消化道出血者,可行急诊胃镜检查。

(3)对 X 线钡餐透视检查不能确诊或疑有病变者。

(4)需要随诊的病变,如溃疡、萎缩性胃炎、胃癌前病变等。

(5)需要进行胃镜下治疗者。

四、禁忌证

随着器械的改良,技术的进步,禁忌证较过去减少。虽然多数情况下胃镜检查的禁忌证是相对的,但以下情况为绝对禁忌。

（1）严重心脏病：如严重心律失常、心肌梗死活动期、重度心力衰竭等。

（2）严重肺部疾病：如哮喘、呼吸衰竭不能平卧者。

（3）精神失常不能合作者。

（4）食管、胃、十二指肠穿孔的急性期。

（5）急性重症咽喉部疾病胃镜不能插入者。

（6）腐蚀性食管损伤的急性期。

五、并发症

内镜检查经过多年的临床实践及广泛应用，已证实有很高的安全性，但也会发生一些并发症，严重的甚至死亡。并发症的发生可能是患者不适宜做胃镜检查、患者不配合或是医师操作不当所致。1987 年我国全国内镜协作组总结的结果显示严重并发症的发生率约 0.012％，主要包括以下一些情况。

（一）严重并发症

1.心脏意外

主要指心绞痛、心肌梗死、心律失常和心脏骤停。主要发生在原有缺血性心脏病、慢性肺疾病及老年患者。

2.低氧血症

主要与患者紧张憋气、胃镜对呼吸道的压迫、术前使用肌松药等有关。

3.穿孔

穿孔的原因往往是患者不合作，而检查者盲目插镜、粗暴操作所致，最易发生穿孔的部位是咽喉梨状窝和食管下段，最主要的症状是立即出现的胸、背部疼痛，纵隔气肿和颈部皮下气肿，继而出现胸膜渗出和纵隔炎。一旦确诊需行外科手术。

4.感染

比较严重的是吸入性肺炎。大多发生于应用了较大剂量的镇静药物。

（二）一般并发症

1.下颌关节脱臼

较多见，一般无危险，手法复位即可。

2.喉头痉挛

多发生于胃镜误插入气管所致，拔镜后很快即可缓解。

3.癔症

多发生于有癔病史者，检查前或检查时精神紧张不能自控所致，必要时可应用镇静剂。

4.食管贲门黏膜撕裂

常发生于患者在检查过程中剧烈呕吐，反应较大时。

5.咽喉部感染或脓肿

多由于插镜时损伤了咽部组织或梨状窝所致的感染。

6.腮腺肿大

由于检查过程中腮腺导管开口阻塞及腮腺分泌增加引起，常可自愈，必要时可给予抗感染治疗。

六、常见病的胃镜所见

(一)食管癌

1.早期食管癌

指癌肿仅侵犯黏膜及黏膜下层者。发生部位以食管中、下段居多。内镜下可分为3型:①隆起型(息肉样隆起、轻度隆起型);②平坦型;③凹陷型(糜烂型、溃疡型)。

2.中晚期(进展期)食管癌

指癌肿已侵及固有肌层或超过固有肌层者。一般直径在3 cm以上。内镜下可分为5型。

(1)Ⅰ型:肿块型。呈息肉样肿块突入食管腔内,周围黏膜浸润不明显。

(2)Ⅱ型:溃疡型。溃疡基底部污秽、表面不平,有出血,溃疡边缘不整齐,并有小结节状隆起,但范围较小。

(3)Ⅲ型:肿块浸润型。即Ⅰ型食管癌周围黏膜有较广泛的浸润,病灶处往往有出血及坏死,边界不清楚。

(4)Ⅳ型:溃疡浸润型。即Ⅱ型食管癌周围黏膜有广泛的浸润。

(5)Ⅴ型:狭窄型。食管四周由于癌肿浸润引起食管腔严重狭窄,在检查时,内镜无法通过病变处(图1-13)。

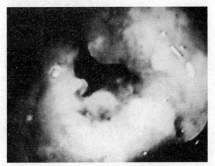

图1-13 食管癌胃镜所见

无论早期或中晚期食管癌,在可疑病变处做活组织检查,诊断即可明确。食管的其他肿瘤如肉瘤、乳头状瘤等皆需依赖组织学检查确诊。

(二)慢性胃炎

1990年8月在澳大利亚悉尼召开的国际胃肠病学学术交流会上,制定出了一整套慢性胃炎的分类和诊断方法,称为悉尼系统。该系统强调内镜与病理密切结合,胃炎的诊断包括组织学和内镜两部分。并尽可能找到病因或相关的病原,以及炎症的程度、活动性、萎缩程度、肠化生分级、有无幽门螺杆菌等。内镜要求明确炎症的部位(全胃炎、胃窦胃炎、胃体胃炎);对内镜下所见(图1-14)之异常进行分级,并根据其异常表现将胃炎分成7种基本类型,即充血渗出型、平坦糜烂型、隆起糜烂型、萎缩型、出血型、反流型、皱襞增生型。每种类型均要注明程度、部位,还有混合型,加上组织学检查部分,因而全面而客观。

(三)胃溃疡

急性胃溃疡即所谓应激性溃疡,常有明显的诱因。内镜下可见多发性、较浅小的溃疡,表面常覆盖白色渗出物,周围黏膜充血。伴出血的急性胃溃疡表面常有血凝块,周围有时可见一圈白色渗出物,用水冲去血凝块后显示溃疡面(图1-15)。

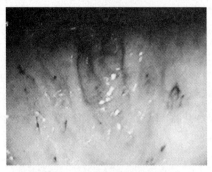

图 1-14　慢性胃炎胃镜所见

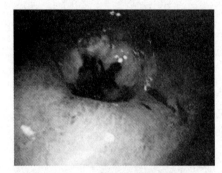

图 1-15　胃溃疡胃镜所见

（四）胃肿瘤

胃肿瘤中胃癌发病率最高，按恶性肿瘤死亡顺序排位，胃癌为我国病死率最高的恶性肿瘤。自纤维胃镜广泛采用以来，胃癌的诊断水平明显提高，尤其是早期胃癌几乎皆依赖胃镜检查发现。胃的恶性肿瘤还有胃肉瘤、胃类癌、恶性黑色素瘤、卡波西肉瘤及低度恶性的血管内皮细胞瘤等。除内镜下表现各有特异外，诊断仍须依赖组织学检查。胃的良性肿瘤中较多见者为胃息肉、胃平滑肌瘤等，亦多依赖胃镜检查确诊。

（五）十二指肠炎

十二指肠炎的内镜表现可有多种，最常见的有黏膜充血、水肿、粗糙不平，点状出血、点状或斑片状糜烂，黏膜细颗粒状，血管显露或小结节状增生（图 1-16）。

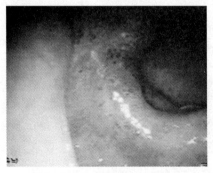

图 1-16　十二指肠炎胃镜所见

（六）十二指肠溃疡

内镜观察十二指肠溃疡需注意其部位、数目、大小、形态及病期等。十二指肠溃疡可为单发或多发,形态大致分为圆(或卵圆)形、不规则形、线形和霜斑样 4 种。球部恶性溃疡极罕见,因此对球部溃疡无须常规做活检。如溃疡污秽、巨大或周围有浸润疑为恶性时,则应做活检。

（肖　鹏）

第四节　肠镜检查

下消化道内镜检查包括结肠镜和小肠镜检查。结肠镜检又可分为乙状结肠镜及全结肠镜检查,前者检查自肛门至乙状结肠 60 cm 范围的病变,而全结肠镜则可到达回盲部甚至末段回肠,从而了解部分小肠及全结肠病变以协助下消化道疾病的诊断。

因小肠长度长且弯曲,小肠镜检查难度大,技术要求高,患者相对痛苦较大,自 1969 年应用于临床以来,进展相对缓慢。长期以来临床上使用的小肠镜有推进型、探条型和肠带诱导型。探条型和肠带诱导型虽然理论上可观察小肠全部,但准备复杂、费时长、患者痛苦大;又不能用于治疗,最近已几乎弃用。最常用为推进型,经口插入可推进观察至屈氏韧带以下 60～120 cm,准备简单、操作时间短并可活检,但无法观察远端病变。

新型双气囊电子全小肠镜的问世为小肠病变的诊断和治疗提供了低侵袭性、简便可靠的手段。该双气囊小肠镜为日本富士公司开发,由内镜和外套管组成,头端各有一个气囊。利用两个气囊交替反复地充气放气、固定小肠管和向近侧收缩折叠肠管,使得有效长度仅 2 m 的内镜和柔软的外套管交替地插入小肠深部,来完成对整个 6 m 长小肠的诊断和治疗。

术中小肠镜可经口、也可根据需要经肛门或肠切口插镜检查。术中小肠镜检查在外科手术者的帮助下常无困难,可有效地检查整个小肠,对小肠肿瘤、血管瘤、大血管病变、Meckel 憩室、节段性肠炎等有重要诊断价值。

一、检查前准备

肠道准备是检查成功的关键之一。

(1)向患者说明诊疗的目的和诊疗过程,消除患者的恐惧心理,争取患者合作。

(2)饮食准备:检查前 3 天进低脂、细软、少渣饮食。检查当日禁食。

(3)清洁肠道:一般采用泻剂清洁肠道法,最常用的泻剂为复方聚乙二醇电解质散剂,它是一种等渗性泻剂,具有在肠道内不吸收、不分解、不破坏电解质平衡、不损伤肠道黏膜、不产生可燃性气体等优点。其他如番泻叶、硫酸镁、甘露醇也可应用,不适宜上述方法的可采用灌肠清洁肠道。

(4)术前用药:①解痉药。可抑制肠蠕动,解除痉挛,利于观察或进行内镜下手术。②镇静、镇痛剂。③肛管麻醉剂。肛门部 1% 的利多卡因棉球塞入肛管 2～3 分钟即可。

二、结肠镜检查

在对患者进行结肠镜检查过程中,检查者用其左手控制角度、送气、送水和吸引,同时用右手插入及旋转内镜,遵照不使肠管过度伸展的原则,通常是一边进行肠管的短缩化,一边进行插入。其主要是通过内镜的操作和肠内气体的调节,使结肠缩短变直,结肠镜即可顺利地通过乙状结肠、降乙移行部、脾曲、肝曲送达盲肠及回肠末端。退镜时,操纵上下左右旋扭,可灵活旋转先端,环视肠壁,适量注气、抽气,逐段仔细观察肠壁及皱褶里面的情况,注意肠腔大小、肠壁及袋囊情况。对转弯部位或未见到结肠全周的肠段,应调整角度钮及进镜深度,甚至适当更换体位,重复观察。对有价值部位可摄像、取活检及行细胞学等检查助诊。

(一)适应证

(1)原因未明的便血或持续便潜血阳性者。

(2)慢性腹泻原因未明者。

(3)钡剂检查疑有回肠末段及结肠病变需明确诊断者。

(4)低位肠梗阻及腹块不能排除肠道疾病者。

(5)为结肠息肉切除、止血,乙状结肠扭转或肠套叠复位者。

(6)结肠癌手术后,息肉切除术后需定期内镜随访者。

(7)肠道疾病手术中需内镜协助探查和治疗者。

(8)大肠肿瘤普查。

(二)禁忌证

(1)严重的心肺功能不全,如近期心肌梗死、心力衰竭、肺梗死等。

(2)休克、腹主动脉瘤、急性腹膜炎,尤其是有可疑肠穿孔时。

(3)相对禁忌证:妊娠期可导致流产和早产;腹腔内粘连、慢性盆腔炎等;不能合作的患者和肠道准备不清洁的患者;高热、衰弱、严重腹痛时应综合评价。

(三)并发症

1.肠穿孔

发生率为 0.17%~0.9%,主要原因是操作时盲目滑行、原有肠道疾病如溃疡时注气过多或行息肉切除时。

2.肠道出血

主要见于服抗凝药、有凝血功能障碍时;血管病变活检时;息肉电切除时。

3.肠系膜、浆膜撕裂

较罕见,常发生于肠祥增大时再用力进镜并过度充气时。

4.感染

当患者抵抗力低下,或行内镜下活检或切除治疗时,可引起菌血症。

5.心脏、脑血管意外

偶可发生。

6.气体爆炸

非常罕见,多在治疗时。

(四)常见结直肠病变的结肠镜所见

1.溃疡性结肠炎

主要侵犯直肠和乙状结肠,也可侵犯左半结肠、右半结肠,甚至全结肠。内镜下特征:大肠黏膜形态改变以糜烂、溃疡和假息肉形成为主。根据黏膜和肠腔的形态改变不同,一般可分为活动期和缓解期。

(1)活动期:受累肠黏膜弥漫性炎症,呈现相同的改变(图 1-17)。①轻度:黏膜充血、水肿、血管纹理紊乱、模糊,有点状出血,肠腔形态不变,常呈痉挛状态;②中度:黏膜充血水肿明显,黏膜面粗糙,呈颗粒状,肠壁质脆易出血,有多个细小、浅表溃疡,黏液分泌增多,呈黏液血性分泌物;③重度:黏膜充血水肿更显著,病变部位几乎无正常黏膜,溃疡明显增多,并融合成片,极易接触出血或糜烂出血,有假膜或黏液脓血性渗出物覆盖,有时可见假息肉样黏膜增生。

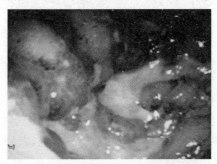

图 1-17　溃疡性结肠炎(结肠镜所见)

(2)缓解期:主要表现为黏膜萎缩和炎症性假息肉形成。单次发作、轻度者,炎症消退后充血、水肿消失,糜烂或浅表溃疡愈合,渗出物吸收,不形成纤维化和瘢痕,黏膜可完全恢复正常。慢性持续性或反复发作者,黏膜出现萎缩改变,色泽苍白,血管纹理不清楚,炎症性假息肉形成,广基,大小与数目不等,分布密度不均。有时可有黏膜桥形成。

(3)溃疡性结肠炎后期可出现肠腔狭窄、肠段缩短,结肠袋消失,黏膜面粗糙呈虫咬样。

2.克罗恩病

同小肠克罗恩病表现(图 1-18)。

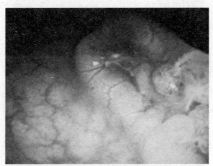

图 1-18　克罗恩病结肠镜所见

3.大肠息肉

(1)腺瘤。①管状腺瘤:最常见,一般有蒂,无蒂、亚蒂少见。球形、梨形,表面光滑或呈分叶状,明显充血发红,部分可见出血斑,使表面形成虎斑样。②绒毛状腺瘤:较少见,好发于直肠、乙状结肠,多为单发,大部分为无蒂型,菜花状,少数呈亚蒂绒球样。表面不光滑,有细绒毛状突起,充血、水肿、糜烂,常附有多量半透明黏液(图 1-19)。恶变率高达 50%。③混合型腺瘤:形态上类似于管状腺瘤,有蒂者多见,亚蒂者少见,表面不光滑,分叶状,并有许多较绒毛粗大的乳头状突起,故又称为乳头状腺瘤。④家族性腺瘤病:是一种家族性、遗传性疾病,以大肠多发性腺瘤为特征,数目超过 100 颗。内镜下息肉大量密集分布于全结肠,形态以管状腺瘤为主,个别绒毛状。⑤多发性腺瘤:腺瘤数量不超过 100 颗。以管状腺瘤多见,混合型及绒毛状少见。局限或散在发生,不一定有家族史。

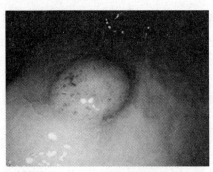

图 1-19　大肠息肉结肠镜所见

(2)炎症性息肉:一般为多发。多数息肉小于 0.5 cm,无蒂,表面色泽苍白,质脆,周围黏膜有炎症改变。

4.大肠腺癌

(1)早期大肠癌:仅侵犯黏膜、黏膜下层者,称为早期大肠腺癌。内镜下分为以下几种。①Ⅰ型(隆起型):类似于息肉,分为有蒂(Ⅰp)、无蒂(Ⅰs)和亚蒂(Ⅰps)。②Ⅱ型(扁平型):扁平隆起型(Ⅱa)为无蒂扁平息肉样隆起;扁平隆起凹陷型(Ⅱa+Ⅱc)为Ⅱa型基础上顶部有溃疡。

(2)进展期大肠癌:癌肿已浸润肠壁肌层。内镜下分为以下几种。①Borrmann Ⅰ型(息肉型):癌肿呈息肉样隆起,表面高低不平或呈菜花样,有散在性糜烂及小溃疡,易出血。②Borrmann Ⅱ型(溃疡型):最常见,为无明显浸润的局限性溃疡癌,肿瘤境界清楚,病灶范围常较Ⅰ型为大,病灶中央有较大的溃疡,溃疡周围有结节状环堤,明显隆起形成火山口(图 1-20)。③Borrmann Ⅲ型(溃疡浸润型):亦有溃疡凹陷病灶,其特点为该溃疡周边隆起性肿瘤的境界因向四周肠壁及黏膜浸润,而无明显界限,肿瘤表面有众多大小不一的糜烂及溃疡,常有明显的高低不平,触之易出血。④Borrmann Ⅳ型(硬化型):较少见,大多发生在左半结肠,尤其是直肠和乙状结肠。因结缔组织大量增生,使得病变区域纤维化,质地变硬,癌的环形浸润造成肠腔管状狭窄,表面有散在糜烂及小溃疡。⑤Borrmann Ⅴ型(特殊型):常见的是黏液癌,病灶呈肿块型,伴有绒毛状突起,肿瘤内有大量胶冻样黏液,质地疏松有弹性,边界不清,多见于升结肠和盲肠。

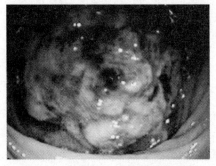

图 1-20　进展期大肠癌结肠镜所见

三、小肠镜检查

(一)适应证

原因不明的腹痛和消化道出血经各种其他检查未能确诊而高度怀疑小肠病变者。

小肠镜检查可明确小肠良、恶性肿瘤、原发性小肠淋巴瘤、小肠结核、克罗恩病、吸收不良综合征等。

(二)常见小肠病变的小肠镜所见

1.克罗恩病

内镜可见黏膜弥漫性糜烂性炎症、充血水肿,可见到溃疡,溃疡间黏膜正常。当溃疡继续发展,则变大变深,圆形或卵圆形,周围黏膜可有炎症,也可有假息肉样结节或卵石状改变。晚期克罗恩病有肠腔狭窄,环形皱襞消失,肠壁伸展不良,肠腔畸形(图1-21)。病变黏膜与正常黏膜间分界清楚。

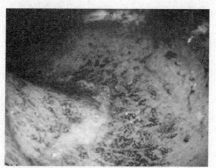

图 1-21 小肠克罗恩病小肠镜所见

2.肠结核

肠结核多见于回肠及回盲部,偶见于空肠。内镜可见溃疡及假息肉形成。溃疡大小不等,深浅不一,边缘不规则,周围黏膜充血水肿轻;假息肉大小不等呈结节状(图1-22)。

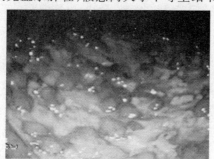

图 1-22 肠结核小肠镜所见

3.小肠肿瘤

(1)平滑肌瘤:平滑肌瘤内镜下呈现为隆起的黏膜下肿块,表面黏膜可正常或炎性充血,较大者表面可有糜烂或溃疡。

(2)腺瘤:多见于空肠,单个或多个,有蒂或无蒂。

(3)小肠癌:罕见,多在空肠上段,内镜下可见肠腔狭窄,环形皱襞消失,表面有溃疡,易出血,局部黏膜凹凸不平,病变近侧黏膜有不均匀隆起,肠腔不能扩张。活检病理可明确诊断。

(4)小肠恶性淋巴瘤:以回肠末端最多见,内镜可见环形皱襞不明显,黏膜面有多个米粒大小半球形黄色隆起,也可有溃疡,基底较硬,凹凸不平。

(肖 鹏)

第二章

临床常用消毒技术

第一节 微波消毒

波长为 0.001～1 m,频率为 300～300 000 MHz 的电磁波称为微波。物质吸收微波能所产生的热效应可用于加热,在加热、干燥和食品加工中,人们发现微波具有杀菌的效能,于是又被逐渐用于消毒和灭菌领域。近年来,微波消毒技术发展很快,在医院和卫生防疫消毒中已有较广泛的应用。

一、微波的发生及特性

微波是一种波长短而频率较高的电磁波。磁控管产生微波的原理是使电子在相互垂直的电场和磁场中运动,激发高频振荡而产生微波。磁控管的功率可以做得很大,能量由谐振腔直接引出,而无须再经过放大。现代磁控管一般分为两类:一类是产生脉冲微波的磁控管,其最大输出功率峰值可达 10 000 kW,另一类是产生连续微波的磁控管,如微波干扰及医学上使用的磁控管,其最大输出功率峰值可达 10 kW。用于消毒的微波的频率为 2450 MHz 及 915 MHz,由磁控管发生,能使物品发热,热使微生物死亡。微波频率高、功率大,使物体发热时,内外同时发热且不需传导,故所需时间短,微波消毒的主要特点如下。

(一)作用快速

微波对生物体的作用就是电磁波能量转换的过程,速度极快,可在 10^{-9} 秒之内完成,加热快速、均匀,热力穿透只需几秒至数分钟,不需要空气与其他介质的传导。用于快速杀菌时是其他因子无法比拟的。

(二)对微生物没有选择性

微波对生物体的作用快速而且不具选择性,所以其杀菌具有广谱性,可以杀灭各种微生物及原虫。

(三)节能

微波的穿透性强,瞬时即可穿透到物体内部,能量损失少,能量转换效率高,便于进行自动化流水线式生产杀菌。

（四）对不同介质的穿透性不同

对有机物、水、陶瓷、玻璃、塑料等穿透性强，而对绝大部分金属则穿透性差，反射较多。

（五）环保、无毒害

微波消毒比较环保、无毒害、无残留物、不污染环境，也不会形成环境高温。还可对包装好的、较厚的或是导热差的物品进行处理。

二、微波消毒的研究与应用

（一）医疗护理器材的消毒与灭菌

微波的消毒灭菌技术是在微波加热干燥的基础上发展而来的，这一技术首先是在食品加工业得到推广应用，随着科技的发展，微波的应用越来越广泛。现在微波除了用于医院和卫生防疫消毒以外，还广泛用于干燥、筛选及物理、化工等行业。但是微波消毒目前仍处于探索研究阶段，许多实验的目的主要是探索微波消毒的作用机制。目前使用较多的有以下几种。

1.微波牙钻消毒器

目前市场上，已有通过国家正式批准生产的牙钻涡轮机头专用微波消毒装置，WBY型微波牙钻消毒器为产品之一，多年临床使用证明，该消毒器有消毒速度快，效果可靠，不损坏牙钻，操作简单等优点。

2.微波快速灭菌器

型号为 WXD-650A 的微波快速灭菌器是获得国家正式批准的医疗器械微波专用灭菌设备，该设备灭菌快速，5 分钟内可杀灭包括细菌芽孢在内的各种微生物，效果可靠，可重复使用，小型灵活，适用范围广，特别适合用于需重复消毒、灭菌的小型手术用品，它可用于金属类、玻璃陶瓷类、塑料橡胶类材料的灭菌。

3.眼科器材的专用消毒器

眼科器械小而精细、要求高、消毒后要求不残留任何有刺激性的物质，目前眼科器械消毒手段不多，越来越多的眼科器械、仿人工替代品、角膜接触镜（又称隐形眼镜）等物品的消毒开始使用微波消毒。

4.口腔科根管消毒

王金鑫等（2003）将 WB-200 型电脑微波口腔治疗仪用于口腔急、慢性根尖周炎及牙髓坏死患者根管的治疗，微波消毒组治愈率 95.2％、好转率 3.1％、无效率 1.8％，常规组分别为 90.0％、5.0％、5.0％，统计学处理显示，两者差别显著。

5.微波消毒化验单

用载体定量法将菌片置于单层干布袋和保鲜袋内，用 675 W 微波照射 5 分钟，杀菌效果与双层湿布袋基本一致，照射 8 分钟，对前两种袋内的大肠埃希菌、金黄色葡萄球菌、枯草杆菌黑色变种芽孢平均杀灭率均达到 99.73％，而双层湿布包达到 100％。周惠联等报道，利用家用微波炉对人工染菌的化验单进行消毒，结果以 10 张为一本，800 W 照射 5 分钟，以 50 张为一本，照射 7 分钟，均可完全杀灭大肠埃希菌、金黄色葡萄球菌和铜绿假单胞菌，但不能完全杀灭芽孢；以 50 张为一本，800 W 作用 7 分钟可以杀灭细菌繁殖体，但不能杀灭芽孢。

6.微波消毒医用矿物油

医用矿物油类物质及油纱条的灭菌因受其本身特性的影响，仍是医院消毒灭菌的一个难题。常用的干热灭菌和压力蒸汽灭菌都存在一些弊端，而且灭菌效果不理想。采用载体定性杀菌试验方法,观察了微波灭菌器对液状石蜡和凡士林油膏及油纱布条的杀菌效果。结果液状石蜡和凡士林油膏经 650 W 微波灭菌器照射 20 分钟和 25 分钟,可全部杀灭嗜热脂肪杆菌芽孢;分别照射 25 分钟和 30 分钟,可全部杀灭枯草杆菌黑色变种芽孢,但对凡士林油纱布条照射 50 分钟,仍不能全部杀灭枯草杆菌黑色变种芽孢,试验证明,微波照射对液状石蜡和凡士林油膏可达到灭菌效果。

（二）食品与餐具的消毒

由于微波消毒快捷、方便、干净、效果可靠,将微波应用于食品与餐具消毒的报道亦较多。将 250 mL 酱油置玻璃烧杯中,经微波照射 10 分钟即达到消毒要求。江连洲等(1988)将细菌总数为 312×10^6 cfu/g 的塑料袋装咖喱牛肉置微波炉中照射 40 分钟,菌量减少至 413×10^2 cfu/g。市售豆腐皮细菌污染较严重,当用 650 W 功率微波照射 300 g 市售豆腐皮 5 分钟,可使之达到卫生标准。用微波对牛奶进行消毒处理,亦取得了较好的效果。用微波炉加热牛奶至煮沸,可将铜绿假单胞菌、分枝杆菌、脊髓灰质炎病毒等全部杀灭;但白色念珠菌仍有存活。用 700 W 功率微波对餐茶具,如奶瓶、陶瓷碗及竹筷等照射 3 分钟,可将污染的大肠埃希菌全部杀灭,将自然菌杀灭 99.17% 以上;照射 5 分钟,可将 HBsAg 的抗原性破坏。专用于餐具和饮具的 WX-1 微波消毒柜,所用微波频率为 2450 MHz,柜室容积为 480 mm×520 mm×640 mm。用该微波消毒柜,将染有枯草杆菌黑色变种(ATCC9372)芽孢、金黄色葡萄球菌(ATCC6538)、嗜热脂肪杆菌芽孢及短小芽孢杆菌(E601 及 ATCC27142)的菌片放置于成捆的冰糕棍及冰糕包装纸中,经照射 20 分钟,可达到灭菌要求。

（三）衣服的消毒

用不同频率的微波对染有蜡状杆菌(4001 株)芽孢的较大的棉布包(16 cm×32 cm×40 cm)进行消毒,当微波功率为 3 kW 时,杀灭 99.99% 芽孢,2450 MHz 频率微波需照射 8 分钟,而 915 MHz 者则仅需 5 分钟。微波的杀菌作用随需穿透物品厚度的增加而降低。如将蜡状杆菌芽孢菌片置于含水率为 30% 的棉布包的第 6、34 和 61 层,用 2450 MHz 频率(3k W)微波照射 2 分钟,其杀灭率依次为 99.06%、98.08% 和 91.57%。关于照射时间长短对杀菌效果影响的试验证明,用 2450 MHz 频率(3 kW)微波处理,当照射时间由 1 分钟增加至 2、3、4 分钟时,布包内菌片上的残存芽孢的对数值由 3.8 依次降为 1.4、0.7 和 0。在一定条件下,微波的杀菌效果可随输出功率的增加而提高。当输出功率由 116k W 增至 216 kW 和 316 kW 时,布包内菌片上的残存蜡状杆菌芽孢的对数值依次为 3.0、1.5 和 0。将蜡状杆菌芽孢菌片置于含水率分别为 0、20%、30%、45% 的棉布包中,用 450 MHz(3 kW)微波照射 2 分钟。结果,残存芽孢数的对数值依次为 3.31、2.39、1.51 和 2.62。该结果表明,当含水率在 30% 左右时最好,至 45% 其杀菌效果反而有所降低。吴少军报道,用家用微波炉,以 650 W 微波照射 8 分钟,可完全杀灭放置于 20 cm×20 cm×20 cm 衣物包(带有少量水分)中的枯草杆菌黑色变种芽孢。丁兰英等报道,用 915 MHz (10 kW)微波照射 3 分钟,可使马鬃上蜡状杆菌芽孢的杀灭率达 100%。

（四）废弃物等的消毒

用传送带连续照射装置对医院内废物,包括动物尸体及组织、生物培养物、棉签,以及患者的血、尿、粪便标本和排泄物等进行微波处理。结果证明,该装置可有效地杀灭废弃物中的病原微生物。为此,他建议在医院内,可用这种装置代替焚烧炉。在德国(1991),污泥的农业使用有专门法规,如培育牧草用的污泥,必须不含致病微生物。传送带式微波处理为杀灭其中病原微生物的方法之一。用微波-高温压力蒸汽处理医疗废物,效果理想。处理流程见图 2-1。

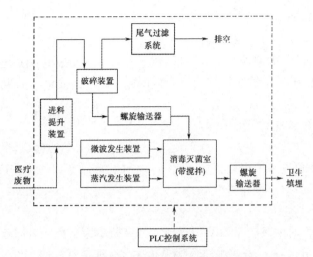

图 2-1　微波高温高压处理医疗废物流程图

（五）固体培养基的灭菌

金龟子绿僵菌是一种昆虫病原真菌,在农林害虫生物防治中应用广泛。为了大批量培养绿僵菌,其培养基的灭菌工作十分重要。目前常用的灭菌方法是传统的压力蒸汽灭菌法,存在灭菌时间长,不能实现流水作业等缺点。微波灭菌具有灭菌时间短、操作简便以及对营养破坏小等特点。

为探讨微波对金龟子绿僵菌固体培养基的灭菌效果及其影响因素,用家用微波炉、载体定量法对农业用绿僵菌固体培养基灭菌效果进行了实验室观察,结果随着负载量的增大,杀菌速度降低。负载量为 200 g 以下时,微波处理 3 分钟,全部无菌生长。负载量为 250 g 时,微波照射 4 分钟,存活菌数仍达 100 cfu/g,试验证明,随着微波处理时间的延长,灭菌效果增强。以 100 g 固体培养基加 60 g 水的比例经微波处理效果比较好,灭菌处理 3 分钟均能达到灭菌目的。微波对绿僵菌固体培养基灭菌最佳工艺为:100 g 的固体培养基加 60 g 水,浸润 3 小时,在 800 W 的微波功率处理 3 分钟,可达到灭菌效果。

三、影响微波消毒的因素

（一）输出功率与照射时间

在一定条件下,微波输出功率大,电场强,分子运动加剧,加热速度快,消毒效果就好。

（二）负载量的影响

杨华明以不同重量敷料包为负载,分别在上、中、下层布放枯草杆菌芽孢菌片,经 2450 MHz、3 kW 照射 13 分钟,结果 4.25~5.25 kg 者,杀灭率为 99.9%;5.5 kg 者,杀灭率为 99.5%;6.0 kg 者,杀灭率为 94.9%。

（三）其他因素

包装方法、灭菌材料含湿量、协同剂等因素对微波杀菌效果的影响也是大家所认同的,这些因素在利用微波消毒时应根据现场情况酌情考虑。

四、微波的防护

微波过量照射对人体产生的影响,可以通过个体防护而减轻,并加以利用,因此在使用微波时需要采取的防护措施如下。

(一)微波辐射的吸收和减少微波辐射的泄漏

当调试微波机时,需要安装功率吸收天线,吸收微波能量,使其不向空间发射。设置微波屏障需采用吸收设施,如铺设吸收材料,阻挡微波扩散。做好微波消毒机的密封工作,减少辐射泄漏。

(二)合理配置工作环境

根据微波发射有方向性的特点,工作点应置于辐射强度最小的部位,尽量避免在辐射束的前方进行工作,并在工作地点采取屏蔽措施,工作环境的电磁强度和功率密度,不要超过国家规定的卫生标准,对防护设备应定期检查维修。

(三)个人防护

针对作业人员操作时的环境采取防护措施。可穿戴喷涂金属或金属丝织成的屏障防护服和防护眼镜。对作业人员每隔1～2年进行一次体格检查,重点观察眼晶状体的变化,其次为心血管系统,外周血常规及男性生殖功能,及早发现微波对人体健康危害的征象,只要及时采取有效的措施,作业人员的安全是可以得到保障的。

(杨 杰)

第二节 紫外线消毒

紫外线(ultraviolet ray,简称 UV)属电磁波辐射,而非电离辐射(图 2-2),根据其波长范围分为 3 个波段:A 波段(波长为 400.0～315.0 nm)、B 波段(315.0～280.0 nm)、C 波段(280.0～100.0 nm),是一种不可见光。杀菌力较强的波段为 280.0～250.0 nm,通常紫外线杀菌灯采用的波长为 253.7 nm,广谱杀菌效果比较明显。

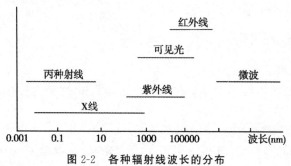

图 2-2 各种辐射线波长的分布

一、紫外线的发生与特性

(一)紫外线的发生

目前用于消毒的紫外线杀菌灯多为低压汞灯,它所产生的紫外线波长 95% 为 253.7 nm。用于消毒的紫外线灯分为普通型紫外线灯和低臭氧紫外线灯,低臭氧紫外线灯因能阻挡 184.9 nm 波长的紫外线向外辐射,减少臭氧的产生,因此目前医院多选择低臭氧紫外线灯。

（二）紫外线灯消毒特性

紫外线灯的杀菌特性有以下几点。

(1)杀菌谱广。紫外线可以杀灭各种微生物,包括细菌繁殖体、细菌芽孢、结核杆菌、真菌、病毒和立克次体。

(2)不同微生物对紫外线的抵抗力差异较大,由强到弱依次为真菌孢子＞细菌芽孢＞抗酸杆菌＞病毒＞细菌繁殖体。

(3)穿透力弱。紫外线属于电磁辐射,穿透力极弱,绝大多数物质不能穿透,因此使用受到限制;在空气中可受尘粒与湿度的影响,当空气中含有尘粒800～900个/立方厘米,杀菌效力可降低20％～30％,相对湿度由33％增至56％时,杀菌效能可减少到1/3。在液体中的穿透力随深度增加而降低,小、中杂质对穿透力的影响更大,溶解的糖类、盐类、有机物都可大大降低紫外线的穿透力。酒类、果汁、蛋清等溶液只需0.1～0.5 mm即可阻留90％以上的紫外线。

(4)杀菌效果与照射剂量有关。杀菌效果直接取决于照射剂量(照射强度和照射时间)。

(5)在不同介质中紫外线杀菌效果不同。

(6)杀灭效果受物体表面因素影响。紫外线大多是用来进行表面消毒的,粗糙的表面不适宜用紫外线消毒,当表面有血迹、痰迹等污染物质时,消毒效果亦不理想。

(7)协同消毒作用。有报道,某些化学物质可与紫外线起协同消毒作用,如紫外线与醇类化合物可产生协同杀菌作用,经乙醇湿润过的紫外线口镜消毒器可将杀芽孢时间由60分钟缩短为30分钟,污染有HBsAg的玻璃片经3％过氧化氢溶液湿润后,再经紫外线照射30分钟即可完全灭活,而紫外线或过氧化氢单独灭活上述芽孢菌都需要60分钟左右。

二、紫外线消毒装置

（一）紫外线杀菌灯分类

紫外线灯管根据外形可分为直管、H型管、U型管;根据使用目的不同被分别制成高强度紫外线消毒器、紫外线消毒箱、紫外线消毒风筒、移动式紫外线消毒车、便携式紫外线灯等。

（二）杀菌灯装置

1.高强度紫外线灯消毒器

高强度的紫外线灯是专门研制出的H型热阴极低压汞紫外线灯,它在距离照射表面很近时,照射强度可达5000 $\mu W/cm^2$ 以上,5秒内可杀灭物体表面污染的各种细菌、真菌、病毒,对细菌芽孢的杀灭率可达99.9％,目前国内生产的有9 W、11 W等小型H型紫外线灯,在3 cm的近距离照射,其辐射强度可达到5000～12 000 $\mu W/cm^2$。该灯具适用于光滑平面物体的快速消毒,如工作台面、桌面及一些大型设备的表面等。刘军等(2005)报道,多功能动态杀菌机内,在常温常湿和有人存在情况下,对自然菌的消除率在59％～83％之间,最高可达86％。

2.紫外线消毒风筒

在有光滑金属内表面的圆桶内安装高强度紫外线灯具,在圆桶一端装上风扇,进入风量为25～30 m^3/min,开启紫外线灯使室内空气不断经过紫外线照射,不间断地杀灭空气中的微生物,以达到净化空气的目的,适合有人存在的环境消毒。

3.移动式紫外线消毒车

有立式和卧式两种,该车装备有紫外线灯管2支、控制开关和移动轮,机动性强。适合于不经常使用或临时需要消毒的表面和空气的消毒。

4.循环风空气净化(洁净)器

现在市场上有很多种类的空气净化器,这些净化器大多由几种消毒因素组合而成,紫外线在其中起着非常重要的杀菌作用,而且还具有能在各种动态场所进行空气消毒的显著特点。某公司生产的 MKG 空气洁净器,就是由过滤器、静电场、紫外线、空气负离子等消毒因素和进、出风系统组成。连续消毒 45 分钟,可使空气中喷染的金黄色葡萄球菌和大肠埃希菌的杀灭率达到99.90% 以上,对枯草杆菌黑色变种芽孢的杀灭率达到 99.00% 以上。朱伯光等研制了动态空气消毒器(图 2-3),由循环箱体、风机、低臭氧紫外线灯、初效和中效过滤器、程控系统等组成。结果在 60 m³ 房间,静态开启 30 分钟,可使自然菌下降 80%,60 分钟下降 90%,动态环境下可保持空气在Ⅱ类环境水平。但循环风空气消毒器内可能存在未被破坏的细菌,重复使用的消毒器内可能存在定植菌,进而造成空气二次污染。

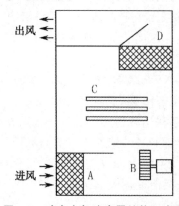

图 2-3 动态空气消毒器结构示意图
A、D.初、中效过滤器;B.轴流抽风机;C.紫外线灯管

5.高臭氧紫外线消毒柜

高臭氧紫外线消毒柜是一种以高臭氧、紫外线为杀菌因子的食具消毒柜。在实验室用载体定量灭活法进行检测,在环境温度 20~25 ℃,相对湿度 50%~70% 的条件下,开机 4 分钟,柜内紫外线辐射强度为 1400~1600 μW/cm²,臭氧浓度 40.0 mg/m³,消毒作用 60 分钟加上烘干45 分钟,对玻片上脊髓灰质炎病毒的平均灭活对数值≥4.0。以臭氧和紫外线为杀菌因子的食具消毒柜,工作时臭氧浓度为 53.6 mg/L,紫外线辐照值为 675~819 μW/cm²,只消毒或只烘干均达不到消毒效果,只有两者协同作用 90 分钟,才可达到杀灭对数值>5.0。

三、影响紫外线消毒效果的因素

与紫外线消毒效果有关的因素很多,概括起来可分为两类:影响紫外线辐射强度、照射剂量的因素和微生物方面的因素。

(一)影响紫外线辐射强度和照射剂量的因素

1.电压

紫外线光源的辐射强度明显受到电压的影响,同一个紫外线光源,当电压不足时,辐射强度明显下降。

2.距离

紫外线灯的辐射强度随灯管距离的增加而降低,辐射强度与距离成反比。

3.温度

消毒环境的温度对紫外线消毒效果的影响是通过影响紫外线光源的辐射强度来实现的。一般,紫外线光源在40℃时的辐射强度最强,温度降低时,紫外线的输出减少,温度再高,辐射的紫外线因吸收增多,输出也减少。因此,过高或过低的温度对紫外线的消毒都不利,杀菌试验证明,5~37℃范围内,温度对紫外线的杀菌效果影响不大。

4.相对湿度

当进行空气紫外线消毒时,空气的相对湿度对消毒效果有影响,RH过高时,空气中的水分增多,可以阻挡紫外线,因此用紫外线消毒空气时,要求相对湿度最好在60%以下。

5.照射时间

紫外线的消毒效果与照射剂量呈指数关系,照射剂量为照射时间和辐照强度的乘积,所以要杀灭率达到一定程度,必须保证足够的照射剂量,在光源达到要求的情况下,可以通过保证足够的时间来达到要求剂量。

6.有机物的保护

有机物对消毒效果有明显影响,当微生物被有机物保护时,需要加大照射剂量,因为有机物可以影响紫外线对微生物的穿透,并且可以吸收紫外线。

7.悬浮物的类型

紫外线是一种低能量的电磁辐射,其能量仅有6 eV,穿透力很弱,空气尘埃能吸收紫外线而降低杀菌率,当空气中含有尘粒800~900个/立方厘米,杀菌效能可降低20%~30%。如枯草杆菌芽孢在灰尘中悬浮比在气溶胶中悬浮时,对紫外线照射有更大的抗性。

8.紫外线反射器的使用

为了更有效地对被辐照表面进行消毒,必须使用对波长为253.7 nm的紫外线具有高反射率的反射罩,反射罩的使用,还可以避免操作者受紫外线的直接照射。

(二)微生物方面的因素

1.微生物的类型

紫外线对细菌、病毒、真菌、芽孢、衣原体等均有杀灭作用,不同微生物对紫外线照射的敏感性不同。细菌芽孢对紫外线的抗性比繁殖体细胞大,革兰氏阴性杆菌最易被紫外线杀死,紧接着依次为葡萄球菌属、链球菌属和细菌芽孢,真菌孢子抗性最强。抗酸杆菌的抗力,较白色葡萄球菌、铜绿假单胞菌、肠炎沙门菌等要强3~4个对数级。即使在抗酸杆菌中,不同种类对紫外线的抗性亦不相同。

根据抗力大致可将微生物分为3类:高抗性的有真菌孢子、枯草杆菌黑色变种芽孢、耐辐射微球菌等;中度抗性的有鼠伤寒沙门菌、酵母菌等;低抗性的有大肠埃希菌、金黄色葡萄球菌、普通变形杆菌等。

2.微生物的数量

微生物的数量越多,需要产生相同致死作用的紫外线照射剂量也就越大,因此,消毒污染严重的物品需要延长照射时间,加大照射剂量。

四、紫外线消毒应用

(一)空气消毒

紫外线的最佳用途是对空气消毒,也是空气消毒的最简便方法。紫外线对空气的消毒方式主要有 3 种。

1.固定式照射

紫外线灯固定在天花板上的方法有以下几种:①将紫外线灯直接固定在天花板上,离地约2.5 m;②固定吊装在天花板或墙壁上,离地约 2.5 m,上有反光罩,往上方向的紫外线也可被反向下来;③安装在墙壁上,使紫外线照射在与水平面呈 3°~80°角范围内;④将紫外线灯管固定在天花板上,下有反光罩,这样使上部空气受到紫外线的直接照射,而当上下层空气对流交换时,整个空气都会被消毒(图 2-4)。

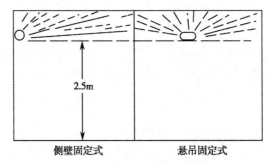

图 2-4　固定式紫外线空气消毒

通常灯管距地面 1.8~2.2 m 的高度比较适宜,这个高度可使人的呼吸带受到最高辐射强度有效照射,使用中的 30 W 紫外线灯在垂直 1 m 处辐照强度应高于 70 $\mu W/cm^2$(新灯管>90 $\mu W/cm^2$),每立方米分配功率不少于 1.5 $\mu W/cm^2$,最常用的直接照射法时间应不少于30 分钟。唐贯文等(2004)报道,60 m^3 烧伤病房,住患者 2~3 人,悬挂 3 支 30 W 无臭氧石英紫外线灯,辐照度值>90 $\mu W/cm^2$,直接照射 30 分钟,可使烧伤病房空气达到Ⅱ类标准(空气细菌总数≤200 cfu/cm^3)的合格率为 70%,60 分钟合格率达到 80%。

2.移动式照射

移动式照射法主要是利用其机动性,即可对某一局部或物体表面进行照射,也可对整个房间的空气进行照射。

3.间接照射

间接照射是指利用紫外线灯制成各种空气消毒器,通过空气的不断循环达到空气消毒的目的。

(二)污染物体表面消毒

1.室内表面的消毒

紫外线用于室内表面的消毒主要是医院的病房、产房、婴儿室、监护病房、换药室等场所,某些食品加工业的操作间也比较常用。一般较难达到卫生学要求,必要时可以在灯管上加反射罩或更换高强度灯管,提高消毒效果。

2.设备表面的消毒

用高强度紫外线消毒器进行近距离照射可以对平坦光滑表面进行消毒。如便携式紫外线消毒器可以在近距离表面 3 cm 以内进行移动式照射,每处停留 5 秒,对表面细菌杀灭率可达99.99%。

3.特殊器械消毒的应用

针对某些特殊器械专门设计制造的紫外线消毒器,近几年已开发使用。如紫外线口镜消毒器,内装3支高强度紫外线灯管,采用高反射镜和载物台,一次可放 30 多支口镜,消毒 30 分钟可灭活 HBsAg。紫外线票据消毒器可用于医院化验单、纸币和其他医疗文件的消毒。

（三）饮用水和污水的消毒

紫外线消毒技术正以迅猛发展的态势出现在各种类型的水消毒领域,许多大型水厂和污水处理厂开始使用紫外线消毒技术和装置。紫外线用于水消毒,具有杀菌力强,不残留对人体有害有毒物质和安装维修便捷等特点。目前,紫外线水消毒技术已在许多国家得到推广和使用。按紫外线灯管与水是否接触,紫外线消毒装置分为灯管内置式和外置式两类。目前正在使用和开发的大多数紫外线消毒技术均为灯管内置式装置。

紫外线用于水的消毒有饮用水的消毒和污水的消毒。饮用水的消毒是将紫外线灯管固定在水面上,水的深度应小于 2 cm,当水流缓慢时,水中的微生物被杀灭。另一种方法是制成套管式的紫外线灯(图 2-5),水从灯管周围流过时,起到杀菌作用。国内现已研制出纯水消毒器,使用特殊的石英套,能确保在正常水温下灯管最优紫外输出。每分钟处理水量 5.7 L,每小时 342 L。

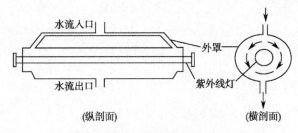

图 2-5　套管式紫外线灯水消毒

（四）食具消毒

餐具保洁柜以臭氧和紫外线为杀菌因子。实验室载体定量杀菌试验,启动保洁柜 60 分钟,对侧立于柜内碗架上左、中、右三点瓷碗内表面玻片上大肠埃希菌的平均杀灭率分别为 99.89%、99.99%、99.98%,对金黄色葡萄球菌的平均杀灭率为 99.87%、99.98%、99.96%,但是启动保洁柜 180 分钟,对平铺于保洁柜底部碗、碟内的玻片 HBsAg 的抗原性不能完全破坏。

五、消毒效果的监测

紫外线灯具随着使用时间的延长,辐射强度不断衰减,杀菌效果亦会受到诸多因素的影响,因此对紫外线灯做经常性监测是确保其有效使用的重要措施,监测分为物理监测、生物监测两种,在卫计委的《消毒技术规范》里均有较详细说明。

（一）物理监测

物理监测器材是利用紫外线特异敏感元件制成的紫外线辐射照度计,直接测定辐照度值,间接确定紫外线的杀菌能力,国家消毒技术规范将其列入测试仪器系列。

仪器组成:由受光器、信号传输系统、信号放大电路、指示仪(或液晶显示板)等部件组成。测试原理:当光敏元件受到照射时,光信号转变成电信号,通过信号传输放大器由仪表指示出读值或转变成数字信号,在显示窗口显示出来。测试前先开紫外线灯 5 分钟,打开仪器后稳定 5 分钟再读数。

（二）生物监测

生物监测是通过测定紫外线对特定表面污染菌的杀灭率来确定紫外线灯的杀菌强度。方法是:先在无菌表面画出染菌面积 5 cm×5 cm,要求对照组回收菌量达到 $5×10^5 \sim 5×10^6$ cfu/cm² 。打开紫外线灯后 5 分钟,待其辐射稳定后移至待消毒表面垂直上方 1 m 处,消毒至预定时间后采样并做活菌培养计数,计算杀菌率,以评价杀菌效果。

（杨　杰）

第三节　电离辐射灭菌

20 世纪 50 年代,美国科学家用电子加速器进行实验,证明电子辐射能使外科缝合线灭菌,这种利用 γ 射线、X 射线或离子辐射穿透物品、杀死其中的微生物的低温灭菌方法,统称为电离辐射灭菌。由于电离辐射灭菌是低温灭菌,不发生热的交换,与常用的压力蒸汽灭菌相比,具有穿透力强、灭菌彻底、可对包装后的产品灭菌、不污染环境、在常温常湿下处理等优点,所以尤其适用于怕热怕湿物品的灭菌,而且适合大规模的灭菌。目前,不少国家对大量医疗用品、药品、食品均采用辐射灭菌。对电离辐射中的安全问题,各国都有不同的法律和规章制度来保证。

一、辐射能的种类

电离辐射能可以大致分为两类,即电离辐射(非粒子性的)和粒子辐射(加速电子流)。按其来源分为 X 射线、γ 射线。

（一）γ 射线

γ 射线是光子流,其波长很短,由于它们不带电,所以在磁场中不发生偏转。γ 射线通常是在原子核进行衰变或衰变中伴随发射出来的。原子核发生 α 或 β 衰变时,所产生的子核常常处于较高的状态——核激发态,而当子核从激发态跃迁到能量较低的激发态或基态时,就会放出 γ 射线。

（二）X 射线

与 γ 射线的本质是一样的,统属电磁辐射。但它们发起的方式不同,X 射线的发射是从原子发生的,当有一个电子从外壳层跃迁到内壳层时将能量以 X 线发射出来,或用人工制造的加速器产生的快中子轰击重金属所产生。

（三）粒子辐射

粒子的辐射有多种,有天然的和人为的,包括 α 射线、β 射线、高能电子、正电子、质子、中子、重于氢的元素离子、各种介子。天然存在的 α、β 射线穿透力弱,不适用于辐射加工。而人为的正电子、质子、中子、介子和重离子束穿透物质的能力有限,且价格昂贵难于生产,另一方面会导致被照物质呈现明显的放射性。电子加速器将电子加速到非常高的速度时,即获得了能量和穿透力,实际上是将电子获得的能量限制在不超过 10 MeV 的水平上(如果再增加能量将可能使被照物质获得放射性),其在单位密度的物质里的穿透深度是 0.33 cm/MeV,远低于 γ 射线。

二、电离辐射剂量和剂量单位

（一）能量

电子伏特(eV)指单个电子在 1 V 电压作用下移动获得的能量。1 电子伏特(eV)等于

$1.602×10^{-19}$焦耳(J),该单位可用于电磁辐射和粒子辐射。$1\text{ MeV}=10^6\text{ eV}$。

（二）吸收剂量

电离辐射照射物体时,通过上述的种种作用,将全部或部分能量传给受照射物体,或者说,受照射物体吸收电离辐射的全部或部分能量,这个能量通常称为剂量。

（三）照射量

照射量是 X 或 γ 射线在每单位质量空气中释放出来的所有电子被空气完全阻止时,在空气中产生的带正电或负电的离子总电荷,照射量的单位是伦琴(R)。

（四）剂量当量

一定的吸收剂量所产生的生物效应,除了与吸收剂量有密切关系外,还与电离辐射的类型、能量及照射条件等因素有关。对吸收剂量采用适当的修正因子后就可以与生物效应有直接的联系。这种经过修正的吸收剂量就称为剂量当量,专用单位是雷姆(rem)。

（五）放射性强度及其单位

放射性强度是用来描写放射性物质衰变强弱的,表示单位时间内发生衰变的原子核数(以每秒若干衰变数表示),放射性强度常用的单位为居里(Ci),其定义为某一放射源每秒能产生 $3.7×10^{10}$ 次原子核衰变,该源的放射性强度即为 1 Ci。

三、电离辐射装置

大规模辐射灭菌通常使用两种类型的辐射源,一种是用放射性核素(如[60]钴)作辐射源的装置,另一种是将电子加速到高能的电子加速器。

（一）[60]钴辐射源装置

[60]钴(^{60}Co)是放射性核素,它是在反应堆中用于照射[59]Co产生的人工放射性核素,其半衰期为 5.3 年,每年放射性强度下降 12.6%,[60]Co 是一种发电中核产物的副产品,造价相当低廉。常用的源强为 105～106 Ci,辐射装置必须放在能防辐射的特殊混凝土中,不用时放射源放入深水井中,工作人员可安全进入,需要照射时升到照射位置即可。

（二）[60]铯辐射源装置

[60]铯也可释放 γ 射线,是一种常用的 γ 射线辐射源。

（三）电子加速器

电子加速器实质上是把带电的粒子,例如电子或质子,或其他的重离子,在强电场力的作用下,经过真空管道,加速到一定能量的设备。辐射灭菌应用的加速器与工业上应用的加速器一样,必须具备以下的一些基本要求:①能连续地可靠工作;②有足够大的输出功率;③性能稳定;④有较高的效率;⑤操作方便,维修简单;⑥屏蔽条件良好,可以保证操作人员安全。加速的电场,可以是静电场,也可以是高频周期电场。一般将加速器分为两种:一种是脉冲流加速器,另一种是直流加速器。电子加速器的发明和完善,逐步替代了放射性核素的地位,与放射性核素相比,具有功率大、可以随时停机、停机后不消耗能量,没有剩余射线、可以直接利用电子进行辐射,射线的利用率高等特点。通常用于辐照灭菌的机器是 5～10 MeV 的电子加速器。

四、影响辐射灭菌效应的因素及剂量选择

（一）影响因素

1.微生物的种类和数量

微生物对辐射固有的耐受性叫抗性,不同类型的微生物对辐射灭菌的效应是不同的,同一菌

种其含菌量不同,则辐射敏感性也不同。

电离辐射灭菌剂量的确定与物品的初始污染菌对辐射的敏感性和拟达到的灭菌保证水平等因素有关。在众多因素中,以初始污染菌的数目与灭菌剂量的关系最为密切。初始污染菌量越多,灭菌后留下杀死的菌体多,这些死菌体都将成为致热原,因此必须降低产品的初始污染菌量。初始污染菌量与三大污染要素有关,即原料、环境和人员因素,操作技术因素,产品的存贮条件(时间、温度、湿度)因素等。

初始污染菌数量是决定该产品辐照灭菌剂量的一个重要依据,也关系到其他医疗产品辐射灭菌剂量和临床应用的安全性。

(1)样品细菌回收率计算:平均回收率=(洗脱的平均菌数/洗脱前染菌平均菌数)×100%。

(2)校正因子的计算:校正因子=100/平均回收率。

(3)辐照剂量的确定:根据初始污染菌数,查找 ISO1137 标准附录 B 方法 1 获得最低灭菌剂量。

辐照产品初始污染菌情况是企业生产先进程度评判的重要指标之一,反映了企业生产环境的控制能力。因此,企业应通过改进生产工艺、治理生产环境,以高标准的卫生环境设施,精密的卫生学测试手段和易于清扫、消毒、净化、秩序井然的生产控制水平来降低初始污染菌量,确保产品卫生质量。

2.介质

微生物所依附的介质对辐射效应影响很大。辐射灭菌间接作用是主要的,不同介质辐射后产生不同的自由基,这些不同的自由基和微生物相互作用的效果不同,因此,不同介质对辐射效应的影响是比较明显的。

3.温度

许多生物大分子和生物系统的辐射敏感性随照射时温度降低而降低,这种效应主要原因是温度降低,使早期辐射作用产生的自由基减少或在低温下(冰点以下)限制了水自由基的扩散,从而减少了酶分子和自由基相互作用的机会,所以高温可使酶对辐射敏感增加。

4.氧气

在氧气或空气中照射生物大分子(酶和核酸),其辐射敏感性一般比在真空或在惰性气体中照射高。但这种现象是电离辐照干燥的生物大分子产生的。如在稀水溶液中,氧的增强作用极小或不增强,甚至还出现防护作用。这主要是因为氧气与辐射诱发的自由基具有高度亲和力,在水溶液中氧有清除水产生的自由基的作用。

5.化学药剂

化学药品中的保护剂使微生物不敏感,如含巯基化合物、抗坏血酸盐、乙醇、甘油、硫脲、二甲亚砜、甲酸钠、蛋白等;而敏化剂使微生物致敏,如氨基苯酚、碘乙酰胺、N-乙基马来酰亚胺、卤化物、硝酸盐、亚硝酸盐、维生素 K 等。

(二)剂量选择

剂量的选择直接关系到辐射灭菌的效果,通常考虑如下。

1.从微生物学角度计算灭菌剂量

一般采用下式计算:$SD = D_{10} \times \log(\frac{N_0}{N})$。

式中 SD:灭菌剂量;D_{10}:杀灭 90% 指示菌所需剂量;N_0:灭菌前污染菌数;N:灭菌后残

存菌数。

指示菌一般采用短小芽孢杆菌芽孢;灭菌前的污染菌数 N_0 是影响灭菌剂量的重要因素,不必每次都测,但应定期测定,以观察有关变化及特殊情况;灭菌后的残余细菌数,一般采用 10^{-6},这一数值是以灭菌处理 100 万个试样品,全部作灭菌试验时,试验样品残余细菌发现率在 1 或 1 以下。

2.从被灭菌的材料方面确定灭菌剂量

射线辐照被消毒用品,由于射线与物质发生一系列物理化学变化,将对材料产生影响,因此要综合考虑材料性能和微生物杀灭条件来确定灭菌剂量。

3.2.5 Mrad 剂量的确定

不论灭菌的医疗用品类型如何,在大多数国家,最小或平均的吸收剂量以 2.5 Mrad 被认为是合适的灭菌剂量。

五、辐射灭菌的应用

(一)医疗用品的灭菌

1.使用情况

辐射灭菌应用于医疗用品是从 20 世纪 50 年代逐步发展起来的。1975 年,世界上只有 65 个 γ 射线辐照消毒装置,10 多台加速器用于辐射消毒,其中绝大多数是在 60 年代末到 70 年代初投入运行的。目前,辐射灭菌用于医疗用品的灭菌已经非常普遍,我国各大中城市、医学院校几乎都有放射源,并且对外开展辐射灭菌技术服务,灭菌服务的领域已经延伸到敷料、缝合线、注射器和输液器、采血器械、导管和插管、手术衣、精密器械、人工医学制品、各种化验设备、节育器材、一次性使用医疗用品、患者和婴幼儿日常用品等。

2.可用辐射灭菌的医疗用品

有手术缝合线、注射针头、塑料检查手套、气管内插管、产科毛巾、输血工具、牙钻、脱脂棉、卫生纸、塑料皮下注射器、塑料及橡皮塞导管、塑料解剖刀、覆盖纱布、输血器杯、血管内开口术套管、外科刀具、透析带、人造血管、塑料容器、人工瓣膜、采血板、手术敷料、住院服、被褥等。

3.灭菌效果

用酶联免疫吸附法确定电离辐射杀灭乙肝病毒的效果,用物理性能试验,确定其对高分子材料的影响。结果以 ^{60} 钴为照射源,当剂量 20 kGy 时灭菌效果可靠,且不改变被消毒物(包括镀铬金属、乳胶、聚丙烯等)材料的理化性质,患者使用电离辐射灭菌后的物品无不良反应,进一步证明了电离辐射灭菌法是一种较为理想的灭菌方法。

(二)药品的辐射灭菌

1.应用情况

因为很多药品对湿、热敏感,特别是中药材、成药由于加工和保管困难,难于达到卫生指标,我国自20 世纪 70 年代以来,已对数百个品种的中成药做了研究,对其质量控制和保存作出了突出贡献。西药方面,药厂对抗生素、激素、甾体化合物、复合维生素制剂等大都采用辐射灭菌。照射后发现,经 2Mrad 照射后除了少数例外,一般稳定性可保存四年,没有发现不利的化学反应。污染短小芽孢杆菌的冷冻干燥青霉素,用 γ 射线照射发现与在水中有同样的 D 值为 200 krad,没有发现有破坏效应,试验中发现大剂量照射对牛痘苗中病毒可能有些破坏,同时发现电离辐射对胰岛素有有害的影响。

2.可用于辐射灭菌的药品

(1)抗生素类:青霉素 G 钾(钠)、苯基青霉素钠、普鲁卡因青霉素油剂(或水混悬液),氯唑西林、氨苄西林、链霉素、四环素、金霉素、红霉素、万古霉素、硫酸多粘菌素,两性霉素 B,利福平,双氢链霉素、土霉素、氯霉素、卡那霉素、硫酸新霉素等。

(2)激素类:丙酸睾酮及其油溶液、己烯雌酚、醋酸孕烯醇酮、可的松、雌二醇、孕甾醇、醋酸可的松、泼尼龙等。

(3)巴比妥类:巴比妥、戊巴比妥、阿普巴比妥钠、苯巴比妥、异戊巴比妥、甲苯比妥等。

(三)食品的辐射灭菌

1.国内外食品辐照灭菌研究概况

我国自 1958 年开始食品照射研究以来,先后开展了辐射保藏粮食、蔬菜、水果、肉类、蛋类、鱼类和家禽等的研究,获得了较好的杀虫、灭菌和抑制发芽、延长保存期和提高保藏质量的效果。辐射杀菌过程包括以下步骤:①加热到 65～75 ℃。②在真空中包装。即在不透湿气、空气、光和微生物的密封容器中包装。③冷却至辐射温度(通常为－30 ℃)。④辐射 4～5 Mrad 剂量。在辐射工艺方面,辐射源和辐射装置不断增加和扩大,已经实现了食品辐照的商业化。1982 年不完全统计,世界上约有 300 个电子束装置和 110 个钴源装置用于辐射应用。1980 年 10 月底联合国粮农组织(FAO)、国际原子能机构(IAEA)和世界卫生组织(WHO)三个组织,组成辐照食品安全卫生专家委员会,通过一项重要建议"总体剂量为 100 万 rad(1 Mrad)照射的任何食品不存在毒理学上的危害,用这样剂量照射的食品不再需要做毒理试验"。这一决定大大有利于减少人们对辐照食品是否安全卫生的疑虑,亦进一步推动食品辐照加工工业的发展。

2.食品辐射灭菌的发展

近年来,世界各国批准的辐射食品品种有了很大发展,1974 年只有 19 种,1976 年增加到 25 种,目前已有超过 40 个国家的卫生部门对上百种辐射食品商业化进行了暂行批准,这些食品包括谷物、土豆、洋葱、大蒜、蘑菇、可可籽、草莓、肉类半成品、鱼肉、鸡肉、鲜鱼片、虾、患者灭菌食物等,随之而来的是一批商业化的食品加工企业诞生。

(四)蛋白制品辐射灭菌

近年来,γ 射线辐照灭活蛋白制品中病毒的研究越来越多,如处理凝血因子、清蛋白、纤维蛋白原、α_1-蛋白酶抑制剂、单克隆抗体、免疫球蛋白等。

1.γ 射线处理凝血因子Ⅷ

γ 射线辐照处理冻干凝血因子Ⅷ,14 kGy 剂量可灭活≥4log 的牛腹泻病毒(BVDV),23 kGy 剂量可灭活 4log 的猪细小病毒(PPV),在经 28 kGy 和 42 kGyγ 射线辐照后,凝血因子Ⅷ活性分别可保留 65％和 50％。

2.γ 射线处理单克隆抗体

液态和冻干状态下的单克隆抗体在加和不加保护剂抗坏血酸盐的情况下分别用 15 kGy、45 kGy 的 γ 射线辐照,ELISA 试验显示:15 kGy 辐照下,加保护剂的液态单克隆抗体,其活性及抗体结合力与照射前基本一致,不加保护剂的抗体活性下降了 3 个数量级。在 45 kGy 剂量辐照下,加保护剂的抗体结合力依然存在,而不加保护剂的抗体结合力消失。冻干状态下的单克隆抗体经 45 kGy 辐照后,不加保护剂组仍有抗体结合力,而加保护剂组抗体结合力更强,且前后试验对照发现不加保护剂时经 45 kGy,辐照冻干状态产品比液态产品表现出更强的抗体结合力。同样,在不加保护剂的情况下分别用 15 kGy、45 kGy 的 γ 射线辐照,SDS-PAGE 显示,在重链和轻链的位置上没有可观察到的蛋白条带,相反,加保护剂后有明显的蛋白条带。PCR 试验显示,加和不加保护剂的样品在 45 kGy γ 射线辐照后,PPV 的核酸经 PCR 扩增后无可见产物。研究表明,加保护剂或将样品处理成冻干状态均能降低 γ 射线辐照对蛋白活性的损伤。

3.γ 射线处理蛋白制品

(1)处理纤维蛋白原:在 27 kGy 剂量照射下,至少有 4log 的 PPV 被灭活,在 30 kGy 剂量照射下,光密度测量显示,纤维蛋白原的稳定性＞90％。

(2)处理清蛋白:SDS-PAGE 显示,随着照射剂量从 18 kGy 增加到 30 kGy,清蛋白降解和聚集性都有所增加,HPLC 试验显示,二聚体或多聚体含量有所增加。

(3)处理 α_1-蛋白酶抑制剂:30 kGy 剂量照射下,≥4log 的 PPV 被灭活,当照射剂量率为 1 kGy/h 时,α_1-蛋白酶在 25 kGy 剂量照射下活性保留 90％以上,在剂量增加到 35 kGy 时,其活性保留大约 80％。

(4)处理免疫球蛋白(I VIG):50 kGy 剂量照射下,SDS-PAGE 显示,I VIG 基本未产生降解,也没有发生交联,免疫化学染色显示,Fc 区的裂解≤3％,免疫学实验表明照射前后 IVIG 的 Fab 区介导的抗原抗体结合力和 Fc 区与 Fcγ 受体结合力均没有大的改变,定量 RT-PCR 显示,照射前后 I VIG 的 Fc 区介导 1L-1βmRNA 表达的功能性是一致的。

(5)处理冻干免疫球蛋白:30 kGy 处理冻干 IgG 制品中德比斯病毒灭活对数值 ≥5.5TCID50。IgG 制品外观无变化,pH 与未处理组相近,运用抗坏血酸、抗坏血酸钠、茶多酚等作为保护剂,效果明显。

一般情况下,20～50 kGy 剂量的 γ 射线辐照几乎能灭活所有的病毒,但灭活病毒的同时,辐照剂量越大,对蛋白制品成分的损伤也越大,如何在灭活病毒的同时又保留蛋白有效成分、不破坏蛋白成分的活性,这将是 γ 射线辐照应用于蛋白制品病毒灭活的关键。下列条件可减少蛋白成分损伤:①清蛋白含量高;②加入辛酸钠;③低照射剂量率;④缺氧状态。加入抗氧化剂或自由基清除剂,或者利用一种手段使辐照过程中产生最小量的活性氧都可减少射线对蛋白成分的损伤。冻干状态下的蛋白制品由于所含水分少,经电离辐射后所产生自由基少,对蛋白制品的损伤也会减弱。

(6)消毒冻干血浆:^{60}Coγ 射线经 30 kGy 的辐照剂量能完全灭活冻干血浆中的有包膜病毒和无包膜病毒,照射后的血浆清蛋白等成分含量略有下降,凝血因子活性减少了 30％～40％,因此消毒效果可靠但对血浆蛋白活性有一定影响。

(五)辐射灭菌的优缺点

1.优点

(1)消毒均匀彻底:由于射线具有很强的穿透力,在一定剂量条件下能杀死各种微生物(包括病毒),所以它是一种非常有效的消毒方法。

(2)价格便宜、节约能源:在能源消耗方面辐射法也比加热法低几倍。

(3)可在常温下消毒:特别适用于热敏材料,如塑料制品、生物制品等。

(4)不破坏包装:消毒后用品可长期保存,特别适用于战备需要。

(5)速度快、操作简便:可连续作业,辐射灭菌法将参数选好后,只需控制辐射时间,而其他方法须同时控制很多因素。

(6)穿透力强:常规的消毒方法只能消毒到它的外部,无法深入到内部,如中药丸这种直径十几毫米的固态样品,气体蒸熏或紫外线无法深入到它的中心去杀死菌体,从这一角度,辐射灭菌是个理想的方法。

（7）最适于封装消毒：目前世界大量高分子材料应用于注射器、导管、连管、输液袋、输血袋、人工脏器、手套、各式医用瓶、罐和用具。而且很多国家对这些医疗用品采取"一次性使用"的政策。为此出厂前要灭菌好，并要求在包装封装好后再灭菌，以防止再污染，对这种封装消毒的要求，辐射处理是一种好方法。

（8）便于连续操作：因为"一次性使用"的医疗用品用量很大，所以消毒过程要求进行连续的流水作业，以西欧、北美为例，这种用品的消耗量从 1970 年的 10 亿打（120 亿件）增加到 1980 年的 30 亿打（360 亿件），澳大利亚每年灭菌一次性使用的注射器 8000 万只，此外还有大量的缝合线、针头等。只有采取连续操作流水作业，才能满足需要，一炉一炉、一锅一锅地消毒，远不能满足需要。

2.缺点

（1）一次性投资大。

（2）需要专门的技术人员管理。

六、电离辐射的损伤及防护

使用电离辐射灭菌时，不得不考虑电离辐射的损伤，一是对人的不慎损害；二是对被辐照物品的损害；三是要做好防护。

（一）电离辐射的损害

1.电离辐射对人体的损害

当电离辐射作用于人体组织或器官时，会引起全身性疾病，因接触射线的剂量大小、时间长短、发病缓急也有所不同，多数专家认为，本病的发展是按一定的顺序呈阶梯式发展的，电离辐射是引起放射病的特异因子。

2.对物品的损害

电离辐射对物品的损害主要表现在对稳定性产生的影响，电离辐射对聚合分子可引起交联或降解，并放出 H_2、C_2H_6、CO、CO_2 或 HCl 等气体，高剂量可使其丧失机械强度，如聚烯烃类塑料可变硬、变脆，聚四氟乙烯可破碎成粉末。但常用的塑料在灭菌剂量范围内影响不大，如聚乙烯和酚醛照射 8 Mrad 无明显破坏，甚至照射 100 Mrad 损坏也不大。

（二）电离辐射的防护

电离辐射作用于机体的途径有内照射和外照射，从事开放源作业的危害主要是内照射，从事封闭源接触的主要是外照射。

1.内照射防护

根据开放源的种类和工作场所进行分类和分级，对不同类、不同级的开放型工作单位的卫生防护均应按有关规定严格要求。

2.外照射防护

从事这一行的操作人员须经专门的培训，合格后方可上岗，并且在操作过程中采取以下的防护措施。①时间防护：尽量减少照射时间。②距离防护：尽可能增加作业人员与辐射源的距离。③屏蔽防护：尽量在屏蔽条件下作业。④控制辐射源的强度。

（杨　杰）

第四节 热力消毒与灭菌

在所有的可利用的消毒和灭菌方法中,热力消毒是一种应用最早、效果最可靠、使用最广泛的方法。热可以杀灭一切微生物,包括细菌繁殖体、真菌、病毒和细菌芽孢。

一、热力消毒与灭菌的方法

热力消毒和灭菌的方法分为两类:干热和湿热消毒灭菌。由于微生物的灭活与其本身的水量和环境水分有关,所以两种灭菌方法所需的温度和时间不同。表 2-1 所提供的数据可作为实际应用时的参考。

表 2-1 不同温度下干、湿热灭菌的时间

灭菌方法	温度(℃)	持续时间(分钟)
干热	160	120
	170	60
	180	30
湿热(饱和蒸汽)	121	20
	126	15
	134	4

(一)干热消毒与灭菌

干热对微生物的作用主要有氧化、蛋白质变性、电解质浓缩引起中毒而致细胞死亡。

1.焚烧

焚烧是一种灭菌效果很好的方法,可直接点燃或在焚烧炉内焚烧,适用于对尸体、生活垃圾、诊疗废弃物、标本等废弃物的处理。

2.烧灼

烧灼是直接用火焰灭菌。适用于微生物实验室的接种针、接种环、涂菌棒等不怕热、损坏小的金属器材的灭菌,在应急的情况下,对外科手术器械亦可用烧灼灭菌。烧灼灭菌温度很高,效果可靠,但对灭菌器械有一定的损伤性或破坏性。

3.干烤

干烤灭菌是在烤箱内进行的,烤箱又可分为重力对流型烤箱、机械对流型烤箱、金属传导型烤箱、电热真空型烤箱等四类,适用于在高温下不损坏、不变质、不蒸发的物品的灭菌,例如玻璃制品、金属制品、陶瓷制品、油脂、甘油、液状石蜡、各种粉剂等。不适用于对纤维织物、塑料制品、橡胶制品等的灭菌。对导热性差的物品或放置过密时,应适当延长作用时间;金属、陶瓷和玻璃制品可适当提高温度,从而缩短作用时间。但对有机物品,温度不宜过高,因为超过 170 ℃时就会炭化。常用温度为 160～180 ℃,灭菌时间为30～120 分钟。

使用烤箱灭菌时,应注意下列事项:①器械应洗净后再烤干,以防附着在其表面的污物炭化;

②玻璃器皿干烤前亦应洗净并完全干燥,灭菌时勿与烤箱的底及壁直接接触,灭菌后应待温度降至 40 ℃以下再打开烤箱,以防炸裂;③物品包装不宜过大,放置的物品勿超过烤箱内容积的2/3,物品之间应留有空隙,以利于热空气对流,粉剂和油脂不宜太厚,以利热的穿透;④灭菌过程中不得中途打开烤箱放入新的待灭菌物品;⑤棉织品、合成纤维、塑料制品、橡胶制品、导热性差的物品及其他在高温下易损坏的物品,不可用干烤灭菌;⑥灭菌时间应从烤箱内温度达到要求温度时算起。

4.红外线辐射灭菌

红外线辐射被认为是干热灭菌的一种。红外线是波长 0.77～1000 μm 的电磁波,有较好的热效应,以 1～10 μm 波长最强。红外线由红外线灯泡产生,不需要经空气传导,加热速度快,但热效应只能在直射到的物体表面产生。因此不能使一个物体的前后左右均匀加热。不同颜色对红外线的吸收不同,颜色越深吸收越多,反之则少。离光源的距离越近受热越多,反之则少。

(二)湿热消毒与灭菌

1.煮沸消毒

煮沸消毒方法简单、方便、经济、实用,且效果比较可靠。在家庭和基层医疗卫生单位,煮沸消毒目前仍然是一种常用的消毒方法。煮沸消毒的杀菌能力比较强,一般水沸腾以后再煮5～15 分钟即可达到消毒目的。当水温达到 100 ℃时,几乎能立刻杀死细菌繁殖体、真菌、立克次体、螺旋体和病毒。水的沸点受气压的影响,不同高度的地区气压不同,水的沸点亦不同。因此,地势较高的地区,应适当延长煮沸时间。煮沸消毒时,在水中加入增效剂,如 2% 碳酸钠,煮沸5 分钟即可达到消毒要求,同时还可以防止器械生锈。对不能耐热 100 ℃的物品,在水中加入0.2% 甲醛,煮 80 ℃维持 60 分钟,也可达到消毒。肥皂(0.5%)、碳酸钠(1%)等亦可作为煮沸消毒的增效剂。但选用增效剂时,应注意其对物品的腐蚀性。

煮沸消毒适用于消毒食具、食物、棉织品、金属及玻璃制品。塑料、毛皮、化学纤维织物等怕热物品则不能用煮沸法消毒。煮沸消毒可用煮锅,亦可用煮沸消毒器。国产煮沸消毒器有两类:电热煮沸器和酒精灯加热煮沸器。

煮沸消毒时应注意:消毒时间应从水煮沸后算起,煮沸过程中不要加入新的消毒物品,被消毒物品应全部浸入水中,消毒物品应保持清洁,消毒前可作冲洗。消毒注射器时,针筒、针心、针头都应拆开分放,碗、盘等不透水物品应垂直放置,以利水的对流。一次消毒物品不宜过多,一般应少于消毒器容量的 3/4。煮沸消毒棉织品时,应适当搅拌。

2.流通蒸汽消毒法

流通蒸汽消毒法又称为常压蒸汽消毒,是在 1 个大气压下,用 100 ℃左右的水蒸气进行消毒。其热力穿透主要依靠两个因素:①水蒸气凝聚时释放的潜伏热(2259.4 J/g);②水蒸气凝聚收缩后产生的负压(体积缩小 99.94%)。蒸汽一方面放出潜伏热,一方面由于产生的负压,使外层的水蒸气又补充进来。因此热力不断穿透到深处。

流通蒸汽消毒设备很多,最简单的工具是蒸笼。其基本结构包括蒸汽发生器、蒸汽回流罩、消毒室与支架(图 2-6),所需时间同煮沸法。

流通蒸汽有较强的杀菌作用,它可以使菌体蛋白含水量增加,使其易被热力所凝固,加速微生物的灭活。这种消毒方法常用于食品、餐具消毒和其他一些不耐高热物品的消毒。流通蒸汽消毒的作用时间应从水沸腾后有蒸汽冒出时算起。

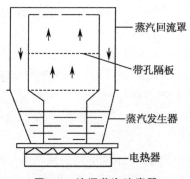

图 2-6　流通蒸汽消毒器

流通蒸汽也可采用间歇灭菌,尤其是对细菌芽孢污染的物品,即第 1 天、第 2 天、第 3 天各消毒 30 分钟,间隔期间存放在室温中。对不具备芽孢发芽条件的物品,则不能用此法灭菌。

3.巴斯德消毒法

巴斯德消毒法起源于对酒加热 50~60 ℃ 以防止其腐败的观察,至今国内外仍广泛应用于对牛奶的消毒,可以杀灭牛奶中的布鲁司菌、沙门菌、牛结核杆菌和溶血性链球菌,但不能杀灭细菌芽孢和嗜热性细菌。牛奶的巴氏消毒有两种方法:一是加热至 62.8~65.6 ℃,至少保持 30 分钟,然后冷却至 10 ℃ 以下;二是加热至 71.7 ℃,保持至少 15 分钟,然后冷却至 10 ℃ 以下。巴氏消毒法可用于血清的消毒和疫苗的制备。对血清一般加热至 56 ℃,作用 1 小时,每天 1 次,连续 3 天,可使血清不变质。制备疫苗时一般加热至 60 ℃,作用 1 小时。

4.低温蒸汽消毒

低温蒸汽消毒最初用于消毒羊毛毡,它的原理是:将蒸汽输入预先抽真空的压力锅内后,其温度的高低取决于蒸汽压的大小,因此,可以通过控制压力锅的压力来精确地控制压力锅内蒸汽的温度,消毒时多采用 60~80 ℃。

5.热浴灭菌

将物品放于加热的介质中,例如油类、甘油、液状石蜡或各种饱和盐类溶液,将温度维持在一定的高度上进行灭菌,称为热浴灭菌法。热浴灭菌是在不具备专门的压力蒸汽灭菌设备或其他特殊情况下使用的一种简易方法。由于它不能处理大型物品,并需专人守候调节控制温度,使用受到限制。可用于小量药品的灭菌,热浴可在一般煮锅中进行,必须有一温度计用以测定介质的温度。

6.压力蒸汽灭菌

压力蒸汽灭菌除具有蒸汽和高压的特点外,因处于较高的压力下,穿透力比流通蒸汽要强,温度要高得多。

(1)常用压力蒸汽灭菌器及其使用方法:常用的压力蒸汽灭菌器有下排气式压力蒸汽灭菌器、预真空压力蒸汽灭菌器和脉动真空压力蒸汽灭菌器。前者下部设有排气孔,用以排出内部的冷空气,后两者连有抽气机,通入蒸汽前先抽真空,以利于蒸汽的穿透。

手提式压力蒸汽灭菌器:是实验室、基层医疗、卫生、防疫单位等常用的小型压力蒸汽灭菌器。由铝合金材料制造,为单层圆筒,内有 1 个铝质的盛物桶,直径 28 cm,深 28 cm,容积约为 18 L。灭菌器 12 kg 左右,使用压力 <1.4 kg/cm²。①主要部件:压力表 1 个,用以指示锅内的压力;排气阀 1 个,下接排气软管,伸至盛物桶的下部,用以排除冷空气;安全阀 1 个,当压力锅内的

压力超过 1.4 kg/cm^2 时,可自动开启排气。②使用方法:在压力锅内放入约 4 cm 深的清水;将待消毒物品放入盛物桶内,注意放入物品不宜太多,被消毒物品间留有间隙,盖上锅盖,将排气软管插入盛物桶壁上的方管内,拧紧螺丝将压力锅放火源上加热,至水沸腾 10~15 分钟后,打开排气阀,放出冷空气,至有蒸汽排出时,关闭排气阀,使锅内压力逐渐上升;至所需压力时,调节火源,维持到预定时间,对需要干燥的固体物品灭菌时,可打开放气阀,排出蒸汽,待压力恢复到"0"位时,打开盖子,取出消毒物品;若消毒液体,则应去掉火源,慢慢冷却,以防止因减压过快造成猛烈沸腾而使液体外溢和瓶子破裂。

立式压力蒸汽灭菌器:是一种老式压力锅,亦是下排气式。由双层钢板圆筒制成,两层之间可以盛水,盖上有安全阀和压力表,内有消毒桶,桶下部有排气阀,消毒桶容积为 48 L。压力锅一侧装有加水管道和放水龙头。灭菌器全重 60 kg 左右,可用于实验室、医院及卫生防疫机构的消毒和灭菌。使用时需加水16 L 左右。使用方法同手提式压力蒸汽灭菌器。一般物品灭菌常用 1.05 kg/cm^2 压力,在此压力下温度为 121 ℃,维持 15 分钟。

卧式压力蒸汽灭菌器:这种灭菌器的优点是,消毒物品的放入和取出比较方便。消毒物品不至于因堆放过高影响蒸汽流通,多使用外源蒸汽,不会发生因加水过多而浸湿消毒物品。卧式压力蒸汽灭菌器常用于医院和消毒站,适用于处理大批量消毒物品。

卧式压力蒸汽灭菌器有单扉式和双扉式两种。前者只有一个门,供放入污染物品和取出消毒物品,后者有前后两个门,分别用于取出消毒物品和放入污染物品。主要部件有:消毒柜室和柜室压力表,夹层外套和外套夹层压力表,蒸汽进入管道和蒸汽控制阀,压力调节阀,柜室压力真空表,空气滤器等。柜室内有蒸汽分流挡板和放消毒物品的托盘,门上有螺旋插销门闩,使用压力为 2.8~5.6 kg/cm^2。

预真空压力蒸汽灭菌器:是新型的压力蒸汽灭菌器,这种灭菌器的优点是灭菌前先抽真空,灭菌时间短,对消毒物品损害轻微,在消毒物品放置拥挤重叠情况下亦能达到灭菌,甚至有盖容器内的物品亦可灭菌,而且工作环境温度不高,消毒后的物品易干燥等。整个灭菌过程采用程序控制,既节省人力又稳定可靠。缺点是价格较贵,发生故障时修理较困难。

脉动真空压力蒸汽灭菌器:依据真空泵的不同可分为水循环式和低压蒸汽喷射式真空泵两种。脉动真空压力蒸汽灭菌器是目前医学领域使用最广泛、最安全有效的医疗器械灭菌方法。对脉动真空压力蒸汽灭菌监测 6480 锅次,包内化学指示卡监测合格率 99.9%,温度监测合格率 99.8%,生物指示剂监测合格率 100%,因此,运行良好的脉动真空压力蒸汽灭菌器灭菌效果可靠。

快速压力蒸汽灭菌器:随着医疗技术的快速发展,医院手术及口腔、内镜诊疗患者的增多,医疗器械库存不足的问题日益突出,传统的消毒灭菌方法渐渐不能满足临床的需要,一系列快速灭菌方法便应运而生,快速压力灭菌技术就是其中之一。新的快速压力蒸汽灭菌器体积小,智能化程度高,基本能满足临床的需要。但是也暴露了不少问题,一是缺乏过程监控和结果的监测记录;二是存在二次污染的问题;三是器械灭菌前很多清洗不彻底,因此要加强培训和管理。

(2)压力蒸汽灭菌的合理应用:压力蒸汽灭菌虽然具有灭菌速度快、温度高、穿透力强、效果可靠等优点,但如果使用不得当,亦会导致灭菌的失败。

压力蒸汽灭菌器内空气的排除:压力蒸汽灭菌器内蒸汽的温度不仅和压力有关,而且和蒸汽的饱和度有关。如果灭菌器内的空气未排除或未完全排除,则蒸汽不能达到饱和,虽然压力表达到了预定的压力,但蒸汽的温度却未达到要求的高度,结果将导致灭菌失败。在排除不同程度的冷空气时。检查灭菌器内冷空气是否排净的方法是：在排气管的出口处接一皮管，将另一端插入冷水盆中，若管内排出的气体在冷水中产生气泡，则表示尚未排净，仍需继续排气；若不产生气泡，则表示锅内的冷空气已基本排净。如果待灭菌器内有一定量的蒸汽之后再排气，则有利于空气的排净。

灭菌的时间计算：应从灭菌器腔内达到要求温度时算起，至灭菌完成为止。灭菌时间的长短取决于消毒物品的性质、包装的大小、放置位置、灭菌器内空气排空程度和灭菌器的种类。灭菌时间由穿透时间、杀灭时间和安全时间三部分组成。穿透时间随不同包装、不同灭菌物品而不同。杀灭微生物所需时间，一般用杀灭脂肪嗜热杆菌芽孢所需时间来表示。在 121 ℃时需 12 分钟，132 ℃时需 2 分钟，115 ℃时需 30 分钟。安全时间，一般为维持时间的一半。

消毒物品的包装和容器要合适：消毒物品的包装不宜过大、过紧，否则不利蒸汽的穿透。下排气式的敷料包一般不应大于 30 cm×30 cm×25 cm、预真空和脉动真空的敷料包不应大于 30 cm×30 cm×50 cm。盛装消毒物品的盛器应有孔，最好用铁丝框。过去常将消毒物品，尤其是注射器，放入铝饭盒内，但饭盒加盖后蒸汽难以进入，内部的空气亦不易排出，按规定时间灭菌常不能达到预定效果。顾德鸿(1984)研制的注射器灭菌盒，解决了这一问题。该盒的盖和底上有许多小孔，内面各固定一张耐高压滤纸，蒸汽可以自由通过而尘埃和细菌则不能进入。

消毒物品的合理放置：消毒物品过多或放置不当均可影响灭菌效果。一般来说，消毒物品的体积不应超过灭菌室容积的 85%，也不能少于 15%，防止小装量效应；放置消毒物品时应注意物品之间留有一定空隙，以利于蒸汽的流通；大敷料包应放在上层，以利于内部空气的排出和热蒸汽的穿透，空容器灭菌时应倒放，以利于冷空气的排出，垂直放置消毒物品可取得更佳的灭菌效果。

控制加热速度：使用压力蒸汽灭菌时，灭菌时间是从柜室内温度达到要求温度时开始计算的。升温过快，柜室温度很快达到了要求温度，而消毒物品内部达到要求温度则还需较长时间，因此，在规定的时间内往往达不到灭菌要求，所以必须控制加热速度，使柜室温度逐渐上升。

消毒物品的预处理：带有大量有机物的物品，应先进行洗涤，然后再高压灭菌；橡皮管灭菌前应先浸泡于 0.5%氢氧化钠或碱性洗涤剂磷酸三钠溶液中，使溶液流入管内，并应注意防止发生气泡，然后煮沸15～20 分钟，以除去管内遗留的有机物。煮沸后用自来水冲洗干净管内外遗留的碱性洗涤液，再用蒸馏水冲洗，并随即进行压力灭菌。由于管内有水分，温度升高快，易达到灭菌效果。

防止蒸汽超热：在一定的压力下，若蒸汽的温度超过饱和状态下应达到的温度 2 ℃以上，即成为超热蒸汽。超热蒸汽温度虽高，但像热空气一样，遇到消毒物品时不能凝结成水，不能释放潜热，所以对灭菌不利。防止超热现象的办法是：勿使压力过高的蒸汽进入柜室内，吸水物品灭菌前不应过分干燥，灭菌时含水量不应低于 5%；使用外源蒸汽灭菌器时，不要使夹套的温度高于柜室的温度，两者应相接近，控制蒸汽输送管道的压力，勿使蒸汽进入柜室时减压过多，放出大量的潜热，灭菌时不要先用压力高的蒸汽加热到要求温度，然后再降低压力，蒸汽发生器内加水量应多于产生蒸汽所需水量。

注意安全操作：每次灭菌前应检查灭菌器是否处于良好的工作状态，尤其是安全阀是否良好；加热和送气前检查门或盖是否关紧，螺丝是否拧牢，加热应均匀，开、关送气阀时动作应轻缓；灭菌完毕后减压不可过猛，压力表回归"0"位时才可打开盖或门；对烈性污染物灭菌时，应在排气孔末端接一细菌滤器,防止微生物随冷空气冲出形成感染性气溶胶。

除各种专用的高压灭菌器之外,炊事压力锅亦可用于消毒灭菌,适用于家庭、没有压力灭菌器的基层医疗卫生单位和私人诊所的消毒灭菌。在野战和反生物战条件下,家用压力锅亦是简单、方便、效果可靠的消毒灭菌器材。

家用压力锅使用方法:首先根据压力锅的大小加入适量的水;将消毒物品放在锅内的支架上,勿使物品靠得太紧,密封盖口,放热源上加热,待有少量蒸汽从排气孔排出时,将限压阀扣在排气孔的阀座上,当限压阀被排出的蒸汽抬起时减少加热,维持压力15～20分钟,然后退火,冷却,取下限压阀,使蒸汽排出,待蒸汽排尽后,打开压力锅,取出消毒物品。有报道以脂肪嗜热杆菌芽孢为指示菌,检查了家用压力锅对牙科器材的灭菌效果,结果试验组芽孢条全部被灭菌,而对照组均有菌生长,认为家用压力锅是一种快速、有效、廉价的灭菌方法,可用于少量器械的灭菌。

二、热对微生物的杀灭作用和影响因素

(一)热对微生物的杀灭作用

热可以杀灭各种微生物,但不同种类的微生物对热的耐受力不同。细菌繁殖体、真菌和病毒容易杀灭。细菌芽孢的抵抗力比其繁殖体抗热力强得多,炭疽杆菌的繁殖体在80℃只能存活2～3分钟,而其芽孢在湿热120℃,10分钟才能杀灭,肉毒杆菌芽孢对湿热亦有较强的抵抗力,在120℃可存活4分钟,而在100℃需作用330分钟才能杀死。立克次体对热的抵抗力较弱,一般能杀灭细菌繁殖体的温度亦可杀灭立克次体。大多数病毒对热的抵抗力与细菌繁殖体相似。抵抗力较强的病毒例如脊髓灰质炎病毒,在湿热75℃,作用30分钟才能杀死。而婴儿腹泻病毒对湿热70℃可耐受1小时以上,在100℃时5分钟才能灭活。肝炎病毒亦是抗热力较强的病毒,甲型肝炎病毒在56℃湿热30分钟仍能存活,煮沸1分钟可破坏其传染性,压力蒸汽121℃能迅速致其死亡。乙型肝炎病毒在60℃能存活4小时以上,85℃作用60分钟才能杀死,压力蒸汽121℃作用1分钟才能将其抗原性破坏,它对干热160℃能耐受4分钟,180℃作用1分钟可以灭活。因为病毒抗原的破坏晚于病毒的杀灭,所以用乙型肝炎表面抗原作为乙型肝炎病毒灭活指标的方法有待商榷。

在不同温度下培养的微生物对热的抵抗力也不一样。一般来说,在最适宜温度下培养的微生物和生长成熟的微生物抵抗力强,不易杀灭(表2-2)。

表 2-2　热对各种微生物的致死时间

抵抗力	微生物	热致死时间(分钟)				
		煮沸	压力蒸汽		干热	
		100℃	121℃	130℃	160℃	180℃
弱	非芽孢菌、病毒、真菌和酵母菌	2	1	<1	3	<1
较弱	黄丝衣菌素、肝炎病毒、产气荚膜杆菌	5	2	<1	4	
中等	腐败梭状杆菌(芽孢)、炭疽杆菌芽孢	10	3	<1	6	<1
高等	破伤风杆菌(芽孢)	60	5	1	12	2
特等	类脂嗜热杆菌芽孢、肉毒杆菌芽孢	500	12	2	30	5
	泥土嗜热杆菌芽孢	>500	25	4	60	10

从表 2-2 可以看出,无论是干热还是湿热,对繁殖体微生物的杀灭作用都比对芽孢的杀灭作用大得多。热对不同芽孢的灭活能力不同。用饱和蒸汽 121 ℃灭活 10^6 个枯草杆菌黑色变种芽孢,所需时间<1 分钟,而在同样暴露的情况下,杀灭嗜热脂肪杆菌芽孢 10^5 个,则需要 12 分钟。但在干热灭菌时,枯草杆菌黑色变种芽孢的抵抗力则比嗜热脂肪杆菌芽孢更强。

(二)微生物热灭活的影响因素

一般认为,影响微生物热死亡的因素可以概括为 3 类:①由遗传学决定的微生物先天的固有抗热性;②在细菌生长或芽孢形成的过程中,环境因素对其抗热力的影响;③在对细菌或芽孢加热时,有关环境因素的影响。

1.影响微生物对热抵抗力的因素

(1)微生物的种类:不同种类的微生物或同种微生物的不同株,对热的抵抗力有很大的差别。由强到弱依次为朊病毒>肉毒杆菌芽孢>嗜热脂肪杆菌芽孢、破伤风杆菌芽孢>炭疽杆菌、产气荚膜杆菌>乙型肝炎病毒、结核杆菌、真菌>非芽孢菌和普通病毒。

(2)微生物的营养条件:研究证明,不同营养条件下生长的微生物的抗热力不同。不同培养基上生长的微生物 D_{100} 值变化范围相差 10 倍。不同的培养基成分,例如糖、氨基酸、脂肪酸、阳离子、磷酸盐等,均可影响微生物生长的数量,亦可影响微生物的抵抗热的能力。干酪素消化培养基、各种植物抽提物培养基均能形成抵抗力强的芽孢。在培养基内加入磷或镁,甚至加入可利用的碳水化合物、有机酸或氨基酸时,微生物的抗热性也增高,表 2-3 列出了不同蛋白质含水量与凝固温度的关系。

表 2-3　蛋白质含水量与凝固温度的关系

卵清蛋白含水量(%)	凝固温度(℃)
50	56
25	74~80
18	80~90
6	145
0	160~170

(3)生长温度的影响:微生物生长环境的温度对其抗热力有明显的影响。有报道,炭疽杆菌(B.anthracis)芽孢的抵抗力随培养温度的升高而增强;一些嗜热杆菌芽孢在较高温度下生长,抗热力更强。生长在 30 ℃、45 ℃、52 ℃的凝结杆菌芽孢,随温度升高,抵抗力增强。

(4)菌龄和生长阶段:一般认为,成熟的微生物比未成熟的微生物抵抗力强。繁殖体型微生物在不同生长阶段对热的抵抗力亦不相同。耐热链球菌在生长对数期的早期,对热的抵抗力强;大肠埃希菌试验证明,在静止期对热的抵抗力较强,增长最快时抗力最强。

(5)化学物质:化学处理可以改变芽孢的抗热能力。钙离子可使芽孢的抗热力增强,而水合氢离子可使芽孢的抵抗力降低。两种状态的芽孢之间对湿热的 D 值相差大于 10 倍。

2.微生物所处的环境

(1)有机物的影响:当微生物受到有机物保护时,需要提高温度或延长加热时间,才能取得可靠的消毒效果。用热杀灭在脂肪内的芽孢比杀灭在磷酸盐缓冲液中的芽孢困难得多。不同类型的脂肪提高芽孢抗热力的作用大小不同,依次为:橄榄油<油酸甘油酯<豆油<葵酸甘油酯<月桂酸甘油酯。

（2）物体的表面性质：污染在不同物体表面的微生物对热的抵抗力不同。污染在 3 种不同载体上的微生物，加热时其 D 值依次为：沙＞玻璃＞纸。

3.加热环境的影响

（1）pH 和离子环境：培养液的 pH、缓冲成分、氯化钠、阳离子、溶液的类型等，对热力消毒均有一定的影响。

（2）相对湿度：相对湿度是（relative humidity，RH）指实际水蒸气的压力与在同等条件下饱和水蒸气压力之比，是微生物周围大气中水分的状况。湿热灭菌时 RH＝100％，干热灭菌时 RH＜100％，可以是0～100％之间的任何数值。干热灭菌时，微生物的灭活率是其水含量的函数，而微生物的含水量是由其所处的环境 RH 决定的，所以灭活率随灭菌环境的 RH 变化，RH越高，灭菌效果越好。

（3）温度：温度表示热能的水平，是热力消毒和灭菌的主要因素。无论是干热还是湿热，均是随温度的升高，微生物灭活的速度加快。在干热灭菌时，细菌芽孢热灭活的 Z 值变化范围是15～30 ℃；在湿热灭菌中，Z 值的范围是 5～12 ℃。干热和湿热灭菌 Z 值的差别，可能是由于它们的作用机制不同造成的。

（4）大气压：气压直接影响水及蒸汽的温度，气压越高，水的沸点越高。不同海拔高度的大气压不同，水的沸点也不同，故在高原上煮沸消毒时应适当延长消毒时间。

（5）被消毒物品的种类及大小：物品的传热能力可影响消毒效果。例如，煮沸消毒金属制品，一般15 分钟即可，而消毒衣服则需 30 分钟。密封瓶子中的油比水更难消毒，因为油不产生蒸汽，与干热相似。被消毒物品的大小，对热力消毒也有影响，过大的物品其内部不易达到消毒效果，故需要根据物品的种类和大小确定消毒的时间。

三、热力灭菌效果的检测

（一）压力蒸汽灭菌器灭菌效果的监测

1.工艺监测

压力蒸汽灭菌工艺监测包括灭菌设备故障检查，确保灭菌温度、时间、蒸汽质量不出问题，及灭菌物品包装材料、大小、摆放等。

2.留点温度计测试法

留点温度计的构造和体温表相同，其最高指示温度为 160 ℃。使用时先将温度计内的水银柱甩到50 ℃以下，然后放入消毒物品内的最难消毒处，灭菌完毕后取出观察温度示数。留点温度计指示的温度即灭菌过程中达到的最高温度。缺点是不能指示达到所指示温度的持续时间，仅可根据所达到的温度分析消毒效果。

3.化学指示剂测试法

化学指示器材是检测压力蒸汽灭菌的最常用器材，主要有：①指示胶带和标签：这类器材使用时贴于待灭菌包外，灭菌处理后色带颜色由淡黄色变为黑色，用以指示已经灭菌处理，但不能指示灭菌效果；②化学指示卡：分 121 ℃和 132 ℃指示卡两种，既可指示灭菌时的温度，又可以指示达到灭菌温度的持续时间，用于间接指示压力蒸汽灭菌效果，使用时放于待灭菌包内，灭菌后取出观察指示色块是否达到标准颜色，以判断是否达到灭菌要求，使用很方便；③指示管：化学物质都有一定的熔点，只有当温度达到其熔点时才会熔化。熔化了的物质冷却后仍再凝固，但其形态可与未熔化时的晶体或粉末相区别。据此原理，可以把一些熔点接近于压力蒸汽灭菌要求温度的化学物质的晶体粉末装入小玻璃管内(一般长 2 cm,内径0.2 mm)。高压灭菌时将指示管放入消毒物品内,灭菌完毕后取出观察指示管内的化学物质是否已熔化。但是无论加或不加染料的化学指示管,都只能指示灭菌过程是否达到了预定温度,而不能指示这一温度的持续时间,现在较少使用。

Brewer 等为了使指示管既能指示温度,又能指示温度持续的时间,精心设计了一种温度和时间控制管。Diack 指示管是国外专用于测试压力蒸汽灭菌效果的商品指示管之一。管内有1 片Diack 片,淡棕色,在温度为 120～122.2 ℃时,经 5～8 分钟全部熔化,当温度为 118.3 ℃时需20～30 分钟才能熔化,使用时将其放在消毒物品内,消毒后可根据其是否熔化来分析灭菌效果。Brown 小管是装有红色液体的小玻璃管,国外市售品,当温度为 120 ℃时经 16 分钟,或 130 ℃时经 6.5 分钟,小管内的红色液体变为绿色。

近几年来,国外市场上一种新的检测管被引用在消毒灭菌效果的监测上,这种管用来模拟各种有腔导管的灭菌,效果比较可靠。

4.生物监测法

微生物学测试法是最可靠的检查方法,可直接取得灭菌效果资料。

(1)指示菌株:国际通用的热力灭菌试验代表菌株为嗜热脂肪杆菌芽孢(ATCC7953),它的抗湿热能力是所有微生物(包括芽孢)中最强的。煮沸 100 ℃死亡时间是 300 分钟;压力蒸汽121 ℃时死亡时间是 12 分钟,132 ℃时死亡时间是 2 分钟;干热 160 ℃时死亡时间为 30 分钟,180 ℃时死亡时间为 5 分钟。这种芽孢对人不致病,在 56 ℃下生长良好,可以在溴甲酚紫葡萄糖培养基上生长,可使葡萄糖分解、产酸,使培养基由紫色变成黄色,用该菌制备生物指示剂要求每片含菌量在 $5.0 \times 10^5 \sim 5.0 \times 10^6$ cfu。

(2)菌片制备和测试方法:嗜热脂肪杆菌芽孢菌液的制备,载体(布片或滤纸片)的制作和染菌方法等。

测试时将菌片装入灭菌小布袋内(每袋 1 片),以防止菌片被污染。然后将装有菌片的布袋放入消毒物品内部。灭菌后取出菌片,接种于溴甲酚紫蛋白胨液体培养管内,56 ℃下培养 48 小时观察初步结果,7 天后观察最后结果。溴甲酚紫蛋白胨液体培养原为淡紫色,若培养后颜色未变,液体不发生浑浊,则说明芽孢已被杀灭,达到了灭菌效果;若变成了黄色,液体浑浊,则说明芽孢未被杀灭,灭菌失败。

常见的还有自含式生物指示剂,其将指示菌和培养液混为一体,不需要自己准备培养液,使用方法同菌片法,但培养时间由 7 天缩短为 48 小时,使用很方便,是目前医院中最为常用的生物指示剂。

5.温度×时间自动记录仪

温度×时间自动记录仪是一种较先进的压力、温度和时间测定仪,以电子形式记录,人机界面,具有较高的精度,灭菌过程完毕后,可以用智能信号转换器将整个灭菌过程的状态在电脑上重现。

(二)干热灭菌器灭菌效果的检查

1.热电偶和留点温度计测试法

使用方法同压力蒸汽灭菌。此法可指示灭菌物品包内部的温度。但由于一般烤箱都设有温度计,可以从外部直接观察烤箱内部的温度,所以这两种测试法并不太常用。

2.化学指示管

在压力蒸汽灭菌效果检查中应用仅能指示达到的温度而不能指示达到温度所需时间的化学指示管,在干热灭菌中一般是不用的。国外有专用于测定干热灭菌效果的指示管出售。Browne Ⅲ号管在 160 ℃、60 分钟,可由红色变为绿色;Browne Ⅳ号管在 170 ℃、30 分钟,可由红色变为蓝色。

3.生物监测法

使用菌株为枯草杆菌黑色变种芽孢(ATCC9372),含菌量在 $5.0 \times 10^5 \sim 5.0 \times 10^6$ cfu/mL。现在已经有商品化的生物监测管。

测试时将菌片装入灭菌试管内(每袋 1 片),灭菌器与每层门把手对角线内、外角处放置 2 个含菌片的试管,试管帽置于试管旁,关好柜门,经一个灭菌周期后,待温度降至 80 ℃,加盖试管帽后取出试管。在无菌条件下,加入普通营养肉汤培养基(每管 5 mL),于 37 ℃培养 48 小时,初步观察结果,无菌生长管继续培养 7 天。若每个指示菌片接种的肉汤管均澄清,判为灭菌合格,若指示菌片之一接种的肉汤管浑浊,判为不合格,对难以判定的肉汤管,0.1 mL 接种于营养琼脂平板,37 ℃培养 48 小时,观察菌落形态并作涂片镜检,判断是否有菌生长,若有菌生长为不合格,若无菌生长判为合格。生物监测管的使用同上,无须接种,取出直接培养即可。

四、过滤除菌

用物理阻留方法去除介质中的微生物,称为过滤除菌。大多数情况下,过滤只能除去微生物而不能将之杀死。处理时,必须使被消毒的物质通过致密的滤材从而将其中的微生物滤除,因此只适用于液体、气体等流体物质的处理。乳剂、水悬剂过滤后,剂型即被破坏,故不宜使用此法。过滤除菌的效率主要随滤材性能而异,微生物能否被滤除,则取决于它本身的大小。

近几年发展较快的是过滤除菌净化材料,特别是有机高聚物制备膜过滤材料,被认为是 21 世纪最有发展前途的高科技产品之一。常用的高分子膜材料有纤维素类、聚砜类、聚丙烯腈(PAN)、聚偏氟乙烯(PVDF)、聚醚酮(PEK)、聚酰亚胺(PI)等工程高分子材料。高分子纳米滤膜是近年国际上发展较快的膜品种之一,该类膜对相对分子质量在 300 以上的有机物的截留率较高,对细菌、病毒的过滤效果较好。

(杨 杰)

第五节 其他的物理消毒法

一、高压电场消毒

高压电场空气消毒机的关键技术是一体化多级离子电场(图 2-7),流经该消毒机的空气在高电压下被电离击穿,形成电流,整个电离空间全部导电。由于细菌、病毒等微生物体积小,且为有机体,其电阻远比空气要小,可受到电击而被杀灭。如果电压足够高,电流足够大,微生物体均可被瞬时电击炭化,有的机械采用三级离子电场,进一步提高了可靠性,保证了杀菌效果。

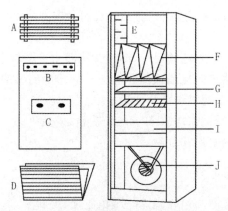

图 2-7　高电压空气消毒机

A.送风窗;B.操作器;C.高电压发生器;D.进风窗;E.负离子发生器;
F.活性炭滤网;G.静电网;H.蜂窝状高压电场;I.出风口;J.风机

　　某品牌高电压空气消毒机对室内空气除尘、除菌,开机 74 分钟后,实验室总除尘率为 57.96%,比对照室高 36.08%;开机 60 分钟,对金黄色葡萄球菌的消除率为 99.98%,开机 90 分钟,对枯草杆菌黑色变种芽孢的消除率为 99.82%;与臭氧消毒器比较,效果比臭氧消毒器好 (表 2-4)。某品牌静电空气净化消毒器,开机 30 分钟可使自然菌下降 88.83%,室内有人工作情况下,该机持续运行可使细菌总数保持在 200 cfu/m³ 以下,符合医院 II 类环境标准,而用 30 W 紫外线灯照射 60 分钟达不到相应的效果。

表 2-4　空气消毒机与臭氧消毒器空气除菌效果比较

试验菌株	消毒装置	作用时间(分钟)	消毒前菌数(cfu/m³)	消毒后菌数(cfu/m³)	消除率(%)
金黄色葡萄球菌	空气消毒器	30	76820	21	99.97
	臭氧消毒器	30	50893	22	99.96
枯草杆菌黑色变种芽孢	空气消毒器	60	14043	108	99.23
	臭氧消毒器	60	29675	3727	87.44

　　对循环风紫外线空气消毒器和静电场空气消毒器两种不同原理的空气消毒器除菌效果进行比较,作用 90 分钟对空气中白色葡萄球菌的除菌率达到了 100%,在 53 m³ 房间现场消毒中,作用 90 分钟对空气中自然菌的消除率分别为 93.37% 和 94.65%。

　　某空气消毒净化机除菌因子包括过滤器(预过滤器、复合过滤器、活性炭膜)、负离子发生器、静电场、紫外线和纳米光触媒。净化机内静电场采用双重变异 15 000 V 高压静电蜂窝网,自主调控日式变频振荡释放强力活性氧,装有 20 W 紫外线灯 2 支,其辐射强度均为 90 μW/cm²。在常温常湿条件下,启动空气消毒净化机消毒作用 90 分钟,对 20 m³ 密闭气雾室内白色葡萄球菌的杀灭率为 99.95%。在低于常温(10~14 ℃)常湿(45~55%)条件下,启动该消毒净化机消毒作用 1.5~3.5 小时,对 60 m³ 密闭房间空气中自然菌的消亡率为 99.12%。该净化机内装 20 W 紫外线灯,无机外辐射现象。

二、磁场消毒

　　近年来,国外报道了用磁场消毒饮用水的研究结果,使被消毒饮用水以 1 m/s 的速度通过具有2000～3000 GS 密度的磁场,就可以达到消毒的目的。该方法可以考虑与其他方法并用,以减少消毒剂的用量。

利用高梯度磁滤法可以达到除菌的目的,即在传统净水工艺中免去了消毒工序,处理后不消毒就可以达到国家饮用水水质。磁化法杀菌的机制是磁产生的感应电流如果达到一定的阈值,会使细菌细胞破坏,或改变离子通过细胞膜的途径,使蛋白质变性或破坏核酸的活性。与传统净水工艺相比,前者是在投入混凝剂前加入 Fe_3O_4 磁铁粉,最后一道工序由砂滤改为磁滤,而且避免了氯化消毒产生有机卤代物的潜在危险。

三、光电阴极空气消毒系统

光电阴极空气消毒系统主要利用光触媒的净化原理,光触媒的主要成分为纳米级的二氧化钛。光电阴极空气消毒器利用紫外线光和二氧化钛的化学反应来消除细菌。消毒原理为二氧化肽吸收紫外线光,作为催化剂产生氢氧基,通过破坏细菌、真菌孢子和病原体的 DNA 起杀菌作用。同时二氧化钛受光后生成的氢氧自由基能对有机物质和有害气体进行氧化还原反应,将其转化为无害的水和二氧化碳,从而达到净化环境、净化空气的功效。

王晓俭等(2007)报道,采用定量抑菌试验和现场空气消毒试验方法观察光触媒杀菌脱臭装置抗菌和消毒空气效果,结果整合光触媒的过滤网样片经光触媒脱臭杀菌装置紫外线照射 1 小时后,染菌后继续在室温作用 18 小时,对样片上大肠埃希菌的抑菌率为 90.72%。在 12 m^3 气雾室内经光触媒脱臭杀菌装置作用 1 小时,对空气中人工污染的大肠埃希菌杀灭率为 99.89%。在 35 m^3 房间内,经该装置作用 1 小时,对室内空气中自然菌消亡率为 90.91%。

除以上物理消毒方法外,还有激光消毒、脉冲消毒、阳极氧化消毒、电子消毒等方法,但均处在初步研究阶段。

（杨　杰）

第三章

神经内科常见疾病

第一节　脑出血

脑出血（intracerebral hemorrhage，ICH）也称脑溢血，系指原发性非外伤性脑实质内出血，故又称原发性或自发性脑出血。脑出血系脑内的血管病变破裂而引起的出血，绝大多数是高血压伴发小动脉微动脉瘤在血压骤升时破裂所致，称为高血压性脑出血。主要病理特点为局部脑血流变化、炎症反应，以及脑出血后脑血肿的形成和血肿周边组织受压、水肿、神经细胞凋亡。80％的脑出血发生在大脑半球，20％发生在脑干和小脑。脑出血起病急骤，临床表现为头痛、呕吐、意识障碍、偏瘫、偏身感觉障碍等。在所有脑血管疾病患者中，脑出血占20％～30％，年发病率为60/10万～80/10万，急性期病死率为30％～40％，是病死率和致残率很高的常见疾病。该病常发生于40～70岁，其中＞50岁的人群发病率最高，达93.6％，但近年来发病年龄有越来越年轻的趋势。

一、病因与发病机制

（一）病因

高血压及高血压合并小动脉硬化是ICH的最常见病因，约95％的ICH患者患有高血压。其他病因有先天性动静脉畸形或动脉瘤破裂、脑动脉炎血管壁坏死、脑瘤出血、血液病并发脑内出血、烟雾病（moyamoya病）、脑淀粉样血管病变、梗死性脑出血、药物滥用、抗凝或溶栓治疗等。

（二）发病机制

尚不完全清楚，与下列因素相关。

1.高血压

持续性高血压引起脑内小动脉或深穿支动脉壁脂质透明样变性和纤维蛋白样坏死，使小动脉变脆，血压持续升高引起动脉壁疝或内膜破裂，导致微小动脉瘤或微夹层动脉瘤。血压骤然升高时血液自血管壁渗出或动脉瘤壁破裂，血液进入脑组织形成血肿。此外，高血压引起远端血管痉挛，导致小血管缺氧坏死、血栓形成、斑点状出血及脑水肿，继发脑出血，可能是子痫时高血压脑出血的主要机制。脑动脉壁中层肌细胞薄弱，外膜结缔组织少且缺乏外层弹力层，豆纹动脉等穿动脉自大脑中动脉近端呈直角分出,受高血压血流冲击易发生粟粒状动脉瘤,使深穿支动脉成为脑出血的主要好发部位,故豆纹动脉外侧支称为出血动脉。

2.淀粉样脑血管病

它是老年人原发性非高血压性脑出血的常见病因,好发于脑叶,易反复发生,常表现为多发性脑出血。发病机制不清,可能为:血管内皮异常导致渗透性增加,血浆成分包括蛋白酶侵入血管壁,形成纤维蛋白样坏死或变性,导致内膜透明样增厚,淀粉样蛋白沉积,使血管中膜、外膜被淀粉样蛋白取代,弹性膜及中膜平滑肌消失,形成蜘蛛状微血管瘤扩张,当情绪激动或活动诱发血压升高时血管瘤破裂引起出血。

3.其他因素

血液病如血友病、白血病、血小板减少性紫癜、红细胞增多症、镰状细胞病等可因凝血功能障碍引起大片状脑出血。肿瘤内异常新生血管破裂或侵蚀正常脑血管也可导致脑出血。维生素 B_1、维生素 C 缺乏或毒素(如砷)可引起脑血管内皮细胞坏死,导致脑出血,出血灶特点通常为斑点状而非融合成片。结节性多动脉炎、病毒性和立克次体性疾病等可引起血管床炎症,炎症致血管内皮细胞坏死、血管破裂发生脑出血。脑内小动、静脉畸形破裂可引起血肿,脑内静脉循环障碍和静脉破裂亦可导致出血。血液病、肿瘤、血管炎或静脉窦闭塞性疾病等所致脑出血亦常表现为多发性脑出血。

(三)脑出血后脑水肿的发生机制

脑出血后机体和脑组织局部发生一系列病理生理反应,其中自发性脑出血后最重要的继发性病理变化之一是脑水肿。由于血肿周围脑组织形成水肿带,继而引起神经细胞及其轴突的变性和坏死,成为患者病情恶化和死亡的主要原因之一。目前认为,ICH 后脑水肿与占位效应、血肿内血浆蛋白渗出和血凝块回缩、血肿周围继发缺血、血肿周围组织炎症反应、水通道蛋白-4(AQP-4)及自由基级联反应等有关。

1.占位效应

主要是通过机械性压力和颅内压增高引起。巨大血肿可立即产生占位效应,造成周围脑组织损害,并引起颅内压持续增高。早期主要为局灶性颅内压增高,随后发展为弥漫性颅内压增高,而颅内压的持续增高可引起血肿周围组织广泛性缺血,并加速缺血组织的血管通透性改变,引发脑水肿形成。同时,脑血流量降低、局部组织压力增加可促发血管活性物质从受损的脑组织中释放,破坏血脑屏障,引发脑水肿形成。因此,血肿占位效应虽不是脑水肿形成的直接原因,但可通过影响脑血流量、周围组织压力以及颅内压等因素,间接地在脑出血后脑水肿形成机制中发挥作用。

2.血肿内血浆蛋白渗出和血凝块回缩

血肿内血液凝结是脑出血超急性期血肿周围组织脑水肿形成的首要条件。在正常情况下,脑组织细胞间隙中的血浆蛋白含量非常低,但在血肿周围组织细胞间隙中却可见血浆蛋白和纤维蛋白聚积,这可导致细胞间隙胶体渗透压增高,使水分渗透到脑组织内形成水肿。此外,血肿形成后由于血凝块回缩,使血肿腔静水压降低,这也将导致血液中的水分渗透到脑组织间隙形成水肿。凝血连锁反应激活、血凝块回缩(血肿形成后血块分离成 1 个红细胞中央块和 1 个血清包绕区)以及纤维蛋白沉积等,在脑出血后血肿周围组织脑水肿形成中发挥着重要作用。血凝块形成是脑出血血肿周围组织脑水肿形成的必经阶段,而血浆蛋白(特别是凝血酶)则是脑水肿形成的关键因素。

3.血肿周围继发缺血

脑出血后血肿周围局部脑血流量显著降低,而脑血流量的异常降低可引起血肿周围组织缺血。一般脑出血后 6~8 小时,血红蛋白和凝血酶释出细胞毒性物质,兴奋性氨基酸释放增多等,细胞内钠聚集,则引起细胞毒性水肿;出血后 4~12 小时,血脑屏障开始破坏,血浆成分进入细胞间液,则引起血管源性水肿。同时,脑出血后形成的血肿在降解过程中,产生的渗透性物质和缺血的代谢产物,也使组织间渗透压增高,促进或加重脑水肿,从而形成血肿周围半暗带。

4.血肿周围组织炎症反应

脑出血后血肿周围中性粒细胞、巨噬细胞和小胶质细胞活化,血凝块周围活化的小胶质细胞和神经元中白细胞介素-1(IL-1)、白细胞介素-6(IL-6)、细胞间黏附因子-1(ICAM-1)和肿瘤坏死因子-α(TNF-α)表达增加。临床研究采用双抗夹心酶联免疫吸附试验检测 41 例脑出血患者脑脊液 IL-1 和 S100 蛋白含量发现,急性患者脑脊液 IL-1 水平显著高于对照组,提示 IL-1 可能促进了脑水肿和脑损伤的发展。ICAM-1 在中枢神经系统中分布广泛。Gong 等的研究证明,脑出血后 12 小时神经细胞开始表达 ICAM-1,3 天达高峰,持续 10 天逐渐下降;脑出血后 1 天时血管内皮开始表达 ICAM-1,7 天达高峰,持续 2 周。表达 ICAM-1 的白细胞活化后能产生大量蛋白水解酶,特别是基质金属蛋白酶(MMP),促使血脑屏障通透性增加,血管源性脑水肿形成。

5.水通道蛋白-4(AQP-4)与脑水肿

过去一直认为水的跨膜转运是通过被动扩散实现的,而水通道蛋白(aquaporin,AQP)的发现完全改变了这种认识。现在认为,水的跨膜转运实际上是一个耗能的主动过程,是通过 AQP 实现的。AQP 在脑组织中广泛存在,可能是脑脊液重吸收、渗透压调节、脑水肿形成等生理、病理过程的分子生物学基础。迄今已发现的 AQP 至少存在 10 种亚型,其中 AQP-4 和 AQP-9 可能参与血肿周围脑组织水肿的形成。实验研究脑出血后不同时间点大鼠脑组织 AQP-4 的表达分布发现,对照组和实验组未出血侧 AQP-4 在各时间点的表达均为弱阳性,而水肿区从脑出血后 6 小时开始表达增强,3 天时达高峰,此后逐渐回落,1 周后仍明显高于正常组。另外,随着出血时间的推移,出血侧 AQP-4 表达范围不断扩大,表达强度不断增强,并且与脑水肿严重程度呈正相关。以上结果提示,脑出血能导致细胞内外水和电解质失衡,细胞内外渗透压发生改变,激活位于细胞膜上的 AQP-4,进而促进水和电解质通过 AQP-4 进入细胞内导致细胞水肿。

6.自由基级联反应

脑出血后脑组织缺血缺氧发生一系列级联反应造成自由基浓度增加。自由基通过攻击脑内细胞膜磷脂中多聚不饱和脂肪酸和脂肪酸的不饱和双键,直接造成脑损伤发生脑水肿;同时引起脑血管通透性增加,亦加重脑水肿从而加重病情。

二、病理

肉眼所见:脑出血病例尸检时脑外观可见到明显动脉粥样硬化,出血侧半球膨隆肿胀,脑回宽、脑沟窄,有时可见少量蛛网膜下腔积血,颞叶海马与小脑扁桃体处常见脑疝痕迹,出血灶一般在 2~8 cm,绝大多数为单灶,仅 1.8%~2.7% 为多灶。常见的出血部位为壳核出血,出血向内发展可损伤内囊,出血量大时可破入侧脑室。丘脑出血时,血液常穿破第三脑室或侧脑室,向外可损伤内囊。脑桥和小脑出血时,血液可穿破第四脑室,甚至可经中脑导水管逆行进入侧脑室。原发性脑室出血,出血量小时只侵及单个脑室或多个脑室的一部分;大量出血时全部脑室均可被血液充满,脑室扩张积血形成铸型。脑出血血肿周围脑组织受压,水肿明显,颅内压增高,脑组织可移位。幕上半球出血,血肿向下破坏或挤压丘脑下部和脑干,使其变形、移位和继发出血,并常出现小脑幕疝;如中线部位下移可形成中心疝;颅内压增高明显或小脑出血较重时均易发生枕骨大孔疝,这些都是导致患者死亡的直接原因。急性期后,血块溶解,含铁血黄素和破坏的脑组织被吞噬细胞清除,胶质增生,小出血灶形成胶质瘢痕,大者形成囊腔,称为中风囊,腔内可见黄色液体。

显微镜观察可分为 3 期。①出血期:可见大片出血,红细胞多新鲜。出血灶边缘多出现坏死。软化的脑组织,神经细胞消失或呈局部缺血改变,常有多形核白细胞浸润。②吸收期:出血24～36 小时即可出现胶质细胞增生,小胶质细胞及来自血管外膜的细胞形成格子细胞,少数格子细胞含铁血黄素。星形胶质细胞增生及肥胖变性。③修复期:血液及坏死组织渐被清除,组织缺损部分由胶质细胞、胶质纤维及胶原纤维代替,形成瘢痕。出血灶较小可完全修复,较大则遗留囊腔。血红蛋白代谢产物长久残存于瘢痕组织中,呈现棕黄色。

三、临床表现

(一)症状与体征

1.意识障碍

多数患者发病时很快出现不同程度的意识障碍,轻者可呈嗜睡,重者可昏迷。

2.高颅压征

表现为头痛、呕吐。头痛以病灶侧为重,意识蒙胧或浅昏迷者可见患者用健侧手触摸病灶侧头部;呕吐多为喷射性,呕吐物为胃内容物,如合并消化道出血可为咖啡样物。

3.偏瘫

病灶对侧肢体瘫痪。

4.偏身感觉障碍

病灶对侧肢体感觉障碍,主要是痛觉、温度觉减退。

5.脑膜刺激征

见于脑出血已破入脑室、蛛网膜下腔以及脑室原发性出血之时,可有颈项强直或强迫头位,Kernig 征阳性。

6.失语症

优势半球出血者多伴有运动性失语症。

7.瞳孔与眼底异常

瞳孔可不等大、双瞳孔缩小或散大。眼底可有视网膜出血和视盘水肿。

8.其他症状

如心律不齐、呃逆、呕吐咖啡色样胃内容物、呼吸节律紊乱、体温迅速上升及心电图异常等变化。脉搏常有力或缓慢,血压多升高,可出现肢端发绀,偏瘫侧多汗,面色苍白或潮红。

(二)不同部位脑出血的临床表现

1.基底节区出血

为脑出血中最多见者,占 60%～70%。其中壳核出血最多,约占脑出血的 60%,主要是豆纹动脉尤其是其外侧支破裂引起;丘脑出血较少,约占 10%,主要是丘脑穿动脉或丘脑膝状体动脉破裂引起;尾状核及屏状核等出血少见。虽然各核出血有其特点,但出血较多时均可侵及内囊,出现一些共同症状。现将常见的症状分轻、重两型叙述如下。

(1)轻型:多属壳核出血,出血量一般为数毫升至 30 mL,或为丘脑小量出血,出血量仅数毫升,出血限于丘脑或侵及内囊后肢。患者突然头痛、头晕、恶心呕吐、意识清楚或轻度障碍,出血灶对侧出现不同程度的偏瘫,亦可出现偏身感觉障碍及偏盲(三偏征),两眼可向病灶侧凝视,优势半球出血可有失语。

(2)重型:多属壳核大量出血,向内扩展或穿破脑室,出血量可在 30～160 mL;或丘脑较大量出血,血肿侵及内囊或破入脑室。发病突然,意识障碍重,鼾声明显,呕吐频繁,可吐咖啡样胃内容物(由胃部应激性溃疡所致)。丘脑出血病灶对侧常有偏身感觉障碍或偏瘫,肌张力低,可引出病理反射,平卧位时,患侧下肢呈外旋位。但感觉障碍常先于或重于运动障碍,部分病例病灶对侧可出现自发性疼痛。常有眼球运动障碍(眼球向上注视麻痹,呈下视内收状态)。瞳孔缩小或不等大,一般为出血侧散大,提示已有小脑幕疝形成;部分病例有丘脑性失语(言语缓慢而不清、重复言语、发音困难、复述差、朗读正常)或丘脑性痴呆(记忆力减退、计算力下降、情感障碍、人格改变等)。如病情发展,血液大量破入脑室或损伤丘脑下部及脑干,昏迷加深,出现去大脑强直或四肢弛缓,面色潮红或苍白,出冷汗,鼾声大作,中枢性高热或体温过低,甚至出现肺水肿、上消化道出血等内脏并发症,最后多发生枕骨大孔疝死亡。

2.脑叶出血

又称皮质下白质出血。应用 CT 以后,发现脑叶出血约占脑出血的 15%,发病年龄 11～80 岁不等,40 岁以下占 30%,年轻人多由血管畸形(包括隐匿性血管畸形)、moyamoya 病引起,老年人常见于高血压动脉硬化及淀粉样血管病等。脑叶出血以顶叶最多见,以后依次为颞叶、枕叶、额叶,40% 为跨叶出血。脑叶出血除意识障碍、颅内高压和抽搐等常见症状外,还有各脑叶的特异表现。

(1)额叶出血:常有一侧或双侧的前额痛、病灶对侧偏瘫。部分病例有精神行为异常、凝视麻痹、言语障碍和癫痫发作。

(2)顶叶出血:常有病灶侧颞部疼痛;病灶对侧的轻偏瘫或单瘫、深浅感觉障碍和复合感觉障碍;体象障碍、手指失认和结构失用症等,少数病例可出现下象限盲。

(3)颞叶出血:常有耳部或耳前部疼痛,病灶对侧偏瘫,但上肢瘫重于下肢,中枢性面、舌瘫可有对侧上象限盲;优势半球出血可出现感觉性失语或混合性失语;可有颞叶癫痫、幻嗅、幻视、兴奋躁动等精神症状。

(4)枕叶出血:可出现同侧眼部疼痛,同向性偏盲和黄斑回避现象,可有一过性黑矇和视物变形。

3.脑干出血

(1)中脑出血:中脑出血少见,自 CT 应用于临床后,临床已可诊断。轻症患者表现为突然出现复视、眼睑下垂、一侧或两侧瞳孔扩大、眼球不同轴、水平或垂直眼震,同侧肢体共济失调,也可表现大脑脚综合征(Weber 综合征)或红核综合征(Benedikt 综合征)。重者出现昏迷、四肢迟缓性瘫痪、去大脑强直,常迅速死亡。

(2)脑桥出血:占脑出血的 10% 左右。病灶多位于脑桥中部的基底部与被盖部之间。患者表现突然头痛,同侧第Ⅵ、Ⅶ、Ⅷ对脑神经麻痹,对侧偏瘫(交叉性瘫痪),出血量大或病情重者常有四肢瘫,很快进入意识障碍、针尖样瞳孔、去大脑强直、呼吸障碍,多迅速死亡。可伴中枢性高热、大汗和应激性溃疡等。一侧脑桥小量出血可表现为脑桥腹内侧综合征(Foville 综合征)、闭锁综合征和脑桥腹外侧综合征(Millard-Gubler综合征)。

(3)延髓出血：延髓出血更为少见，突然意识障碍，血压下降，呼吸节律不规则，心律失常，轻症病例可呈延髓背外侧综合征(Wallenberg综合征)，重症病例常因呼吸心跳停止而死亡。

4.小脑出血

约占脑出血的10%。多见于一侧半球的齿状核部位，小脑蚓部也可发生。发病突然，眩晕明显，频繁呕吐，枕部疼痛，病灶侧共济失调，可见眼球震颤，同侧周围性面瘫，颈项强直等，如不仔细检查，易误诊为蛛网膜下腔出血。当出血量不大时，主要表现为小脑症状，如病灶侧共济失调，眼球震颤，构音障碍和吟诗样语言，无偏瘫。出血量增加时，还可表现有脑桥受压体征，如展神经麻痹、侧视麻痹等，以及肢体偏瘫和(或)锥体束征。病情如继续加重，颅内压增高明显，昏迷加深，极易发生枕骨大孔疝死亡。

5.脑室出血

分原发与继发两种，继发性系指脑实质出血破入脑室者；原发性指脉络丛血管出血及室管膜下动脉破裂出血，血液直流入脑室者。以前认为脑室出血罕见，现已证实占脑出血的3%～5%。55%的患者出血量较少，仅部分脑室有血，脑脊液呈血性，类似蛛网膜下腔出血。临床常表现为头痛、呕吐、项强、Kernig征阳性、意识清楚或一过性意识障碍，但常无偏瘫体征，脑脊液血性，酷似蛛网膜下腔出血，预后良好，可以完全恢复正常；出血量大，全部脑室均被血液充满者，其临床表现符合既往所谓脑室出血的症状，即发病后突然头痛、呕吐、昏迷、瞳孔缩小或时大时小，眼球浮动或分离性斜视，四肢肌张力增高，病理反射阳性，早期出现去大脑强直，严重者双侧瞳孔散大，呼吸深，鼾声明显，体温明显升高，面部充血多汗，预后极差，多迅速死亡。

四、辅助检查

(一)头颅 CT

发病后CT平扫可显示近圆形或卵圆形均匀高密度的血肿病灶，边界清楚，可确定血肿部位、大小、形态及是否破入脑室，血肿周围有无低密度水肿带及占位效应(脑室受压、脑组织移位)和梗阻性脑积水等。早期可发现边界清楚、均匀的高度密度灶，CT值为60～80 Hu，周围环绕低密度水肿带。血肿范围大时可见占位效应。根据CT影像估算出血量可采用简单易行的多田计算公式：出血量(mL)=0.5×最大面积长轴(cm)×最大面积短轴(mL)×层面数。出血后3～7天，血红蛋白破坏，纤维蛋白溶解，高密度区向心性缩小，边缘模糊，周围低密度区扩大。病后2～4周，形成等密度或低密度灶。病后2个月左右，血肿区形成囊腔，其密度与脑脊液近乎相等，两侧脑室扩大；增强扫描，可见血肿周围有环状高密度强化影，其大小、形状与原血肿相近。

(二)头颅 MRI/MRA

MRI的表现主要取决于血肿所含血红蛋白量的变化。发病1天内，血肿呈T_1等信号或低信号，T_2呈高信号或混合信号；第2～7天，T_1为等信号或稍低信号，T_2为低信号；第2～4周，T_1和T_2均为高信号；4周后，T_1呈低信号，T_2为高信号。此外，MRA可帮助发现脑血管畸形、肿瘤及血管瘤等病变。

(三)数字减影血管造影(DSA)

对脑叶出血，原因不明或怀疑脑血管畸形、血管瘤、moyamoya病和血管炎等患者有意义，尤其血压正常的年轻患者应通过DSA查明病因。

(四)腰椎穿刺检查

在无条件做CT时，且患者病情不重，无明显颅内高压者可进行腰椎穿刺检查。脑出血者脑脊液压力常增高,若出血破入脑室或蛛网膜下腔者脑脊液多呈均匀血性。有脑疝及小脑出血者应禁做腰椎穿刺检查。

（五）经颅多普勒超声（TCD）

由于简单及无创性,可在床边进行检查,已成为监测脑出血患者脑血流动力学变化的重要方法。①通过检测脑动脉血流速度,间接监测脑出血的脑血管痉挛范围及程度,脑血管痉挛时其血流速度增高。②测定血流速度、血流量和血管外周阻力可反映颅内压增高时脑血流灌注情况,如颅内压超过动脉压时收缩期及舒张期血流信号消失,无血流灌注。③提供脑动静脉畸形、动脉瘤等病因诊断的线索。

（六）脑电图（EEG）

可反映脑出血患者脑功能状态。意识障碍可见两侧弥漫性慢活动,病灶侧明显;无意识障碍时,基底节和脑叶出血出现局灶性慢波,脑叶出血靠近皮质时可有局灶性棘波或尖波发放;小脑出血无意识障碍时脑电图多正常,部分患者同侧枕颞部出现慢活动;中脑出血多见两侧阵发性同步高波幅慢活动;脑桥出血患者昏迷时可见 8~12 Hz α 波、低波幅 β 波、纺锤波或弥漫性慢波等。

（七）心电图

可及时发现脑出血合并心律失常或心肌缺血,甚至心肌梗死。

（八）血液检查

重症脑出血急性期白细胞数可增至$(10\sim20)\times10^9/L$,并可出现血糖含量升高、蛋白尿、尿糖、血尿素氮含量增加,以及血清肌酶含量升高等。但均为一过性,可随病情缓解而消退。

五、诊断与鉴别诊断

（一）诊断要点

1.一般性诊断要点

(1)急性起病,常有头痛、呕吐、意识障碍、血压增高和局灶性神经功能缺损症状,部分病例有眩晕或抽搐发作。饮酒、情绪激动、过度劳累等是常见的发病诱因。

(2)常见的局灶性神经功能缺损症状和体征包括偏瘫、偏身感觉障碍、偏盲等,多于数分钟至数小时内达到高峰。

(3)头颅 CT 扫描可见病灶中心呈高密度改变,病灶周边常有低密度水肿带。头颅 MRI/MRA有助于脑出血的病因学诊断和观察血肿的演变过程。

2.各部位脑出血的临床诊断要点

(1)壳核出血:①对侧肢体偏瘫,优势半球出血常出现失语。②对侧肢体感觉障碍,主要是痛觉、温度觉减退。③对侧偏盲。④凝视麻痹,呈双眼持续性向出血侧凝视。⑤尚可出现失用、体象障碍、记忆力和计算力障碍、意识障碍等。

(2)丘脑出血。①丘脑型感觉障碍:对侧半身深浅感觉减退、感觉过敏或自发性疼痛。②运动障碍:出血侵及内囊可出现对侧肢体瘫痪,多为下肢重于上肢。③丘脑性失语:言语缓慢而不清、重复言语、发音困难、复述差,朗读正常。④丘脑性痴呆:记忆力减退、计算力下降、情感障碍、人格改变。⑤眼球运动障碍:眼球向上注视麻痹,常向内下方凝视。

(3)脑干出血。①中脑出血:突然出现复视,眼睑下垂;一侧或两侧瞳孔扩大,眼球不同轴,水平或垂直眼震,同侧肢体共济失调,也可表现 Weber 综合征或 Benedikt 综合征;严重者很快出现意识障碍,去大脑强直。②脑桥出血:突然头痛,呕吐,眩晕,复视,眼球不同轴,交叉性瘫痪或偏瘫、四肢瘫等。出血量较大时,患者很快进入意识障碍,针尖样瞳孔,去大脑强直,呼吸障碍,并可伴有高热、大汗、应激性溃疡等,多迅速死亡;出血量较少时可表现为一些典型的综合征,如Foville 综合征、Millard-Gubler 综合征和闭锁综合征等。③延髓出血:突然意识障碍,血压下降,呼吸节律不规则,心律失常,继而死亡。轻者可表现为不典型的 Wallenberg 综合征。

(4)小脑出血:①突发眩晕、呕吐、后头部疼痛,无偏瘫。②有眼震,站立和步态不稳,肢体共济失调、肌张力降低及颈项强直。③头颅 CT 扫描示小脑半球或小脑蚓高密度影及第四脑室、脑干受压。

(5)脑叶出血。①额叶出血:前额痛、呕吐、痫性发作较多见;对侧偏瘫、共同偏视、精神障碍;优势半球出血时可出现运动性失语。②顶叶出血:偏瘫较轻,而偏侧感觉障碍显著;对侧下象限盲,优势半球出血时可出现混合性失语。③颞叶出血:表现为对侧中枢性面、舌瘫及上肢为主的瘫痪;对侧上象限盲;优势半球出血时可有感觉性或混合性失语;可有颞叶癫痫、幻嗅、幻视。④枕叶出血:对侧同向性偏盲,并有黄斑回避现象,可有一过性黑矇和视物变形;多无肢体瘫痪。

(6)脑室出血:①突然头痛、呕吐,迅速进入昏迷或昏迷逐渐加深。②双侧瞳孔缩小,四肢肌张力增高,病理反射阳性,早期出现去大脑强直,脑膜刺激征阳性。③常出现丘脑下部受损的症状及体征,如上消化道出血、中枢性高热、大汗、应激性溃疡、急性肺水肿、血糖增高、尿崩症等。④脑脊液压力增高,呈血性。⑤轻者仅表现头痛、呕吐、脑膜刺激征阳性,无局限性神经体征。临床上易误诊为蛛网膜下腔出血,需通过头颅 CT 检查来确定诊断。

(二)鉴别诊断

1.脑梗死

发病较缓,或病情呈进行性加重;头痛、呕吐等颅内压增高症状不明显;典型病例一般不难鉴别;但脑出血与大面积脑梗死、少量脑出血与脑梗死临床症状相似,鉴别较困难,常需头颅 CT 鉴别。

2.脑栓塞

起病急骤,一般缺血范围较广,症状常较重,常伴有风湿性心脏病、心房颤动、细菌性心内膜炎、心肌梗死或其他容易产生栓子来源的疾病。

3.蛛网膜下腔出血

好发于年轻人,突发剧烈头痛,或呈爆裂样头痛,以颈枕部明显,有的可痛牵颈背、双下肢。呕吐较频繁,少数严重患者呈喷射状呕吐。约 50% 的患者可出现短暂、不同程度的意识障碍,尤以老年患者多见。常见一侧动眼神经麻痹,其次为视神经、三叉神经和展神经麻痹,脑膜刺激征常见,无偏瘫等脑实质损害的体征,头颅 CT 可帮助鉴别。

4.外伤性脑出血

外伤性脑出血是闭合性头部外伤所致,发生于受冲击颅骨下或对冲部位,常见于额极和颞极,外伤史可提供诊断线索,CT 可显示血肿外形不整。

5.内科疾病导致的昏迷

(1)糖尿病昏迷。①糖尿病酮症酸中毒:多数患者在发生意识障碍前数天有多尿、烦渴多饮和乏力,随后出现食欲缺乏、恶心、呕吐,常伴头痛、嗜睡、烦躁、呼吸深快,呼气中有烂苹果味(丙酮)。随着病情进一步发展,出现严重失水,尿量减少,皮肤弹性差,眼球下陷,脉细速,血压下降,至晚期时各种反射迟钝甚至消失,嗜睡甚至昏迷。尿糖、尿酮体呈强阳性,血糖和血酮体均有升高。头部 CT 结果阴性。②高渗性非酮症糖尿病昏迷:起病时常先有多尿、多饮,但多食不明显,或反而食欲缺乏,以致常被忽视。失水随病程进展逐渐加重,出现神经精神症状,表现为嗜睡、幻觉、定向障碍、偏盲、上肢拍击样粗震颤、痫性发作(多为局限性发作)等,最后陷入昏迷。尿糖强阳性,但无酮症或较轻,血尿素氮及肌酐升高。突出的表现为血糖常高至 33.3 mmol/L(600 mg/dL)以上,一般为33.3～66.6 mmol/L(600～1200 mg/dL);血钠升高可达 155 mmol/L;血浆渗透压显著增高达 460 mmol/L,一般在 350 mmol/L 以上。头部 CT 结果阴性。

(2)肝性脑病:有严重肝病和(或)广泛门体侧支循环,精神紊乱、昏睡或昏迷,明显肝功能损害或血氨升高,扑翼(击)样震颤和典型的脑电图改变(高波幅的 δ 波,每秒少于 4 次)等,有助于诊断与鉴别诊断。

(3)尿毒症昏迷:少尿(<400 mL/d)或无尿(<50 mL/d),血尿,蛋白尿,管型尿,氮质血症,水电解质紊乱和酸碱失衡等。

(4)急性酒精中毒。①兴奋期:血酒精浓度达到 11 mmol/L(50 mg/dL)即感头痛、欣快、兴奋。血酒精浓度超过 16 mmol/L(75 mg/dL),健谈、饶舌、情绪不稳定、自负、易激怒,可有粗鲁行为或攻击行动,也可能沉默、孤僻;浓度达到 22 mmol/L(100 mg/dL)时,驾车易发生车祸。②共济失调期:血酒精浓度达到 33 mmol/L(150 mg/dL)时,肌肉运动不协调,行动笨拙,言语含糊不清,眼球震颤,视力模糊,复视,步态不稳,出现明显共济失调。浓度达到 43 mmol/L(200 mg/dL)时,出现恶心、呕吐、困倦。③昏迷期:血酒精浓度升至 54 mmol/L(250 mg/dL)时,患者进入昏迷期,表现昏睡、瞳孔散大、体温降低。血酒精浓度超过 87 mmol/L(400 mg/dL)时,患者陷入深昏迷,心率快、血压下降,呼吸慢而有鼾音,可出现呼吸、循环麻痹而危及生命。实验室检查可见血清酒精浓度升高,呼出气中酒精浓度与血清酒精浓度相当;动脉血气分析可见轻度代谢性酸中毒;电解质失衡,可见低血钾、低血镁和低血钙;血糖可降低。

(5)低血糖昏迷:低血糖昏迷是指各种原因引起的重症的低血糖症。患者突然昏迷、抽搐,表现为局灶神经系统症状的低血糖易被误诊为脑出血。化验血糖低于 2.8 mmol/L,推注葡萄糖后症状迅速缓解,发病后 72 小时复查头部 CT 结果阴性。

(6)药物中毒。①镇静催眠药中毒:有服用大量镇静催眠药史,出现意识障碍和呼吸抑制及血压下降。胃液、血液、尿液中检出镇静催眠药。②阿片类药物中毒:有服用大量吗啡或哌替啶的阿片类药物史,或有吸毒史,除了出现昏迷、针尖样瞳孔(哌替啶的急性中毒瞳孔反而扩大)、呼吸抑制"三联征"等特点外,还可出现发绀、面色苍白、肌肉无力、惊厥、牙关禁闭、角弓反张,呼吸先浅而慢,后叹息样或潮式呼吸、肺水肿、休克、瞳孔对光反射消失,死于呼吸衰竭。血、尿阿片类毒物成分,定性试验呈阳性。使用纳洛酮可迅速逆转阿片类药物所致的昏迷、呼吸抑制、缩瞳等毒性作用。

(7)一氧化碳中毒。①轻度中毒:血液碳氧血红蛋白(COHb)可高于 10%。患者有剧烈头痛、头晕、心悸、口唇黏膜呈樱桃红色、四肢无力、恶心、呕吐、嗜睡、意识模糊、视物不清、感觉迟钝、谵妄、幻觉、抽搐等。②中度中毒:血液 COHb 浓度可高达 40%。患者出现呼吸困难、意识丧失、昏迷,对疼痛刺激可有反应,瞳孔对光反射和角膜反射可迟钝,腱反射减弱,呼吸、血压和脉搏可有改变。经治疗可恢复且无明显并发症。③重度中毒:血液 COHb 浓度可高于 50%。深昏迷,各种反射消失。患者可呈去大脑皮质状态(患者可以睁眼,但无意识,不语,不动,不主动进食或大小便,呼之不应,推之不动,肌张力增强),常有脑水肿、惊厥、呼吸衰竭、肺水肿、上消化道出血、休克和严重的心肌损害,出现心律失常,偶可发生心肌梗死。有时并发脑局灶损害,出现锥体系或锥体外系损害体征。监测血中 COHb 浓度可明确诊断。

应详细询问病史,内科疾病导致昏迷者有相应的内科疾病病史,仔细查体,局灶体征不明显;脑出血者则同向偏视,一侧瞳孔散大、一侧面部船帆现象、一侧上肢出现扬鞭现象、一侧下肢呈外旋位,血压升高。CT 检查可助鉴别。

六、治疗

急性期的主要治疗原则是:保持安静,防止继续出血;积极抗脑水肿,降低颅内压;调整血压;改善循环;促进神经功能恢复;加强护理,防治并发症。

(一)一般治疗

1.保持安静

(1)卧床休息 3～4 周,脑出血发病后 24 小时内,特别是 6 小时内可有活动性出血或血肿继续扩大,应尽量减少搬运,就近治疗。重症需严密观察体温、脉搏、呼吸、血压、瞳孔和意识状态等生命体征变化。

(2)保持呼吸道通畅,头部抬高 15°～30°,切忌无枕仰卧;疑有脑疝时应床脚抬高 45°,意识障碍患者应将头歪向一侧,以利于口腔、气道分泌物及呕吐物流出;痰稠不易吸出,则要行气管切开,必要时吸氧,以使动脉血氧饱和度维持在 90% 以上。

(3)意识障碍或消化道出血者宜禁食 24～48 小时,发病后 3 天,仍不能进食者,应鼻饲以确保营养。过度烦躁不安的患者可适量用镇静药。

(4)注意口腔护理,保持大便通畅,留置尿管的患者应做膀胱冲洗以预防尿路感染。加强护理,经常翻身,预防压疮,保持肢体功能位置。

(5)注意水、电解质平衡,加强营养。注意补钾,液体量应控制在 2000 mL/d 左右,或以尿量加 500 mL 来估算,不能进食者鼻饲各种营养品。对于频繁呕吐、胃肠道功能减弱或有严重的应激性溃疡者,应考虑给予肠外营养。如有高热、多汗、呕吐或腹泻者,可适当增加入液量,或 10% 脂肪乳 500 mL 静脉滴注,每天 1 次。如需长期采用鼻饲,应考虑胃造瘘术。

(6)脑出血急性期血糖含量增高可以是原有糖尿病的表现或是应激反应。高血糖和低血糖都能加重脑损伤。当患者血糖含量增高超过 11.1 mmol/L 时,应立即给予胰岛素治疗,将血糖控制在 8.3 mmol/L 以下。同时应监测血糖,若发生低血糖,可用葡萄糖口服或注射纠正低血糖。

2.亚低温治疗

能够减轻脑水肿,减少自由基的产生,促进神经功能缺损恢复,改善患者预后。降温方法:立即行气管切开,静脉滴注冬眠肌松合剂(0.9% 氯化钠注射液 500 mL＋氯丙嗪 100 mg＋异丙嗪 100 mg),同时冰毯机降温。行床旁监护仪连续监测体温(T)、心率(HR)、血压(BP)、呼吸(R)、脉搏(P)、血氧饱和度(SPO_2)、颅内压(ICP)。直肠温度(RT)维持在 34～36 ℃,持续 3～5 天。冬眠肌松合剂用量和速度根据患者 T、HR、BP、肌张力等调节。保留自主呼吸,必要时应用同步呼吸机辅助呼吸,维持 SPO_2 在 95% 以上,10～12 小时将 RT 降至 34～36 ℃。当 ICP 降至正常后 72 小时,停止亚低温治疗。采用每天恢复 1～2 ℃,复温速度不超过 0.1 ℃/h。在 24～48 小时内,将患者 RT 复温至 36.5～37 ℃。局部亚低温治疗实施越早,效果越好,建议在脑出血发病 6 小时内使用,治疗时间最好持续 48～72 小时。

(二)调控血压和防止再出血

脑出血患者一般血压都高,甚至比平时更高,这是因为颅内压增高时机体保证脑组织供血的代偿性反应,当颅内压下降时血压亦随之下降,因此一般不应使用降血压药物,尤其是注射利血平等强有力降压剂。目前理想的血压控制水平还未确定,主张采取个体化原则,应根据患者年龄、病前有无高血压、病后血压情况等确定适宜血压水平。但血压过高时,容易增加再出血的危险性,则应及时控制高血压。一般来说,收缩压≥26.7 kPa(200 mmHg),舒张压≥15.3 kPa(115 mmHg)时,应降血压治疗,使血压控制于治疗前原有血压水平或略高水平。收缩压≤24.0 kPa(180 mmHg)或舒张压≤15.3 kPa(115 mmHg)时,或平均动脉压≤17.3 kPa(130 mmHg)时可暂不使用降压药,但需密切观察。收缩压在 24.0~30.7 kPa(180~230 mmHg)或舒张压在 14.0~18.7 kPa(105~140 mmHg)宜口服卡托普利、美托洛尔等降压药,收缩压 24.0 kPa(180 mmHg)以内或舒张压 14.0 kPa(105 mmHg)以内,可观察而不用降压药。急性期过后(约 2 周),血压仍持续过高时可系统使用降压药,急性期血压急骤下降表明病情严重,应给予升压药物以保证足够的脑供血量。

止血剂及凝血剂对脑出血并无效果,但如合并消化道出血或有凝血障碍时仍可使用。消化道出血时,还可经胃管鼻饲或口服云南白药、三七粉、氢氧化铝凝胶和(或)冰牛奶、冰盐水等。

(三)控制脑水肿

脑出血后 48 小时水肿达到高峰,维持 3~5 天或更长时间后逐渐消退。脑水肿可使 ICP 增高和导致脑疝,是影响功能恢复的主要因素和导致早期死亡的主要死因。积极控制脑水肿、降低 ICP 是脑出血急性期治疗的重要环节,必要时可行 ICP 监测。治疗目标是使 ICP 降至 2.7 kPa(20 mmHg)以下,脑灌注压大于 9.3 kPa(70 mmHg),应首先控制可加重脑水肿的因素,保持呼吸道通畅,适当给氧,维持有效脑灌注,限制液体和盐的入量等。应用皮质类固醇减轻脑出血后脑水肿和降低 ICP,其有效证据不充分;脱水药只有短暂作用,常用 20%甘露醇、利尿药如呋塞米等。

1.20%甘露醇

为渗透性脱水药,可在短时间内使血浆渗透压明显升高,形成血与脑组织间渗透压差,使脑组织间液水分向血管内转移,经肾脏排出,每 8 g 甘露醇可由尿带出水分 100 mL,用药后 20~30 分钟开始起效,2~3 小时作用达峰。常用剂量 125~250 mL,1 次/6~8 小时,疗程 7~10 天。如患者出现脑疝征象可快速加压经静脉或颈动脉推注,可暂时缓解症状,为术前准备赢得时间。冠心病、心肌梗死、心力衰竭和肾功能不全者慎用,注意用药不当可诱发肾衰竭和水盐及电解质失衡。因此,在应用甘露醇脱水时,一定要严密观察患者尿量、血钾和心肾功能,一旦出现尿少、血尿、无尿时应立即停用。

2.利尿剂

呋塞米注射液较常用,脱水作用不如甘露醇,但可抑制脑脊液产生,用于心肾功能不全不能用甘露醇的患者,常与甘露醇合用,减少甘露醇用量。每次 20~40 mg,每天 2~4 次,静脉注射。

3.甘油果糖氯化钠注射液

该药为高渗制剂,通过高渗透性脱水,能使脑水分含量减少,降低颅内压。本品降低颅内压作用起效较缓,持续时间较长,可与甘露醇交替使用。推荐剂量为每次 250~500 mL,每天 1~2 次,静脉滴注,连用 7 天左右。

4.10%人血清蛋白

通过提高血浆胶体渗透压发挥对脑组织脱水降颅压作用,改善病灶局部脑组织水肿,作用持久。适用于低蛋白血症的脑水肿伴高颅压的患者。推荐剂量每次 10~20 g,每天 1~2 次,静脉滴注。该药可增加心脏负担,心功能不全者慎用。

5.地塞米松

可防止脑组织内星形胶质细胞肿胀,降低毛细血管通透性,维持血脑屏障功能。抗脑水肿作用起效慢,用药后 12～36 小时起效。剂量每天 10～20 mg,静脉滴注。由于易并发感染或使感染扩散,可促进或加重应激性上消化道出血,影响血压和血糖控制等,临床不主张常规使用,病情危重、不伴上消化道出血者可早期短时间应用。

若药物脱水、降颅压效果不明显,出现颅高压危象时可考虑转外科手术开颅减压。

(四)控制感染

发病早期或病情较轻时通常不需使用抗生素,老年患者合并意识障碍易并发肺部感染,合并吞咽困难易发生吸入性肺炎,尿潴留或导尿易合并尿路感染,可根据痰液或尿液培养、药物敏感试验等选用抗生素治疗。

(五)维持水电解质平衡

患者液体的输入量最好根据其中心静脉压(CVP)和肺毛细血管楔压(PCWP)来调整,CVP保持在 0.7～1.6 kPa(5～12 mmHg)或者 PCWP 维持在 1.3～1.9 kPa(10～14 mmHg)。无此条件时每天液体输入量可按前 1 天尿量＋500 mL 估算。每天补钠 50～70 mmol/L,补钾 40～50 mmol/L,糖类 13.5～18 g。使用液体种类应以 0.9% 氯化钠注射液或复方氯化钠注射液(林格液)为主,避免用高渗糖水,若用糖时可按每 4 g 糖加 1 U 胰岛素后再使用。由于患者使用大量脱水药、进食少、合并感染等原因,极易出现电解质紊乱和酸碱失衡,应加强监护和及时纠正,意识障碍患者可通过鼻饲管补充足够热量的营养和液体。

(六)对症治疗

1.中枢性高热

宜先行物理降温,如头部、腋下及腹股沟区放置冰袋,戴冰帽或睡冰毯等。效果不佳者可用多巴胺受体激动剂如溴隐亭 3.75 mg/d,逐渐加量至 7.5～15.0 mg/d,分次服用。

2.痫性发作

可静脉缓慢推注(注意患者呼吸)地西泮 10～20 mg,控制发作后可予卡马西平片,每次 100 mg,每天 2 次。

3.应激性溃疡

丘脑、脑干出血患者常合并应激性溃疡和引起消化道出血,机制不明,可能是出血影响边缘系统、丘脑、丘脑下部及下行自主神经纤维,使肾上腺皮质激素和胃酸分泌大量增加,黏液分泌减少及屏障功能削弱。常在病后第 2～14 天突然发生,可反复出现,表现呕血及黑便,出血量大时常见烦躁不安、口渴、皮肤苍白、湿冷、脉搏细速、血压下降、尿量减少等外周循环衰竭表现。可采取抑制胃酸分泌和加强胃黏膜保护治疗,用 H_2 受体阻滞剂如:①雷尼替丁,每次 150 mg,每天 2 次,口服。②西咪替丁,0.4～0.8 g/d,加入 0.9% 氯化钠注射液,静脉滴注。③注射用奥美拉唑钠,每次 40 mg,每 12 小时静脉注射 1 次,连用 3 天。还可用硫糖铝,每次 1 g,每天 4 次,口服;或氢氧化铝凝胶,每次 40～60 mL,每天 4 次,口服。若发生上消化道出血可用去甲肾上腺素 4～8 mg 加冰盐水 80～100 mL,每天 4～6 次,口服;云南白药,每次 0.5 g,每天 4 次,口服。保守治疗无效时可在胃镜下止血,须注意呕血引起窒息,并补液或输血维持血容量。

4.心律失常

心房颤动常见,多见于病后前 3 天。心电图复极改变常导致易损期延长,易损期出现的期前收缩可导致室性心动过速或心室颤动。这可能是脑出血患者易发生猝死的主要原因。心律失常影响心排血量,降低脑灌注压,可加重原发脑病变,影响预后。应注意改善冠心病患者的心肌供血,给予常规抗心律失常治疗,及时纠正电解质紊乱,可试用 β 受体阻滞剂和钙通道阻滞剂治疗,维护心脏功能。

5.大便秘结

脑出血患者,由于卧床等原因,常会出现便秘。用力排便时腹压增高,从而使颅内压升高,可加重脑出血症状。便秘时腹胀不适,使患者烦躁不安,血压升高,亦可使病情加重,故脑出血患者便秘的护理十分重要。便秘可用甘油灌肠剂(支),患者侧卧位插入肛门内 6～10 cm,将药液缓慢注入直肠内 60 mL,5～10 分钟即可排便;缓泻剂如酚酞 2 片,每晚口服,亦可用中药番泻叶 3～9 g 泡服。

6.稀释性低钠血症

又称血管升压素分泌异常综合征,10％的脑出血患者可发生。因血管升压素分泌减少,尿排钠增多,血钠降低,可加重脑水肿,每天应限制水摄入量在 800～1000 mL,补钠 9～12 g;宜缓慢纠正,以免导致脑桥中央髓鞘溶解症。另有脑耗盐综合征,是心钠素分泌过高导致低钠血症,应输液补钠治疗。

7.下肢深静脉血栓形成

急性脑卒中患者易并发下肢和瘫痪肢体深静脉血栓形成,患肢进行性水肿和发硬,肢体静脉血流图检查可确诊。勤翻身、被动活动或抬高瘫痪肢体可预防;治疗可用肝素 5000 U,静脉滴注,每天 1 次;或低分子量肝素,每次 4000 U,皮下注射,每天 2 次。

(七)外科治疗

可挽救重症患者的生命及促进神经功能恢复,手术宜在发病后 6～24 小时内进行,预后直接与术前意识水平有关,昏迷患者通常手术效果不佳。

1.手术指征

(1)脑叶出血:患者清醒、无神经障碍和小血肿(＜20 mL)者,不必手术,可密切观察和随访。患者意识障碍、大血肿和在 CT 片上有占位征,应手术。

(2)基底节和丘脑出血:大血肿、神经障碍者应手术。

(3)脑桥出血:原则上内科治疗。但对非高血压性脑桥出血如海绵状血管瘤,可手术治疗。

(4)小脑出血:血肿直径≥2 cm 者应手术,特别是合并脑积水、意识障碍、神经功能缺失和占位征者。

2.手术禁忌证

(1)深昏迷患者(GCS 3～5 级)或去大脑强直。

(2)生命体征不稳定,如血压过高、高热、呼吸不规则,或有严重系统器质病变者。

(3)脑干出血。

(4)基底节或丘脑出血影响到脑干。

(5)病情发展急骤,发病数小时即深昏迷者。

3.常用手术方法

(1)小脑减压术:是高血压性小脑出血最重要的外科治疗,可挽救生命和逆转神经功能缺损,病程早期患者处于清醒状态时手术效果好。

(2)开颅血肿清除术:占位效应引起中线结构移位和初期脑疝时外科治疗可能有效。

（3）钻孔扩大骨窗血肿清除术。

（4）钻孔微创颅内血肿清除术。

（5）脑室出血脑室引流术。

（八）早期康复治疗

原则上应尽早开始。在神经系统症状不再进展，没有严重精神、行为异常，生命体征稳定，没有严重的并发症、合并症时即可开始康复治疗的介入，但需注意康复方法的选择。早期康复治疗对恢复患者的神经功能，提高生活质量是十分有利的。早期对瘫痪肢体进行按摩及被动运动，开始有主动运动时即应根据康复要求按阶段进行训练，以促进神经功能恢复，避免出现关节挛缩、肌肉萎缩和骨质疏松；对失语患者需加强言语康复训练。

七、预后与预防

（一）预后

脑出血的预后与出血量、部位、病因及全身状况等有关。脑干、丘脑及大量脑室出血预后差。脑水肿、颅内压增高及脑疝、并发症及脑-内脏（脑-心、脑-肺、脑-肾、脑-胃肠）综合征是致死的主要原因。早期多死于脑疝，晚期多死于中枢性衰竭、肺炎和再出血等继发性并发症。影响本病的预后因素有以下几项。①年龄较大；②昏迷时间长和程度深；③颅内压高和脑水肿重；④反复多次出血和出血量大；⑤小脑、脑干出血；⑥神经体征严重；⑦出血灶多和生命体征不稳定；⑧伴癫痫发作、去大脑皮质强直或去大脑强直；⑨伴有脑-内脏联合损害；⑩合并代谢性酸中毒、代谢障碍或电解质紊乱者，预后差。及时给予正确的中西医结合治疗和内外科治疗，可大大改善预后，减少病死率和致残率。

（二）预防

总的原则是定期体检，早发现、早预防、早治疗。脑出血是多危险因素所致的疾病。研究证明，高血压是最重要的独立危险因素，心脏病、糖尿病是肯定的危险因素。多种危险因素之间存在错综复杂的相关性，它们互相渗透、互相作用、互为因果，从而增加了脑出血的危险性，也给预防和治疗带来困难。目前，我国仍存在对高血压知晓率低、用药治疗率低和控制率低等"三低"现象，恰与我国脑卒中患病率高、致残率高和病死率高等"三高"现象形成鲜明对比。因此，加强高血压的防治宣传教育是非常必要的。在高血压治疗中，轻型高血压可选用尼群地平和吲达帕胺，对其他类型的高血压则应根据病情选用钙通道阻滞剂、β受体阻滞剂、血管紧张素转化酶抑制剂（ACEI）、利尿剂等联合治疗。

有些危险因素是先天决定的，而且是难以改变甚至不能改变的（如年龄、性别）；有些危险因素是环境造成的，很容易预防（如感染）；有些是人们生活行为的方式，是完全可以控制的（如抽烟、酗酒）；还有些疾病常常是可治疗的（如高血压）。虽然大部分高血压患者都接受过降压治疗，但规范性、持续性差，这样非但没有起到降低血压、预防脑出血的作用，反而使血压忽高忽低，易于引发脑出血。所以控制血压除进一步普及治疗外，重点应放在正确的治疗方法上。预防工作不可简单、单一化，要采取突出重点、顾及全面的综合性预防措施，才能有效地降低脑出血的发病率、病死率和复发率。

除针对危险因素进行预防外，日常生活中须注意经常锻炼、戒烟酒，合理饮食，调理情绪。饮食上提倡"五高三低"，即高蛋白质、高钾、高钙、高纤维素、高维生素及低盐、低糖、低脂。锻炼要因人而异，方法灵活多样，强度不宜过大，避免激烈运动。

（屈阳阳）

第二节　皮质下动脉硬化性脑病

皮质下动脉硬化性脑病(subcortical arteriosclerotic encephalopathy,SAE)又称宾斯旺格病(Binswanger disease,BD)。1894 年由 Otto Binswanger 首先报道 8 例,临床表现为进行性的智力减退,伴有偏瘫等神经局灶性缺失症状,尸检中发现颅内动脉高度粥样硬化、侧脑室明显增大、大脑白质明显萎缩,而大脑皮质萎缩相对较轻。为有别于当时广泛流行的梅毒引起的麻痹性痴呆,故命名为慢性进行性皮质下脑炎。此后,根据 Alzheimer 和 Nissl 等研究发现其病理的共同特征为较长的脑深部血管的动脉粥样硬化所致的大脑白质弥漫性脱髓鞘病变。1898 年,Alzheimer 又称这种病为 Binswanger 病(SD)。Olseswi 又称做皮质下动脉硬化性脑病(SAE)。临床特点为伴有高血压的中老年人进行性智力减退和痴呆;病理特点为大脑白质脱髓鞘而弓状纤维不受累,以及明显的脑白质萎缩和动脉粥样硬化。Rosenbger(1979)、Babikian(1987)、Fisher(1989)等先后报道生前颅脑 CT 扫描发现双侧白质低密度灶,尸检符合本病的病理特征,由此确定了影像学结合临床对本病生前诊断的可能,并随着影像技术的临床广泛应用,对本病的临床检出率明显提高。

一、病因与发病机制

(一)病因

(1)高血压:Fisher 曾总结 72 例病理证实的 BD 病例,68 例(94%)有高血压病史,90%以上合并腔隙性脑梗死。高血压尤其是慢性高血压引起脑内小动脉和深穿支动脉硬化,管壁增厚及透明变性,导致深部脑白质缺血性脱髓鞘改变,特别是脑室周围白质为动脉终末供血,血管纤细,很少或完全没有侧支循环,极易形成缺血软化、腔隙性脑梗死等病变。因此,高血压、腔隙性脑梗死是 SAE 非常重要的病因。

(2)全身性因素:心律失常、心肺功能不全、过度应用降压药等,均可造成脑白质特别是分水岭区缺血;心源性或血管源性栓子在血流动力学的作用下可随时进入脑内动脉的远端分支,造成深部白质的慢性缺血性改变。

(3)糖尿病、真性红细胞增多症、高脂血症、高球蛋白血症、脑肿瘤等也都能引起广泛的脑白质损害。

(二)发病机制

关于发病机制目前尚有争议。最初多数学者认为本病与高血压、小动脉硬化有关,管壁增厚及脂肪透明变性是其主要发病机制。SAE 的病变主要位于脑室周围白质,此区域由皮质长髓支及白质深穿支动脉供血,两者均为终末动脉,期间缺少吻合支,很少或完全没有侧支循环,故极易导致脑深部白质血液循环障碍,因缺血引起脑白质大片脱髓鞘致痴呆。后来有人提出,SAE 的病理在镜下观察可见皮质下白质广泛的髓鞘脱失,脑室周围、放射冠、半卵圆中心脱髓鞘,而皮质下的弓形纤维相对完好,如小动脉硬化引起供血不足,根据该区血管解剖学特点,脑室周围白质和弓形纤维均应受损。大脑静脉引流特点为大脑皮质及皮质下白质由浅静脉引流,则大部分白质除弓形纤维外都会受损。由此推测白质脱髓鞘不是因动脉硬化供血不足引起的,而是静脉回流障碍引起的,这样也能解释临床有一部分患者没有动脉硬化却发生了 SAE 的原因。近来又有不少报道如心律失常、心肺功能不全、缺氧、低血压、过度应用降压药、糖尿病、真性红细胞增多症、高脂血症、高球蛋白血症、脑部深静脉回流障碍等都能引起广泛的脑白质脱髓鞘改变,故多数人认为本病为一综合征,是由于多种能引起脑白质脱髓鞘改变的因素综合作用的结果。

脑室周围白质、半卵圆中心集中了与学习、记忆功能有关的大量神经纤维,故在脑室周围白质、半卵圆中心及基底节区发生缺血时出现记忆改变、情感障碍及行为异常等认知功能障碍。

二、病理

肉眼观察:病变主要在脑室周围区域。①大脑白质显著萎缩、变薄,呈灰黄色、坚硬的颗粒状;②脑室扩大、脑积水;③高度脑动脉粥样硬化。

镜下观察:皮质下白质广泛髓鞘脱失,髓鞘染色透明化,而皮质下的弓形纤维相对完好,胼胝体变薄。白质的脱髓鞘可能有灶性融合,产生大片脑损害。或病变轻重不匀,轻者仅髓鞘水肿性变化及脱落(电镜可见髓鞘分解)。累及区域的少突胶质细胞减少及轴索减少,附近区域有星形细胞堆积。小的深穿支动脉壁变薄,内膜纤维增生,中膜透明素脂质变性,内弹力膜断裂,外膜纤维化,使血管管径变窄(血管完全闭塞少见),尤以额叶明显。电镜可见肥厚的血管壁有胶原纤维增加及基底膜样物质沉着,平滑肌细胞却减少。基底节区、丘脑、脑干及脑白质部位常见腔隙性脑梗死。

三、临床表现

SAE 患者临床表现复杂多样。大多数患者有高血压、糖尿病、心律失常、心功能不全等病史,多有一次或数次脑卒中发作史;病程呈慢性进行性或卒中样阶段性发展,通常 5～10 年;少数可急性发病,可有稳定期或暂时好转。发病年龄多在 55～75 岁,男女发病无差别。

(一)智力障碍

智力障碍是 SAE 最常见的症状,并是最常见的首发症状。

1.记忆障碍

表现近记忆力减退明显或缺失;熟练的技巧退化、失认及失用等。

2.认知功能障碍

反应迟钝,理解、判断力差等。

3.计算力障碍

计算数字或倒数数字明显减慢或不能。

4.定向力障碍

视空间功能差,外出迷路,不认家门。

5.情绪性格改变

表现固执、自私、多疑、言语减少。

6.行为异常

表现为无欲,对周围环境失去兴趣,运动减少,穿错衣服,尿失禁,乃至生活完全不能自理。

（二）临床体征

大多数患者具有逐步发展累加的局灶性神经缺失体征。

1.假性延髓麻痹

表现说话不清,吞咽困难,饮水呛咳,伴有强哭强笑。

2.锥体束损害

常有不同程度的偏瘫或四肢瘫,病理征阳性,掌颏反射阳性等。

3.锥体外系损害

四肢肌张力增高,动作缓慢,类似帕金森综合征样的临床表现,平衡障碍,步行不稳,共济失调。

有的患者亦可以腔隙性脑梗死综合征的一个类型为主要表现。

四、辅助检查

（一）血液检查

检查血常规、纤维蛋白原、血脂、球蛋白、血糖等,以明确是否存在糖尿病、红细胞增多症、高脂血症、高球蛋白血症等危险因素。

（二）脑电图

约有60%的SAE患者有不同程度的EEG异常,主要表现为α波节律消失,α波慢化,局灶或弥漫性θ波、δ波增加。

（三）影像学检查

1.颅脑CT表现

（1）双侧对称性侧脑室周围弥漫性斑片状、无占位效应的较低密度影,其中一些不规则病灶可向邻近的白质扩展。

（2）放射冠和半卵圆中心内的低密度病灶与侧脑室周围的较低密度灶不连接。

（3）基底节、丘脑、脑桥及小脑可见多发性腔隙灶。

（4）脑室扩大、脑沟轻度增宽。

以往Goto将皮质下动脉硬化性脑病的CT表现分为3型:Ⅰ型病变局限于额角与额叶,尤其是额后部;Ⅱ型病变围绕侧脑室体、枕角及半卵圆中心后部信号,累及大部或全部白质,边缘参差不齐;Ⅲ型病变环绕侧脑室,弥漫于整个半球。Ⅲ型和部分Ⅱ型对本病的诊断有参考价值。

2.颅脑MRI表现

（1）侧脑室周围及半卵圆中心白质散在分布的异常信号（T_1加权像病灶呈低信号,T_2加权像病灶呈高信号）,形状不规则、边界不清楚,但无占位效应。

（2）基底节区、脑桥可见腔隙性脑梗死灶,矢状位检查胼胝体内无异常信号。

（3）脑室系统及各个脑池明显扩大,脑沟增宽、加深,有脑萎缩的改变。

Kinkel等将颅脑MRI脑室周围高信号（PVH）分为5型:0型未见PVH;Ⅰ型为小灶性病变,仅见于脑室的前区和后区,或脑室的中部;Ⅱ型侧脑室周围局灶非融合或融合的双侧病变;Ⅲ型脑室周围T_2加权像高信号改变,呈月晕状,包绕侧脑室,且脑室面是光滑的;Ⅳ型弥漫白质高信号,累及大部或全部白质,边缘参差不齐。

五、诊断与鉴别诊断

(一)诊断

(1)有高血压、动脉硬化及脑卒中发作史等。

(2)多数潜隐起病,缓慢进展加重,或呈阶梯式发展。

(3)痴呆是必须具备的条件,而且是心理学测验所证实存在以结构障碍为主的认知障碍。

(4)有积累出现的局灶性神经缺损体征。

(5)影像学检查符合 SAE 改变。

(6)排除阿尔茨海默病、无神经系统症状和体征的脑白质疏松症及其他多种类型的特异性白质脑病等。

(二)鉴别诊断

1.进行性多灶性白质脑病(PML)

PML 是乳头状瘤空泡病毒感染所致,与免疫功能障碍有关。病理可见脑白质多发性不对称的脱髓鞘病灶,镜下可见组织坏死、炎症细胞浸润、胶质增生和包涵体。表现痴呆和局灶性皮质功能障碍,急性或亚急性病程,3~6 个月死亡。多见于艾滋病、淋巴瘤、白血病或器官移植后服用免疫抑制剂的患者。

2.阿尔茨海默病(AD)

又称老年前期痴呆。老年起病隐匿、缓慢,进行性非阶梯性逐渐加重,出现记忆障碍、认知功能障碍、自知力丧失、人格障碍,神经系统阳性体征不明显。CT 扫描可见脑皮质明显萎缩及脑室扩张,无脑白质多发性脱髓鞘病灶。

3.血管性痴呆(VaD)

VaD 是由于多发的较大动脉梗死或多灶梗死后影响了中枢之间的联系而致病,常可累及大脑皮质和皮质下组织,其发生痴呆与梗死灶的体积、部位、数目等有关,绝大多数患者为双侧 MCA 供血区的多发性梗死。MRI 扫描显示为多个大小不等、新旧不一的散在病灶,与本病 MRI 检查的表现(双侧脑室旁、白质内广泛片状病灶)不难鉴别。

4.单纯脑白质疏松症(LA)

单纯脑白质疏松症(LA)与皮质下动脉硬化性脑病(SAE)患者都有记忆障碍,病因、发病机制均不十分清楚。SAE 所具有的三主症(高血压、脑卒中发作、慢性进行性痴呆),LA 不完全具备,轻型 LA 可能一个也不具备,两者是可以鉴别的。对于有疑问的患者应进一步观察,若随病情的发展,如出现 SAE 所具有的三主症则诊断明确。

5.正常颅压脑积水(NPH)

可表现进行性步态异常、尿失禁、痴呆三联征,起病隐匿,病前有脑外伤、蛛网膜下腔出血或脑膜炎等病史,无脑卒中史,发病年龄较轻,腰椎穿刺颅内压正常,CT 可见双侧脑室对称性扩大,第三脑室、第四脑室及中脑导水管明显扩张,影像学上无脑梗死的证据。有时在 CT 和 MRI 上可见扩大的前角周围有轻微的白质低密度影,很难与 SAE 区别;但 SAE 早期无尿失禁与步行障碍,且 NPH 双侧侧脑室扩大较明显、白质低密度较轻,一般不影响半卵圆心等,不难鉴别。

6.多发性硬化(MS)

多发性硬化为常见的中枢神经系统自身免疫性脱髓鞘疾病。发病年龄多为 20~40 岁;临床症状和体征复杂多变,可确定中枢神经系统中有两个或两个以上的病灶;病程中有两次或两次以上缓解-复发的病史;多数患者可见寡克隆带阳性;诱发电位异常。根据患者发病年龄、起病及临床经过,两者不难鉴别。

7.放射性脑病

主要发生在颅内肿瘤放疗后的患者,临床以脑胶质瘤接受大剂量照射(35 Gy 以上)的患者为多见,还可见于各种类型的颅内肿瘤接受 γ 刀或 X 刀治疗后的患者。分为照射后短时间内迅速发病的急性放射性脑病和远期放射性脑病两种类型。临床表现为头疼、恶心、呕吐、癫痫发作和不同程度的意识障碍。颅脑 CT 平扫见照射脑区大片低密度病灶,占位效应明显。主要鉴别点是患者因病进行颅脑放射治疗后发生脑白质脱髓鞘。

8.弓形体脑病

见于先天性弓形体病患儿,出生后表现为精神和智力发育迟滞,癫痫发作,可合并有视神经萎缩、眼外肌麻痹、眼球震颤和脑积水。腰椎穿刺检查脑脊液压力正常,细胞数和蛋白含量轻度增高,严重感染者可分离出病原体。颅脑 CT 见沿双侧侧脑室分布的散在钙化病灶,MRI 扫描见脑白质内多发的片状长 T_1、长 T_2 信号,可合并脑膜增厚和脑积水。血清学检查补体结合试验效价明显增高,间接荧光抗体试验阳性可明确诊断。

六、治疗

多数学者认为 SAE 与血压有关;还有观察认为,合理的降压治疗较未合理降压治疗的患者发生 SAE 的时间有显著性差异。本病的治疗原则是控制高血压、预防脑动脉硬化及脑卒中发作,治疗痴呆。

临床观察 SAE 患者多合并有高血压,经合理的降压治疗能延缓病情的进展。降压药物很多,根据患者的具体情况,正确选择药物,规范系统地治疗使血压降至正常范围[18.7/12.0 kPa(140/90 mmHg)以下],或达理想水平[16.0/10.7 kPa(120/80 mmHg)];抗血小板聚集药物是改善脑血液循环,预防和治疗腔隙性脑梗死的有效方法。

(一)二氢麦角碱类

可消除血管痉挛和增加血流量,改善神经元功能。常用双氢麦角碱,每次 0.5～1 mg,每天 3 次,口服。

(二)钙离子通道阻滞剂

增加脑血流、防止钙超载及自由基损伤。二氢吡啶类,如尼莫地平,每次 25～50 mg,每天 3 次,饭后口服;二苯烷胺类,如氟桂利嗪,每次 5～10 mg,每天 1 次,口服。

(三)抗血小板聚集药

常用阿司匹林,每次 75～150 mg,每天 1 次,口服。抑制血小板聚集,稳定血小板膜,改善脑循环,防止血栓形成;氯吡格雷推荐剂量每天 75 mg,口服,通过选择性抑制二磷酸腺苷(ADP)诱导血小板的聚集;噻氯匹定,每次 250 mg,每天 1 次,口服。

(四)神经细胞活化剂

促进脑细胞对氨基酸磷脂及葡萄糖的利用,增强患者的反应性和兴奋性,增强记忆力。

1.吡咯烷酮类

常用吡拉西坦(脑复康),每次 0.8～1.2 g,每天 3 次,口服;或茴拉西坦,每次 0.2 g,每天 3 次,口服。可增加脑内三磷酸腺苷(ATP)的形成和转运,增加葡萄糖利用和蛋白质合成,促进大脑半球信息传递。

2.甲氯芬酯(健脑素)

可增加葡萄糖利用,兴奋中枢神经系统和改善学习记忆功能。每次 0.1～0.2 g,每天 3～4 次,口服。

3.阿米三嗪/萝巴新(都可喜)

由萝巴新(为血管扩张剂)和阿米三嗪(呼吸兴奋剂,可升高动脉血氧分压)两种活性物质组成,能升高血氧饱和度,增加供氧改善脑代谢。每次 1 片,每天 2 次,口服。

4.其他

如脑蛋白水解物(脑活素)、胞磷胆碱(胞二磷胆碱)、三磷腺苷(ATP)、辅酶 A 等。

(五)加强护理

对已有智力障碍、精神障碍和肢体活动不便者,要加强护理,以防止意外事故发生。

七、预后与预防

(一)预后

目前有资料统计本病的自然病程为 1～10 年,平均生存期 5 年,少数可达 20 年。大部分患者在病程中有相对平稳期。预后与病变部位、范围有关,认知功能衰退的过程呈不可逆进程,进展速度不一。早期治疗预后较好,晚期治疗预后较差。如果发病后大部分时间卧床,缺乏与家人和社会交流,言语功能和认知功能均迅速减退者,预后较差。死亡原因主要为全身衰竭、肺部感染、心脏疾病或发生新的脑卒中。

(二)预防

目前对 SAE 尚缺乏特效疗法,主要通过积极控制危险因素预防 SAE 的发生。

(1)多数学者认为本病与高血压、糖尿病、心脏疾病、高脂血症及高纤维蛋白原血症等有关,因此,首先对危险人群进行控制,预防脑卒中发作,选用抗血小板凝集药及改善脑循环、增加脑血流量的药物。有学者发现 SAE 伴高血压患者,收缩压控制在 18.0～20.0 kPa(135～150 mmHg)可改善认知功能恶化。

(2)高度颈动脉狭窄者可手术治疗,有助于降低皮质下动脉硬化性脑病的发生。

(3)戒烟、控制饮酒及合理饮食;适当进行体育锻炼,增强体质。

(4)早期治疗:对早期患者给予脑保护和脑代谢药物治疗,临床和体征均有一定改善;特别是在治疗的同时进行增加注意力和改善记忆力方面的康复训练,可使部分患者的认知功能维持相对较好的水平。

(黄世国)

第三节　多发性周围神经病

一、概述

多发性周围神经病旧称末梢性神经炎,是肢体远端的多发性神经损害,主要表现为四肢末端对称性的感觉、运动和自主神经障碍。

二、病因

引起周围神经病的病因很多。

(一)感染性

病毒、细菌、螺旋体感染等。

(二)营养缺乏和代谢障碍

各种营养缺乏,如慢性酒精中毒、B族维生素缺乏、营养不良等;各种代谢障碍,如糖尿病、肝病、尿毒症、淀粉样变性、血卟啉病等。

(三)毒物

如工业毒物、重金属中毒、药物等。

(四)感染后或变态反应

血清注射或疫苗接种后。

(五)结缔组织疾病

如系统性红斑狼疮、结节性多动脉炎、巨细胞性动脉炎、硬皮病、类风湿关节炎等。

(六)癌性

如淋巴瘤、肺癌、多发性骨髓瘤等。

三、病理

周围神经炎的主要病理过程是轴突变性和节段性髓鞘脱失。轴突变性可原发于轴突或细胞体的损害,并可引起继发的髓鞘崩解;恢复缓慢,常需数月至1年或更久。节段性髓鞘脱失可见于急性感染性多发性神经炎、白喉、铅中毒等,其原发损害神经膜细胞使髓鞘呈节段性破坏。恢复迅速,使原先裸露的轴突恢复功能。

四、诊断步骤

(一)病史采集要点

1.起病情况

根据病因的不同,病程可有急性、亚急性、慢性、复发性等,可发生于任何年龄。多数患者呈数周至数月的进展病程,进展时由肢体远端向近端发展,缓解时由近端向远端发展。

2.主要临床表现

大致相同,出现肢体远端对称性的感觉、运动和自主神经功能障碍。

3.既往病史

注意询问是否有可能致病的病因,如感染、营养缺乏、代谢性疾病、化学物质接触史、肿瘤病史、家族史等。

(二)体格检查要点

一般情况尚可,可能有原发病的体征,如发热、多汗、消瘦等。高级神经活动无异常。

1.感觉障碍

四肢远端对称性深浅感觉障碍。肢体远端有感觉异常,如刺痛、蚁走感、灼热感、触痛等。检查可发现四肢末梢有手套-袜套型的深浅感觉障碍,病变区皮肤可有触痛。

2.运动障碍

四肢远端对称性下运动神经元性瘫痪。肢体远端对称性无力,其程度可从轻瘫至全瘫,可有垂腕、垂足的表现。受累肢体肌张力减低,病程久可出现肌萎缩。上肢以骨间肌、蚓状肌、大小鱼际肌为明显,下肢以胫前肌、腓骨肌为明显。

3.反射异常

上下肢的腱反射常见减低或消失。

4.自主神经功能障碍

自主神经功能障碍呈对称性异常,肢体末梢的皮肤菲薄、干燥、变冷、苍白或发绀,少汗或多汗,指(趾)甲粗糙、松脆等。

(三)门诊资料分析

从症状和体征即末梢型感觉障碍、下运动神经元性瘫痪和自主神经功能障碍等临床特点,可诊断为多发性周围神经病。

根据详细的病史询问,了解相关的病因、病程、特殊症状等,以利于综合判断。

1.药物性

呋喃类(如呋喃妥因)和异烟肼最常见,均为感觉-运动型。呋喃类可引起感觉、运动和自主神经联合受损,疼痛明显。大剂量或长期服用异烟肼干扰了维生素 B_6 代谢而致病,常见双下肢远端感觉异常或减退,浅感觉可达胸部,深感觉以震动觉改变最常见,合用维生素 B_6(剂量为异烟肼的 1/10)可以预防。

2.中毒性

如群体发病应考虑重金属或化学品中毒,需检测血、尿、头发、指甲等的重金属含量。

3.糖尿病性

表现为感觉、运动、自主神经或混合型,以混合型最常见,通常感觉障碍较重,早期出现主观感觉异常,损害主要累及小感觉神经纤维,以疼痛为主,夜间尤甚;累及大感觉纤维可引起感觉性共济失调,可发生无痛性溃疡和神经源性骨关节病。某些病例以自主神经损害为主,部分患者出现近端肌肉非对称性肌萎缩。

4.尿毒症性

该类型约占透析患者的半数,典型症状与远端性轴索病相同,大多数为感觉-运动型,初期多表现感觉障碍,下肢较上肢出现早且严重,夜间发生感觉异常及疼痛加重,透析后可好转。

5.营养缺乏性

如贫血、烟酸、维生素 B_1 缺乏等,见于慢性酒精中毒、慢性胃肠道疾病、妊娠和手术后等。

6.癌肿

可以是感觉型或感觉-运动型,前者以四肢末端开始、上升性、自觉强烈不适及疼痛,伴深浅感觉减退或消失,运动障碍较轻;后者呈亚急性经过,恶化和缓解反复出现,可在癌原发症状前期或后期发病,约半数脑脊液蛋白增高。

7.感染后

如 Guillain-Barre 综合征、疫苗接种后多发性神经病可能为变态反应。白喉性多发性神经病是白喉外毒素作用于血神经屏障较差的后根神经节和脊神经根,见于病后 8～12 周,为感觉-运动性,数天或数周可恢复。麻风性多发性神经病潜伏期长,起病缓慢,周围神经增粗并可触及,可发生大疱、溃烂和指骨坏死等营养障碍。

8.POEMS 综合征

POEMS 综合征是一种累及周围神经的多系统病变,多中年以后起病,男性较多见,起病隐袭、进展慢。依照症状、体征可有如下表现,也是病名组成。①多发性神经病:呈慢性进行性感觉-运动性多神经病,脑脊液蛋白质含量增高。②脏器肿大:肝大、脾大,周围淋巴结肿大。③内分泌病:男性出现阳痿、女性化乳房,女性出现闭经、痛性乳房增大和溢乳,可合并糖尿病。④M蛋白:血清蛋白电泳出现 M 蛋白,尿检可有本周蛋白。⑤皮肤损害:因色素沉着变黑,并有皮肤增厚与多毛。⑥水肿:视盘水肿、胸腔积液、腹水、下肢指凹性水肿。⑦骨骼改变:可在脊柱、骨盆、肋骨和肢体近端发现骨硬化性改变,为本病的影像学特征,也可有溶骨性病变,骨髓检查可见浆细胞增多或骨髓瘤。

9.遗传性疾病

如遗传性运动感觉性神经病(HMSN)、遗传性共济失调性多发性神经病(Refsum 病)、遗传性淀粉样变性神经病等,起病隐袭,进展缓慢,周围神经对称性、进行性变性导致四肢无力,下肢重于上肢。远端重于近端,常出现运动和感觉障碍。

10.其他

某些疾病如动脉硬化、肢端动脉痉挛症、系统性红斑狼疮、结节性多动脉炎、硬皮病、风湿病等,可致神经营养血管闭塞,为感觉-运动性表现,有时早期可有主观感觉异常。代谢性疾病如血卟啉病、巨球蛋白血症也影响周围神经,多为感觉-运动性,血卟啉病以运动损害为主,双侧对称性近端为重的四肢瘫痪。约 $1/3 \sim 1/2$ 伴有末梢型感觉障碍。

(四)进一步检查项目

1.神经传导速度和肌电图

如果仅有轻度轴突变性,传导速度尚可正常;当有严重轴突变性及继发性髓鞘脱失时传导速度变慢,肌电图呈去神经性改变;节段性髓鞘脱失而轴突变性不显著时,传导速度变慢,肌电图可正常。

2.血生化检查

根据病情,可检测血糖水平、维生素 B_{12} 水平、尿素氮、肌酐、甲状腺功能、肝功能等。

3.免疫学检查

对疑有免疫疾病者,可做免疫球蛋白、类风湿因子、抗核抗体、抗磷脂抗体等检测。

4.可疑中毒者

对可疑中毒者,可根据病史做相关毒物或重金属、药物的血液浓度检测。

5.脑脊液检查

大多数无异常发现,少数患者可见脑脊液蛋白增高。

6.神经活检

对不能明确诊断或疑为遗传性的患者,可行腓神经活检。

五、诊断对策

(一)诊断要点

根据患者临床表现的特点,即以四肢远端为主的对称性下运动神经元性瘫痪、末梢型感觉障碍和自主神经功能障碍,可以临床诊断。注意临床工作时要认真询问病史,掌握不同病因所致的多发性周围神经病的特殊临床表现,有助于病因的诊断。肌电生理检查和神经肌肉活检对诊断很有帮助；神经传导速度测定，有助于亚临床型的早期诊断，并可区别轴索变性和节段性脱髓鞘改变。

（二）鉴别诊断要点

1.亚急性联合变性

早期表现类似于多发性周围神经病，随着病情进展逐渐出现双下肢软弱无力、步态不稳，双手动作笨拙；肌张力增高、腱反射亢进、锥体束征阳性和感觉性共济失调是其与多发性周围神经病的主要鉴别点。

2.周期性瘫痪

周期性瘫痪为周期性发作的短时期的肢体近端弛缓性瘫痪，无感觉障碍，发作时血清钾低于3.5 mmol/L，心电图呈低钾改变，补钾后症状改善，不难鉴别。

3.脊髓灰质炎

肌力降低常为不对称性，多数仅累及一侧下肢的一至数个肌群，呈节段性分布，无感觉障碍，肌萎缩出现早；肌电图可明了损害部位。

六、治疗对策

（一）治疗原则

去除病因，积极治疗原发病，改善周围神经的营养代谢，对症处理。

（二）治疗计划

1.去除病因

根据不同的病因采取针对性强的措施，以消除或阻止其病理性损害。重金属和化学品中毒应立即脱离中毒环境，避免继续接触有关毒物；急性中毒可大量补液，促使利尿、排汗和通便等，加速排出毒物。重金属如铅、汞、锑、砷中毒，可用二巯丙醇（BAL）、依地酸钙钠等结合剂；如砷中毒可用二巯丙醇3 mg/kg肌内注射，4～6小时1次，2～3天后改为每天2次，连用10天；铅中毒用二巯丁二酸钠1 g/d，加入5％葡萄糖液500 mL静脉滴注，5～7天为一疗程，可重复2～3个疗程；或用依地酸钙钠1 g，稀释后静脉滴注，3～4天为一个疗程，停用2～4天后重复应用，一般用3～4个疗程。

对各种疾病所致的多发性周围神经病，要积极治疗原发病。如糖尿病控制好血糖；尿毒症行血液透析或肾移植；黏液水肿用甲状腺素；结缔组织疾病、SLE、硬皮病、类风湿关节病、血清注射或疫苗接种后、感染后神经病，可应用皮质类固醇治疗；麻风病用砜类药；肿瘤行手术切除，也可使多发性神经病缓解。

2.改善神经的营养代谢

营养缺乏和代谢障碍可能是病因，或在其发病机制中起重要作用，在治疗中必须予以重视并纠正。应用大剂量B族维生素有利于神经损伤的修复和再生，地巴唑、加兰他敏也有促进神经功能恢复的作用，还可使用神经生长因子、神经节苷脂等。

3.对症处理

急性期应卧床休息，疼痛可用止痛剂、卡马西平、苯妥英钠等；恢复期可用针灸、理疗和康复治疗，以促进肢体功能恢复；重症患者护理时要定期翻身，保持肢体功能位，防止挛缩和畸形。

（黄世国）

第四章

心内科常见疾病

第一节　原发性高血压

　　高血压是一种以体循环动脉压升高为主要表现的临床综合征,是最常见的心血管疾病。可分为原发性及继发性两大类。在绝大多数患者中,高血压的病因不明,称之为原发性高血压,又称高血压病,占总高血压患者的 95％以上;在不足 5％的患者中,血压升高是某些疾病的一种临床表现,本身有明确而独立的病因,称之为继发性高血压。

　　我国高血压的发病率较高,1991 年全国高血压的抽样普查显示,血压＞18.7/12.0 kPa(140/90 mmHg)的人占 13.49％,美国＞18.7/12.0 kPa(140/90 mmHg)的人占 24％。在我国高血压的致死率和致残率也较高。

　　我国高血压的知晓率、治疗率和控制率均较低。据 2000 年的资料,我国高血压的知晓率为 26.3％;治疗率为 21.2％,控制率为 2.8％。

一、病因和发病机制

　　原发性高血压的病因尚未完全阐明,目前认为是在一定的遗传背景下由于多种后天环境因素作用使正常血压调节机制失代偿所致。

（一）遗传和基因因素

　　高血压病有明显的遗传倾向,据估计人群中至少 20％的血压变异是由遗传决定的。流行病学研究提示高血压发病有明显的家族聚集性。双亲无高血压、一方有高血压或双亲均有高血压,其子女高血压发生率分别为 3％、28％和 46％。单卵双生的同胞血压一致性较双卵双生同胞更为明显。

（二）环境因素

　　高血压可能是遗传易感性和环境因素相互影响的结果。体重超重、膳食中高盐和中度以上饮酒是国际上已确定且亦为我国的流行病学研究证实的与高血压发病密切相关的危险因素。

　　国人平均体重指数(BMI)中年男性和女性分别为 21～24.5 和 21～25,近 10 年国人的 BMI 均值及超重率有增加的趋势。BMI 与血压呈显著相关,前瞻性研究表明,基线 BMI 每增加

$1 kg/m^2$,高血压的发生危险5年内增加9%。每天饮酒量与血压呈线性相关。

膳食中钠盐摄入量与人群血压水平和高血压病患病率呈显著相关性。每天为满足人体生理平衡仅需摄入 0.5 g 氯化钠。国人食盐量每天北方为 12～18 g,南方为 7～8 g,高于西方国家。每人每天食盐平均摄入量增加 2 g,收缩压和舒张压分别增高0.3 kPa(2.0 mmHg)和0.2 kPa(1.2 mmHg)。我国膳食钙摄入量低于中位数人群中,膳食钠/钾比值亦与血压呈显著相关。

(三)交感神经活性亢进

交感神经活性亢进是高血压发病机制中的重要环节。动物实验表明,条件反射可形成狗的神经精神源性高血压。长期处于应激状态如从事驾驶员、飞行员、外科医师、会计师、电脑等职业者高血压的患病率明显增加。原发性高血压患者中约 40%循环中儿茶酚胺水平升高。长期的精神紧张、焦虑、压抑等所致的反复应激状态及对应激的反应性增强,使大脑皮质下神经中枢功能紊乱,交感神经和副交感神经之间的平衡失调,交感神经兴奋性增加,其末梢释放儿茶酚胺增多。

(四)肾素-血管紧张素-醛固酮系统(RAAS)

体内存在两种 RAAS,即循环 RAAS 和局部 RAAS。血管紧张素Ⅱ(AngⅡ)是循环 RAAS 的最重要成分,通过强有力的直接收缩小动脉或通过刺激肾上腺皮质球状带分泌醛固酮而扩大血容量,或通过促进肾上腺髓质及交感神经末梢释放儿茶酚胺,均可显著升高血压。此外,体内其他激素如糖皮质激素、生长激素、雌激素等升高血压的途径亦主要经 RAAS 而产生。近年来发现,很多组织,例如血管壁、心脏、中枢神经、肾脏肾上腺中均有 RAAS 各成分的 mRNA 表达,并有 AngⅡ受体和盐皮质激素受体存在。

引起 RAS 激活的主要因素有:肾灌注减低,肾小管内液钠浓度减少,血容量降低,低钾血症,利尿剂及精神紧张,寒冷,直立运动等。

目前认为,醛固酮在 RAAS 中占有不可缺少的重要地位。它具有依赖于 AngⅡ的一面,又有不完全依赖于 AngⅡ的独立作用,特别是在心肌和血管重塑方面。它除了受 AngⅡ的调节外,还受低钾、ACTH 等的调节。

(五)血管重塑

血管重塑既是高血压所致的病理改变,也是高血压维持的结构基础。血管壁具有感受和整合急、慢性刺激并做出反应的能力,其结构处于持续的变化状态。高血压伴发的阻力血管重塑包括营养性重塑和肥厚性重塑两类。血压因素、血管活性物质和生长因子及遗传因素共同参与了高血压血管重塑的过程。

(六)内皮细胞功能受损

血管管腔的表面均覆盖着内皮组织,其细胞总数几乎和肝脏相当,可看做人体内最大的脏器之一。内皮细胞不仅是一种屏障结构,而且具有调节血管舒缩功能、血流稳定性和血管重塑的重要作用。血压升高使血管壁剪切力和应力增加,去甲肾上腺素等血管活性物质增多,可明显损害内皮及其功能。内皮功能障碍可能是高血压导致靶器官损害及其并发症的重要原因。

(七)胰岛素抵抗

高血压病患者中约有半数存在胰岛素抵抗现象。胰岛素抵抗指的是机体组织对胰岛素作用敏感性和(或)反应性降低的一种病理生理反应,还使血管对体内升压物质反应增强,血中儿茶酚胺水平增加。高胰岛素血症可影响跨膜阳离子转运,使细胞内钙升高,加强缩血管作用。此外,还可影响糖、脂代谢及脂质代谢。上述这些改变均能促使血压升高,诱发动脉粥样硬化病变。

二、病理解剖

高血压的主要病理改变是动脉的病变和左心室的肥厚。随着病程的进展,心、脑、肾等重要脏器均可累及,其结构和功能因此发生不同程度的改变。

(一)心脏

高血压病引起的心脏改变主要包括左心室肥厚和冠状动脉粥样硬化。血压升高和其他代谢内分泌因素引起心肌细胞体积增大和间质增生,使左心室体积和重量增加,从而导致左心室肥厚。血压升高和冠状动脉粥样硬化有密切的关系。冠状动脉粥样硬化病变的特点为动脉壁上出现纤维素性和纤维脂肪性斑块,并有血栓附着。随斑块的扩大和管腔狭窄的加重,可产生心肌缺血;斑块的破裂、出血及继发性血栓形成等可堵塞管腔造成心肌梗死。

(二)脑

脑小动脉尤其颅底动脉环是高血压动脉粥样硬化的好发部位,可造成脑卒中,颈动脉的粥样硬化可导致同样的后果。近半数高血压病患者脑内小动脉有许多微小动脉瘤,这是导致脑出血的重要原因。

(三)肾

高血压持续5～10年,即可引起肾脏小动脉硬化(弓状动脉硬化及小叶间动脉内膜增厚,入球小动脉玻璃样变),管壁增厚,管腔变窄,进而继发肾实质缺血性损害(肾小球缺血性皱缩、硬化,肾小管萎缩,肾间质炎性细胞浸润及纤维化),造成良性小动脉性肾硬化症。良性小动脉性肾硬化症发生后,由于部分肾单位被破坏,残存肾单位为代偿排泄废物,肾小球即会出现高压、高灌注及高滤过("三高"),而此"三高"又有两面性,若持续存在又会促使残存肾小球本身硬化,加速肾损害的进展,最终引起肾衰竭。

三、临床特点

(一)血压变化

高血压病初期血压呈波动性,血压可暂时性升高,但仍可自行下降和恢复正常。血压升高与情绪激动、精神紧张、焦虑及体力活动有关,休息或去除诱因血压便下降。随病情迁延,尤其是在并发靶器官损害或有并发症之后,血压逐渐呈稳定和持久升高,此时血压仍可波动,但多数时间血压处于正常水平以上,情绪和精神变化可使血压进一步升高,休息或去除诱因并不能使之满意下降和恢复正常。

(二)症状

大多数患者起病隐袭,症状阙如或不明显,仅在体检或因其他疾病就医时才被发现。有的患者可出现头痛、心悸、后颈部或颞部搏动感,还有表现为神经官能症状如失眠、健忘或记忆力减退、注意力不集中、耳鸣、情绪易波动或发怒及神经质等。病程后期心脑肾等靶器官受损或有并发症时,可出现相应的症状。

(三)并发症的表现

左心室肥厚的可靠体征为抬举性心尖冲动,表现为心尖冲动明显增强,搏动范围扩大及心尖冲动左移,提示左心室增大。主动脉瓣区第2心音可增加,带有金属音调。合并冠心病时可发生心绞痛,心肌梗死甚至猝死。晚期可发生心力衰竭。

脑血管并发症是我国高血压病最为常见的并发症,年发病率为120/10万～180/10万,是急性心肌梗死的 4～6 倍。早期可有一过性脑缺血发作（TIA），还可发生脑血栓形成、脑栓塞（包括腔隙性脑梗死）、高血压脑病及颅内出血等。长期持久血压升高可引起良性小动脉性肾硬化症，从而导致肾实质的损害，可出现蛋白尿、肾功能损害，严重者可出现肾衰竭。

眼底血管被累及可出现视力进行性减退，严重高血压可促使形成主动脉夹层并破裂，常可致命。

四、实验室和特殊检查

（一）血压的测量

测量血压是诊断高血压和评估其严重程度的主要依据。目前评价血压水平的方法有以下 3 种。

1.诊所偶测血压

诊所偶测血压（简称偶测血压）系由医护人员在标准条件下按统一的规范进行测量，是目前诊断高血压和分级的标准方法。应相隔 2 分钟重复测量，以 2 次读数平均值为准，如 2 次测量的收缩压或舒张压读数相差超过 0.7 kPa（5 mmHg），应再次测量，并取 3 次读数的平均值。

2.自测血压

采用无创半自动或全自动电子血压计在家中或其他环境中患者给自己或家属给患者测量血压，称为自测血压，它是偶测血压的重要补充，在诊断单纯性诊所高血压，评价降压治疗的效果，改善治疗的依从性等方面均极其有益。

3.动态血压监测

一般监测的时间为 24 小时，测压时间间隔白天为 30 分钟，夜间为 60 分钟。动态血压监测提供 24 小时，白天和夜间各时间段血压的平均值和离散度，可较为客观和敏感地反映患者的实际血压水平，且可了解血压的变异性和昼夜变化的节律性，估计靶器官损害与预后，比偶测血压更为准确。

动态血压监测的参考标准正常值为：24 小时低 17.3/10.7 kPa（于 130/80 mmHg），白天低于 18.0/11.3 kPa（135/85 mmHg），夜间低于 16.7/10.0 kPa（125/75 mmHg）。夜间血压均值一般较白天均值低 10%～20%。正常血压波动曲线形状如长柄勺，夜间 2～3 时处于低谷，凌晨迅速上升，上午 6～8 时和下午 4～6 时出现两个高峰，尔后缓慢下降。早期高血压患者的动态血压曲线波动幅度较大，晚期患者波动幅度较小。

（二）尿液检查

肉眼观察尿的透明度、颜色，有无血尿；测比重、pH、蛋白和糖含量，并做镜检。尿比重降低（<1.010）提示肾小管浓缩功能障碍。正常尿液 pH 在 5.0～7.0。某些肾脏疾病如慢性肾炎并发的高血压可在血糖正常的情况下出现糖尿，系由于近端肾小管重吸收障碍引起。尿微量蛋白可采用放免法或酶联免疫法测定，其升高程度，与高血压病程及合并的肾功能损害有密切关系。尿转铁蛋白排泄率更为敏感。

（三）血液生化检查

测定血钾、尿素氮、肌酐、尿酸、空腹血糖、血脂，还可检测一些选择性项目如血浆肾素活性（PRA）、醛固酮。

（四）X 线胸片

早期高血压患者可无特殊异常，后期患者可见主动脉弓迂曲延长、左心室增大。X 线胸片对主动脉夹层、胸主动脉及腹主动脉缩窄有一定的帮助，但进一步确诊还需做相关检查。

（五）心电图检查

体表心电图对诊断高血压患者是否合并左心室肥厚、左心房负荷过重和心律失常有一定帮助。心电图诊断左心室肥厚的敏感性不如超声心动图，但对评估预后有帮助。

（六）超声心动图（UCG）检查

UCG 能可靠地诊断左心室肥厚，其敏感性较心电图高 7～10 倍。左心室重量指数（LVMI）是一项反映左心肥厚及其程度的较为准确的指标，与病理解剖的符合率和相关性较高。UCG 还可评价高血压患者的心脏功能，包括收缩功能、舒张功能。如疑有颈动脉、外周动脉和主动脉病变，应做血管超声检查；疑有肾脏疾病的患者，应做肾脏 B 超。

（七）眼底检查

可发现眼底的血管病变和视网膜病变。血管病变包括变细、扭曲、反光增强、交叉压迫及动静脉比例降低。视网膜病变包括出血、渗出、视盘水肿等。高血压眼底改变可分为 4 级。

Ⅰ级：视网膜小动脉出现轻度狭窄、硬化、痉挛和变细。

Ⅱ级：小动脉呈中度硬化和狭窄，出现动脉交叉压迫征，视网膜静脉阻塞。

Ⅲ级：动脉中度以上狭窄伴局部收缩，视网膜有棉絮状渗出、出血和水肿。

Ⅳ级：视盘水肿并有Ⅲ级眼底的各种表现。

高血压眼底改变与病情的严重程度和预后相关。Ⅲ和Ⅳ级眼底，是急进型和恶性高血压诊断的重要依据。

五、诊断和鉴别诊断

高血压患者应进行全面的临床评估。评估的方法是详细询问病史、做体格检查和实验室检查，必要时还要进行一些特殊的器械检查。

（一）诊断标准和分类

如表 4-1 所示，根据 1999 年世界卫生组织高血压专家委员会（WHO/ISH）确定的标准和中国高血压防治指南（1999 年 10 月）的规定，18 岁以上成年人高血压定义为：在未服抗高血压药物的情况下收缩压≥18.7 kPa（140 mmHg）和（或）舒张压≥12.0 kPa（90 mmHg）。患者既往有高血压史，目前正服用抗高血压药物，血压虽已低于 18.7/12.0 kPa（140/90 mmHg），也应诊断为高血压；患者收缩压与舒张压属于不同的级别时，应按两者中较高的级别分类。

表 4-1 1999 年 WHO 血压水平的定义和分类

类别	收缩压（mmHg）	舒张压（mmHg）
理想血压	<120	<80
正常血压	<120	<85
正常高值	130～139	85～89
1 级高血压（轻度）	140～159	90～99
亚组：临界高血压	140～149	90～94
2 级高血压（中度）	160～179	100～109
3 级高血压（重度）	≥180	≥110
单纯收缩期高血压	≥140	<90
亚组：临界收缩期高血压	140～149	<90

注：1 mmHg＝0.133 kPa

（二）高血压的危险分层

高血压是脑卒中和冠心病的独立危险因素。高血压病患者的预后和治疗决策不仅要考虑血压水平,还要考虑到心血管疾病的危险因素、靶器官损害和相关的临床状况,并可根据某几项因素合并存在时对心血管事件绝对危险的影响,做出危险分层的评估,即将心血管事件的绝对危险性分为 4 类:低危、中危、高危和很高危。在随后的 10 年中发生一种主要心血管事件的危险性低危组、中危组、高危组和很高危组分别为低于 15％、15％～20％、20％～30％和高于 30％(见表 4-2)。

表 4-2　影响预后的因素

心血管疾病的危险因素	靶器官损害	合并的临床情况
用于危险性分层的危险因素: 　1.收缩压和舒张压的水平(1～3级) 　2.男性＞55 岁 　3.女性＞65 岁 　4.吸烟 　5.胆固醇＞5.72 mmol/L(2.2 mg/dL) 　6.糖尿病 　7.早发心血管疾病家族史(发病年龄＜55 岁,女＜65 岁) 加重预后的其他因素: 　1.高密度脂蛋白胆固醇降低 　2.低密度脂蛋白胆固醇升高 　3.糖尿病伴微量清蛋白尿 　4.葡萄糖耐量降低 　5.肥胖 　6.以静息为主的生活方式 　7.血浆纤维蛋白原增高	1.左心室肥厚(心电图、超声心动图或 X 线) 2.蛋白尿和(或)血浆肌酐水平升高 106～177 μmol/L(1.2～2.0 mg/dL) 3.超声或 X 线证实有动脉粥样硬化斑块(颈、髂、股及主动脉) 4.视网膜普遍或灶性动脉狭窄	脑血管疾病: 　1.缺血性脑卒中 　2.脑出血 　3.短暂性脑缺血发作(TIA) 心脏疾病: 　1.心肌梗死 　2.心绞痛 　3.冠状动脉血运重建 　4.充血性心力衰竭 肾脏疾病: 　1.糖尿病肾病 　2.肾衰竭(血肌酐水平＞177 μmol/L 或 2.0 mg/dL) 血管疾病: 　1.夹层动脉瘤 　2.症状性动脉疾病 重度高血压性视网膜病变 　1.出血或渗出 　2.视盘水肿

高血压危险分层的主要根据是弗明翰研究中心的平均年龄 60 岁(45～80 岁)患者随访 10 年心血管疾病死亡、非致死性脑卒中和心肌梗死的资料。但西方国家高血压人群中并发的脑卒中发病率相对较低,而心力衰竭或肾脏疾病较常见,故这一危险性分层仅供我们参考(见表 4-3)。

表 4-3　高血压病的危险分层

危险因素和病史	血压(kPa)		
	1 级	2 级	3 级
Ⅰ 无其他危险因素	低危	中危	高危
Ⅱ 1～2 危险因素	中危	中危	很高危
Ⅲ ≥3 个危险因素或靶器官损害或糖尿病	高危	高危	很高危
Ⅳ 并存的临床情况	很高危	很高危	很高危

（三）鉴别诊断

在确诊高血压病之前应排除各种类型的继发性高血压,因为有些继发性高血压的病因可消除,其原发疾病治愈后,血压即可恢复正常。常见的继发性高血压有下列几种类型。

1.肾实质性疾病

慢性肾小球肾炎、慢性肾盂肾炎、多囊肾和糖尿病肾病等均可引起高血压。这些疾病早期均有明显的肾脏病变的临床表现,在病程的中后期出现高血压,至终末期肾病阶段高血压几乎都和肾功能不全相伴发。因此,根据病史、尿常规和尿沉渣细胞计数不难与原发性高血压的肾脏损害相鉴别。肾穿刺病理检查有助于诊断慢性肾小球肾炎;多次尿细菌培养和静脉肾盂造影对诊断慢性肾盂肾炎有价值。糖尿病肾病者均有多年糖尿病史。

2.肾血管性高血压

单侧或双侧肾动脉主干或分支病变可导致高血压。肾动脉病变可为先天性或后天性。先天性肾动脉狭窄主要为肾动脉肌纤维发育不良所致;后天性狭窄由大动脉炎、肾动脉粥样硬化、动脉内膜纤维组织增生等病变所致,此外,肾动脉周围粘连或肾蒂扭曲也可导致肾动脉狭窄。此病在成人高血压中不足1%,但在骤发的重度高血压和临床上有可疑诊断线索的患者中则有较高的发病率。如有骤发的高血压并迅速进展至急进性高血压、中青年尤其是30岁以下的高血压且无其他原因、腹部或肋脊角闻及血管杂音,提示肾血管性高血压的可能。可疑病例可做肾动脉多普勒超声、口服卡托普利激发后做同位素肾图和肾素测定、肾动脉造影,数字减影血管造影术(DSA),有助于做出诊断。

3.嗜铬细胞瘤

嗜铬细胞瘤90%位于肾上腺髓质,右侧多于左侧。交感神经节和体内其他部位的嗜铬组织也可发生此病。肿瘤释放出大量儿茶酚胺,引起血压升高和代谢紊乱。高血压可为持续性,亦可呈阵发性。阵发性高血压发作的持续时间从十多分钟至数天,间歇期亦长短不等。发作频繁者一天可数次。发作时除血压骤然升高外,还有头痛、心悸、恶心、多汗、四肢冰冷和麻木感、视力减退、上腹或胸骨后疼痛等。典型的发作可由于情绪改变如兴奋、恐惧、发怒而诱发。年轻人难以控制的高血压,应注意与此病相鉴别。此病如表现为持续性高血压则难与原发性高血压相鉴别。血和尿儿茶酚胺及其代谢产物香草基杏仁酸(VMA)的测定、酚妥拉明试验、胰高血糖素激发试验、可乐定抑制试验、甲氧氯普胺试验有助于做出诊断。超声、放射性核素及电子计算机X线体层显像(CT)、磁共振显像可显示肿瘤的部位。

4.原发性醛固酮增多症

病因为肾上腺肿瘤或增生所致的醛固酮分泌过多,典型的症状和体征见以下3个方面:①轻至中度高血压;②多尿尤其夜尿增多、口渴、尿比重下降、碱性尿和蛋白尿;③发作性肌无力或瘫痪、肌痛、抽搐或手足麻木感等。

凡高血压者合并上述3项临床表现,并有低钾血症、高血钠性碱中毒而无其他原因可解释的,应考虑此病之可能。实验室检查可发现血和尿醛固酮升高,血浆肾素降低、尿醛固酮排泄增多等。

5.皮质醇增多症

系肾上腺皮质肿瘤或增生分泌糖皮质激素过多所致。除高血压外,有向心性肥胖、满月脸、水牛背、皮肤紫纹、毛发增多、血糖增高等特征,诊断一般并不困难。24小时尿中17-羟及17-酮类固醇增多,地塞米松抑制试验及肾上腺皮质激素兴奋试验阳性有助于诊断。颅内蝶鞍X线检查、肾上腺CT扫描及放射性碘化胆固醇肾上腺扫描可用于病变定位。

6.主动脉缩窄

多数为先天性血管畸形,少数为多发性大动脉炎所引起。特点为上肢血压增高而下肢血压不高或降低,呈上肢血压高于下肢血压的反常现象。肩胛间区、胸骨旁、腋部可有侧支循环动脉的搏动和杂音或腹部听诊有血管杂音。胸部 X 线摄影可显示肋骨受侧支动脉侵蚀引起的切迹。主动脉造影可确定诊断。

六、治疗

(一)高血压患者的评估和监测程序

如图 4-1 所示,确诊高血压病的患者应根据其危险因素、靶器官损害及相关的临床情况做出危险分层。高危和很高危患者应立即开始用药物治疗。中危和低危患者则先监测血压和其他危险因素,而后再根据血压状况决定是否开始药物治疗。

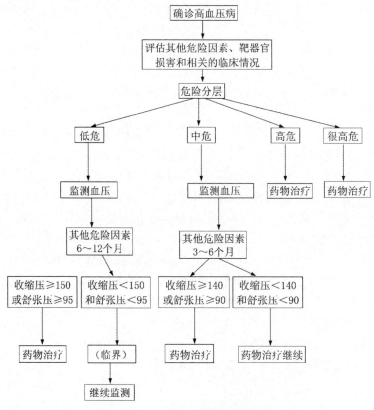

图 4-1　高血压病患者评估和处理程序(血压单位为 mmHg)

(二)降压的目标

根据指南的精神,中青年高血压患者血压应降至 17.3/11.3 kPa(130/85 mmHg)以下。HOT 研究表明,舒张压达到较低目标血压组的糖尿病患者,其心血管病危险明显降低,故伴糖尿病者应把血压降至 17.3/10.7 kPa(130/80 mmHg)以下;高血压合并肾功能不全、尿蛋白超过 1 g/24 小时,至少应将血压降至 17.3/10.7 kPa(130/80 mmHg),甚至 16.7/10.0 kPa(125/75 mmHg)以下;老年高血压患者的血压应控制在 18.7/12.0 kPa(140/90 mmHg)以下,且尤应重视降低收缩压。

（三）非药物治疗

高血压应采取综合措施治疗，任何治疗方案都应以非药物疗法为基础。积极有效的非药物治疗可通过多种途径干扰高血压的发病机制，起到一定的降压作用，并有助于减少靶器官损害的发生。非药物治疗的具体内容包括以下几项。

1.戒烟

吸烟所致的加压效应使高血压并发症如脑卒中、心肌梗死和猝死的危险性显著增加，并降低或抵消降压治疗的疗效，加重脂质代谢紊乱，降低胰岛素敏感性，减弱内皮细胞依赖性血管扩张效应和增加左心室肥厚的倾向。戒烟对心血管的良好益处，任何年龄组在戒烟1年后即可显示出来。

2.戒酒或限制饮酒

戒酒和减少饮酒可使血压显著降低。

3.减轻和控制体重

体重减轻10％，收缩压可降低0.8 kPa(6.6 mmHg)。超重10％以上的高血压患者体重减少5 kg，血压便明显降低，且有助于改善伴发的危险因素如糖尿病、高脂血症、胰岛素抵抗和左心室肥厚。新指南中建议体重指数(kg/m^2)应控制在24以下。

4.合理膳食

按WHO的建议，钠摄入每天应少于2.4 g(相当于氯化钠6 g)。通过食用含钾丰富的水果（如香蕉、橘子）和蔬菜（如油菜、苋菜、香菇、大枣等），增加钾的摄入。要减少膳食中的脂肪，适量补充优质蛋白质。

5.增加体力活动

根据指南提供的参考标准，常用运动强度指标可用运动时的最大心率达到180或170次/分减去平时心率，如要求精确则采用最大心率的60％～85％作为运动适宜心率。运动频度一般要求每周3～5次，每次持续20～60分钟即可。中老年高血压患者可选择步行、慢跑、上楼梯、骑自行车等。

6.减轻精神压力，保持心理平衡

长期精神压力和情绪忧郁既是导致高血压，又是降压治疗效果欠佳的重要原因。应对患者作耐心的劝导和心理疏导，鼓励其参加体育/文化和社交活动，鼓励高血压患者保持宽松、平和、乐观的健康心态。

（四）初始降压治疗药物的选择

高血压病的治疗应采取个体化的原则。应根据高血压危险因素、靶器官损害及合并疾病等情况选择初始降压药物。

（五）高血压病的药物治疗

1.药物治疗原则

(1)采用最小的有效剂量以获得可能有的疗效而使不良反应减至最小。

(2)为了有效防止靶器官损害，要求一天24小时内稳定降压，并能防止从夜间较低血压到清晨血压突然升高而导致猝死、脑卒中和心脏病发作。要达到此目的，最好使用每天一次给药而有持续降压作用的药物。

(3)单一药物疗效不佳时不宜过多增加单种药物的剂量，而应及早采用两种或两种以上药物联合治疗，这样有助于提高降压效果而不增加不良反应。

（4）判断某一种或几种降压药物是否有效及是否需要更改治疗方案时，应充分考虑该药物达到最大疗效所需的时间。在药物发挥最大效果前过于频繁地改变治疗方案是不合理的。

（5）高血压病是一种终身性疾病，一旦确诊后应坚持终身治疗。

2.降压药物的选择

目前临床常用的降压药物有许多种类。无论选用何种药物，其治疗目的均是将血压控制在理想范围，预防或减轻靶器官损害。指南强调，降压药物的选用应根据治疗对象的个体情况、药物的作用、代谢、不良反应和药物的相互作用确定。

3.临床常用的降压药物

临床常用的药物主要有六大类：利尿剂、α受体阻滞剂、钙通道阻滞剂、血管紧张素转换酶抑制剂（ACEI）、β受体阻滞剂及血管紧张素Ⅱ受体拮抗剂。降压药物的疗效和不良反应情况个体间差异很大，临床应用时要充分注意。具体选用哪一种或几种药物就参照前述的用药原则全面考虑。

（1）利尿剂：此类药物可减少细胞外液容量、降低新排血量，并通过利钠作用降低血压。降压作用较弱，起作用较缓慢，但与其他降压药物联合应用时常有相加或协同作用，常可作为高血压的基础治疗。螺内酯不仅可以降压，而且能抑制心肌及血管的纤维化。

种类和应用方法：有噻嗪类、保钾利尿剂和袢利尿剂3类。降压治疗中比较常用的利尿剂有下列几种：氢氯噻嗪12.5～25 mg，每天一次；阿米洛利5～10 mg，每天一次；吲达帕胺1.25～2.5 mg，每天一次；氯噻酮12.5～25 mg，每天一次；螺内酯20 mg，每天一次；氨苯蝶啶25～50 mg，每天一次。在少数情况下用呋塞米（速尿）20～40 mg，每天2次。

主要适应证：利尿剂可作为无并发症高血压患者的首选药物，主要适用于轻中度高血压，尤其是老年高血压包括老年单纯性收缩期高血压、肥胖及并发心力衰竭患者。袢利尿剂作用迅速，肾功能不全时应用较多。

注意事项：利尿剂应用可降低血钾，尤以噻嗪类和呋塞米为明显，长期应用者应适量补钾（每天1～3 g），并鼓励多吃水果和富含钾的绿色蔬菜。此外，噻嗪类药物可干扰糖、脂和尿酸代谢，故应慎用于糖尿病和血脂代谢失调者，禁用于痛风患者。保钾利尿剂因可升高血钾，应尽量避免与ACEI合用，禁用于肾功能不全者。利尿剂的不良反应与剂量密切相关，故宜采用小剂量。

（2）β受体阻滞剂：通过减慢心率、减低心肌收缩力、降低新排血量、减低血浆肾素活性等多种机制发挥降压作用。其降压作用较弱，起效时间较长（1～2周）。

主要适应证：主要适用于轻中度高血压，尤其是在静息时心率较快（>80次/分）的中青年患者，也适用于高肾素活性的高血压、伴心绞痛或心肌梗死后及伴室上性快速心律失常者。

种类和应用方法：常用于降压治疗的β1受体阻滞剂有：美托洛尔25～50 mg，每天1～2次；阿替洛尔25 mg，每天1～2次；比索洛尔2.5～10 mg，每天1次。选择性α1和非选择性β受体阻滞剂有：拉贝洛尔每次0.1 g，每天3～4次，以后按需增至0.6～0.8 g，重症高血压可达每天1.2～2.4 g；卡维地洛6.25～12.5 mg，每天2次。拉贝洛尔和美托洛尔均有静脉制剂，可用于重症高血压或高血压危象而需要较迅速降压治疗的患者。

注意事项：常见的不良反应有疲乏和肢体冷感，可出现躁动不安、胃肠功能不良等。还可能影响糖代谢、脂代谢，因此伴有心脏传导阻滞、哮喘、慢性阻塞性肺部疾病及周围血管疾病患者应列为禁忌；因此类药可掩盖低血糖反应，因此应慎用于胰岛素依赖性糖尿病患者。长期应用者突然停药可发生反跳现象，即原有的症状加重、恶化或出现新的表现，较常见有血压反跳性升高，伴头痛、焦虑、震颤、出汗等,称之为撤药综合征。

(3)钙通道阻滞剂(CCB):主要通过阻滞细胞质膜的钙离子通道、松弛周围动脉血管的平滑肌,使外周血管阻力下降而发挥降压作用。

主要适应证:可用于各种程度的高血压,尤其是老年高血压、伴冠心病心绞痛、周围血管病、糖尿病或糖耐量异常妊娠期高血压及合并有肾脏损害的患者。

种类和应用方法:应优先考虑使用长效制剂如非洛地平缓释片 2.5～5 mg,每天 1 次;硝苯地平控释片 30 mg,每天 1 次;氨氯地平 5 mg,每天 1 次;拉西地平 4 mg,每天 1～2 次;维拉帕米缓释片 120～240 mg,每天 1 次;地尔硫䓬缓释片 90～180 mg,每天 1 次。由于有诱发猝死之嫌,速效二氢吡啶类钙通道阻滞剂的临床使用正在逐渐减少,而提倡应用长效制剂。其价格一般较低廉,在经济条件落后的农村及边远地区速效制剂仍不失为一种可供选择的抗高血压药物,可使用硝苯地平或尼群地平普通片剂 10 mg,每天 2～3 次。

注意事项:主要不良反应为血管扩张所致的头痛、颜面潮红和踝部水肿,发生率在 10% 以下,需要停药的只占极少数。踝部水肿系由于毛细血管前血管扩张而非水钠潴留所致。硝苯地平的不良反应较明显且可引起反射性心率加快,但若从小剂量开始逐渐加大剂量,可明显减轻或减少这些不良反应。非二氢吡啶类对传导功能及心肌收缩力有负性影响,因此禁用于心脏传导阻滞和心力衰竭时。

(4)血管紧张素转换酶抑制剂(ACEI):通过抑制血管紧张素转换酶使血管紧张素 Ⅱ 生成减少,并抑制缓激肽,使缓激肽降解。这类药物可抑制循环和组织的 RAAS,减少神经末梢释放去甲肾上腺素和血管内皮形成内皮素;还可作用于缓激肽系统,抑制缓激肽降解,增加缓激肽和扩张血管的前列腺素的形成。这些作用不仅能有效降低血压,而且具有靶器官保护的功能。

ACEI 对糖代谢和脂代谢无影响,血浆尿酸可能降低。即使合用利尿剂亦可维持血钾稳定,因 ACEI 可防止利尿剂所致的继发性高醛固酮血症。此外,ACEI 在产生降压作用时不会引起反射性心动过速。

种类和应用方法:常用的 ACEI 有:卡托普利 25～50 mg,每天 2～3 次;依那普利 5～10 mg,每天 1～2 次;贝那普利 5～20 mg,雷米普利 2.5～5 mg,培哚普利 4～8 mg,西那普利 2.5～10 mg,福辛普利 10～20 mg,均每天 1 次。

主要适应证:ACEI 可用来治疗轻中度或严重高血压,尤其适用于伴左心室肥厚、左心室功能不全或心力衰竭、糖尿病并有微量蛋白尿、肾脏损害(血肌酐<265 μmol/L)并有蛋白尿等患者。本药还可安全地使用于伴有慢性阻塞性肺疾病或哮喘、周围血管疾病或雷诺现象、抑郁症及胰岛素依赖性糖尿病患者。

注意事项:最常见不良反应为持续性干咳,发生率为 3%～22%。多见于用药早期(数天至几周),亦可出现于治疗的后期,其机制可能由于 ACEI 抑制了激肽酶 Ⅱ,使缓激肽的作用增强和前列腺素形成。症状不重应坚持服药,半数可在 2～3 月内咳嗽消失。改用其他 ACEI,咳嗽可能不出现。福辛普利和西拉普利引起干咳少见。其他可能发生不良反应有低血压、高钾血症、血管神经性水肿(偶尔可致喉痉挛、喉或声带水肿)、皮疹及味觉障碍。

双侧肾动脉狭窄或单侧肾动脉严重狭窄、合并高血钾血症或严重肾衰竭等患者 ACEI 应列为禁忌。因有致畸危险也不能用于合并妊娠的妇女。

(5)血管紧张素 Ⅱ 受体拮抗剂(ARB):这类药物可选择性阻断 AngⅡ 的 Ⅰ 型受体而起作用,具有 ACEI 相似的血流动力学效应。从理论上讲,其比 ACEI 存在如下优点:①作用不受 ACE

基因多态性的影响。②还能抑制非 ACE 催化产生的 Ang Ⅱ 的致病作用。③促进 Ang Ⅱ 与血管紧张素 Ⅱ 型受体(AT$_2$)结合发挥"有益"效应。这 3 项优点结合起来将可能使 ARB 的降血压及对靶器官保护作用更有效,但需要大规模的临床试验进一步证实,目前尚无循证医学的证据表明 ARB 的疗效优于或等同于 ACEI。

种类和应用方法:目前在国内上市的 ARB 有 3 类:第一、二、三代分别为氯沙坦、缬沙坦、依贝沙坦。氯沙坦 50～100 mg,每天 1 次,氯沙坦和小剂量氢氯噻嗪(25 mg/d)合用,可明显增强降压效应;缬沙坦 80～160 mg,每天 1 次;依贝沙坦 150 mg,每天 1 次;替米沙坦 80 mg,每天 1 次;坎地沙坦 1 mg,每天 1 次。

主要适应证:适用对象与 ACEI 相同。目前主要用于 ACEI 治疗后发生干咳等不良反应且不能耐受的患者。氯沙坦有降低血尿酸作用,尤其适用于伴高尿酸血症或痛风的高血压患者。

注意事项:此类药物的不良反应轻微而短暂,因不良反应需中止治疗者极少。不良反应为头晕、与剂量有关的直立性低血压、皮疹、血管神经性水肿、腹泻、肝功能异常、肌痛和偏头痛等。禁用对象与 ACEI 相同。

(6)α_1 受体阻滞剂:这类药可选择性阻滞血管平滑肌突触后膜 α_1 受体,使小动脉和静脉扩张,外周阻力降低。长期应用对糖代谢并无不良影响,且可改善脂代谢,升高 HDL-C 水平,还能减轻前列腺增生患者的排尿困难,缓解症状。降压作用较可靠,但是否与利尿剂、受体阻滞剂一样具有降低病死率的效益,尚不清楚。

种类和应用方法:常用制剂有哌唑嗪 1 mg,每天 1 次;多沙唑嗪 1～6 mg,每天 1 次;特拉唑嗪 1～8 mg,每天 1 次;苯哌地尔 25～50 mg,每天 2 次。

适应证:目前一般用于轻中度高血压,尤其适用于伴高脂血症或前列腺肥大患者。

注意事项:主要不良反应为"首剂现象",多见于首次给药后 30～90 分钟,表现为严重的直立性低血压、眩晕、晕厥、心悸等,系由于内脏交感神经的收缩血管作用被阻滞后,静脉舒张使回心血量减少。首剂现象以哌唑嗪较多见,特拉唑嗪较少见。合用 β 受体阻滞剂、低钠饮食或曾用过利尿剂者较易发生。防治方法是首剂量减半,临睡前服用,服用后平卧或半卧休息 60～90 分钟,并在给药前至少一天停用利尿剂。其他不良反应有头痛、嗜睡、口干、心悸、鼻塞、乏力、性功能障碍等,常可在连续用药过程中自行减轻或缓解。有研究表明哌唑嗪能增加高血压患者的病死率,因此现在临床上已很少应用。

(六)降压药物的联合应用

降压药物的联合应用已公认为是较好和合理的治疗方案。

1.联合用药的意义

研究表明,单药治疗使高血压患者血压达标(<140/90 mmHg 或 18.7/12.0 kPa)比率仅为 40%～50%,而两种药物的合用可使 70%～80% 的患者血压达标。HOT 试验结果表明,达到预定血压目标水平的患者中,采用单一药物、两药合用或三药合用的患者分别占 30%～40%、40%～50% 和少于 10%,处于联合用药状态约占 68%。

联合用药可减少单一药物剂量,提高患者的耐受性和依从性。单药治疗如效果欠佳,只能加大剂量,这就增加不良反应发生的危险性,且有的药物随剂量增加,不良反应增大的危险性超过了降压作用增加的效益,亦即药物的危险/效益比转向不利的一面。联合用药可避免此种两难局面。

联合用药还可使不同的药物互相取长补短,有可能减轻或抵消某些不良反应。任何药物在长期治疗中均难以完全避免其不良反应,如β受体阻滞剂的减慢心率作用,CCB可引起踝部水肿和心率加快。这些不良反应如能选择适当的合并用药就有可能被矫正或消除。

2.利尿剂为基础的两种药物联合应用

大型临床试验表明,噻嗪类利尿剂可与其他降压药有效地合用,故在需要合并用药时利尿剂可作为基础药物。常采用下列合用方法。

(1)利尿剂+ACEI或血管紧张素Ⅱ受体拮抗剂:利尿剂的不良反应是激活肾素-血管紧张素醛固酮(RAAS),造成一系列不利于降低血压的负面作用。然而,这反而增强了ACEI或血管紧张素Ⅱ受体拮抗剂对RAAS的阻断作用,亦即这两种药物通过利尿剂对RAAS的激活,可产生更强有力的降压效果。此外,ACEI和血管紧张素Ⅱ受体拮抗剂由于可使血钾水平稍上升,从而能防止利尿剂长期应用所致的电解质紊乱,尤其是低血钾等不良反应。

(2)利尿剂+β受体阻滞剂或α_1受体阻滞剂:β受体阻滞剂可抵消利尿剂所致的交感神经兴奋和心率增快作用,而噻嗪类利尿剂又可消除β受体阻滞剂或α_1受体阻滞剂的促肾滞钠作用。此外,在对血管的舒缩作用上噻嗪类利尿剂可加强α_1受体阻滞剂的扩血管效应,而抵消β受体阻滞剂的缩血管作用。

3.CCB为基础的两药合用

我国临床上初治药物中仍以CCB最为常用。国人对此类药一般均有良好反应,CCB为基础的联合用药在我国有广泛的基础。

(1)CCB+ACEI:前者具有直接扩张动脉的作用,后者通过阻断RAAS和降低交感活性,既扩张动脉,又扩张静脉,故两药在扩张血管上有协同降压作用。二氢吡啶类CCB产生的踝部水肿可被ACEI消除。两药在心肾和血管保护上,在抗增殖和减少蛋白尿上亦均有协同作用。此外,ACEI可阻断CCB所致反射性交感神经张力增加和心率加快的不良反应。

(2)二氢吡啶类CCB+β受体阻滞剂:前者具有的扩张血管和轻度增加新排血量的作用,正好抵消β受体阻滞剂的缩血管及降低新排血量作用。两药对心率的相反作用可使患者心率不受影响。

4.其他的联合应用方法

如两药合用仍不能奏效,可考虑采用3种药物合用,例如噻嗪类利尿剂加ACEI加水溶性β受体阻滞剂(阿替洛尔),或噻嗪类利尿剂加ACEI加CCB,及利尿剂加β受体阻滞剂加其他血管扩张剂(肼屈嗪)。

七、高血压危象

(一)定义和分类

已经有许多不同的名词被用于血压重度急性升高的情况。但多数研究者将高血压急症定义为收缩压或舒张压急剧增高(如舒张压增高到120~130 mmHg或16.0~17.3 kPa以上),同时伴有中枢神经系统、心脏或肾脏等靶器官损伤。高血压急症较少见,此类患者需要在严密监测下通过静脉给药的方法使血压立即降低。与高血压急症不同,如果患者的血压重度增高,但无急性靶器官损害的证据,则定义为高血压次急症。对此类患者,需在24~48小时内使血压逐渐下降。两者统称为高血压危象(见表4-4)。

表 4-4　高血压危象的分类

高血压急症	高血压次急症
高血压脑病	进急性恶性高血压
颅内出血	循环中儿茶酚胺水平过高
动脉硬化栓塞性脑梗死	降压药物的撤药综合征
急性肺水肿	服用拟交感神经药物
急性冠脉综合征	食物或药物与单胺氧化酶抑制剂相互作用
急性主动脉夹层	围术期高血压
急性肾衰竭	
肾上腺素能危象	
子痫	

（二）临床表现

高血压危象的症状和体征的轻重往往因人而异。一般症状可有出汗、潮红、苍白、眩晕、濒死感、耳鸣、鼻出血；心脏症状可有心悸、心律失常、胸痛、呼吸困难、肺水肿；脑部症状可有头痛、头晕、恶心、眩目、局部症状、痛性痉挛、昏迷等；肾脏症状有少尿、血尿、蛋白尿、电解质紊乱、氮质血症、尿毒症；眼部症状有闪光、点状视觉、视力模糊、视觉缺陷、复视、失明。

（三）高血压危象的治疗

1.治疗的一般原则

对高血压急症患者，需在 ICU 中严密监测（必要时进行动脉内血压监测），通过静脉给药迅速控制血压（但并非降至正常水平）。对高血压次急症患者，应在 24～48 小时内逐渐降低血压（通常给予口服降压药）。

静脉用药控制血压的即刻目标是在 30～60 分钟内将舒张压降低 10%～15%，或降到 14.7 kPa（110 mmHg）左右。对急性主动脉夹层患者，应 15～30 分钟内达到这一目标。以后用口服降压药维持。

2.高血压急症的治疗

导致高血压急症的疾病基础很多。目前有多种静脉用药可作降压之用（见表 4-5）。

表 4-5　高血压急症静脉用药的选择

	药物选择
急性肺水肿	硝普钠或乌拉地尔，与硝酸甘油和一种袢利尿剂合用
急性心肌缺血	柳氨苄心定或美托洛尔，与硝酸甘油合用。如血压控制不满意，可加用尼卡地平或非诺多泮
脑卒中	柳氨苄心定、尼卡地平或非诺多泮
急性主动脉夹层	柳氨苄心定，或硝普钠加美托洛尔
子痫	肼屈嗪，亦可选用柳氨苄心定或尼卡地平
急性肾衰竭/微血管性贫血	非诺多泮或尼卡地平
儿茶酚胺危象	尼卡地平、维拉帕米或非诺多泮

(1)高血压脑病:高血压脑病的首选治疗包括静脉注射硝普钠、柳氨苄心定、乌拉地尔或尼卡地平。

(2)脑血管意外:对任何种类的急性脑卒中患者给予紧急降压治疗所能得到的益处目前还都是推测性的,还缺少充分的临床和实验研究证据。①颅内出血:血压小于 24.0/14.0 kPa(180/105 mmHg)无须降压。血压大于 30.7/16.0 kPa(230/120 mmHg)可静脉给予柳胺苄心定、拉贝洛尔、硝普钠、乌拉地尔。血压在 24.0~30.7/20.0~16.0 kPa(180~230/150~120 mmHg)之间可静脉给药,也可口服给药。②急性缺血性脑卒中(中风):参照颅内出血的治疗方案。

(3)急性主动脉夹层:一旦确定为主动脉夹层的诊断,即应力图在 15~30 分钟内使血压降至最低可以耐受的水平(即保持足够的器官灌注)。最初的治疗应包括联合使用静脉硝普钠和一种静脉给予的 β 受体阻滞剂,其中美托洛尔最为常用。尼卡地平或非诺多泮也可使用。柳氨苄心定兼有 α 和 β 受体阻滞作用,可作为硝普钠和 β 受体阻滞剂联合方案的替代。另外,地尔硫草静脉滴注也可用于主动脉夹层。

(4)急性左心室衰竭和肺水肿:严重高血压可诱发急性左心室衰竭。在这种情况下,可给予扩血管药如硝普钠直接减轻心脏后负荷。也可选用硝酸甘油。

(5)冠心病和急性心肌梗死:静脉给予硝酸甘油是这种高血压危象时的首选药物。次选药为柳氨苄心定,静脉给予。如血压控制不满意,可加用尼卡地平或非诺多泮。

(6)围术期高血压:降压药物的选用应根据患者的背景情况,在密切观察下可选用乌拉地尔、柳氨苄心定、硝普钠和硝酸甘油等。

(7)子痫:近年来,在舒张压超过 15.3 kPa(115 mmHg)或发生子痫时,传统上采用肼曲嗪(肼苯哒嗪)静脉注射,此药能有效降低血压而不减少胎盘血流。现今在有重症监护的条件下,静脉给予柳氨苄心定和尼卡地平被认为更安全有效。如惊厥出现或迫近,可注射硫酸镁。

3.高血压次急症的治疗

对高血压次急症患者,过快降压会影响心脏和脑的血流供应(尤其是老年人),引起严重的不良反应。如果血压暂时升高的原因是容易识别的,如疼痛或急性焦虑,则合适的治疗是止痛药或抗焦虑药。如果血压增高的原因不明,可给予各种口服降压药(见表 4-6)。降压治疗的目的是使增高的血压在 24~48 小时内逐渐降低,这种治疗方法需要在发病后头几天对患者进行密切的随访。

表 4-6　治疗高血压次急症常用的口服药

药名	作用机制	剂量(mg)	说明
卡托普利	ACE 抑制剂	25~50	口服或舌下给药。最大作用见于给药后 30~90 分钟内。在体液容量不足者,易有血压过度下降。肾动脉狭窄患者禁用
硝酸甘油	血管扩张剂	1.25~2.5	舌下给药,最大作用见于 15~30 分钟内。推荐用于冠心病患者
尼卡地平	钙通道阻滞剂	30	口服或舌下给药。仅有少量心率增快。比硝苯地平起效慢而降压时间更长。可致低血压的潮红
柳氨苄心定	α 和 β 受体阻滞剂	200~1 200	口服给药。禁用于慢性阻塞性肺疾病、充血性心力衰竭恶化、心动过缓的患者。可引起低血压、眩晕、头痛、呕吐、潮红

续表

药名	作用机制	剂量(mg)	说明
可乐定	α激动剂	0.1,每20分钟一次	口服后30分钟至2小时起效,最大作用见于1~4小时内,作用维持6~8 h。不良反应为嗜睡、眩晕、口干和停药后血压反跳
呋塞米(速尿)	袢利尿剂	40~80	口服给药。可继其他抗高血压措施之后给药

在目前缺少任何对各种高血压药物长期疗效进行比较的资料的情况下,药物品种的选择应根据其作用机制、疗效和安全性资料确定。

硝苯地平和卡托普利加快心率,可乐定和柳氨苄心定则减慢心率。这对于冠心病患者特别重要。其他应注意的问题包括:柳氨苄心定慎用于支气管痉挛和心动过缓及二度以上房室传导阻滞患者;卡托普利不可用于双侧肾动脉狭窄患者。在血容量不足的患者,抗高血压药的使用均应小心。

(王文侠)

第二节　急性心力衰竭

急性心力衰竭是指由于急性心脏病变引起心排血量急骤显著减少导致组织器官灌注不足和急性淤血综合征。急性右心衰竭肺源性心脏病少见,主要为大块肺梗死引起。临床上急性左心衰竭较为常见,是严重的急危重症,抢救是否及时、合理与预后密切相关。

一、病因

急性弥漫性心肌损害,引起心肌收缩无力,如急性心肌炎、广泛性心肌梗死等。急性的机械性阻塞,引起心脏压力负荷加重,排血受阻,如严重的瓣膜狭窄、心室流出道梗阻、心房内球瓣样血栓或黏液瘤嵌顿,动脉总干或大分支栓塞等。急性心脏容量负荷加重,如外伤、急性心肌梗死或感染性心内膜炎引起的瓣膜损害,腱索断裂,心室乳头肌功能不全,间隔穿孔,主动脉窦动脉瘤破入心腔以及静脉输血或输入含钠液体过多或过快。急起的心室舒张受限,如急性大量心包积液或积血、快速的异位心率等。严重的心律失常,如心室颤动(简称室颤)、其他严重的室性心律失常、心室暂停、显著的心动过缓等,使心脏暂停排血或排血量显著减少。

二、临床表现

根据心脏排血功能减退的程度、速度和持续时间的不同以及代偿功能的差别有下列四种不同表现。

(一)昏厥

昏厥发生数秒钟可有四肢抽搐、呼吸暂停、发绀等表现。发作大多短暂,发作后意识立即恢复。

（二）休克

由于心脏排血功能低下导致心排血量不足而引起的休克。临床上除一般休克的表现外,多伴有心功能不全,肺毛细血管楔压升高,颈静脉怒张等表现。

（三）急性肺水肿

为左侧心力衰竭的主要表现。典型发作为突然、严重气急;呼吸可达 40 次/分,端坐呼吸,阵发咳嗽,面色灰白,口唇青紫,大汗,常咳出大量粉红色泡沫样痰。

（四）心搏骤停

为严重心力衰竭的表现。

三、诊断和鉴别诊断

根据典型症状和体征,诊断急性心力衰竭并不困难。主要应与其他原因(特别是血管功能不全)引起的昏厥、休克和肺水肿相鉴别。昏厥当时心律、心率无明显过缓、过速、不齐或暂停,又无引起急性心功能不全的心脏病基础的,可排除心源性昏厥。心源性休克时静脉压和心室舒张末期压升高,与其他原因引起的休克不同。肺水肿伴肺部哮鸣音时应与支气管哮喘鉴别,此时心尖部奔马律有利于肺水肿的诊断。其他原因引起的肺水肿,如化学或物理因素引起的肺血管通透性改变(感染、低蛋白血症、过敏、有毒气体吸入和放射性肺炎、肺间质淋巴癌性浸润等)或胸腔负压增高(胸腔穿刺放液过快或过多)、支气管引流不畅(液体吸入支气管或咳嗽反射消失)等。根据相应的病史和体征不难与急性心力衰竭引起的肺水肿鉴别,但心脏病患者可由非心源性原因引起肺水肿,而其他原因引起的肺水肿合并心源性肺水肿的也并不罕见。应全面考虑,做出判断。

四、治疗

首先根据病因给予相应的处理。

（一）心源性昏厥发作的治疗

心源性昏厥大多数较短暂,但有反复发作的可能,治疗应包括预防发作。昏厥发生于心脏排血受阻者,经卧位或胸膝位休息、保暖和给氧后,常可缓解。由于房室瓣口被血栓或肿瘤阻塞者,发作时改变体位可能使阻塞减轻或发作中止。由于严重心律失常引起者,应迅速控制心律失常。彻底治疗在于祛除病因,如手术解除流出道梗阻、切除血栓或肿瘤、控制心律失常的发作等。

（二）急性肺水肿的治疗

1.治疗原则

(1)降低左房压和(或)左室充盈压。

(2)增加左室搏出量。

(3)减少循环血量。

(4)减少肺泡内液体渗入,保证气体交换。

2.具体措施

(1)使患者取坐位或半卧位,两腿下垂,使下肢静脉回流减少。

(2)给氧:面罩给氧较鼻导管给氧效果好。

(3)镇静:静脉注射 3～5 mg 吗啡,可迅速扩张体静脉,减少静脉回心血量,降低左房压。

(4)舌下或静脉滴注硝酸甘油可迅速降低肺毛细血管楔压或左心房压,缓解症状的效果很显著,但有引起低血压的可能。确定收缩压在 13.3 kPa(100 mmHg)以上后,舌下含服首剂 0.3 mg,5 分钟后复查血压,再给 0.3～0.6 mg,5 分钟后再次测血压。如收缩压降低至 12 kPa (90 mmHg)或以下,应停止给药。静脉滴注硝酸甘油的起始剂量为 10 μg/min,在血压测定监测下,每 5 分钟增加 5～10 μg,直至症状缓解或收缩压下降至 12 kPa(90 mmHg)以下。继续以有效剂量维持静脉滴注,病情稳定后逐步减量至停用,突然中止静脉滴注可能引起症状反跳。

(5)静脉注射呋塞米 40 mg 或依他尼酸钠 50 mg(以 50%葡萄糖溶液稀释),前者在利尿作用开始前即可通过扩张静脉系统降低左房压,减轻呼吸困难症状。给药后 15～30 分钟尿量开始下降。对血压偏低的患者,尤其是急性心肌梗死或主动脉狭窄引起的肺水肿患者应慎用,以免引起低血压或休克。

3.其他辅助治疗

(1)静脉注射氨茶碱 0.25 g(50%葡萄糖溶液 40 mL 稀释,15～20 分钟注完)可解除支气管痉挛,减轻呼吸困难。还可能增强心肌收缩,扩张周围血管,降低肺动脉压和左心房压。

(2)洋地黄制剂对室上性快速心律失常引起的肺水肿有显著疗效。洋地黄减慢房室传导,使心室率减慢,从而改善左心室充盈,降低左房压。静脉注射毛花苷 C 或地高辛,对 1 周未用过地高辛者首次应给予毛花苷 C 0.6 mg,地高辛 0.5～0.75 mg;1 周内用过地高辛者则宜从小剂量开始。

(3)高血压性心脏病引起的肺水肿,静脉滴注硝普钠,可迅速有效地减轻心脏前后负荷,降低血压。用法为 15～20 μg/min 开始,每 5 分钟增加 5～10 μg,直至症状缓解,或收缩压降低到 13.3 kPa(100 mmHg)以下。有效剂量维持至病情稳定,以后逐步减量、停药。突然停药可引起反跳。长期用药可引起氰化物和硫氰酸盐中毒,因而近年来已逐渐被硝酸甘油取代。酚妥拉明静脉滴注 0.1～1 mg/min,也有迅速降压和减轻后负荷的作用,但可致心动过速,且降低前负荷的作用较弱,近年来已较少采用。

(4)伴低血压的肺水肿患者,宜先静脉滴注多巴胺 2～10 μg/min,保持收缩压在 13.3 kPa (100 mmHg),再进行扩血管药物治疗。

(5)静脉穿刺放血 300～500 mL,可用于上述治疗无效的肺水肿患者,尤其是大量快速输液或输血所致的肺水肿。

(王文侠)

第三节 慢性心力衰竭

慢性原发性心肌病变和心室长期压力或容量负荷过重,可分别引起原发性或继发性心肌舒缩功能受损。在早期,通过代偿调节,尚能使心室每搏量和心排血量(心排血量)满足休息和活动时组织代谢的需要;在后期,即使通过充分代偿调节已不能维持足够的每搏量和心排血量。前者称为慢性心功能不全的代偿期,亦称潜在性、代偿性或无症状性心功能不全;后者称为慢性心功能不全的失代偿期,亦称为失代偿性心功能不全。由于慢性心功能不全的失代偿期大多有各器官阻性充血(或淤血)的表现,因而通常称为充血性心力衰竭,亦称有症状性心力衰竭。

一、病因

先天或获得性心肌、心瓣、心包或大血管、冠脉结构异常,导致血流动力功能不全是慢性心功能不全的基础病因。成人充血性心力衰竭的常见的病因为冠状动脉粥样硬化心脏病(冠心病)、高血压心脏病(高心病)、瓣膜病、心肌病和肺源性心脏病(肺心病)。其他较常见的病因有心肌炎、肾炎和先天性心脏病。较少见的易被忽视的病因有心包疾病、甲状腺功能亢进与减退症、贫血、维生素 B_1 缺乏病、动静脉瘘、心房黏液瘤以及肿瘤、结缔组织疾病、高原病及少见的内分泌病等。

上述心力衰竭的基本原因,可通过下列机制影响心功能,引起心力衰竭。①原发性心肌收缩力受损:包括心肌梗死、心肌炎症、变性或坏死(如冠心病、肺心病、心肌病等)、心肌缺氧或纤维化(如冠心病、肺心病、心肌病等)、心肌的代谢、中毒性改变等,都使心肌收缩力减弱而导致心力衰竭。②心室的压力负荷(后负荷)过重:肺及体循环高压,左、右心室流出道狭窄,主动脉瓣或肺动脉瓣狭窄等,均能使心室收缩时阻力增高、后负荷加重,引起继发性心肌舒缩功能减弱而导致心力衰竭。③心室的容量负荷(前负荷)过重:瓣膜关闭不全、心内或大血管间左至右分流等,使心室舒张期容量增加,前负荷加重,也可引起继发性心肌收缩力减弱和心力衰竭。④高动力性循环状态:主要发生于贫血、体循环动静脉瘘、甲状腺功能亢进症、维生素 B_1 缺乏性心脏病,由于周围血管阻力降低,心排血量增多,也能引起心室容量负荷加重,导致心力衰竭。⑤心室前负荷不足:二尖瓣狭窄,心脏压塞和限制型心肌病等,引起心室充盈受限,体、肺循环充血。

心力衰竭的诱发因素常见有以下 9 种。①感染:呼吸道感染为最多,其次为风湿热。在儿童风湿热则占首位。女性患者中泌尿系感染亦常见。亚急性感染性心内膜炎也常因损害心瓣膜和心肌而诱发心力衰竭。②过度体力活动和情绪激动。③钠盐摄入过多。④心律失常,特别是快速性心律失常,如伴有快速心室率的心房颤动(房颤)、心房扑动(房扑)。⑤妊娠和分娩。⑥输液(特别是含钠盐的液体)、输血过快和(或)过多。⑦洋地黄过量或不足。⑧药物作用:使用抑制心肌收缩力的药物,如 β 受体阻滞药,体内儿茶酚胺的消耗药物(如利血平类),交感神经节阻滞药(如胍乙啶)和某些抗心律失常药物(如奎尼丁、普鲁卡因胺、维拉帕米等);水钠潴留,激素和药物的应用,如肾上腺皮质激素等造成水钠潴留。⑨其他:出血和贫血、肺栓塞、室壁瘤、心肌收缩不协调、乳头肌功能不全等。

二、临床表现和实验室检查

按心力衰竭开始发生于哪一侧和充血主要表现的部位,将心力衰竭分为左侧心力衰竭、右侧心力衰竭和全心衰竭。心力衰竭开始发生在左侧心脏,以肺充血为主的称为左侧心力衰竭;开始发生在右侧心脏并以肝、肾等器官和周围静脉淤血为主的,称为右侧心力衰竭。两者同时存在的称全心衰竭。以左侧心力衰竭开始的情况较为多见,大多经过一段时间发展为肺动脉高压而引起右侧心力衰竭。单独的右侧心力衰竭较少见。

(一)左侧心力衰竭

可分为左心室衰竭和左心房衰竭两种。左心室衰竭多见于高血压心脏病、冠心病、主动脉病变和二尖瓣关闭不全。急性肾小球肾炎和风湿性全心炎是儿童和少年患者左心室衰竭的常见病因。二尖瓣狭窄时,左心房压力明显增高,也有肺充血表现,但非左心室衰竭引起,因而称为左心房衰竭。

1.症状

(1)呼吸困难:是左侧心力衰竭的主要症状。不同情况下肺充血的程度有差异,呼吸困难的表现有下列不同形式。①劳力性呼吸困难:开始仅在剧烈活动或体力劳动后出现呼吸急促,如登楼、上坡或平地快走等活动时出现气急。随肺充血程度的加重,可逐渐发展到更轻的活动时或体力劳动后、甚至休息时,也发生呼吸困难。②端坐呼吸:一种由于平卧时极度呼吸困难而必须采取的高枕、半卧位或坐位以解除或减轻困难的状态。程度较轻的,高枕或半卧位时无呼吸困难;严重的必须端坐;最严重的即使端坐床边,两腿下垂,上身向前,双手紧握床边,仍不能缓解严重的呼吸困难。③阵发性夜间呼吸困难:又称心源性哮喘,是左心室衰竭早期的典型表现。呼吸困难可连续数夜,每夜发作或间断发作。典型发作在夜间熟睡1~2小时后,患者因气闷、气急而突然惊醒,被迫立即坐起,可伴阵咳、哮鸣性呼吸音或泡沫样痰。发作较轻的采取坐位后十余分钟至1小时左右呼吸困难自动消退,患者又能平卧入睡,次日白天无异常感觉。严重的可持续发作,阵发咳嗽,咳粉红色泡沫样痰,甚至发展成为急性肺水肿。由于早期呼吸困难多在夜间发作,开始常能自动消退,白天症状可不明显,因而并不引起患者注意。即使就医,也常因缺少心力衰竭的阳性体征而被忽视。发作时伴阵咳或哮鸣的可被误诊为支气管炎或哮喘。④急性肺水肿:急性肺水肿的表现与急性左心功能不全相同。

(2)体力下降:倦怠、乏力、运动耐力减弱。

2.体征

(1)原有心脏病的体征。

(2)陈-施呼吸:见于严重心力衰竭,预后不良。呼吸有节律地由暂停逐渐增快、加深,再逐渐减慢、变浅,直到再停,0.5~1分钟后呼吸再起,如此周而复始。脑缺氧严重的患者还可伴有嗜睡、烦躁、神志错乱等精神症状。

(3)左心室增大:心尖冲动向左下移位,心率增快,心尖区有舒张期奔马律,肺动脉瓣区第二心音亢进,其中舒张期奔马律最有诊断价值,在患者心率增快或卧位并做深呼气时更容易听到。左心室扩大还可形成相对性二尖瓣关闭不全,产生心尖区收缩期杂音。

(4)交替脉:脉搏强弱交替。轻度交替脉仅能在测血压时发现。

(5)肺部啰音:阵发性呼吸困难或急性肺水肿时可有粗大湿啰音,满布两肺,并可伴有哮鸣音。

(6)胸腔积液:左侧心力衰竭患者中的25%有胸腔积液。胸腔积液可局限于肺叶间,也可呈单侧或双侧胸腔积液,胸腔积液蛋白含量高,心力衰竭好转后消退。

3.早期X线检查

肺静脉充盈左侧心力衰竭在X线检查时仅见肺上叶静脉扩张、下叶静脉较细,肺门血管阴影清晰。在肺间质水肿期可见肺门血管影增粗、模糊不清,肺血管分支扩张增粗,或肺叶间淋巴管扩张。在肺泡水肿阶段,开始可见密度增高的粟粒状阴影,继而发展为云雾状阴影。急性肺水肿时可见自肺门伸向肺野中部及周围的扇形云雾状阴影。此外,左侧心力衰竭有时还可见认到局限性肺叶间、单侧或双侧胸腔积液;慢性左侧心力衰竭患者还可以有叶间胸膜增厚,心影可增大(左心室增大)。

(二)右侧心力衰竭

多由左侧心力衰竭引起。出现右侧心力衰竭后,由于右心室排血量减少,肺充血现象有所减轻,呼吸困难亦随之减轻。单纯右侧心力衰竭多由急性或慢性肺心病引起。

1.症状

主要由慢性持续淤血引起各脏器功能改变所致,如长期消化道淤血引起的食欲缺乏、恶心、呕吐等;肾脏淤血引起尿量减少、夜尿多、蛋白尿和肾功能减退;肝淤血引起上腹饱胀,甚至剧烈腹痛,长期肝淤血可引起黄疸、心源性肝硬化。

2.体征

(1)原有心脏病体征。

(2)心脏增大:以右心室增大为主者可伴有心前区抬举性搏动(胸骨左缘心脏冲动有力且持久)。心率增快,部分患者可在胸骨左缘相当于右心室表面处听到舒张早期奔马律。右心室明显扩大可形成功能性三尖瓣关闭不全,产生三尖瓣区收缩期杂音,吸气时杂音增强。

(3)静脉充盈:颈外静脉充盈为右侧心力衰竭的早期表现。半卧位或坐位时在锁骨上方见到颈外静脉充盈,或颈外静脉充盈最高点距离胸骨角水平 10 cm 以上,都表示静脉压增高,常在右侧较明显。严重右侧心力衰竭静脉压显著升高时,手背静脉和其他表浅静脉也充盈,并可见静脉搏动。

(4)肝大和压痛:出现也较早,大多发生于皮下水肿之前。肝大剑突下较肋下肋缘明显,质地较软,具有充实饱满感,边缘有时扪不清,叩诊剑突下有浊音区,且有压痛。压迫肝脏(或剑突下浊音区)时可见颈静脉充盈加剧(肝-颈静脉反流现象)。随心力衰竭的好转或恶化,肝大可在短时期内减轻或增剧。右侧心力衰竭突然加重时,肝脏急性淤血,肝小叶中央细胞坏死,引起肝脏急剧增大,可伴有右上腹与剑突下剧痛和明显压痛、黄疸,同时血清 ALT 常显著升高,少数人甚至达 1000 U。一旦心力衰竭改善,肝大和黄疸消退,血清转氨酶也在 1~2 周内恢复正常。长期慢性右侧心力衰竭引起心源性肝硬化时,肝触诊质地较硬,压痛可不明显,常伴黄疸、腹水及慢性肝功能损害。

(5)下垂性水肿:早期右侧心力衰竭水肿常不明显,多在颈静脉充盈和肝大明显后才引起凹陷性水肿。水肿最早出现在身体的下垂部位,起床活动者以足、踝内侧和胫前较明显,仰卧者骶区消肿;侧卧者卧侧肢体水肿显著。病情严重可发展到全身水肿。

(6)胸腔积液和腹水:胸膜静脉回流至上腔静脉、支气管静脉和肺静脉,右侧心力衰竭时静脉压增高,可有双侧或单侧胸腔积液。双侧胸腔积液时,右侧量常较多,单侧胸腔积液也以右侧为多见,其原因不明。胸腔积液含蛋白量较高(2~3 g/100 mL),细胞数正常。大量腹水多见于三尖瓣狭窄、三尖瓣下移和缩窄性心包炎,亦可见于晚期心力衰竭和右心房球形血栓堵塞下腔静脉入口时。

(7)心包积液:少量心包积液在右侧心力衰竭或全心衰竭时不少见。

(8)发绀:长期右侧心力衰竭患者大多数有发绀,可表现为面部毛细血管扩张、青紫和色素沉着。

(9)其他:晚期患者可有明显营养不良、消瘦甚至恶病质。

3.实验室检查

(1)静脉压增高:肘静脉压超过 1.37 kPa(14 cmH$_2$O)或重压肝脏 0.5~1 分钟后上升 0.098~0.196 kPa(1~2 cmH$_2$O)以上的,提示有右侧心力衰竭[我国 1425 例正常成年人测定正常范围0.29~1.37 kPa(3~14 cmH$_2$O),平均 0.97 kPa(9.9 cmH$_2$O)]。

(2)血液检查:血清胆红素和丙氨酸氨基转移酶(ALT)可略增高。

(3)尿的改变:可有轻度蛋白尿、尿中有少量透明或颗粒管型和少量红细胞,可有轻度氮质血症。

(三)舒张性心力衰竭

正常心脏舒张期等容弛张阶段心室腔压力快速下降,持续至二尖瓣开放后,进入快速充盈阶段,再经过缓慢充盈和心房收缩阶段,心室充盈量在肺静脉平均压低于 1.6 kPa(12 mmHg)时足以提供适应机体需要的心排血量。舒张功能障碍时,心室舒张和(或)充盈不良,充盈压增高,充盈量减少,左心房和肺静脉压相应增高。心室充盈量在肺静脉平均压等于 1.6 kPa(12 mmHg)条件下才能提供足以适应机体需要的心排血量。舒张性功能障碍的主要后果是心室充盈压增高,与其上游静脉压增高所致肺或体循环淤血。

舒张功能障碍可表现为舒张早期心室功能受损和(或)心室顺应性减低,起始通过充盈压增高可能维持静息时每搏量正常,但常难以满足机体需要增高时的心排血量。心力衰竭患者大多有左室收缩功能障碍伴不同程度舒张功能障碍;部分患者以左室舒张功能障碍为主,静息时收缩功能正常或接近正常。心肌缺血、心肌肥厚和心肌纤维性变是舒张功能障碍常见的病理基础。最常见的病因包括冠心病、原发性高血压病、糖尿病、主动脉瓣狭窄、肥厚型心肌病、限制型心肌病等。心室顺应性降低也见于部分高龄正常人。

舒张性心力衰竭的临床表现可从无症状、运动耐力下降到气促、肺水肿。急性心肌缺血或高血压未满意控制的患者可出现急性舒张功能不全所致急性肺水肿。

超声心动图多普勒测定或核素心肌显影评估收缩和舒张功能是诊断舒张和(或)收缩功能障碍的常用方法。目前大多数采用多普勒超声心动图二尖瓣血流频谱间接测定心室舒张功能。

(四)心功能的判定和分级

心功能指心脏做功能力的限度。NYHA 心功能的限度美国纽约心脏病学会据患者自觉症状的分级。① I 级:体力活动不受限,一般体力活动不引起过度的乏力、心悸、气促和心绞痛。② II 级:轻度体力活动受限,静息时无不适,但低于日常活动量即致乏力、心悸、气促或心绞痛。③ III 级:体力活动明显受限,静息时无不适,但低于日常活动量即致乏力、心悸、气促或心绞痛。④ IV 级:不能无症状地进行任何体力活动,休息时可有心力衰竭或心绞痛症状,任何体力活动都加重不适。

1994 年 3 月上述分级方案修订时,增加了客观评价指标(包括心电图、负荷试验、X 线、超声心动图和核素显影检查结果)定为:A.无心血管疾病的客观依据。B.有轻度心血管疾病的客观依据。C.有中等程度心血管疾病的客观依据。D.严重心血管疾病的客观依据。轻、中、重心血管病的定义难以确切标明,由临床医师主观判断。

联合症状和客观指标分级可能弥补原有方案主观症状与客观指标分离,仅反映血流动力学的症状变化等不足。如客观检查示严重主动脉瓣狭窄或严重冠脉狭窄的患者,自觉症状不明显或极轻微,联合分级定为 I D。而客观检查示轻度主动脉瓣狭窄或轻度冠脉狭窄的无症状患者,则定为 I B。又如 LVEF 均 $<35\%$ 的无症状左室收缩功能障碍者定为 I C,而有症状性心力衰竭者定为 II ~ III C。

本分组简便易行,新修订的联合指标分级在对比不同临床试验人选对象的心功能状态、评价治疗效果以及分析不同亚组的治疗影响时,均很有帮助。

三、诊断

典型的心力衰竭诊断并不困难。左侧心力衰竭的诊断依据为原有心脏病的体征和体循环淤血的表现,且患者大多有左侧心力衰竭的病史。

值得注意的是心力衰竭的早期诊断。早期心力衰竭患者症状可不明显,常能自由活动,坚持工作,劳力性气促和阵发性夜间呼吸困难是左侧心力衰竭的早期症状,但常不引起注意,并常因白天就诊缺少阳性体征而被忽视,如不详细询问病史、不仔细检查、未发现舒张期奔马律及X线典型表现,易被漏诊。颈静脉充盈和肝大是右侧心力衰竭的早期症状,易被忽视。心力衰竭时肝大等也不一定都是心力衰竭所致。如劳力性气促可由阻塞性肺气肿、肺功能不全、肥胖或身体虚弱引起。夜间呼吸困难也可由支气管哮喘发作引起。肺底湿啰音可由慢性支气管炎、支气管扩张或肺炎引起。心力衰竭引起的湿啰音大多为两侧对称性的,偶见于单侧,或仅有哮鸣音。下肢水肿可由静脉曲张、静脉炎、肾脏或肝脏疾病、淋巴水肿等所致,还可在久坐或月经前后、妊娠后期发生;妇女原因不明性下肢水肿亦不少见。另外,心力衰竭时可因长期卧床液体积聚在腰骶部而不发生下肢水肿。肝大可由血吸虫病、肝炎、脂肪肝引起。颈静脉充盈可由肺气肿或纵隔瘤压迫上腔静脉引起。胸腔积液可由胸膜结核、肿瘤和肺梗死引起;腹水也可由肝硬化、低蛋白血症、腹膜结核、肿瘤引起。

心力衰竭时常伴心脏扩大,但正常大小的心脏也可发生心力衰竭,如急性心肌梗死。肺气肿时心脏扩大可被掩盖;心脏移位或心包积液又可被误认为心脏扩大。

X线是确诊左心肺间质水肿期的主要依据,还有助于心力衰竭和肺部疾病的鉴别。超声心动图不能确诊心力衰竭,但是区分收缩或舒张功能不全的主要手段,还能评估心脏结构和功能,帮助确立心力衰竭病因。静脉压测定有助于确诊早期右侧心力衰竭。血流动力学监测不适用于慢性心力衰竭的诊断。心电图和血生化指标则对心力衰竭诊断无帮助。

四、并发症

血流迟缓和长期卧床可导致下肢静脉血栓形成,继而发生肺栓塞和肺梗死,此时有胸痛、咯血、黄疸、心力衰竭加重甚至休克等表现。左、右心腔内附壁血栓可分别引起体动脉和肺动脉栓塞;体动脉栓塞可致脑、肾、脾、肠系膜梗死及上、下肢坏死。有卵圆孔未闭者,体循环静脉血栓脱落形成的栓子,有可能在到达右穿过未闭的卵圆孔到达左房,再经左房进入体循环,形成所谓反常栓塞。长期卧床患者特别是有肺水肿者极易并发呼吸道感染,特别是支气管肺炎。

五、防治

近年来对心力衰竭的防治有重大进展。评价疗效的方法除根据症状、血流动力学效应、运动耐量和生活质量的改善外,还增加了长期治疗的安全性、病死率、生存期、神经激素系统激活程度等指标。治疗药物也在ARB/ACEI、β受体阻滞剂、醛固酮受体拮抗剂基础上,考虑血管紧张素受体-脑啡肽酶抑制剂——沙库巴曲缬沙坦治疗。

具体措施包括以下几方面。

(一)病因防治

风湿性心瓣膜病在我国仍属慢性心力衰竭的常见病因。应用青霉素治疗链球菌感染,已使风湿热和风湿性心瓣膜病在发达国家基本绝迹。择期手术治疗心瓣膜病,有效地控制高血压以及积极防治冠脉病变与心肌缺血等病因治疗;消除心力衰竭的诱因如控制感染、避免体力过劳和精神刺激等,可预防心力衰竭的发生。

（二）收缩性心力衰竭的治疗

1.减轻心脏负荷

包括减少体力活动和精神刺激。严重者宜绝对卧床休息，在心功能逐步改善过程中，适当下床活动，以免卧床休息过久并发静脉血栓形成或肺炎。此外，应注意解除精神负担，必要时给予小量镇静药。

2.限制钠盐的摄入

适当限制日常饮食中的钠盐摄入量，食盐量日 2～5 g，忌盐腌制食物。应用利尿药引起大量利尿时，钠盐限制不宜过严，以免发生低钠血症。

3.利尿药的应用

利尿药通过抑制肾小管不同部位的 Na^+ 重吸收，或增加肾小球 Na^+ 的滤过，增进 H_2O、Na^+ 排出，从而降低心室充盈压，减轻肺循环和（或）体循环淤血所致临床症状，其疗效肯定，但对心力衰竭整体过程的影响（如生存率等）不明，长期应用利尿药理论上可能产生以下不良反应：①降低心排血量，从而激活 RAS，血浆肾素和醛固酮增高。②导致低钾血症。③降低糖耐量。④导致高尿酸血症。⑤导致高脂血症。⑥导致室性心律失常。目前利尿药为治疗心力衰竭伴水钠潴留患者的一线药物，大多与其他心力衰竭的治疗药物（如地高辛、ACEI）联合应用，单纯舒张性心力衰竭利尿药宜慎用。

常用的利尿药：①噻嗪类利尿药。氢氯噻嗪 12.5～50 mg/d，氯噻酮 12.5～50 mg/d，美托拉宗1～10 mg/d，氯噻嗪 250～1000 mg/d。②袢利尿药。呋塞米口服 20～40 mg/d，布美他尼口服0.5～1 mg/d，依他尼酸口服 25～50 mg/d。③保钾利尿药。螺内酯 25～75 mg/d，阿米洛利2.5～7.5 mg/d，氨苯蝶啶 50～100 mg/d。

合理应用利尿药：①利尿药适用于有左或右心室充盈压增高表现的患者，如颈静脉充盈伴静脉压增高，肝大伴肝颈静脉反流征阳性，劳力性或夜间阵发气促，肺淤血，肺水肿以及心源性水肿等。②急性心力衰竭伴肺水肿时，静脉推注袢利尿药（呋塞米）是首选治疗。其静脉扩张作用可在利尿作用出现前迅速减轻前负荷与症状。③轻度钠潴留患者应用噻嗪类利尿药常可获得满意疗效，中度以上钠潴留患者多需应用袢利尿药。起始先用小剂量间断治疗，如每周 2～3 次，利尿效果不满意时，再增加剂量和（或）连续服用，病情减轻后再间断给药。定期测体重可及时发现隐性水肿，以调节利尿药用量。连续利尿应注意预防低钾血症，可联用保钾利尿药。④重度心力衰竭或伴肾功能不全的患者，宜选用袢利尿药，也可联用袢利尿药和美托拉宗。注意大量利尿所致并发症。⑤顽固性水肿大多联合应用利尿药，如大剂量袢利尿药和噻嗪类、保钾利尿药联用，间断辅以静脉推注袢利尿药。噻嗪类或袢利尿药与 ACEI 联用，可减少利尿药引起低钾血症和RAS 系统激活等不良反应，降低耐药性的发生率。联用时应密切观察血压、血容量、肾功能与血电解质改变。

（三）正性肌力药物的应用

由于慢性心力衰竭患者心肌收缩力减弱，改善心肌收缩功能曾被认为是心力衰竭的首要治疗。正性肌力药物主要有以下几种。

1.洋地黄类

常用洋地黄类药物见表4-7。

（1）禁忌证：①洋地黄过量或中毒。洋地黄过量或中毒的表现之一是心力衰竭症状加重，常被误诊为剂量不足而盲目增加洋地黄量，甚至因而致死。②肥厚性梗阻型心肌病并发心力衰竭的病理生理机制为心室舒张不全与收缩过度,因而属单纯舒张性心力衰竭。洋地黄不能改善心室舒张功能,其正性收缩作用可使流出道梗阻加重,因而除并发心房颤动或其他房性快速心律失常外,不宜用洋地黄治疗。③房室阻滞。部分或完全性房室阻滞都属于洋地黄应用的禁忌证。但如并发急性肺水肿,来不及置人工心脏起搏器治疗时,可在严密观察下试用快速作用的洋地黄制剂,并在病情许可时安置起搏器。起搏器安置后仍有心力衰竭表现的患者,可以加用洋地黄治疗。④室性期前收缩和室性心动过速(室速)曾被列为洋地黄应用的禁忌证。但由心力衰竭引起的室性期前收缩或室性心动过速以及因室性期前收缩或室性心动过速而加重的心力衰竭,而能排除洋地黄过量,则洋地黄治疗可中断上述的恶性循环。

表 4-7　用于慢性心力衰竭的洋地黄类药物

制剂	给药途径	作用时间				负荷量		平均每天维持量
		开始	高峰	持续	消失	剂量	给药法	
洋地黄	口服	2～4 小时	8～12 小时	4～7 天	2～3 周	0.7 g	3 次/天,每次 0.1 g(首剂0.2 g)共 2 天	0.05 g
洋地黄毒苷	口服	2～4 小时	8～12 小时	4～7 天	2～3 周	0.7 mg	3 次/天,每次 0.1 mg(首剂0.2 mg)共 2 天	0.05 mg
地高辛	口服	1～2 小时	4～12 小时			1.5 mg	3 次/天,每次 0.25 mg共 2 天	0.25～0.375 mg
	静脉	10 分钟	第一峰30～60 分钟第二峰4～6 小时	1～2 小时	3～6 天	0.75 mg	首剂 0.25～0.5 mg,4～6 小时后可再注射0.25 mg	
毛花苷 C	静脉	10 分钟	1～2 小时	1～2 天	3～6 天	0.8 mg	首剂 0.6 mg 或 0.4 mg,2～4 小时后再注射 0.2～0.4 mg	
毒毛花苷 K	静脉	5 分钟	1 小时	1～2 天	2～3 天	0.25～0.375 mg	首剂 0.25 mg,必要时可在 2 小时后再注射 0.125 mg	

(2)预防性用药:已证明尚能维持代偿功能。使用洋地黄也能提高心肌工作效率,因而有主张在特殊条件下用洋地黄预防心力衰竭的。如:①准备进行心内手术的患者,术前洋地黄预防治疗。为避免手术完毕直流电复律并发严重室性快速心律失常,一般于术前 2 天停用。②缩窄性心包炎、心包剥离术前用洋地黄可预防术后严重心力衰竭和心源性休克。

(3)给药方法:一般每天给予维持量即可。为使洋地黄制剂较早出现疗效,可选用毛花苷 C 或地高辛,先给负荷量继以维持量,负荷量可分次给予。3 天内用过地高辛的一般不用负荷量,但如病情需要,可小剂量分次给药,并密切观察疗效及毒副反应。对急性左侧心力衰竭和心室率快速的房性快速心律失常(伴或不伴心力衰竭)患者,宜将负荷量一次给予。急性心肌梗死、急性心肌炎、肺心病、黏液性水肿或贫血等引起的心力衰竭,负荷量不宜过大,并应分次给予。肾功能不全者禁用负荷量。

2.非洋地黄类正性肌力药

(1)肾上腺素能受体兴奋药:多巴胺是去甲肾上腺素的前体,其作用随应用剂量的大小而表现不同,较小剂量[2 μg/(kg·min)]表现为心肌收缩力增强,血管扩张,特别是肾小动脉扩张,心率加快不明显。这些都是治疗心力衰竭所需的作用。如果大剂量或更大剂量[5~10 μg/(kg·min)]则可出现心力衰竭不利的相反作用。

此外,患者对多巴胺的反应个体差异较大,应由小剂量开始逐渐增量,以不引起心率加快及血压升高为度。

(2)磷酸二酯酶抑制药:氨力农用量为负荷量 0.75 mg/kg,稀释后静脉注入,再以5~10 μg/(kg·min)静脉滴注,每天总量 100 mg。米力农用量为 0.75 mg/kg,稀释后静脉注入,再以0.5 μg/(kg·min)静脉滴注4 小时。

(四)血管紧张素转换酶抑制药的应用

提早对心力衰竭治疗,从心脏尚处于代偿期而无明显症状时,即开始给予 ACE 抑制药的干预治疗是心力衰竭治疗方面的重要进展。通过 ACE 抑制药限制心肌、小血管重构,以达到维护心肌的功能,推迟充血性心力衰竭的到来,降低远期死亡率。

ACE 抑制药目前种类很多,在选择应用时主要考虑其半衰期的长短,确定用药剂量及每天次数。卡托普利为最早用于临床的含巯基的 ACE 抑制药,用量为 12.5~25 mg,每天 2 次;贝那普利半衰期较长并有 1/3 经肝脏排泄,对有早期肾功能损害者较适用,用量为 5~10 mg,每天1 次;培哚普利亦为长半衰期制剂,可每天用一次 2~4 mg。

(五)β 受体阻滞药的应用

从传统的观念看来 β 受体阻滞药以其负性肌力作用而禁用于心力衰竭。但现代观点认为心力衰竭时心脑的代偿机制虽然在早期能维持心脏排血功能,但在长期的发展过程中将对心肌产生有害的影响,加速患者的死亡。代偿机制中交感神经兴奋性的增强是一个重要的组成部分,而β 受体阻滞药可对抗这一效应。为此 20 世纪 80 年代以来不少学者在严密观察下审慎地进行了β 受体阻滞药治疗心力衰竭的临床验证,其中一项较大规模的试验应用美托洛尔治疗扩张型心肌病心力衰竭,与对照组相比其结果证实患者不仅可以耐受用药,还可以降低致残率、住院率、提高运动量。

进一步研究是 β 受体阻滞药的制剂选择问题,美托洛尔选择性阻滞 $β_1$,受体而无血管扩张作用;卡维地洛作为新的非选择性并有扩张血管作用的 β 受体阻滞药,用于心力衰竭治疗,大规模临床试验其结果优于美托洛尔,可明显降低病死率、住院率以及提高患者的运动耐量。

由于 β 受体阻滞药确实具有负性肌力的作用,临床应用仍应十分慎重。待心力衰竭情况稳定后,首先从小剂量开始,逐渐增加剂量,适量维持。

(六)舒张性心力衰竭的治疗

舒张性心力衰竭的治疗原则与收缩功能不全有所差别,主要措施如下。

(1)β 受体阻滞药:改善心肌顺应性,使心室的容量-压力曲线下降,表明舒张功能改善。

(2)钙通道阻滞药:降低心肌细胞内钙浓度,改善心脏主动舒张功能,主要用于肥厚型心肌病。

(3)ACE 阻滞药:有效控制高血压,从长远来看改善心肌及小血管重构,有利于改善舒张功能,最适用于高血压心脏病及冠心病。

(4)尽量维持窦性心律,保持房室顺序传导,保证心室舒张期充分容量。

(5)对肺淤血症状较明显者,可适量应用静脉扩张药(硝酸甘油制剂)或利尿药降低前负荷,但不宜过度,因过分的减少前负荷可使心排血量下降。

(6)在无收缩功能障碍的情况下,禁用正性肌力药物。

(七)血管紧张素受体-脑啡肽酶抑制剂(ARNI)治疗

心力衰竭的神经内分泌发病机制是一个里程碑式的发现,针对交感神经激活的β受体阻滞剂和针对肾素-血管紧张素-醛固酮系统的血管紧张素转化酶抑制剂、血管紧张素受体拮抗剂、醛固酮拮抗剂能显著改善心力衰竭患者的预后,已成为心力衰竭治疗的基石。但即使给予了"最适治疗",心力衰竭的死亡率、致残率仍很高,新的治疗靶点研发紧迫。血管紧张素受体-脑啡肽酶抑制剂是近年来心力衰竭治疗上的重要发现。

脑啡肽酶抑制剂可通过抑制脑啡肽酶水平提高脑啡肽浓度,因此对心衰有良好的治疗作用。但是,单独应用脑啡肽酶抑制剂会使肾上腺髓质素、缓激肽、血管紧张素Ⅱ和内皮素Ⅰ浓度升高,以致血管收缩和舒张效果互相抵消。沙库巴曲缬沙坦通过将血管紧张素Ⅱ受体阻滞剂(ARB)与脑啡肽酶抑制剂整合到一起解决了这一问题。

《舒张性心力衰竭诊断和治疗专家共识》指出,收缩性心衰合并心室舒张功能障碍患者应用沙库巴曲缬沙坦可减少心衰住院率和心血管死亡风险。

(八)"顽固性心力衰竭"及不可逆心力衰竭的治疗

"顽固性心力衰竭"又称为难治性心力衰竭,是指经过各种治疗,心力衰竭不见好转,甚至还有进展者,但并非心脏情况已至终末期不可逆转者。对这类患者应努力寻找潜在的原因,并纠正,如风湿活动、感染性心内膜炎、贫血、甲状腺功能亢进症、电解质紊乱、洋地黄类过量、反复发生的小面积肺栓塞等。或者患者是否有与心脏无关的其他疾病如肿瘤等。同时调整心力衰竭用药,强效利尿药和血管扩张药及正性肌力药物联合应用等。对重度顽固性水肿也有试用血液超滤法。

对不可逆心力衰竭患者大多是病因无法纠正的,如扩张型心肌病、晚期缺血性心肌病患者,心肌情况已至终末状态不可逆转。其唯一的出路是心脏移植。从技术上看心脏移植成功率已很高,5年存活率已可达60%,但限于我国目前条件,尚无法普遍开展。

(王文侠)

第五章

呼吸内科常见疾病

第一节 流行性感冒

一、概述

流行性感冒(简称流感)是由流行性感冒病毒引起的急性呼吸道传染病,是人类面临的主要公共健康问题之一。1918年20世纪第一次流感世界大流行死亡人数达2000万,比第一次世界大战死亡人数还多,以后陆续在1957年(H_2N_2)、1968年(H_1N_1)、1977年(H_1N_1)均有大流行。而近年来禽流感病毒H_5N_1连续在亚洲多个国家造成人类感染,形成了对公共卫生的严重威胁,同时也一再提醒人们,一次新的流感大流行随时可能发生。

二、病原学与致病性

流感病毒呈多形性,其中球形直径为80~120 nm,有囊膜。流感病毒属正黏病毒科,流感毒属,基因组为分节段、单股、负链RNA。根据病毒颗粒核蛋白(NP)和基质蛋白(M_1)抗原及其基因特性的不同,流感病毒分为甲、乙、丙3型。

甲型流感病毒基因组由8个节段的单链RNA组成,负责编码病毒所有结构蛋白和非结构蛋白。甲型流感病毒囊膜上有3种突起:H、N和M_2蛋白,血凝素(H)和神经氨酸酶(N)为2种穿膜糖蛋白,它们突出于脂质包膜表面,分别与病毒吸附于敏感细胞和从受染细胞释放有关。第3种穿膜蛋白是M_2蛋白,这是一种离子通道蛋白,为病毒进入细胞后脱衣壳所必需。根据其表面H和N抗原的不同,甲型流感病毒又分成许多亚型。甲型流感病毒的血凝素共有16个亚型($H_{1~16}$)。神经氨酸酶则有9个亚型($N_{1~9}$)。所有16个亚型的血凝素和9个亚型的神经氨酸酶都在禽类中检测出,但只有H_1、H_2、H_3、H_5、H_7、H_9、N_1、N_2、N_3、N_7,可能还有N_8亚型引起人类流感流行。

流感病毒表面抗原特别是H抗原具有高度易变性,以此逃脱机体免疫系统对它的记忆、识别和清除。流感病毒抗原性变异形式有两种:抗原性飘移和抗原性转变。抗原性飘移主要是由于编码H或N蛋白基因点突变导致H或N蛋白分子上抗原位点氨基酸的替换,并由于人群选择压力使得小变异逐步积累。抗原性转变只发生于甲型流感病毒,当2种不同的甲型流感病毒同时感染同一宿主细胞时,其基因组的各节段可能会重新分配或组合,导致新的血凝素和(或)神经氨酸酶的出现,或者是H、N之间新的组合,从而产生一种新的甲型流感的亚型。

流感病毒在进入宿主细胞之后,其血凝素蛋白需先经宿主细胞的蛋白酶消化,成为2个由二硫键相连的多肽,这一过程病毒的致病性密切相关。在人类呼吸道和禽类胃肠道中有一种胰酶样的蛋白酶能够酶切流感病毒的血凝素,因此流感病毒往往引起人类呼吸道感染和禽类胃肠道感染。宿主细胞表面对病毒血凝素的受体在人和禽类之间是不同的,因此通常多数禽流感病毒不感染人类,但是已经有越来越多的证据表明,某些禽流感病毒可越过种属界限而感染人类。当两种分别来源于人和禽的流感同时感染同一例患者时,或另一种可能的中间宿主猪(因为猪对禽流感和人流感都敏感,而且与禽类和人都可能有密切接触),2种病毒就有可能在复制自身的过程中发生基因成分的交换,产生新的"杂交"病毒。由于人类对其缺乏免疫力,因此患者往往病情严重,死亡率极高。

三、流行病学

流感传染源主要为流感患者和隐性感染者。人禽流感主要是患禽流感或携带禽流感病毒的鸡、鸭、鹅等家禽及其排泄物,特别是鸡传播。流感病毒主要是通过空气飞沫和直接接触传播。人禽流感是否还可通过消化道或伤口传播,至今尚缺乏证据。人对流感病毒普遍易感,新生儿对流感及其病毒的敏感性与成年人相同。青少年发病率高,儿童病情较重。流感流行具有一定的季节性。我国北方常发生于冬季,而南方多发生在冬夏两季,然而流感大流行可发生在任何季节。

根据发生特点不同流感发生可分为散发、暴发、流行和大流行。散发一般在非流行期间,病例在人群中呈散在零星分布,各病例在发病时间及地点上没有明显的联系。暴发是指一个集体或小地区在相当短时间内突然发生很多流感病例。流行是指在较大地区内流感发病率明显超出当地同期发病率水平,流感流行时发病率一般为5%～20%。大流行的发生是由于新亚型毒株出现,由于人群普遍地缺乏免疫力,疾病传播迅速,流行范围超出国界和洲界,发病率可超过50%。世界性流感大流行间隔10年左右,常有2～3个波,通常第一波持续时间短,发病率高,第二波持续时间长,发病率低,有时还有第三波,第一波主要发生在城市和交通便利的地方,第二波主要发生在农村及交通闭塞地区。

四、临床表现

流感的潜伏期一般为1～3天。起病多急骤,症状变化较多,主要以全身中毒症状为主,呼吸道症状轻微或不明显。季节性流感多发于青少年,临床表现和轻重程度差异颇大,病死率通常不高,一般恢复快,不留后遗症,死者多为年迈体衰、年幼体弱或合并有慢性疾病的患者。在亚洲国家发生的人感染 H_5N_1 禽流感病毒有别于常见的季节性流感。感染后的临床症状往往比较严重,死亡率高达50%,并且常常累及多种器官。流感根据临床表现可分为单纯型、肺炎型、中毒型、胃肠型。

（一）单纯型

最为常见,先有畏寒或寒战,发热,继之全身不适,腰背发酸、四肢疼痛,头昏、头痛。大部分患者有轻重不同的打喷嚏、鼻塞、流涕、咽痛、干咳或伴有少量黏液痰,有时有胸骨后烧灼感、紧压感或疼痛。发热可高达 39～40 ℃,一般持续 2～3 天渐降。部分患者可出现食欲缺乏、恶心、便秘等消化道症状。年老体弱的患者,症状消失后体力恢复慢,常感软弱无力、多汗,咳嗽可持续1～2 周或更长。体格检查:患者可呈重病容,衰弱无力,面部潮红,皮肤上偶有类似麻疹、猩红热、荨麻疹样皮疹,软腭上有时有点状红斑,鼻咽部充血水肿。本型中较轻者病情似一般感冒,全身和呼吸道症状均不显著,病程仅 1～2 天,单从临床表现难以确诊。

(二)肺炎型

本型常发生在 2 岁以下的小儿,或原有慢性基础疾病,如二尖瓣狭窄、肺源性心脏病、免疫力低下以及孕妇、年老体弱者。其特点是:在发病后 24 小时内可出现高热、烦躁、呼吸困难、咳血痰和明显发绀。全肺可有呼吸音减低、湿啰音或哮鸣音,但无肺实变体征。胸部 X 线可见双肺广泛小结节性浸润,近肺门较多,肺周围较少。上述症状可进行性加重,抗生素无效。病程 1 周至2 月余,大部分患者可逐渐恢复,也可因呼吸循环衰竭在 5～10 天内死亡。

(三)中毒型

较少见。肺部体征不明显,具有全身血管系统和神经系统损害,有时可有脑炎或脑膜炎表现。临床表现为高热不退,神志昏迷,成人常有谵妄,儿童可发生抽搐。少数患者由于血管神经系统紊乱或肾上腺出血,导致血压下降或休克。

(四)胃肠型

主要表现为恶心、呕吐和严重腹泻,病程 2～3 天,恢复迅速。

五、诊断

流感的诊断主要依据流行病学资料,并结合典型临床表现确定,但在流行初期,散发或轻型的病例诊断比较困难,确诊往往需要实验室检查。流感常用辅助检查。

(一)一般辅助检查

1.外周血常规

白细胞总数不高或偏低,淋巴细胞相对增加,重症患者多有白细胞总数及淋巴细胞下降。

2.胸部影像学检查

单纯型患者胸部 X 线检查可正常,但重症尤其肺炎型患者胸部 X 线检查可显示单侧或双侧肺炎,少数可伴有胸腔积液等。

(二)流感病毒病原学检测及分型

流感病毒病原学检测及分型对确诊流感及与其他疾病如严重急性呼吸综合征(SARS)等鉴别十分重要,常用病毒学检测方法主要有以下几种。

1.病毒培养分离

病毒培养分离是诊断流感最常用和最可靠的方法之一。目前分离流感病毒主要应用马达犬肾细胞(Madin-Darby canine kidney,MDCK)为宿主系统。培养过程中观察细胞病变效应,并可应用血清学实验来进行鉴定和分型。传统的培养方法对于流感病毒的检测因需要时间较长(一般需要 4～5 天),不利于早期诊断和治疗。近年来新出现了一种快速流感病毒实验室培养技术——离心培养技术(shell vial culure,SVC),在流感病毒的快速培养分离上发挥了很大作用。离心培养法是在标本接种后进行长时间的低速离心,使标本中含病毒的颗粒在外力作用下被挤压吸附于培养细胞上,从而大大缩短了培养时间。

2.血清学诊断

血清学诊断主要是检测患者血清中的抗体水平,即用已知的流感病毒抗原来检测血清中的抗体,此法简便易行、结果可信。血清标本应包括急性期和恢复期双份血清。急性期血样应在发病后 7 天内采集,恢复期血样应在发病后 2～4 周采集。双份血清进行抗体测定,恢复期抗体滴度较急性期有 4 倍或以上升高,有助于确诊和回顾性诊断,单份血清一般不能用作诊断。

3.病毒抗原检测

对于病毒抗原的检测的方法主要有两类:直接荧光抗体检测(direct fluorescent antibody test,DFA)和快速酶(光)免法。DFA 用抗流感病毒的单克隆抗体直接检测临床标本中的病毒抗原,应用亚型特异性的单抗能够快速和直接地检测标本中的病毒抗原,并且可以进一步进行病毒的分型,不仅可用于诊断,还可以用于流行病学的调查。目前快速酶免、光免法主要有:Directigen FluA、Directigen Flu A plus B、Binax Now Flu A and B、Biostar FLU OIA、Quidel Quick vue 和 Zstat Flu test 等。值得注意的是,上述几种检测方法对于乙型流感病毒的检测效果不如甲型。

4.病毒核酸检测

以聚合酶链反应(polymerase chainreaction,PCR)技术为基础发展出了各种各样的病毒核酸检测方法,在流感病毒鉴定和分型方面发挥着越来越大的作用,不仅可以快速诊断流感,并且可以根据所分离病毒核酸序列的不同对病毒进行准确分型。常用的方法有核酸杂交、逆转录-聚合酶链反应、多重逆转录-聚合酶链反应、酶联免疫 PCR、实时定量 PCR、依赖性核酸序列扩增、荧光 PCR 等方法。

以上述各种检测方法为基础,很多生物制品公司开发出多种试剂盒供临床快速检测应用。近年来,应用基因芯片对流感病毒进行检测和分型是研究的一大热点,基因芯片灵敏度极高,并且可以同时检测多种病毒,尤其适用于流感多亚型、易变异的特点。目前多种基因芯片技术已应用到流感病毒的检测和分型中。

六、鉴别诊断

主要与除流感病毒的多种病毒、细菌等病原体引起的流感样疾病(influenza like illness,ILI)相鉴别。确诊需依据实验室检查,如病原体分离、血清学检查和核酸检测。

(一)普通感冒

普通感冒可由多种呼吸道病毒感染引起。除注意收集流行病学资料以外,通常流感全身症状比普通感冒重,而普通感冒呼吸道局部症状更突出。

(二)严重急性呼吸综合征(SARS)

SARS 是由 SARS 冠状病毒引起的一种具有明显传染性,可累及多个脏器、系统的特殊肺炎,临床上以发热、乏力、头痛、肌肉关节疼痛等全身症状和干咳、胸闷、呼吸困难等呼吸道症状为主要表现。临床表现类似肺炎型流感。根据流行病学史,临床症状和体征,一般实验室检查,胸部 X 线影像学变化,配合 SARS 病原学检测阳性,排除其他疾病,可做出 SARS 的诊断。

(三)肺炎支原体感染

发热、头痛、肌肉疼痛等全身症状较流感轻,呛咳症状较明显,或伴少量黏痰。胸部 X 线检查可见两肺纹理增深,并发肺炎时可见肺部斑片状阴影等间质肺炎表现。痰及咽拭子标本分离肺炎支原体可确诊。血清学检查对诊断有一定帮助,核酸探针或 PCR 有助于早期快速诊断。

（四）衣原体感染

发热、头痛、肌肉疼痛等全身症状较流感轻,可引起鼻旁窦炎、咽喉炎、中耳炎、气管-支气管炎和肺炎。实验室检查可帮助鉴别诊断,包括病原体分离、血清学检查和 PCR 检测。

（五）嗜肺军团菌感染

夏秋季发病较多,并常与空调系统及水源污染有关。起病较急,畏寒、发热、头痛等,全身症状较明显,呼吸道症状表现为咳嗽、黏痰、痰血、胸闷、气促,少数可发展为 ARDS;呼吸道以外的症状也常见,如腹泻、精神症状以及心功能和肾功能障碍,胸部 X 线检查示炎症浸润影。呼吸道分泌物、痰、血培养阳性可确定诊断,但检出率低。对呼吸道分泌物用直接荧光抗体法（DFA）检测抗原或用 PCR 检查核酸,对早期诊断有帮助。血清、尿间接免疫荧光抗体测定,也具诊断意义。

七、治疗

隔离患者,流行期间对公共场所加强通风和空气消毒,避免传染他人。

合理应用对症治疗药物,可对症应用解热药、缓解鼻黏膜充血药物、止咳祛痰药物等。

尽早应用抗流感病毒药物治疗:抗流感病毒药物治疗只有早期（起病 1～2 天）使用,才能取得最佳疗效。抗流感病毒化学治疗药物现有离子通道 M_2 阻滞剂（表 5-1）和神经氨酸酶抑制剂两类,前者包括金刚烷胺和金刚乙胺,后者包括奥司他韦和扎那米韦。

表 5-1　金刚烷胺和金刚乙胺用法和剂量

药名	年龄（岁）			
	1～9	10～12	13～16	≥65
金刚烷胺	5 mg/(kg·d)（最高 150 mg/d）分 2 次	100 mg 每天 2 次	100 mg 每天 2 次	≤100 mg/d
金刚乙胺	不推荐使用	不推荐使用	100 mg 每天 2 次	100 mg 或 200 mg/d

（一）离子通道 M_2 阻滞剂

金刚烷胺和金刚乙胺。对甲型流感病毒有活性,抑制其在细胞内的复制。在发病 24～48 小时使用,可减轻发热和全身症状,减少病毒排出,防止病毒扩散。金刚烷胺在肌酐清除率 ≤50 mL/min 时酌情减少用量,并密切观察其不良反应,必要时停药。血透对金刚烷胺清除的影响不大。肌酐清除率 <10 mL/min 时金刚乙胺应减为 100 mg/d;对老年和肾功能减退患者应监测不良反应。不良反应主要有:中枢神经系统有神经质、焦虑、注意力不集中和轻微头痛等,其发生率金刚烷胺高于金刚乙胺,胃肠道反应主要表现为恶心和呕吐。这些不良反应一般较轻,停药后大多可迅速消失。

（二）神经氨酸酶抑制剂

神经氨酸酶抑制剂对甲、乙两型流感病毒都是有效的,目前有 2 个品种,即奥司他韦和扎那米韦,我国临床目前只有奥司他韦。

（1）用法和剂量:奥司他韦为成人 75 mg,每天 2 次,连服 5 天,应在症状出现 2 天内开始用药。儿童用法见表 5-2,1 岁以内不推荐使用。扎那米韦为 6 岁以上儿童及成人剂量均为每次吸入 10 mg,每天 2 次,连用 5 天,应在症状出现 2 天内开始用药。6 岁以下儿童不推荐使用。

表 5-2 儿童奥司他韦用量

药名	体重(kg)			
	≤15	16~23	24~40	>40
奥司他韦(mg)	30	45	60	75

(2)不良反应:奥司他韦不良反应少,一般为恶心、呕吐等消化道症状,也有腹痛、头痛、头晕、失眠、咳嗽、乏力等不良反应的报道。扎那米韦吸入后最常见的不良反应有头痛、恶心、咽部不适、眩晕、鼻出血等。个别哮喘和慢性阻塞性肺疾病(COPD)患者使用后可出现支气管痉挛和肺功能恶化。

(3)肾功能不全的患者无须调整扎那米韦的吸入剂量。对肌酐清除率<30 mL/min 的患者,奥司他韦减量至 75 mg,每天 1 次。

需要注意的是:因神经氨酸酶抑制剂对甲、乙两型流感病毒均有效且耐药发生率低,不会引起支气管痉挛,而 M_2 阻滞剂都只对甲型流感病毒有效且在美国耐药率较高,因此美国目前推荐使用抗流感病毒药物仅有奥司他韦和扎那米韦,只有有证据表明流行的流感病毒对金刚烷胺或金刚乙胺敏感才用于治疗和预防流感。对于那些非卧床的流感患者,早期吸入扎那米韦或口服奥司他韦能够降低发生下呼吸道并发症的可能性。另外自 2004 年以来,绝大多数 H_5N_1 病毒株对神经氨酸酶抑制剂敏感,而对金刚烷胺类耐药,因此确诊为 H_5N_1 禽流感病毒感染的患者或疑似患者推荐用奥司他韦治疗。

(三)并发症治疗

肺炎型流感常见并且最重要的并发症为细菌的二重感染,尤其是细菌性肺炎。肺炎型流感尤其重症患者往往有严重呼吸窘迫、缺氧,严重者可发生急性呼吸窘迫综合征(ARDS),应给予患者氧疗,必要时行无创或有创机械通气治疗。对于中毒型或胃肠型流感患者,应注意纠正患者水电解质平衡,维持血流动力学稳定。

八、预防

隔离患者,流行期间对公共场所加强通风和空气消毒,切断传染链,终止流感流行。流行期间减少大型集会及集体活动,接触者应戴口罩。

目前接种流感病毒疫苗是当今预防流感疾病发生、流行的最有效手段。当疫苗和流行病毒抗原匹配良好时,流感疫苗在年龄<65 岁的健康人群中可预防 70%~90%的疾病发生。由于免疫系统对接种疫苗需要 6~8 周才起反应,所以疫苗必须在流感季节到来之前接种,最佳时间为 10 月中旬至 11 月中旬。由于流感病毒抗原性变异较快,所以人类无法获得持久的免疫力,进行流感疫苗接种后人体可产生免疫力,但对新的变异病毒株无保护作用。因此,在每年流感疫苗生产之前,都要根据当时所流行病毒的抗原变化来调整疫苗的组成,以求最大的保护效果。

流感疫苗包括减毒活疫苗和灭活疫苗。至今对于病毒快速有效的减毒方法和准确的减毒标准仍存在许多不确定因素,因此减毒疫苗仍不能广泛应用。现在世界范围内广泛使用的流感病毒疫苗以纯化、多价的灭活疫苗为主。

美国疾病预防控制中心制订的流感疫苗和抗病毒剂使用指南推荐,每年接受一次流感疫苗接种的人员包括:学龄儿童;6 个月至 4 岁的儿童;50 岁以上的成年人;6 个月至 18 岁的高危Reye 综合征(因长期使用阿司匹林治疗)患者;将在流感季节怀孕的妇女;慢性肺炎(包括哮喘)

患者;心脏血管(高血压除外)疾病患者,肾、肝、血液或代谢疾病(包括糖尿病)患者;免疫抑制人员;在某些条件下危及呼吸功能人员;居住在养老院的人员和其他慢性疾病患者的护理人员;卫生保健人员;接触年龄<5岁和年龄>50岁的健康人员和爱心志愿者(特别是接触小于6个月婴儿的人员);感染流感可引发严重并发症的人员。

流感疫苗接种的不良反应主要为注射部位疼痛,偶见发热和全身不适,大多可自行恢复。

应用抗流感病毒药物。明确或怀疑某部门流感暴发时,对所有非流感者和未进行疫苗接种的医务人员可给予金刚烷胺、金刚乙胺或奥司他韦进行预防性治疗,时间持续2周或流感暴发结束后1周。

(黄世国)

第二节　慢性支气管炎

慢性支气管炎是由于感染或非感染因素引起气管、支气管黏膜及其周围组织的慢性非特异性炎症。临床上以慢性咳嗽、咳痰或气喘为主要症状。疾病不断进展,可并发阻塞性肺气肿、肺源性心脏病,严重影响劳动和健康。

一、病因和发病机制

病因尚未完全清楚,一般认为是多种因素长期相互作用的结果,这些因素可分为外因和内因两个方面。

(一)吸烟

大量研究证明吸烟与慢性支气管炎的发生有密切关系。吸烟时间越长,量越多,患病率也越高。戒烟可使症状减轻或消失,病情缓解,甚至痊愈。

(二)理化因素

包括刺激性烟雾、粉尘、大气污染(如二氧化硫、二氧化氮、氯气、臭氧等)的慢性刺激。这些有害气体的接触者慢性支气管炎患病率远较不接触者为高。

(三)感染因素

感染是慢性支气管炎发生、发展的重要因素,病毒感染以鼻病毒、黏液病毒、腺病毒和呼吸道合胞病毒为多见。细菌感染常继发于病毒感染之后,如肺炎链球菌、流感嗜血杆菌等。这些感染因素造成气管、支气管黏膜的损伤和慢性炎症。感染虽与慢性支气管炎的发病有密切关系,但目前尚无足够证据说明为首发病因。只认为是慢性支气管炎的继发感染和加剧病变发展的重要因素。

(四)气候

慢性支气管炎发病及急性加重常见于冬天寒冷季节,尤其是在气候突然变化时。寒冷空气可以刺激腺体,增加黏液分泌,使纤毛运动减弱,黏膜血管收缩,有利于继发感染。

(五)过敏因素

主要与喘息性支气管炎的发生有关。在患者痰液中嗜酸性粒细胞数量与组胺含量都有增高倾向,说明部分患者与过敏因素有关。尘埃、尘螨、细菌、真菌、寄生虫、花粉以及化学气体等,都可以成为过敏因素而致病。

(六)呼吸道局部免疫功能减低及自主神经功能失调

为慢性支气管炎发病提供内在的条件。老年人常因呼吸道的免疫功能减退,免疫球蛋白的减少,呼吸道防御功能退化等导致患病率较高。副交感神经反应增高时,微弱刺激即可引起支气管收缩痉挛,分泌物增多,而产生咳嗽、咳痰、气喘等症状。

综上所述,当机体抵抗力减弱时,呼吸道在不同程度易感性的基础上,有一种或多种外因的存在,长期反复作用,可发展成为慢性支气管炎。如长期吸烟损害呼吸道黏膜,加上微生物的反复感染,可发生慢性支气管炎。

二、病理

由于炎症反复发作,引起上皮细胞变性、坏死和鳞状上皮化生,纤毛变短,参差不齐或稀疏脱落。黏液腺泡明显增多,腺管扩张,杯状细胞也明显增生。支气管壁有各种炎性细胞浸润、充血、水肿和纤维增生。支气管黏膜发生溃疡,肉芽组织增生,严重者支气管平滑肌和弹性纤维也遭破坏以致机化,引起管腔狭窄。

三、临床表现

(一)症状

起病缓慢,病程长,常反复急性发作而逐渐加重。主要表现为慢性咳嗽、咳痰、喘息。开始症状轻微,气候变冷或感冒时,则引起急性发作,这时患者咳嗽、咳痰、喘息等症状加重。

1.咳嗽

主要由支气管黏膜充血、水肿或分泌物积聚于支气管腔内而引起咳嗽。咳嗽严重程度视病情而定,一般晨间和晚间睡前咳嗽较重,有阵咳或排痰,白天则较轻。

2.咳痰

痰液一般为白色黏液或浆液泡沫性,偶可带血。起床后或体位变动可刺激排痰,因此,常以清晨排痰较多。急性发作伴有细菌感染时,则变为黏液脓性,咳嗽和痰量也随之增加。

3.喘息或气急

喘息性慢性支气管炎可有喘息,常伴有哮鸣音。早期无气急。反复发作数年,并发阻塞性肺气肿时,可伴有轻重程度不等的气急,严重时生活难以自理。

(二)体征

早期可无任何异常体征。急性发作期可有散在的干、湿啰音,多在背部及肺底部,咳嗽后可减少或消失。喘息型可听到哮鸣音及呼气延长,而且不易完全消失。并发肺气肿时有肺气肿体征。

四、实验室和其他检查

(一)X线检查

早期可无异常。病变反复发作,可见两肺纹理增粗、紊乱,呈网状或条索状、斑点状阴影,以下肺野较明显。

(二)呼吸功能检查

早期常无异常。如有小呼吸道阻塞时,最大呼气流速-容积曲线在75%和50%肺容量时,流量明显降低，它比第 1 秒用力呼气容积更为敏感。发展到呼吸道狭窄或有阻塞时，常有阻塞性通气功能障碍的肺功能表现，如第 1 秒用力呼气量占用力肺活量的比值减少（＜70％），最大通气量减少（低于预计值的 80％）；流速-容量曲线减低更为明显。

（三）血液检查

慢支急性发作期或并发肺部感染时，可见白细胞计数及中性粒细胞增多。喘息型者嗜酸性粒细胞可增多。缓解期多无变化。

（四）痰液检查

涂片或培养可见致病菌。涂片中可见大量中性粒细胞，已破坏的杯状细胞，喘息型者常见较多的嗜酸性粒细胞。

五、诊断和鉴别诊断

（一）诊断标准

根据咳嗽、咳痰或伴喘息，每年发病持续 3 个月，连续 2 年或以上，并排除其他引起慢性咳嗽的心、肺疾病，可做出诊断。如每年发病持续不足 3 个月，而有明确的客观检查依据（如 X 线片、呼吸功能等）也可诊断。

（二）分型、分期

1.分型

可分为单纯型和喘息型两型。单纯型的主要表现为咳嗽、咳痰；喘息型者除有咳嗽、咳痰外尚有喘息，伴有哮鸣音，喘鸣在阵咳时加剧，睡眠时明显。

2.分期

按病情进展可分为 3 期。急性发作期是指"咳""痰""喘"等症状任何一项明显加剧，痰量明显增加并出现脓性或黏液脓性痰，或伴有发热等炎症表现 1 周之内。慢性迁延期是指有不同程度的"咳""痰""喘"症状迁延 1 个月以上者。临床缓解期是指经治疗或临床缓解，症状基本消失或偶有轻微咳嗽少量痰液，保持 2 个月以上者。

（三）鉴别诊断

慢性支气管炎需与下列疾病相鉴别。

1.支气管哮喘

常于幼年或青年突然起病，一般无慢性咳嗽、咳痰史，以发作性、呼气性呼吸困难为特征。发作时两肺布满哮鸣音，缓解后可无症状。常有个人或家族变应性疾病史。喘息型慢性支气管炎多见于中、老年，一般以咳嗽、咳痰伴发喘息及哮鸣音为主要症状，感染控制后症状多可缓解，但肺部可听到哮鸣音。典型病例不难区别，但哮喘并发慢性支气管炎和（或）肺气肿则难以区别。

2.咳嗽变异性哮喘

以刺激性咳嗽为特征，常由受到灰尘、油烟、冷空气等刺激而诱发，多有家族史或变态反应史。抗生素治疗无效，支气管激发试验阳性。

3.支气管扩张

具有咳嗽、咳痰反复发作的特点，合并感染时有大量脓痰，或反复咯血。肺部以湿啰音为主，可有杵状指（趾）。X 线检查常见下肺纹理粗乱或呈卷发状。支气管造影或 CT 检查可以鉴别。

4.肺结核

多有发热、乏力、盗汗、消瘦等结核中毒症状，咳嗽、咯血等以及局部症状。经 X 线检查和痰结核菌检查可以明确诊断。

5.肺癌

患者年龄常在 40 岁以上,特别是有多年吸烟史,发生刺激性咳嗽,常有反复发生或持续的血痰,或者慢性咳嗽性质发生改变。X 线检查可发现有块状阴影或结节状影或阻塞性肺炎。用抗生素治疗,未能完全消散,应考虑肺癌的可能,痰脱落细胞检查或经纤维支镜活检一般可明确诊断。

6.肺尘埃沉着病(尘肺)

有粉尘等职业接触史。X 线检查肺部可见硅结节,肺门阴影扩大及网状纹理增多,可做出诊断。

六、治疗

在急性发作期和慢性迁延期应以控制感染和祛痰、镇咳为主。伴发喘息时,应予解痉平喘治疗。对临床缓解期宜加强锻炼,增强体质,提高机体抵抗力,预防复发为主。

(一)急性发作期的治疗

1.控制感染

根据致病菌和感染严重程度或药敏试验选择抗生素。轻者可口服,较重患者用肌内注射或静脉滴注抗生素。常用的有喹诺酮类、头孢菌素类、大环内酯类、β 内酰胺类或磺胺类口服,如左氧氟沙星 0.4 g,1 次/天;罗红霉素 0.3 g,2 次/天;阿莫西林 2～4 g/d,分 2～4 次口服;头孢呋辛 1.0 g/d,分 2 次口服;复方磺胺甲噁唑 2 片,2 次/天。能单独应用窄谱抗生素应尽量避免使用广谱抗生素,以免二重感染或产生耐药菌株。

2.祛痰、镇咳

可改善患者症状,迁延期仍应坚持用药。可选用氯化铵合剂 10 mL,3 次/天;也可加用溴己新 8～16 mg,3 次/天;盐酸氨溴索 30 mg,3 次/天。干咳则可选用镇咳药,如右美沙芬、那可丁等。中成药镇咳也有一定效果。对年老体弱无力咳痰者或痰量较多者,更应以祛痰为主,协助排痰,畅通呼吸道。应避免应用强的镇咳药,如可待因等,以免抑制中枢,加重呼吸道阻塞和炎症,导致病情恶化。

3.解痉、平喘

主要用于喘息明显的患者,常选用氨茶碱 0.1 g,3 次/天,或用茶碱控释药;也可用特布他林、沙丁胺醇等 $β_2$ 激动药加糖皮质激素吸入。

4.气雾疗法

对于痰液黏稠不易咳出的患者,雾化吸入可稀释气管内的分泌物,有利排痰。目前主要用超声雾化吸入,吸入液中可加入抗生素及痰液稀释药。

(二)缓解期治疗

(1)加强锻炼,增强体质,提高免疫功能,加强个人卫生,注意预防呼吸道感染,如感冒流行季节避免到拥挤的公共场所,出门戴口罩等。

(2)避免各种诱发因素的接触和吸入,如戒烟、脱离接触有害气体的工作岗位等。

(3)反复呼吸道感染者可试用免疫调节药或中医中药治疗,如卡介苗、多糖核酸、胸腺素等。

(黄世国)

第三节 支气管哮喘

支气管哮喘是由嗜酸性粒细胞、肥大细胞和 T 淋巴细胞等多种炎症细胞参与的气道慢性炎症。这种炎症使易感者产生气道高反应性和气道缩窄。临床上表现为发作性的带有哮鸣音的呼气性呼吸困难、胸闷或咳嗽。本病可发生于任何年龄,但半数以上在 12 岁前发病。约 40% 的患者有家族史。

一、病因和发病机制

(一)病因

哮喘的病因目前还不十分清楚,大多认为与多基因遗传及环境因素有关。

1.遗传因素

许多调查资料表明,哮喘患者亲属发病率高于群体发病率,亲缘关系越近发病率越高。一些学者认为气道高反应性、IgE 调节和特异性反应相关的基因在哮喘发病中起着重要作用。

2.激发因素

尘螨、花粉、真菌、动物毛屑、二氧化硫、氨气等特异和非特异吸入物,细菌、病毒、支原体等的感染,食用鱼虾、鸡蛋、奶制品等异种蛋白,阿司匹林、青霉素等药物,气候变化、运动、妇女的月经期、妊娠等都可能是哮喘的激发因素。

(二)发病机制

哮喘的发病机制目前仍不完全清楚,多数人认为哮喘与变态反应、气道炎症、气道反应性增高及神经等因素相互作用有关。

1.变态反应

当有过敏体质的人接触到某种变应原后,可刺激机体通过 T 淋巴细胞的传递,由 B 淋巴细胞合成特异性 IgE,后者结合于肥大细胞和嗜碱性粒细胞上,当变应原再次进入体内,抗原抗体相结合,使该细胞合成并释放多种活性物质如组胺、缓激肽、嗜酸性粒细胞趋化因子、慢反应物质等,导致支气管平滑肌收缩、黏液分泌增加、血管通透性增高和炎细胞浸润等。

接触变应原后立即发生哮喘称之为速发型哮喘。而更常见的是接触变应原后数小时乃至数十小时后发作的哮喘,称为迟发型哮喘。现在认为迟发型哮喘是由于多种炎症细胞相互作用,许多介质和细胞因子参与的一种慢性炎症反应。

2.气道炎症

目前认为哮喘与气道的慢性炎症有密切的关系,气道内多种炎症细胞如肥大细胞、嗜酸性粒细胞、巨噬细胞、中性粒细胞等浸润、聚集和相互作用,分泌出大量炎症介质和细胞因子,如白三烯(LT)、前列腺素(PG)、血小板活化因子(PAF)、血栓素(TX)等,引起气道反应性增高,气道收缩,腺体分泌增加,微血管通透性增加。

3.气道高反应性(AHR)

表现为气道对物理、化学、生物等各种刺激因子出现过强、过早的收缩反应,是哮喘发生发展的一个重要因素。目前普遍认为气道炎症是导致气道高反应性的重要原因,当气道受到变应原或其他刺激后,由于多种炎症细胞、炎症介质和细胞因子的参与,气道上皮和上皮内神经的损害均可导致气道高反应性。

4.神经因素

支气管受自主神经支配,除了胆碱能神经、肾上腺素能神经,目前研究还有非肾上腺素能非胆碱能(NANC)神经。β-肾上腺素受体功能低下和迷走神经功能亢进可导致支气管哮喘。NANC能释放舒张支气管平滑肌的神经介质如血管活性肠肽(VIP)、一氧化氮(NO)及收缩支气管平滑肌的介质如P物质、神经激肽,两者平衡失调,则可引起支气管平滑肌收缩。

二、病理

肺膨胀,支气管及细支气管内有大量黏稠痰液及黏液栓。组织学检查见支气管平滑肌肥厚、黏膜及黏膜下血管增生、血管扩张和微血管渗漏、黏膜水肿、上皮脱落、基底膜显著增厚,支气管壁有嗜酸性粒细胞、中性粒细胞和淋巴细胞浸润。

三、临床表现

（一）症状

发作性的伴有哮鸣音的呼气性呼吸困难或发作性胸闷和咳嗽,有时咳嗽可为唯一的症状(咳嗽变异性哮喘)。严重者被迫采取端坐位,口唇发绀,大汗淋漓。发作持续数小时至数天,可自行缓解或用支气管舒张药缓解。在夜间及凌晨发作和加重是哮喘的特征之一。缓解期无任何症状或异常体征。

（二）体征

哮喘发作时,患者胸廓饱满呈吸气状态,呼吸动度减弱,两肺有广泛哮鸣音。但在严重哮喘时,也可听不到哮鸣音。在严重哮喘时还可出现奇脉、胸腹反常运动、发绀等。

四、并发症

哮喘发作时可并发气胸、纵隔气肿等。长期反复发作和感染易并发慢性支气管炎、肺气肿、肺心病。

五、实验室及其他辅助检查

血液检查嗜酸性粒细胞增高,合并感染时,白细胞总数及中性粒细胞数量增多。

（一）痰液检查

痰液中可见较多嗜酸性粒细胞,还可见到夏科雷登结晶及库什曼螺旋体。如合并呼吸道感染痰涂片镜检,细菌培养及药敏试验有助于指导治疗。

（二）胸部X线

检查哮喘发作时,两肺透光度增强,肋间隙增宽,膈平坦。缓解期可无异常。如合并感染可有肺纹理增强或炎性浸润阴影。同时要注意肺不张、气胸或纵隔气肿等并发症的存在。

（三）肺功能检查

哮喘发作时呼气流速各项指标均显著下降:1秒钟用力呼气量(FEV_1)、1秒钟用力呼气量占用力肺活量比值($FEV_1/FVC\%$)、最大呼气中期流速(MMER)、25%与50%肺活量时的最大呼气流量($MEF_{25\%}$与$MEF_{50\%}$)以及呼气流量峰值(PEF)均减少。在缓解期或使用支气管扩张剂后上述指标可好转。

（四）血气分析

哮喘发作时，如有缺氧可有 PaO_2 降低，由于过度通气可使 $PaCO_2$ 下降，pH 上升，表现呼吸性碱中毒。重症哮喘时，气道阻塞严重，可使 CO_2 潴留，$PaCO_2$ 上升，表现呼吸性酸中毒。如缺氧明显，可合并代谢性酸中毒。

（五）特异性变应原检测

可用放射性变应原吸附试验（RAST）测定特异性 IgE，变应性哮喘患者血清 IgE 可较正常人高 2～6 倍。在缓解期用来判断变应原，但应防止发生变态反应。也可做皮肤变应原测试，需根据病史和当地生活环境选择可疑的变应原通过皮肤点刺等方法进行，皮试阳性提示患者对该变态反应过敏。

六、诊断

（一）诊断标准

（1）反复发作性喘息、呼吸困难、胸闷或咳嗽，多与接触变应原、冷空气、物理、化学性刺激、病毒性上呼吸道感染、运动有关。

（2）发作时在双肺可闻及散在或弥漫性以呼气相为主的哮鸣音，呼气相延长。

（3）上述症状可经治疗缓解或自行缓解。

（4）除外其他疾病引起的喘息、胸闷、咳嗽，如慢性支气管炎、阻塞性肺气肿、支气管扩张、肺间质纤维化、急性左心衰竭等。

（5）症状不典型者（如无明显喘息或体征）至少以下一项试验阳性：支气管舒张试验阳性（FEV_1 增加 15％以上）；支气管激发试验或运动试验阳性；PEF 日内变异率或昼夜波动率≥20％。

符合（1）～（4）条或（4）、（5）条者，即可诊断为支气管哮喘。

（二）哮喘控制水平评估

为了指导临床治疗，世界各国哮喘防治专家共同起草，并不断更新了全球哮喘防治创议（global initiative for asthma，GINA）。2006 版 GINA 建议根据哮喘的临床控制情况对其严重程度进行分级（表 5-3，表 5-4）。

表 5-3　哮喘控制水平分级

临床特征	控制 （满足以下所有表现）	部分控制 （任意 1 周出现以下 1 种表现）	未控制
白天症状	无（或≤2 次/周）	>2 次/周	任意 1 周出现部分控制表现≥3 项
活动受限	无	任何 1 次	
夜间症状和/或憋醒	无	任何 1 次	
需接受缓解药物治疗和/或急救治疗	无（或≤2 次/周）	>2 次/周	
肺功能（PEE 和 FEV1）	正常	<80％预计值或个人最佳值（若已知）	
急性加重	没有	≥1 次/年	任意 1 周出现 1 次

表 5-4 哮喘发作严重程度的评价

临床特点	轻度	中度	重度	危重
气短	步行、上楼时	稍事活动	休息时	
体位	可平卧	多为坐位	端坐呼吸	
讲话方式	连续成句	常有中断	单字	不能讲话
精神状态	尚安静	时有焦虑或烦躁	常焦虑、烦躁	意识障碍
出汗	无	有	大汗淋漓	
呼吸频率	轻度增加	增加	常>30 次/分	
三凹征	无	可有	常有	胸腹矛盾运动
哮鸣音	散在	弥漫	弥漫	可无
脉率	<100 次/分	100~120 次/分	>120 次/分	缓慢
奇脉	无	可有	常有	
使用 β_2 肾上腺素受体激动剂后 PEF 占正常预计或本人平素最高值%	>80%	60%~80%	<60%	
PaO_2	正常	8.0~10.7 kPa	<8.0 kPa	
$PaCO_2$	<6.0 kPa	≤6.0 kPa	>6.0 kPa	
SaO_2	>95%	91%~95%	≤90%	
pH			降低	

推荐用于哮喘临床控制水平评估的工具包括哮喘控制测试(ACT)、哮喘控制问卷(ACQ)、哮喘疗效评估问卷(ATAQ)和哮喘控制记分系统。这些工具有助于改善哮喘的控制,逐周或逐月提供可重复的客观指标,改善医护人员和患者之间的交流与沟通。

七、鉴别诊断

(一)心源性哮喘

心源性哮喘常见于左心衰竭,发作时的症状与哮喘相似,但心源性哮喘常有高血压、冠心病、风心病等病史,常有阵发性咳嗽、咳大量粉红色泡沫痰,两肺布满湿啰音及哮鸣音,心界扩大,心尖部可闻及奔马律,胸部 X 线检查可见心脏增大,肺淤血征。

(二)慢性喘息型支气管炎

现认为为慢性支气管炎合并哮喘,多见于老年人,有慢性咳嗽、咳痰病史,多于冬季加重,两肺可闻及湿啰音。

(三)支气管肺癌

中央型肺癌导致支气管狭窄或伴有感染或有类癌综合征时,可出现喘鸣或类似哮喘样呼吸困难,肺部可闻及哮鸣音。但肺癌常有咯血,呼吸困难及哮鸣症状常进行性加重,用支气管扩张剂效果差。胸部X线、CT 或纤维支气管镜检查有助于诊断。

(四)变态反应性肺浸润

致病原因为寄生虫、原虫、花粉、化学药品、职业粉尘等,多有接触史,症状轻,多有发热,胸部

121

X线表现为多发的此起彼伏的淡片状浸润阴影,可自行消失或再发。

八、治疗

哮喘的防治原则是消除病因、控制发作、防止复发。根据病情,因人而异采取相应综合措施。

(一)去除病因

尽量避免或消除引起哮喘发作的各种诱发因素。

(二)药物治疗

治疗哮喘的药物主要分两类:支气管舒张药和抗炎药。

1.支气管舒张药

(1)β_2肾上腺素受体激动剂(简称 β_2 受体激动剂):为目前常用的支气管扩张剂,主要是通过激动呼吸道的 β_2 受体,激活腺苷酸环化酶,使细胞内环磷酸腺苷(cAMP)含量增高,从而松弛支气管平滑肌。常用药物:沙丁胺醇、特布他林、非诺特罗等,属短效 β_2 受体激动剂,作用时间为 4～6 小时。新一代长效β_2受体激动剂如福莫特罗、丙卡特罗、沙美特罗、班布特罗等,作用时间达 12～24 小时。

β_2 受体激动剂的用药方法可采用吸入、口服或静脉注射。首选吸入法,因药物吸入气道直接作用于呼吸道,局部浓度高且作用迅速,全身不良反应少。使用方法为沙丁胺醇或特布他林气雾剂,每天3～4 次,每次 1～2 喷,长效 β_2 受体激动剂如福莫特罗 4.5 μg,每天 2 次,每次 1 喷。沙丁胺醇或特布他林一般口服用法为 2.4～2.5 mg,每天 3 次。注射用药多用于重症哮喘。

(2)茶碱类:也是临床常用的平喘药物之一。除了抑制磷酸二酯酶,提高平滑肌细胞内的 cAMP 浓度外,还具有拮抗腺苷受体、刺激肾上腺分泌肾上腺素、增强呼吸肌收缩、增强气道纤毛消除功能和抗炎作用。

轻度哮喘可口服给药,氨茶碱每次 0.1～0.2 g,每天 3 次,茶碱控释片 200～600 mg/d。中度以上哮喘静脉给药,静脉注射首次剂量 4～6 mg/kg。缓慢注射,静脉滴注维持量为 0.8～1.0 mg/kg,每天总量不超过 1.0 g。也可选用喘定 0.25 g 肌内注射,或 0.5～1.0 g 加入 5%葡萄糖注射液静脉滴注。

氨茶碱的不良反应有胃肠道症状(恶心、呕吐),心血管反应(心动过速、心律失常、血压下降),严重者可引起抽搐甚至死亡。故老年人、妊娠、有心、肝、肾功能障碍、甲亢患者应慎用,合用西咪替丁、大环内酯类、喹诺酮类等药物可影响茶碱代谢而使其排泄减慢,最好进行血药浓度监测。

(3)抗胆碱药:可减少 cAMP 浓度,从而减少活性物质的释放,使支气管平滑肌松弛。由于全身用药不良反应大,现多用吸入抗胆碱药如异丙托溴铵,一次 20～80 μg,每天 3～4 次。

2.抗炎药

主要治疗哮喘的气道炎症。

(1)糖皮质激素:由于气道慢性非特异性炎症是哮喘的病理基础,糖皮质激素是治疗哮喘最有效的药物。其作用机制是抑制炎症细胞的迁移和活化;抑制细胞因子的生成;抑制炎症介质的释放;增强平滑肌细胞 β_2 受体的反应性,可吸入、口服和静脉使用。

吸入剂是目前推荐长期抗炎治疗哮喘的最常用药,具有用量小、局部高效、不良反应少等优点。目前常用的有倍氯米松、布地奈德、氟替卡松等,根据病情,吸入剂量 200～1000 μg/d。不良反应为口咽部念珠菌感染、声音嘶哑或呼吸道不适,喷药后用清水漱口可减轻局部反应和胃肠吸收。与长效 β_2 受体激动剂合用增加其抗炎作用,减少吸入激素用量。

常用的口服剂有泼尼松和泼尼松龙。用于吸入糖皮质激素无效或需要短期加强的患者。30～40 mg/d,症状缓解后逐渐减量,然后停用或改用吸入剂。

重度及危重哮喘发作应静脉给药,如氢化可的松 100～400 mg/d,或地塞米松 10～30 mg/d,或甲泼尼龙 80～160 mg/d,症状缓解后逐渐减量,然后改为口服或吸入维持。

(2)色苷酸钠:能抑制肥大细胞释放介质,还能直接抑制神经反射性支气管痉挛。主要用于预防哮喘发作,雾化吸入 3.5～7 mg,或干粉吸入 20 mg,每天 3～4 次。

(3)酮替酚:是 H_1 受体拮抗剂,具有抑制肥大细胞和嗜碱性粒细胞释放生物活性物质的作用。对变应性、运动性哮喘均有效。每次 1 mg,日服 2 次。也可选用新一代 H_1 受体拮抗剂如阿司咪唑、曲尼斯特、氯雷他定等。不良反应可有倦怠、胃肠道反应、嗜睡、眩晕等。

(4)白三烯拮抗剂:白三烯在气道炎症中起重要作用,它不仅能使气道平滑肌收缩,还能促进嗜酸性粒细胞积聚,使黏液分泌增加,气道血浆渗出。白三烯拮抗剂可减少哮喘的发作,减少支气管扩张剂的应用,与糖皮质激素合用具有协同抗炎效应。临床常用的有扎鲁司特 20 mg,每天 2 次,或孟鲁司特 10 mg,每天 1 次。

(三)重度及危重哮喘的处理

哮喘不能控制,进行性加重往往有下列因素存在如变态反应持续存在、呼吸道感染未能控制、痰栓阻塞气道、酸碱平衡失调和电解质紊乱、并发肺不张或自发性气胸等,应详细分析分别对症处理,同时采取综合治疗措施。

(1)氧疗注意气道湿化。

(2)迅速解除支气管痉挛,静脉滴注氨茶碱、糖皮质激素,雾化吸入 β_2 受体激动剂,也可配合雾化吸入抗胆碱药,口服白三烯拮抗剂。

(3)积极控制感染选用有效抗菌药物。

(4)补液、纠正酸碱失衡及电解质紊乱。

(5)如有并发症如气胸、纵隔气肿、肺不张等,参照有关章节处理。

(6)上述措施仍不能纠正缺氧加重时,进行机械通气。

(四)缓解期治疗

制止哮喘发作最好的办法就是预防,因此在缓解期应根据病情程度制订长期控制计划。

(1)间歇性哮喘患者在运动前或暴露于变应原前吸入 β_2 受体激动剂或色苷酸钠,或者用吸入型抗胆碱能药物或短效茶碱作为吸入型短效 β_2 受体激动剂的替代药物。

(2)轻度哮喘患者需长期每天用药。基本的治疗是抗炎治疗。每天定量吸入小剂量糖皮质激素($\leqslant 500\ \mu g/d$),也可加用缓释茶碱或 β_2 受体激动剂。

(3)中度哮喘患者吸入型糖皮质激素量应该每天 $500\sim1000\ \mu g$,同时加用缓释茶碱、长效 β_2 受体激动剂。效果不佳时可改为口服糖皮质激素,哮喘控制后改为吸入。

(4)重度哮喘发作患者治疗需要每天使用多种长期预防药物。糖皮质激素每天 $>1000\ \mu g$,联合吸入长效口服 β_2 受体激动剂、茶碱缓释片、白三烯拮抗剂或吸入型抗胆碱药。症状不能控制者加用糖皮质激素片剂。

以上方案为基本原则,还应根据每个地区和个人不同情况制订治疗方案。每 3～6 个月对病情进行一次评估,然后再根据病情调整治疗方案,或升级或降级治疗。

九、哮喘的教育与管理

实践表明哮喘患者的教育和管理是哮喘防治工作中十分重要的组成部分。通过哮喘教育可以显著地提高哮喘患者对于疾病的认识,更好地配合治疗和预防,提高患者防治依从性,达到减少哮喘发作,维持长期稳定,提高生活质量,并减少医疗经费开支的目的。通过教育使患者了解或掌握以下内容:①相信通过长期、规范的治疗,可以有效地控制哮喘;②了解诱发哮喘的各种因素,结合每位患者的具体情况,找出具体的促(诱)发因素以及避免诱因的方法,如减少变态反应吸入,避免剧烈运动,忌用可以诱发哮喘的药物等;③初步了解哮喘的本质和发病机制;④熟悉哮喘发作先兆表现及相应处理办法;⑤了解峰流速仪的测定和记录方法,并鼓励记录哮喘日记;⑥学会在哮喘发作时进行简单的紧急自我处理办法;⑦初步了解常用的治疗哮喘药物的作用特点、正确用法,并了解各种药物的不良反应及如何减少、避免这些不良反应;⑧正确掌握使用各种定量雾化吸入器的技术;⑨根据病情程度医患双方联合制订出初步治疗方案;⑩认识哮喘加重恶化的征象以及知道此时应采取的相应行动;⑪知道什么情况下应去医院就诊或看急诊;⑫了解心理因素在哮喘发病和治疗中的作用,掌握必要的心理调适技术。

在此基础上采取一切必要措施对患者进行长期系统管理,定期强化有关哮喘规范治疗的内容,提高哮喘患者对哮喘的认识水平和防治哮喘的技能,重点是定量气雾剂吸入技术以及落实环境控制措施,定期评估病情和治疗效果。提高哮喘患者对医护人员的信任度,改善哮喘患者防治疾病的依从性。

根据2006版GINA指南,成功的哮喘管理目标是:①达到并维持哮喘症状的控制;②保持正常活动,包括运动;③保持肺功能尽可能接近正常水平;④预防哮喘急性发作;⑤避免药物不良反应;⑥预防哮喘导致的死亡。

(黄世国)

第六章

消化内科常见疾病

第一节　胃食管反流病

一、概述

胃食管反流病是指由于胃十二指肠内容物反流至食管引起胃灼热等反流症状和食管黏膜破损,凡经内镜和(或)24 小时食管 pH 检查证实有食管炎,或胃食管有异常反流者称为胃食管反流病(gastroesophageal reflux disease,GERD)。有食管炎症并有食管 pH 改变者,称为反流性食管炎(reflux esophagitis,RE)。有典型症状,24 小时食管 pH 检查证实有酸反流,但内镜检查阴性,称为非糜烂性反流性食管炎(nonerosive reflux disease,NERD),或内镜阴性反流性食管炎。

GERD 在西方国家中十分常见,人群中 30%～40%有胃灼热症状,我国北京协和医院和上海长海医院 1996 年对两地区成年人 GERD 流行病学调查表明,胃食管反流症状发生率高达97%,GERD 患病率为 5.77%,RE 发病率为 1.92%。

病理性胃食管反流的发生是多因素的,其中包括食管本身及其防御机制的缺陷、反流物的性质、外界环境的影响以及其他疾病的作用等。任何因素都对发病起一定的作用,最终导致食管组织的损害,形成各种程度的食管炎症。

GERD 的典型症状为胃灼热、胸痛和反酸、反食。容易并发消化道出血、吞咽困难。胃食管反流病诊断主要依据症状学、24 小时 pH 监测及胃镜检查有否食管炎症。三者之中,内镜检查诊断意义最大。

二、内镜诊断

(一)反流食管炎的内镜特征

食管炎是组织学的诊断,在炎症情况下,内镜检查可见黏膜发红、粗大、表面有炎性渗出物,黏膜脆性增加,触之易出血,齿状线模糊,黏膜血管紊乱;较严重的病例黏膜上皮脱落、坏死,形成出血点、糜烂,乃至溃疡;重度食管炎可出现食管狭窄及 Barrett 食管。诊断食管炎必须有黏膜破损,如有出血点、出血斑、糜烂、溃疡等改变,而不能仅凭黏膜色泽改变,炎症必然有黏膜红肿,但黏膜红肿不一定意味有炎症。反流性食管炎形成是由于受反流的"酸"与"碱"的侵蚀,因而其发病部位均在食管中下段。最近有人将食管黏膜脆性增加以及食管黏膜血管的改变称为 GERD 的微细改变。它可能是 GERD 的早期黏膜变化,也有人认为是 GERD 的黏膜改变。对内镜阴性反流性食管炎(非糜烂性反流性食管炎)患者在内镜检查时,食管黏膜没有肉眼上的变化,但用放大内镜或电镜病理观察,可发现一些血管纹理、基底细胞间隙增宽等微小改变。

(二)反流性食管的内镜分类

RE 分类方法繁多,现介绍三种最常用的分类。

1.Savary-Miller 分类法

Ⅰ级:一个或数个融合性黏膜病变,表现为红斑或表浅糜烂。

Ⅱ级:为融合性食管糜烂伴渗出性病变,但未累及食管全周。

Ⅲ级:全周食管糜烂,渗出性病变。

Ⅳ级:溃疡、食管壁纤维化、狭窄、缩短、瘢痕化等慢性黏膜病变及 Barrett 食管。

Ⅰ~Ⅲ级分别代表食管轻、中、重度病变,Ⅳ级为有并发症之食管炎,但此分类法将食管黏膜红斑列入轻度食管炎,因而将一些未达标准的病变亦列入本病,扩大了诊断范围,现已少用。

2.洛杉矶分类法

1994 年第 10 届世界胃肠病会议推荐的分类法,至 1998 年在第 11 届会议上再次强调此分类法,洛杉矶分类亦为四级分类。

A 级:病灶局限于食管黏膜皱襞,直径<0.5 cm。

B 级:病灶仍局限于食管黏膜皱襞,相互不融合,但直径>0.5 cm。

C 级:病灶在黏膜顶部相融合,但不环绕整个食管壁。

D 级:病灶相融合,且范围>75%的食管壁。

比较两者分类的不同,主要是洛杉矶分类将病变程度向前移,根据黏膜病损程度更精细地分为四级,将食管狭窄等病变归属反流性食管炎的并发症,不作为分类依据,这样有利于对轻中程度病变的判断。

3.中国烟台会议分类法

1999 年 8 月由中华医学会消化内镜学分会召开的全国反流性食管病/炎研讨会上,对洛杉矶分类提出了适合国情的改良分类法。其内镜分级如表 6-1。

表 6-1 反流性食管炎的内镜诊断及分级

分级	内镜下表现	积分
0	正常(可有组织学改变)	0
Ⅰ	点状或条状发红,糜烂,无融合现象	1
Ⅱ	有条状发红,糜烂,并有融合,但非全周性	2
Ⅲ	病变广泛,发红,糜烂融合成全周性,或溃疡	3

烟台会议分类法是基于洛杉矶分类中 A、B 二级均为黏膜破损,均无融合性病变,仅是破损大小之区分,临床上将其分为两类意义不大,Ⅱ级与Ⅲ级相当于洛杉矶分类之 C 级与 D 级。烟台会议分类规定必须指明食管炎症的部位和长度,若有并发症,亦须加以指明。

(三)反流性食管炎的病理改变

RE 的基本病理改变是:①食管鳞状上皮增生,包括基底细胞增生超过 3 层和上皮延伸;

②黏膜固有层乳头向表面延伸,达上皮层厚度的 2/3,浅层毛细血管扩张,充血或(及)出血;③上皮层内中性白细胞和淋巴细胞浸润;④黏膜糜烂或溃疡形成,炎细胞浸润,肉芽组织形成和(或)纤维化;⑤齿状线上>3 cm,出现 Barrett 食管改变。

应该指出,反流性食管炎病理改变是非特异性的,其他病因亦可引起类似的病理变化,甚至在无反流性症状及内镜变化的人群中出现食管炎症变化。因而反流性食管炎的诊断不依赖于病理学检查。在送检病理时,应提供可靠的临床资料,表明取材部位(写明距齿状线几厘米)。

三、治疗

GERD 是一种慢性发作性疾病,即使不治疗也往往发展缓慢,绝大多数患者是采取内科治疗。治疗原则为:①减少胃食管反流;②减低反流液的酸度;③增强食管清除力;④保护食管黏膜。

(一)改变生活方式

改变生活方式是 GERD 的有效基本治疗。包括:①改变体位,餐后保持直立,避免用力提物,勿穿紧身衣服,睡眠时抬高床脚并垫高上身;②戒烟和停止过量饮酒;③改变饮食成分和习惯,减少每餐食量或酸性食物,睡前勿进食,控制体重;④免服促进反流的药物,包括抗胆碱能药物、茶碱、地西泮、钙通道阻滞剂等。

(二)药物治疗

1.质子泵抑制剂

如奥美拉唑 20 mg 每日 1～2 次,雷贝拉唑 20 mg,每日 1～2 次,兰索拉唑 30 mg,每日 1～2 次,疗程 6～8 周。

2.促动力药

GERD 是上消化道动力疾病,其治疗在理论上,首先应改善动力,增加 LES 张力,改善食管清除功能,增加胃排空。常用的促动力剂有多潘立酮(10 mg,每日 3 次)、西沙必利(5～10 mg,每日 3 次)等。

3.黏膜保护剂

当 GERD 引起食管炎症、糜烂或溃疡时,应用此类药物,可覆盖在病损表面形成一层保护膜,可以减轻症状,促进愈合。常用的药物有硫糖铝 1.0 g,每日 4 次,枸橼酸铋钾 110 mg,每日 4 次,餐前 1 小时及睡前服。其确切疗效尚有待研究。

(三)内镜介入治疗

GERD 的内镜治疗主要以减少反流为目的,如出现消化道出血、狭窄等并发症则进行相应的内镜处理。

1.射频治疗(radiofrequency,RF)

内镜下将射频装置放入胃食管交界处(GEJ)(图 6-1A);向囊内注气,使囊壁上的四个 Ni-Ta 电极刺入 GEJ 处的肌层,射频功率为 456 kHz,2～5W,为防止黏膜温度过高,须用流水降温(图 6-1B);射频治疗后,肌层可见多处热烧灼性病变(图 6-1C);6 个月后,病灶愈合后,胶原增生,使 LES 加厚,起到防止反流作用(图 6-1D)。文献报道 6 个月的症状改善 87%,患者无须再服药。

2.内镜下结扎缝合法

经内镜活检孔道通过巴德缝合器,结扎贲门胃底黏膜,以减少胃内容物反流至食管。文献报道 6 个月后症状及 24 小时食管 pH 改善显著。

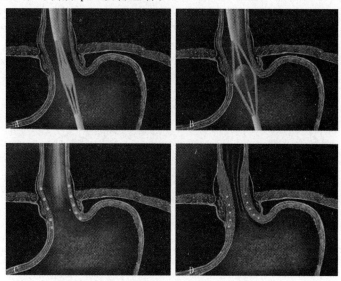

图 6-1　射频治疗 GERD 模式图

3.内镜直视下胃底折叠术

　　胃底折叠术是治疗 GERD 最主要的手术,开腹或腹腔镜都是创伤性手术,胃镜直视下胃底折叠术是最理想的方法。图 6-2A 显示在反转情况下,胃底折叠器与胃镜的关系,内镜被包裹在折叠器中,远端均可作弯角运动。张开缝合器,将组织钩针刺入 GEJ 处的一侧黏膜,直达浆膜层(图 6-2B),牵拉组织钩,关闭缝合器(图 6-2C),浆膜对浆膜的折叠已形成,防止胃食管的反流(图6-2D、E)。

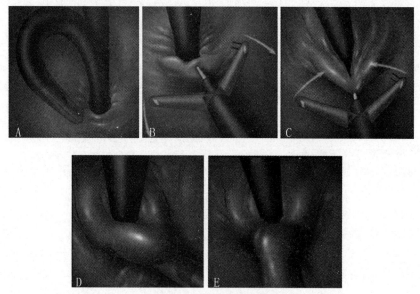

图 6-2　内镜下折叠术

A.胃底折叠器与胃镜的关系;B.张开缝合器,将组织钩针刺入 GEJ 处的一侧黏膜,直达浆膜层;C.牵拉组织钩,关闭缝合器;D、E.浆膜对浆膜折叠,防止胃食管的反流

4.局部注射法

树脂玻璃(plexiglas PMMA)多为聚甲基丙烯酰树脂(polymethyl methacrylate,PMMA)在内镜反转时,沿齿状线下 2 cm,分点注入黏膜下,总剂量为 20～40 mL(平均 30 mL),局部肿胀可减少胃食管反流。

(四)外科手术治疗

GERD 患者如产生严重并发症,如出血、狭窄、Barrett 食管等,某些经内科治疗无效患者以及某些碱性反流性食管炎患者,则应考虑作外科手术或腹腔镜下抗反流手术(如胃底折叠术等)。

(肖　鹏)

第二节　Barrett 食管

Barrett 食管(Barrett's esophagus,BE)是指食管的复层鳞状上皮被化生的柱状上皮所替代的一种病理现象。长度大于 3 cm 的称为长节段 BE(long segment Barrett esophagus,LSBE),短于此长度标准的即为短节段 BE(short segment Barrett esophagus,SSBE)。为避免胃食管交界处正常柱状上皮被误诊为 SSBE,SSBE 限定为内镜下食管外观异常(内衬柱状上皮)小于 3 cm,活检见有肠化生者。因 BE 与食管腺癌的发生密切相关,为食管癌前病变之一,近年在临床上受到广泛重视。

一、流行病学

因 BE 本身不引起症状,目前其确切发病率仍不详,通常所说发病率为内镜检查资料。BE 的内镜检出率为 0.3%～2%,在因胃食管反流症状而行内镜检查的患者中发现率为 8%～20%,其结果差异较大是因为不同的研究中 BE 的诊断标准不尽相同。一美国的资料报道,临床(内镜及活检)发现的 BE 为22.6 例/10 万人,经尸检得出的 BE 患病率为 376 例/10 万人,后者约高 17 倍,说明可能人群中大部分 BE 死前未被发现。BE 多见于中老年,平均发病年龄55岁,也可发生于青少年和儿童,西方学者认为在儿童期还有一发病高峰。男性患者明显多于女性,男女之比约为(2～4):1。BE 主要见于白种人,在黑人和亚洲人中较少见,但近年随生活方式的改变,其发病率亦在上升。

食管腺癌除极少数发生于异位胃黏膜或黏膜下腺体外,绝大多数发生于 BE。研究报道 BE 中腺癌的发生率为 2%～9%,也有认为高达 15%,发生年龄 39～81 岁,平均为 60 岁,前瞻性研究结果为 BE 患者每年腺癌发生率 1/50～1/208,比一般人群高出 30～40 倍。随 BE 患者反流症状严重程度、发生频率和持续时间的增加,发生食管腺癌的危险性也升高。

二、病因及发病机制

BE 的病因尚不清楚,目前主要有两种学说,即先天性与获得性学说,赞同后者的学者较多,但也可能两种情况均参与了 BE 的发生。

(一)先天性学说

认为 BE 是由胚胎期食管上皮发育障碍引起。食管在形成初期表面为单层柱状上皮,大约从胚胎第 16 周起逐渐为复层鳞状上皮所取代,至出生前完成。若在这一过程中出现障碍,即可导致 BE 的形成。在儿童期发现较多 BE 支持这一理论。但该学说尚不能解释 BE 上皮中存在着肠型杯状细胞,因在胚胎初期及胎儿食管上皮中并无此种细胞。

(二)获得性学说

认为 BE 的形成是胃肠内容物反流持续刺激食管黏膜而发生的适应性变化,可造成胃食管反流的各因素均是 BE 的病因,另外不良的饮食习惯、吸烟、饮酒等可能与 BE 的发生也有一定关系。

三、病理

BE 大体所见可类似胃黏膜,有或深或浅的腺体开口小凹,也可呈绒毛状,类似小肠黏膜。BE 主要组织学改变为正常食管复层鳞状上皮由柱状上皮取代,黏膜固有层常有充血、水肿、炎细胞浸润及纤维化,但黏膜下及肌层结构正常。

四、临床表现

BE 患者的症状主要是由于反流性食管炎及其伴随病变引起,化生黏膜本身不引起症状。大多数患者有胃灼热、胸痛、反酸等胃食管反流症状,但症状发生率较之无 BE 的胃食管反流患者相对为低,可能是柱状上皮对消化液的刺激不如鳞状上皮敏感。吞咽困难也是常见症状,其中食管痉挛所致吞咽困难可缓解,而 BE 溃疡瘢痕狭窄、慢性食管炎引起管壁纤维化或发生于 BE 的腺癌所致的吞咽困难则为进行性的。

BE 可并发出血及穿孔。贫血约见于 1/3 的病例,一般为长期少量出血,出血量大者与溃疡侵蚀较大血管有关。BE 溃疡致食管下段穿孔可形成纵隔脓肿或食管瘘,从而引起相应症状,如穿入呼吸道可引起慢性咳嗽、呛咳或咯血。急性穿孔的病情凶险,可致休克。亦有溃疡穿入主动脉,引起致命性大出血的报道。但总的说来 BE 发生出血及穿孔并不多见。BE 患者发生腺癌的临床表现与食管鳞状上皮癌相似。

BE 无体征,偶可见由并发症引起的消瘦,面色苍白等。

五、诊断

(一)内镜诊断

可直接观察食管黏膜并通过活检确定其病理类型、是否伴异型增生或癌变,为确诊 BE 的手段。据报道内镜检测 BE 的敏感性为 82%～90%,特异性为 81%。SSBE 面积很小,位于齿状线附近时内镜下常易漏诊,LSBE 的内镜诊断准确率为 55%,而 SSBE 仅为 25%。

BE 在内镜下的典型表现为食管下段粉红或白色的光滑鳞状上皮中出现柱状上皮区,呈天鹅绒样红色斑块,常较正常胃黏膜更红,亦可光滑或可呈结节状,与鳞状上皮分界明显。黏膜多见充血水肿,可伴有糜烂,甚至形成"打洞样"深溃疡,其底部覆有炎性坏死物构成的假膜,其内镜下表现与胃溃疡的特点相似。据报道 BE 患者中约 40% 发生食管狭窄,多见于鳞柱状上皮交界处,常较短,程度轻重不等,也可沿食管纵轴走行。早期狭窄仅为黏膜炎症所致,经药物治疗可缓解,但常复发,复发时若因 BE 的扩大出现齿状线上移,狭窄的位置也可向近端移动。一旦黏膜下层受累,出现纤维增生,则狭窄变为不可逆。发生于柱状上皮节段中的狭窄常由溃疡瘢痕或并发腺癌引起。病变后期食管呈高度狭窄,内镜不易通过。

总之,Barrett 食管的内镜下观察要点如下。

(1)鳞-柱状上皮交界(SCJ)内镜检查标志:食管鳞状上皮表现为淡粉色光滑上皮,胃柱状上皮表现为橘红色上皮,鳞-柱状上皮交界处构成的齿状 Z 线,即为 SCJ(图 6-3)。

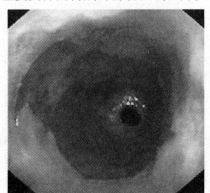

图 6-3　食管鳞-柱状上皮交界

(2)胃食管结合处(GEJ)内镜检查标志:GEJ 为管状食管与囊状胃的交界,其内镜下定位的标志为食管下端纵行栅栏样血管末梢或最小充气状态下胃黏膜皱襞的近侧缘。

(3)能明确区分 SCJ 及 GEJ 对于识别 BE 十分重要,因为在解剖学上 GEJ 与内镜观察到的 SCJ 并不一致且反流性食管炎黏膜在外观上可与 BE 混淆,所以确诊 BE 需要病理活检证实。

(4)BE 在内镜下的典型表现是 GEJ 的近端出现橘红色柱状上皮,即 SCJ 与 GEJ 分离。色素与放大内镜检查有助于对灶状肠上皮化生的定位,并能指导活检。

(二)病理学诊断

BE 的确诊要靠组织学检查发现柱状上皮,所以内镜检查时活检甚为重要。

1.活检取材

首先取材部位应正确,位置不当可致 BE 的假阳性或假阴性诊断。有时在内镜下准确定位较困难,解剖标志(如腹膜折返或食管壁内肌束不同等)在临床上是无用的;齿状线(即鳞柱状上皮交界线)与 LES 之间并不一定完全吻合,尤其是全周型 BE 时齿状线明显上移,食管下段炎症可致齿状线模糊不清,均不能表示胃食管的真正交界。目前多以胃黏膜皱襞消失处之上数毫米至 1 cm 为胃食管交界标志。另外在胃 His 角水平有一条横行黏膜皱襞,为胃食管的肌肉交界在腔内的表现,也可表示胃食管交界。

推荐使用四象限活检法,即常规从 GEJ 开始向上以 2 cm 的间隔分别在 4 个象限取活检,对怀疑有 BE 癌变者应每隔 1 cm 进行 4 个象限取活检,每间隔 1～2 cm 内各取一块活检,对有溃疡、糜烂、斑块、小结节狭窄及其他腔内异常者,均要取活检进行病理学检查。

2.病理染色

活检标本除行常规 HE 染色外,还应行阿尔辛蓝黏液组化染色,以提高肠腺化生的检出率。病理检查不易区分 SSBE 与贲门肠化生,近来有报道应用胞浆结构蛋白标志物 CK7 和 CK20 免疫组化染色来进行鉴别,发现在 94% 的食管腺癌和 100% 的 LSBE 标本中可以测到浅表腺体 CK20 染色,浅表和深层腺体 CK7 浓染,称为 Barrett CK7/20 型,而胃贲门肠化生或胃癌患者中则不能见到这种表现。但此 CK 染色法还有待证实。

染色法检查:若 BE 病灶无法确定时,可从内镜活检孔向可疑病变区喷洒染料进行染色检查。2%～2.5% Lugol 碘液可将鳞状上皮染成棕黑色,柱状上皮区不着色,而 1%～2%亚甲蓝(美蓝)或靛卡红则只在肠化上皮区染色,在这些特定部位取活检可提高肠化生上皮的检出率。

3.组织分型

(1)胃底型:与胃底上皮相似,可见主细胞和壁细胞,但 BE 上皮萎缩较明显,腺体较少且短小。此型多分布在 BE 的远端近贲门处。

(2)贲门型:与贲门上皮相似,有胃小凹和黏液腺,但无主细胞和壁细胞。

(3)特殊肠化生型:又称Ⅲ型肠化生或不完全小肠化生型,分布于鳞状细胞和柱状细胞交界处。具有不完全小肠或结肠表型,表面有微绒毛和隐窝,杯状细胞是其特征性细胞。

4.异型增生

(1)低度异型增生:组织结构正常,细胞核增大浓染,但胞核不超过细胞大小的 1/2,可见有丝分裂象。杯状细胞和柱状细胞的黏蛋白减少,并可见到萎缩的杯状细胞。

(2)高度异型增生:腺体结构发生改变,可有分支出芽,呈绒毛状伸向黏膜表面。细胞核浓染并超过细胞大小的 1/2。可不规则地分层,有丝分裂多见,杯状细胞和柱状细胞通常缺失,黏液产生缺失或减少,这种异常可延伸至黏膜表面。

5.分型

(1)按化生的柱状上皮长度分类:①长段 BE(LSBE):化生的柱状上皮累及食管全周且长度≥3 cm。②短段 BE(SSBE):化生的柱状上皮未累及食管全周或虽累及全周但长度<3 cm。

(2)按内镜下形态分类:分为全周型、岛型和舌型。①全周型:红色黏膜由胃向食管延伸,累及全周,与胃黏膜无明显界限,不伴食管炎或狭窄时多单纯表现为齿状线上移,但形状不规则,呈波浪状或指状,不对称或有中断,BE 黏膜内有时可见鳞状上皮岛。②岛型:齿状线以上出现一处或多处斑片状红色黏膜,与齿状线不相连。岛型 BE 与胃黏膜异位的表现有时极为相似,后者为食管鳞状上皮中存在的直径常小于 1 cm 的红色孤立胃黏膜岛,与周围的黏膜分界清楚,半数为多发,但位置较 BE 为高,常位于环咽肌附近,活检为正常胃底或胃窦型黏膜。③舌型:齿状线局限性舌形向上突出,红色黏膜呈半岛状。舌型 BE 若长度很短内镜下常不易发现。

(3)布拉格 C&M 分类法:C 代表全周型的化生黏膜的长度,M 代表化生黏膜最大长度。如:C3-M5 表示为食管圆周段柱状上皮为 3 cm,非圆周段或舌状延伸段在 GEJ 上方 5 cm;C0-M3表示无全周段上皮化生,舌状伸展为 GEJ 上方 3 cm。此种分级对≥1 cm 化生黏膜有较高敏感性;而对<1 cm 者则敏感性较差。

(三)X 线检查

食管吞钡透视检查是普遍应用的方法,可见到食管裂孔疝、食管溃疡、狭窄及钡剂反流,但对 BE 上皮本身的诊断率较低。BE 上皮的绒毛结构可在气钡双重造影下表现为食管下段黏膜呈网格状或颗粒状改变,但敏感性和特异性均不强。Barrett 溃疡通常位于食管后壁,呈深的纵长形火山口状,直径多大于 1 cm,其轮廓清晰,边缘规则而平。

(四)食管测压和食管 pH 及胆汁监测

BE 多存在食管运动功能障碍和食管廓清能力低下、食管酸及十二指肠内容物反流增加,但是否与无 BE 的反流性食管炎有区别仍有争议。近年十二指肠内容物(主要为胆汁和胰液)食管反流在 BE 发生中的作用受到广泛重视。

黏膜电位差测定:柱状上皮的黏膜电位差(大于－25 mV)明显高于正常鳞状上皮黏膜电位差[(－15±5)mV],据此可识别 Barrett 黏膜。但因食管炎症、溃疡或腺癌时电位差与 BE 有较大重叠,目前应用较少。

（五）超声内镜（EUS）

EUS检查能清楚显示食管壁及其周围组织的结构和层次,对食管肿瘤的定性和分期具有重要作用,但对BE及异型增生的诊断作用还有待于进一步研究。文献报道EUS下BE患者的食管壁较对照组为厚。Adrain等发现以黏膜的第二层低回声层比第一层高回声层更厚为诊断BE的标准,发现所有BE及对照组均可正确诊断,但异型增生患者不能鉴别出。说明目前的EUS技术还不能很好地预测BE黏膜内肿瘤的发生。

六、治疗

BE治疗的目的是减轻反流,消除症状,治疗食管炎及防治并发症,而不是治疗Barrett化生本身。主要治疗措施如下。

（一）改变生活方式及药物治疗

改变生活方式包括体位方法、减肥、避免饱餐及进食一些可引起反流的食物和药物等,可减轻症状,减少反流的发生。药物治疗适应证为有反流症状,或内镜下有食管炎或糜烂、溃疡表现的良性BE患者。常用药物有抑酸剂及促动力剂。症状较轻者可单用H_2受体阻滞剂,症状较重或改善不明显者可加量或改用质子泵抑制剂,亦可一开始即选用质子泵抑制剂,症状控制后逐渐减量或改用低效药物。加用胆汁吸附剂（如铝碳酸镁）减少十二指肠胃食管反流可能对BE有益。症状或食管炎反复的患者应维持治疗。一般认为药物可改善症状及治疗食管炎,但不能消除Barrett上皮,最近有报道奥美拉唑减少酸反流后,BE上皮可部分或完全恢复到正常鳞状上皮,但结果有待证实。

（二）内镜介入治疗

近来,BE内镜治疗发展非常迅速,并得到了广大医务人员和患者的认可。内镜治疗的安全性和有效性报道BE患者为BE治疗提供了乐观的前景。

内镜治疗的适应证:伴有异型增生和黏膜内癌的BE患者,超声内镜检查可排除淋巴结转移。内镜治疗方法主要有氩等离子凝固术、高频电治疗、激光治疗、射频消融、光动力治疗、内镜下黏膜切除术和冷冻消融等。

1.热烧灼治疗Barrett食管

（1）氩离子凝固:APC技术是将电极产生的电能通过以1～2L/min的速度喷射的电离氩气传递至靶组织表面,引起大范围的靶组织非接触性损伤。一旦组织表面的黏膜炭化凝固,氩气将会停止释放,所以组织损伤的深度仅是1～3 mm。APC设备便宜,便于操作,可在各类内镜单位开展。

许多单位都对APC治疗Barrett食管的有效性进行评价,并且大多数研究均联用了PPIs。但有五个研究是联用手术治疗控制反流。

内镜下Barrett黏膜完全消除的成功率是60%～100%。在再生的鳞状上皮黏膜下,存在腺体和持续性肠化生的报道是0～44%。长期随访内镜治疗成功的患者中有0～68%会出现肠化生复发。此外,有报道内镜治疗已清除BE的患者,再生的鳞状上皮仍会出现新生腺癌。Kahaleh等采用多变量分析发现短段Barrett食管（short-segment BE）的识别和酸暴露的正常化是长期维持上皮再生仅有的可预料的独立因素。

APC治疗BE并发症较少,主要有胸部不适、疼痛恐怖,可抑酸、止痛等对症治疗。发热、出血、狭窄、穿孔甚至死亡,但发生严重并发症的概率<1%。

(2)电凝及热探头治疗:电凝法为经活检钳道送入电凝电极,将电极接触 BE 黏膜后接通高频交流电源,电流通过组织致其发热而坏死。报道多极电凝法较单极电凝效果好。热探头法为经活检钳道插入高温的探头,因通过热传导发挥作用,损伤较小,不易粘连。

多极电凝治疗(MPEC)是利用电能升高组织的温度,引起组织凝固、坏死。该技术需电极通过内镜通道,并和组织直接接触,直至组织出现白色凝块。

MPEC 报道的并发症包括暂时性的疼痛恐怖、吞咽困难、胸痛、发热、出血、狭窄等,但并无穿孔的报道。

(3)激光凝固法:经内镜导入激光照射 BE 黏膜,光能在组织内转变为热能使 BE 上皮凝固坏死。常用的有 Nd:YAG 激光、KTP 激光等。还有文献报道用氩光束等离子凝固法(ABPC)治疗 BE。

激光热凝是利用光能切除病变组织。氩激光、钕-钇铝石榴石(Nd:YAG)激光和三磷酸钾盐(KTP:YAG)激光常用于治疗 Barrett 黏膜。Nd:YAG 激光与氩激光、KTP:YAG 激光相比,有较强的穿透能力。激光的光导纤维通过内镜活检通道进行操作。KTP:YAG 和氩激光属于可见光光谱区,Nd:YAG激光属于红外线光谱区,均需要瞄准器进行操作。激光可通过接触式和非接触式的方法传递能量至靶组织。

多个研究报道地激光照射首次切除的成功率是 $22\% \sim 100\%$,复发率是 $0 \sim 85\%$。激光照射相关的并发症包括胸骨后疼痛、吞咽困难、吞咽疼痛、恶心、呕吐、发热、上腹部疼痛、咽喉痛、头痛、食管狭窄、出血和穿孔。

(4)射频消融:BARRX 系统包括射频发生器和专用治疗性气囊导管。利用内镜使导管定位于需要治疗的部位后,射频能量短时、可控地释放以清除薄层 Barrett 黏膜,而不会破坏食管黏膜下层。虽然最近美国 FDA 批准了频率 510 kHz 的射频清除 Barrett 黏膜,但还没有该治疗方法有效性的报道。

总之,APC、电凝、激光以及射频消融治疗 Barrett 黏膜均有研究。大部分报道入选的 BE 患者均无异型增生或仅为低级别上皮内瘤变(LGD),但仍有部分研究入选的患者包括 HGD。结果显示各个研究报道地鳞状上皮再生率变化很大。而且鳞状上皮黏膜下肠化生率很高,这将增加 Barrett 黏膜的随访监测的难度。长期随访还显示 Barrett 黏膜的复发率很高。鉴于以上原因,同时考虑操作相关的并发症,使得 Barrett 黏膜的热烧灼治疗在临床上的常规应用仍有问题需要解决。

2.光化学治疗

光动力治疗(PDT)是采用光敏剂、特定波长的非产热光源和氧化物引起组织损伤。光敏剂在组织内被非产热光源直接照射后激活,并产生不稳定、高活性的氧化物造成局部组织损伤。

血卟啉衍生物(HpD)、卟菲尔钠(porfimer sodium、光敏素)、5-氨基乙酰丙酸(5-ALA)和间-四氢氯苯(mTHPC)是 BE 治疗常用的光敏剂。光敏素是一种较纯的 HpD,是在美国唯一批准用于治疗 BE 的光敏剂。光敏素一般在波长 630 nm 的光照射前 48 小时静脉注射 2.0 mg/kg。光敏素在组织的分布没有特异性,可造成食管全层组织坏死引起狭窄。光敏素可在体内存留 3 个月左右,为了防止光敏素激活,患者应避免阳光直射或强光照射。

5-ALA 是在欧洲常用的光敏剂。5-ALA 是一种口服的光敏剂前体药物,本身没有光敏物质。在体内 5-ALA 转化为光敏物质原卟啉IX,原卟啉IX几乎集中于黏膜内,仅造成组织表面黏膜的损伤,而减少了狭窄和穿孔的风险。5-ALA 口服 4～6 小时后予以波长 514 nm 或 635 nm 的光照射,其光敏性将在24～48 小时衰减。而在美国 5-ALA 应用于治疗消化道疾病还未商品化。mTHPC 是第二代光敏剂,通过静脉给药,可被波长 514 nm 或 652 nm 的光激活。与光敏素比较,mTHPC 对瘤组织有高选择性,在皮肤中的衰减周期 2～3 周。在欧洲已用于治疗头颈部的早期癌,并开始治疗 Barrett 食管。

PDT 对 LGD 和 HGD 的疗效。在一项研究中,平均随访观察 19 个月,HGD 和 LGD 的患者中有 44%～50%可完全清除 Barrett 黏膜。经 PDT 后,34%的患者形成狭窄,6%的患者鳞状上皮黏膜下可出现腺体和早期癌变。另一项研究平均随访50.7 个月,HGD 和 LGD 的患者中有 54%～71%可完全清除 Barrett 黏膜,30%的患者发生狭窄,4.9%的患者鳞状上皮黏膜下可出现腺体增生,4.6%的患者可出现鳞状上皮黏膜下腺癌。

Mayoclinic 研究者也报道了采用光敏素和 HpD 的治疗,BE 合并 HGD 的患者的 Barrett 黏膜完全消除率分别是 56%和 35%,狭窄的发生率分别是 25%和 27%,鳞状上皮黏膜下腺体再生分别是 0 和4%。对于 BE 合并 HGD 或 LGD 完全去除 Barrett 黏膜是可能的。然而,食管狭窄的发生率为 25%～34%,而且治疗后仍有发生食管腺癌的风险。5-ALA 治疗 BE 的安全性和有效性的研究也有报道。Ackroyd 等对 BE 合并 LGD 的一项随机、双盲、安慰剂对照试验显示与33%使用安慰剂治疗的患者相比 5-ALA 治疗的患者未再发异型增生。随访 24 个月,未发现食管狭窄等短期或长期并发症。Ackroyd 还报道了另一项研究,平均随访 53 个月,97%的患者 LGD 消失,无患者出现狭窄。还没有所有患者均能完全清除 Barrett 黏膜的研究的报道。另一些研究对 BE 合并 HGD 的治疗也报道了相似的结果。HGD 异型增生的程度可减轻,并且无狭窄发生。研究显示 5-ALA 治疗不能完全清除 Barrett 黏膜。mTHPC 的治疗有两个研究,共13 例患者。结果显示 mTHPC 可清除 Barrett 黏膜,减轻异型增生的程度,降低狭窄的发生率。

总之,PDT 可清除 Barrett 黏膜,减轻异型增生的程度。然而,还没有证据显示 PDT 可降低食管腺癌的发生率和死亡率。食管狭窄的并发症和治疗后应避免 3 个月光照的缺点使得 PDT 不易被患者接受。新一代的光敏剂需对异型增生和瘤组织有高选择性,并能快速激活,减少皮肤的光敏毒性。

3.内镜下黏膜切除术(EMR)和黏膜剥脱术(ESD)

内镜下黏膜切除术和黏膜剥脱术是从黏膜下层的中层或深层完全切除病变黏膜。可治愈起源于黏膜且未发生淋巴结转移的癌症,切除的标本还可进行组织病理学分期,评价治疗效果。

常见方法是:①注射、切除;②注射、抬起、切除;③吸引帽辅助的 EMR,套扎;④ESD(图 6-4)。

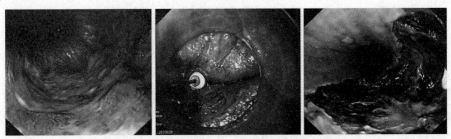

图 6-4 内镜下黏膜切除术和黏膜剥脱术

近年进行内镜介入治疗 BE 的报道逐渐增多,目的为消除 BE 上皮(尤其伴异型增生者),恢复正常鳞状上皮,治愈 BE。内镜下 BE 切除法主要包括内镜下激光治疗、光动力疗法(PDT)、电凝法、热探头及液氮冷冻治疗等,应同时用质子泵抑制剂进行强抑酸治疗,或用在抗反流手术后。原理为用内镜介入治疗使 BE 上皮坏死脱落,在无酸的环境内由鳞状上皮修复。

4.内镜下行气囊或探条扩张术

对于并发食管狭窄的 BE 患者,可在内镜下行气囊或探条扩张术,但对狭窄明显,探条不易通过者,忌勉强扩张,以防食管破裂。

(三)手术治疗

对内科正规治疗后症状或食管炎仍不缓解或易复发者应行抗反流手术,近年运用腹腔镜行抗反流手术逐渐增多,可降低费用及手术风险。有严重出血、溃疡、狭窄、穿孔及恶变等并发症的 BE 患者需采取手术治疗,主要方式为病变食管切除术。BE 伴重度异型增生但未发现明确癌变者的处理尚有争议,有人主张立即行食管切除,但此手术有一定并发症及死亡率,也有人主张密切随访,因全身疾病而不能手术的患者可行内镜下切除治疗。但总的说来内镜下 BE 切除目前经验仍较少,若切除不完全可能刺激病变,其疗效及安全性尚待大量研究证实。

(肖　鹏)

第三节　食管贲门失弛缓症

食管贲门失弛缓症又称贲门痉挛,该症是由食管下端括约肌(LES)高压和吞咽时松弛不良,使食物入胃受阻。本病多发生于 20~40 岁,男女发病率相等。病因尚不明确,认为本病属神经源性疾病,食管壁内神经丛损害退行性变,自主神经功能失调,或血管活性肠肽在食管括约肌降低,致食管平滑肌张力增加,引起贲门失弛。

一、病因、发病机制与病理

病因尚不明确。研究发现本病时食管壁肌间神经丛和 LES 内神经节细胞变性、数量减少甚至完全消失,脑干背侧迷走神经核亦呈类似表现,迷走神经干变性。LES 压力明显增高,在吞咽后也不降低。同时,食管蠕动也发生障碍,变得弱而不协调,不能有效地推进食物。LES 对促胃液素的敏感性增强,这可能与 LES 的去神经有关。

病理上,食管扩张,管壁变薄,黏膜常见炎性改变,有时可见溃疡。组织学检查食管壁肌间神经丛变性,神经节细胞减少或阙如。LES 一般并不肥厚。

二、诊断

(一)临床表现

吞咽困难是常见最早出现的症状,早期呈间歇性,时轻时重,后期转为持续性,咽下固体和液体食物同样困难。常因情绪波动、进食过冷、过快或刺激性食物而诱发。可出现胸骨后及中上腹隐痛或剧痛,并可放射至胸背部、心前区和上肢,有时酷似心绞痛,常有食物反流,出现呕吐;呕吐物混有大量黏液和唾液,平卧时尤为明显。入睡后反流有时可并发吸入性肺炎。后期因食管极度扩张可引起干咳、气急、发绀、声嘶等。可继发食管炎症,出现糜烂、溃疡、出血等。

（二）实验室及辅助检查

1.X线检查

食管扩张明显时，胸部X线平片显示纵隔增宽，并可见液平面。吞钡检查，钡剂进入食管后不能顺利通过贲门。食管下端变细，呈漏斗状，亦有称鸟嘴状，边缘光滑。食管体部扩张，严重者因食管弯曲、延长而形成乙字状。X线钡餐检查为本病的主要检查方法，并可与癌肿、食管裂孔疝、反流性食管炎等其他疾病相鉴别。

2.食管测压

正常人吞咽后，食管体部出现由上向下传导的推进性蠕动波，同时LES完全松弛。贲门失弛症患者吞咽后，食管体部出现低幅同步收缩波，而非推进性的蠕动波；LES压力非但不降低，反而升高。食管内压高于胃内压力。食管测压可以在疾病的早期、X线检查尚无典型改变之前就出现异常，具有早期诊断价值。

3.内镜检查

内镜检查可见食管体部扩张或弯曲变形，其内可存留有未消化的食物和液体。食管黏膜可有充血、糜烂。LES持续关闭，但镜身不难通过，以此可与器质性狭窄相鉴别。结合活组织检查，可以排除由食管癌或贲门癌所致者。

三、治疗

（一）内科疗法

1.一般治疗

少食多餐，避免进食过快及过冷、过热或刺激性食物，解除精神紧张，必要时可予以镇静剂。

2.药物治疗

发作时舌下含硝酸甘油0.3～0.6 mg，或口服双环胺30 mg，可使痉挛缓解；溴丙胺太林（普鲁苯辛）20～40 mg静脉滴注，可促进食物排空；也可试用硝苯吡啶、苯哒嗪、前列腺素E。

3.插管吸引

食管极度扩张者应每晚睡前行食管插管吸引。

（二）扩张治疗

用探条或囊式扩张器扩张，可缓解梗阻症状，但常需反复扩张。

（三）内镜下括约肌内注射

在食管下括约肌呈现玫瑰花环处，即鳞状细胞和柱状细胞连接处，用注射硬化剂治疗针注入含20 U肉毒杆菌毒素的盐水1 mL，总量80 U，术后当天稍候即可进食。

（四）手术治疗

内科治疗无效或食管下段重度收缩者，及并发良性狭窄或食管癌时，应采取手术治疗，常用食管贲门黏膜下肌层纵行切开术。

（肖　鹏）

第四节　应激性溃疡

应激性溃疡(stress ulcer,SU)又称急性胃黏膜病变(acute gastric mucosa lesion,AGML)或急性应激性黏膜病(acute stress mucosal lesion,ASML),是指机体在各类严重创伤或疾病等应激状态下发生的食管、胃或十二指肠等部位黏膜的急性糜烂或溃疡。Curling 最早在 1842 年观察到严重烧伤患者易发急性胃十二指肠溃疡出血。1932 年,Cushing 报告颅脑损伤患者易伴发 SU。现已证实,SU 在重症患者中很常见,75%～100%的重症患者在进入 ICU 24 小时内发生 SU。0.6%～6% 的 SU 并发消化道大出血,而一旦并发大出血,会导致约 50% 患者死亡。SU 病灶通常较浅,很少侵及黏膜肌层以下,穿孔少见。

一、病因

诱发 SU 的病因较多,常见病因包括严重创伤及大手术后、全身严重感染、多脏器功能障碍综合征和(或)多脏器功能衰竭、休克及心肺脑复苏后、心脑血管意外、严重心理应激等。其中由严重烧伤导致者又称 Curling 溃疡,继发于重型颅脑外伤的又称 Cushing 溃疡。

二、病理生理

目前认为 SU 的发生是由于胃运动、分泌、血流、胃肠激素等多种因素的综合作用,使损伤因素增强,胃黏膜防御作用减弱,不足以抵御胃酸和胃蛋白酶的侵袭,最终导致胃黏膜损害和溃疡形成(图 6-5)。

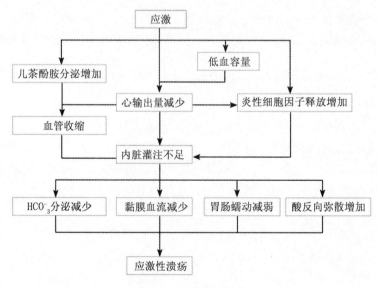

图 6-5　SU 病理生理

正常生理状态下,胃十二指肠黏膜具有一系列防御和修复机制,以抵御各种侵袭因素的损害,维持黏膜的完整性。这些防御因素主要包括上皮前的黏液和碳酸氢盐屏障、上皮细胞及上皮后的微循环。

（一）黏液和碳酸氢盐屏障

胃黏液是由黏膜上皮细胞分泌的一种黏稠、不溶性的冻胶状物，其主要成分为糖蛋白，覆盖在胃黏膜表面形成黏液层，此层将胃腔与黏膜上皮细胞顶面隔开，并与来自血流或细胞内代谢产生的 HCO_3^- 一起构成黏液和碳酸氢盐屏障。黏液层是不流动层，H^+ 在其中扩散极慢，其中的 HCO_3^- 可充分与 H^+ 中和，并造成黏液层的胃腔侧与黏膜侧之间存在 pH 梯度，从而减轻胃酸对黏膜上皮细胞的损伤。

（二）胃黏膜屏障

胃黏膜上皮细胞层是保护胃黏膜的重要组成部分，胃腔面的细胞膜由脂蛋白构成，可阻碍胃腔内 H^+ 顺浓度梯度进入细胞内，避免了细胞内 pH 降低。同时上皮细胞能在黏膜受损后进行快速迁移和增生，加快黏膜修复。

（三）黏膜血流

可为黏膜提供氧、营养物质及胃肠肽类激素等以维持其正常功能，还可及时有效清除代谢产物和逆向弥散至黏膜内的 H^+，维持局部微环境稳定。此外，胃黏膜内存在许多具有细胞保护作用的物质，如胃泌素、前列腺素、生长抑素、表皮生长因子等，有保护细胞，抑制胃酸分泌，促进上皮再生的作用。

在创伤、休克等严重应激情况下，黏膜上皮细胞功能障碍，不能产生足够的 HCO_3^- 和黏液，黏液和碳酸氢盐屏障受损；同时交感神经兴奋，使胃的运动功能减弱，幽门功能紊乱，十二指肠内容物返流入胃，加重对胃黏膜屏障的破坏；应激状态下胃黏膜缺血坏死，微循环障碍使黏膜上皮细胞更新减慢；应激时前列腺素（PGs）水平降低，儿茶酚胺大量释放，可激活并产生大量活性氧，其中的超氧离子可使细胞膜脂质过氧化，破坏细胞完整性，并减少核酸合成，使上皮细胞更新速度减慢，加重胃黏膜损伤。活性氧还可与血小板活化因子（PAF）、白三烯（LTC）、血栓素（TXB_2）等相互作用，参与多种原因所致的 SU 发病过程。

三、临床表现

消化道出血是 SU 的主要表现，可出现呕血和（或）黑便，或仅有胃液或大便潜血阳性。出血的显著特点是具有间歇性，可间隔多天，这种间歇特性可能是由于原有黏膜病灶愈合同时又有新病灶形成所致。消化道出血量大时常有血压下降，心率增快，体位性晕厥，皮肤湿冷，尿少等末梢循环衰竭表现，连续出血可导致血红蛋白下降，血尿素氮增多，甚至出现重要脏器功能衰竭。除出血外，SU 可出现上腹痛、腹胀、恶心、呕吐、反酸等消化道症状，但较一般胃、十二指肠溃疡病轻。由于 SU 常并发于严重疾病或多个器官损伤，其临床表现容易被原有疾病掩盖。

四、辅助检查

（一）胃镜检查

胃镜检查是目前诊断 SU 的主要方法。病变多见于胃体及胃底部，胃窦部少见，仅在病情发展或恶化时才累及胃窦部。胃镜下可见胃黏膜充血、水肿、点片状糜烂、出血，以及大小不一的多发性溃疡，溃疡边缘整齐，可有新鲜出血或血斑。Curling 溃疡多发生在胃和食管，表现为黏膜局灶性糜烂，糜烂局部可有点片状或条索状出血，或呈现大小不等的瘀点及瘀斑，溃疡常为多发，形态不规则，境界清楚，周围黏膜水肿不明显，直径多在 0.5～1 cm。Curling 溃疡内镜下表现与其他类型 SU 相似,但病变形态多样,分布较广,病程后期胃黏膜病变处因细菌感染可见脓苔。

（二）介入血管造影

行选择性胃十二指肠动脉造影,当病灶活动性出血量大于 0.5 mL/min 时,可于出血部位见到造影剂外溢、积聚,有助于出血定位。但阴性结果并不能排除 SU。

（三）其他

X 线钡剂造影不适用于危重患者,诊断价值较小,现已很少应用。

五、诊断

SU 的诊断主要靠病史和临床表现。中枢神经系统病变（颅内肿瘤、外伤、颅内大手术等）、严重烧伤、外科大手术、创伤和休克、脓毒血症和尿毒症等患者出现上腹部疼痛或消化道出血时,要考虑到 SU 可能,确诊有赖于胃镜检查。

六、治疗

（一）抑酸治疗

目标是使胃内 pH>4,并延长 pH>4 的持续时间,从而降低 SU 的严重程度,治疗和预防 SU 并发的出血。目前常用的抑酸药物主要有 H_2 受体阻滞剂和质子泵抑制剂。H_2 受体阻滞剂可拮抗胃壁细胞膜上的 H_2 受体,抑制基础胃酸分泌,也抑制组胺、胰岛素、促胃液素、咖啡因等引起的胃酸分泌,降低胃酸,保护胃黏膜,并通过干扰组胺作用,间接影响垂体激素的分泌和释放,从而达到控制 SU 出血的作用。常用药物有雷尼替丁（100 mg 静脉滴注,2~4 次/天）,法莫替丁（20 mg 静脉滴注,2 次/天）。质子泵抑制剂能特异性作用于胃黏膜壁细胞中的 H^+,K^+-ATP酶,使其不可逆性失活,从而减少基础胃酸分泌和各种刺激引起的胃酸分泌,保护胃黏膜,缓解胃肠血管痉挛状态,增加因应激而减少的胃黏膜血流,显著降低出血率和再次出血的发生率。但质子泵抑制剂减少胃酸同时也降低胃肠道的防御功能,利于革兰氏阴性杆菌生长,不利于对肺部感染及肠道菌群的控制,长期应用还可引起萎缩性胃炎等,并可能与社区获得性肺炎或医院获得性肺炎相关。常用药物如奥美拉唑和潘妥拉唑,40 mg 静脉滴注,2 次/天。

（二）保护胃黏膜

前列腺素 E_2 可增加胃十二指肠黏膜的黏液和碳酸氢盐分泌,改善黏膜血流,增强胃黏膜防护作用,同时可抑制胃酸分泌。硫糖铝、氢氧化铝凝胶等可黏附于胃壁起到保护胃黏膜的作用,并可以降低胃内酸度。用法可从胃管反复灌注药物。

（三）其他药物

近年研究认为氧自由基的大量释放是 SU 的重要始动因子之一,别嘌呤醇、维生素 E 及中药复方丹参、小红参等具有拮抗氧自由基的作用,但临床实际效果还需循证医学方法证实。

（四）SU 并发出血的处理

一般先采用非手术疗法,包括输血,留置胃管持续胃肠负压吸引,使用抑酸药物,冰盐水洗胃等。有条件时可行介入治疗,行选择性动脉插管（胃左动脉）后灌注血管升压素。另外,如果患者情况可以耐受,可行内镜下止血,如钛夹止血、套扎止血、局部应用组织黏附剂和药物止血、黏膜内或血管内注射止血剂、高频电和氩离子凝固止血等。若非手术治疗无效,对持续出血或短时间内反复大量出血,范围广泛的严重病变,需及时手术治疗,原则是根据患者全身情况、病变部位、范围大小及并发症等选择最简单有效的术式。病变范围不大或十二指肠出血为主者,多主张行胃大部切除或胃大部切除加选择性迷走神经切断术。若病变范围广泛,弥漫性大量出血,特别是病变波及胃底者,可视情况保留 10% 左右的胃底,或行全胃切除术,但全胃切除创伤大,应谨慎用于 SU 患者。

(肖　鹏)

第五节　胃息肉

胃息肉是指向胃腔内突出的胃黏膜内局限性良性病变。据此定义,胃息肉包括了一组不同病变。胃黏膜下良性肿瘤本不属此范畴,但由于诊断能力所限,有时可混淆。

一、胃息肉分类

胃息肉分类以往较混乱,目前国内外多采用的分类方法有如下几种。

(一)大体形态分型(山田分型)

分为 4 型:Ⅰ型无蒂,Ⅱ型半球形无蒂,Ⅲ型亚蒂,Ⅳ型有蒂。

(二)组织病理分型

Ming 将息肉分为腺瘤性息肉和炎症性息肉(或称再生性息肉)。

Morson 则分 4 类:肿瘤性息肉、错构性息肉、炎症性息肉、化生性息肉。

(三)中村分型

结合大体形态和组织学特点分型

1.Ⅰ型息肉

无蒂,多见于胃窦、胃体和胃底。组织学相当于化生性息肉(过形成息肉),极少癌变。最常见。

2.Ⅱ型息肉

半球状无蒂,多见于胃体、胃窦和体底交界处,为反复糜烂再生的结果。肠上皮化生和混合腺形成属化生型。

3.Ⅲ型息肉

好发于幽门窦部,无蒂或有蒂,表面不规则,属腺管状腺瘤,约 7.8% 癌变。

4.Ⅳ型息肉

形态、分布似Ⅲ型,异型性显著,有管状腺瘤,乳头状腺瘤和管状乳头状腺瘤,易恶变为分化性腺癌(约 25.7%)。

(四)遗传性胃肠道息肉病的胃部表现

少数胃多发性息肉是遗传性胃肠道息肉病在胃部的表现。34%～60% 的家族性息肉病和 Gardner 综合征伴胃部多发性息肉,胃底腺区多见,多属增生性错构性息肉;幽门腺区者为腺瘤,癌变率稍高于普通胃息肉。少数 Peutz-Jegher 综合征、Cronkhite-Canada 综合征和幼年性胃肠息肉也伴胃息肉,极少癌变。

二、临床表现和诊断

胃息肉最多见于 40～60 岁者。多为单发,少数多发。常无症状,也可出现上腹痛,上腹不适,恶心,呕吐,腹胀,或可有反酸、嗳气,有时也可见上消化道出血。临床症状可能也与伴发症有关。有报道,胃窦部息肉可以引起幽门梗阻,尤其带蒂较大息肉脱入十二指肠更易引发。也有报道引起胃十二指肠套叠者。内镜检查常可以发现息肉的部位,大小,形态等。也可发现胃部伴随症,计有慢性浅表性胃炎和萎缩性胃炎(81.9%),疣状胃炎 3.4%,胃癌 5.1%,消化性溃疡 3.9%等。胃镜下黏膜活检常可明确息肉的组织学性质,但是因为取材过浅、容易出现误差。全息肉摘除组织学检查常可提高诊断正确率。鉴别诊断的重点是要能够排除Ⅰ型和Ⅱa型早期胃癌,明确腺瘤的性质等。

三、治疗和预防

(一)以防癌为目的的治疗方案

1.从组织学角度考虑

腺瘤样息肉癌变率高,宜积极清除密切随访。增生性息肉癌变率低,以定期随访及并发症治疗为主。黏膜下肿瘤一般较大,以手术治疗为主。但临床实践中,常规活检因取材深度不够,易发生误差,甚至常遗漏灶性癌变组织,延误治疗时机。全息肉摘除效果较好。

2.从息肉大体角度考虑

一般认为增生性息肉较小,极少>1.5 cm;腺瘤性息肉也随体积增大癌变率增加,直径<1 cm者癌变率甚低。为此以防癌为目的,按息肉大小决定治疗方案较合理而方便,已为国内外学者所接受。

(1)随访:对≤0.5 cm的息肉以内镜下定期随访为主。息肉增长缓慢,无明显局部和全身症状,组织病理检查无异型性改变或癌变证据者可继续随访;反之,可考虑内镜下全息肉摘除后全息肉组织病理检查。有癌变者按胃癌处理。

(2)内镜下摘除:0.6～2 cm无蒂息肉是内镜下摘除的适应证。结合组织病理检查决定进一步治疗方案。

(3)手术切除:对≥2 cm的无蒂息肉,内镜下处理较困难。国内一组报告,直径≥2 cm的胃息肉,腺瘤性占50%,增生性30%,其他20%。癌变率大增。故一般主张手术切除。也有主张,可先行内镜下部分息肉摘除,组织病理证实为腺瘤性或异型性严重的增生性息肉以胃部分切除或肿瘤切除术为主;增生性息肉伴轻中度异型增生者也可在密切随访中经内镜分次摘除。

(4)带蒂息肉的处理:带蒂息肉的蒂直径<2 cm时,原则上行内镜下摘除,因癌变很少累及蒂,故无须顾忌适当的蒂残留,蒂径≥2 cm时宜手术切除。

(5)多发性息肉处理:宜内镜下分次切除或手术切除。可视分布和病变性质决定。

3.癌变的处理原则

息肉癌变,无论大小皆应早期手术。

(二)胃息肉并发症的处理

胃息肉并发幽门梗阻、胃十二指肠套叠时多数需手术治疗。对息肉并发上消化道出血,除应积极进行局部或全身性止血治疗外,应警惕癌变,大出血不止者应紧急手术治疗。

(三)与息肉共存胃部病变的治疗

与息肉共存的胃部病变是引起症状的主要原因,有时可能是增生性息肉的病因。多数以内科治疗为主。另据统计,胃息肉与胃癌共存发生率甚高,应提高警惕,早期发现,早期手术。

（四）胃部遗传性胃肠道息肉病的处理

遗传性息肉病可累及全胃肠道，胃部累及较少，是息肉病的局部表现，应综合整体情况处理。

1.家族性胃肠道息肉病和 Gardner 综合征

主要累及结肠和直肠，属腺瘤性息肉，癌变率可达 95% 以上；应积极手术或结肠镜下切除等，详见结肠息肉。累及胃部者，息肉性质因分布部位不同而异，而且需兼顾结肠和周身情况，治疗方案灵活性较大。

（1）累及胃底腺区的息肉：以增生性错构瘤为主，常为 1～5 mm 的多发性小息肉，很少癌变。以随访为主，较大孤立息肉也可内镜下摘除，多数无须手术切除。

（2）分布在幽门腺区的息肉：以腺瘤和异型上皮为主，呈多发性。癌变率低于结肠上的息肉，仅较一般胃腺瘤性息肉稍高。为此，从防癌目的出发，治疗可参考普通胃息肉处理原则，兼顾结肠息肉的需要和患者耐受能力，区分轻重缓急实施。无癌变者以内镜下分批切除和随访为主。

（3）胃部病变癌变处理：此时往往情况复杂。原则上应行胃部根治性手术，如无条件也应施以姑息性手术、放疗、化疗或生物学治疗等。但必须兼顾结肠病变的治疗史和现实需要综合处理。

（4）并发症处理：家族性胃肠道息肉病和 Gardner 综合征的胃部息肉，并发症发生率较普通胃息肉稍高。除大出血、溃疡穿孔、幽门梗阻等以外，胃十二指肠套叠也时有报告。Herman（1992）报告 1 例，Gardner 综合征伴胃多发性息肉，引起胃十二指肠套叠致急性胰腺炎。认为有时并发症可能是致死原因，应及时处理。手术切除常是必要的。

2.Peutz-Jegher 综合征、Cronkhite-Canada 综合征和幼年型胃肠道息肉病

其结肠息肉和胃部息肉皆罕有癌变报道。一般应以随访为主，胃部较大孤立息肉可行内镜摘除，注意并发症处理。有报告幼年型胃肠息肉病位于胃和十二指肠的高位息肉有自行脱落的可能，无须勉强切除。

（肖　鹏）

第六节　嗜酸性胃肠炎

嗜酸性胃肠炎亦称嗜酸细胞性胃肠炎，是一种少见病，以胃肠道的某些部位有弥散性或局限性嗜酸性粒细胞浸润为特征，常同时伴有周围血嗜酸性粒细胞增多。

本病原因不明，可能与变态反应、免疫功能障碍有关。临床表现有上腹部痉挛性疼痛，可伴恶心、呕吐、发热或特殊食物过敏史。糖皮质激素治疗有效。青壮年好发，男女发病率基本相同，儿童少见。

一、病因和发病机制

本病病因迄今未明，一般认为是对外源性或内源性变应原的变态反应所致。近半数患者个人或家族有哮喘、变应性鼻炎、湿疹或荨麻疹病史；部分患者的症状可由某些食物，如牛奶、蛋类、羊肉、海虾或某些药物，如磺胺、呋喃唑酮和吲哚美辛等诱发；某些患者摄食某些特异性食物后，血中 IgE 水平增高，并伴有相应的症状，因而认为本病与特殊食物过敏有关。

本病的发病机制尚不清楚，一般认为，某种特殊变应原与胃肠敏感组织接触后，在胃肠壁内发生抗原-抗体反应，释放出组织胺类血管活性物质，引起胃肠黏膜充血、水肿、嗜酸性粒细胞浸润及胃肠平滑肌痉挛和黏液分泌增加从而引起一系列胃肠症状。

二、诊断步骤

(一)病史采集要点

1.起病情况

本病缺乏特异的临床表现，起病可急可慢，病程可长可短，症状与病变的部位和浸润程度有关，一般均有上腹部痉挛性疼痛，伴恶心、呕吐。

2.主要临床表现

以黏膜和黏膜下层病变为主时，典型症状为脐周腹痛或肠痉挛、餐后恶心呕吐、腹泻和体重减轻。病变广泛时可出现小肠吸收不良、蛋白丢失性肠病、失血和贫血等全身表现。青少年期发病可导致生长发育迟缓，并可有闭经。

以肌层受累为主的典型临床表现为肠梗阻或幽门梗阻，出现相应的表现。偶尔嗜酸性粒细胞浸润食管肌层，引起贲门失弛缓症。

以浆膜层受累为主最少见，典型表现为腹水，腹水中可见大量嗜酸性粒细胞。

3.既往病史

约50%的患者有食物过敏史或变应性疾病家族史，如哮喘、鼻息肉等。

(二)体格检查要点

根据病变部位的不同，可有腹部压痛，以脐周压痛常见，可表现为肠梗阻或幽门梗阻，也可出现腹水征。

(三)辅助检查

1.血液检查

外周血嗜酸性粒细胞增多。另外常可有缺铁性贫血，血浆清蛋白降低，血中 IgE 增高，血沉增快。

2.粪便检查

粪便检查的主要意义在于除外肠道寄生虫感染。还可见到夏科-雷登结晶、大便隐血阳性，部分患者有轻到中度脂肪泻。

3.腹水检查

呈渗出性腹水，白细胞数升高，嗜酸性粒细胞比例明显升高。

4.X 线检查

本病 X 线表现缺乏特异性。约40%患者的 X 线表现完全正常。胃肠 X 线钡餐可见黏膜水肿、皱襞增宽，呈结节样充盈缺损，胃肠壁增厚，腔狭窄及梗阻征象。类似的表现也可见于 Whipple 病、淀粉样变性、蓝氏贾第鞭毛虫病、异型球蛋白血症、小肠淋巴管扩张。

5.CT 检查

CT 检查能发现胃肠壁增厚、肠系膜淋巴结肿大或腹水。

6.内镜及活检

内镜及活检适用于黏膜和黏膜下层病变为主的嗜酸性胃肠炎。可选用胃镜、双气囊小肠镜或结肠镜。镜下可见黏膜皱襞粗大、充血、水肿、溃疡或结节；活检可从病理上证实有大量嗜酸性粒细胞浸润,对确诊有很大价值。

为提高本病诊断准确性,活检组织至少6块以上,必要时反复内镜下活检。多数患者因此明确诊断。

内镜下活检对以肌层和浆膜层受累为主的患者价值不大,此类患者有时经手术病理证实。但对本病要掌握手术适应证,怀疑嗜酸性胃肠炎一般不行剖腹探查术来证实,只有为解除肠梗阻或幽门梗阻,或怀疑肿瘤存在时才进行手术。

7.腹腔穿刺和腹腔镜

腹水患者必须行诊断性腹腔穿刺,腹水为渗出性,内含大量嗜酸性粒细胞。临床怀疑本病时必须做腹水涂片染色,以区别嗜酸性粒细胞和中性粒细胞。腹水中嗜酸性粒细胞增多也可见于血管炎、包虫囊破裂、淋巴瘤及长期腹膜透析的患者,应注意鉴别。

本病在腹腔镜下缺乏特异性表现,轻者仅有腹膜充血,重者可类似于腹膜转移癌。行腹腔镜的意义在于可进行腹膜活组织检查,以期得到病理诊断。

三、诊断对策

（一）诊断

嗜酸性胃肠炎主要根据临床表现、血象、放射学和内镜加活检病理检查的结果确诊。常用的有两种诊断标准。

1.Talley标准

（1）有胃肠道症状。

（2）组织病理学显示胃肠道有一个以上部位的嗜酸性粒细胞浸润,或有放射学结肠异常伴周围嗜酸性粒细胞增多。

（3）除外寄生虫感染和胃肠道外以嗜酸性粒细胞增多的疾病,如结缔组织病、嗜酸性粒细胞增多症、淋巴瘤、克罗恩病、原发性淀粉样变性、Ménétrier病等。

2.Leinbach标准

（1）进食特殊食物后出现胃肠道症状和体征。

（2）外周血嗜酸性粒细胞增多。

（3）组织学证明胃肠道有嗜酸性粒细胞增多或浸润。

（二）鉴别诊断

1.寄生虫感染

周围血嗜酸性粒细胞增多可见于钩虫、血吸虫、绦虫、囊类圆线虫所致的寄生虫病,各有其临床表现。

2.胃肠道癌肿与恶性淋巴瘤

胃肠道癌肿与恶性淋巴瘤也可有周围血嗜酸性粒细胞增高,但属继发性,应有癌肿与淋巴瘤的其他表现。

3.嗜酸性肉芽肿

嗜酸性肉芽肿主要发生于胃和大肠,小肠呈局限性肿块,病理组织检查为嗜酸性肉芽肿混于结缔组织基质中。过敏史少见,周围血中白细胞数及嗜酸性粒细胞数常不增加。

4.嗜酸性粒细胞增多症

嗜酸性粒细胞增多症是病因未明的全身性疾病,除周围血嗜酸性粒细胞增高外,病变不仅累及肠道,还广泛累及其他实质器官,如脑、心、肺、肾等,其病程短,预后差,常在短期内死亡。

另外,还须与炎症性肠病、乳糜泻等鉴别。

四、治疗对策

(一)治疗原则

去除变应原,抑制变态反应和稳定肥大细胞,达到缓解症状,清除病变的目的。

(二)治疗计划

1.内科治疗

(1)饮食的控制:对于确定的或可疑的过敏食物或药物应立即停止使用。没有食物和药物过敏史者,可采取序贯法逐个排除可能引起致敏的食物,如牛奶、蛋类、肉类、海虾、麦胶制品及敏感的药物。

许多患者在从饮食中排除有关致病食物或药物后,腹部疼痛和腹泻迅速改善,特别是以黏膜病变为主的患者,效果更明显。

(2)糖皮质激素:对本病有良好疗效,多数病例在用药后 1~2 周症状即改善,表现为腹部痉挛性疼痛迅速消除,腹泻减轻和消失,外周血嗜酸性粒细胞降至正常水平。以腹水为主要表现的浆膜型患者在激素应用后 7~10 天腹水完全消失。远期疗效也甚好。

个别病例激素治疗不能完全消除症状,加用硫唑嘌呤常有良好疗效(每日 50~100 mg)。一般应用泼尼松 20~40 mg/d,口服,连用 7~14 天作为 1 疗程。也可应用相当剂量的地塞米松。

(3)色甘酸钠:系肥大细胞稳定剂,可稳定肥大细胞膜,抑制其脱颗粒反应,防止组胺、慢反应物质和缓激肽等介质的释放而发挥其抗过敏作用。

色甘酸钠的用法为每次 40~60 mg,每日 3 次。也有用至 800~1200 mg/d。疗程从 6 周至 5 个月不等。

对糖皮质激素治疗无效或产生了较为严重的不良反应者可改用色甘酸钠治疗,作为前者的替代药物。

2.手术治疗

一般不行手术治疗。有幽门梗阻或小肠梗阻经内科治疗无效时,可考虑行胃次全切除或肠段切除或胃肠吻合术。术后如仍有症状或嗜酸性粒细胞升高者,尚可应用小剂量泼尼松,5 mg/d 或 2.5 mg/d 口服,维持治疗一段时间。

（肖　鹏）

第七节　肠易激综合征

肠易激综合征(irritable bowel syndrom,IBS)是一种常见的、病因未明的功能性疾病。好发于中青年,女性多见。其突出的病理生理变化为肠运动功能异常和感觉过敏。临床上以腹痛或腹部不适伴排便习惯改变为特征。本征患者的生活质量明显低于健康人,耗费大量的医疗资源。近年来,本征病理生理、诊断与治疗均取得了长足进展。

一、流行病学

因本征目前仍然是根据症状及排除器质性病症来进行诊断,流行病学调查又多未用问卷的方式进行,故存在标准不统一、文化背景差异等方法学上的问题。有可能目前的流行病学数据存在一定的偏差,但学者们仍认为其还是能反映其基本的流行病学趋势。IBS的流行病学特征有以下几方面。

(1)欧美等经济、文化发达地区发病率较高,在8%~23%,而亚非等经济发展中地区较低为5%~10%。

(2)中青年人好发,女性较男性更易罹患,唯有印度有报道男性多见。

(3)就社会经济情况而论,受教育程度高者、经济收入较高者为发病危险因素。在我国,城市人口的发病率高于农村。

(4)本征仅有少部分患者就医,就医率为10%~50%。但在消化病专科门诊中20%~40%为IBS患者。

二、病因与发病机制

(一)病因

本征的病因不明。可能的高危因素有精神因素、应激事件、内分泌功能紊乱、肠道感染性病后、食物过敏、不良生活习惯等。

(二)发病机制

迄今,仍未发现IBS者有明显的形态学、组织学、血清学、病原生物学等方面的异常,但近来功能性磁共振及正电子体层扫描(PET)的研究发现,IBS患者在脑功能代谢方面不同于对照组。

目前认为IBS的主要病理生理改变可归纳为胃肠动力异常和感觉功能障碍两大类。

1.胃肠动力异常

迄今为止,一方面,已发现的IBS胃肠动力异常有多种类型,但没有一种见于所有的IBS患者,也没有一种能解释患者所有的症状。另一方面,部分患者在不同的时期可能出现不同的动力学异常。胃肠动力紊乱与IBS的临床类型有关。在便秘型IBS慢波频率明显增加;高幅收缩波减少;回-盲肠通过时间延长。而在腹泻型IBS则正好相反。

2.感觉异常

IBS感觉异常的研究是最近的热点之一。研究涉及末梢、脊神经直至中枢神经系统。IBS直肠容量感觉检查的结果表明,患者对容量的感知、不适感觉的阈值均明显低于正常对照组。脊髓对末梢传入的刺激可能存在泛化、扩大化、易化的作用。功能性磁共振和正电子体层扫描的研究表明,IBS患者脑前扣带回、前额叶及边缘系统的代谢活性明显高于对照组,而这些区域与感觉功能密切相关。

三、临床表现

本征起病隐匿,部分患者发病前曾有细菌性痢疾病史,少数患者幼年时可能有负性心理事件史。症状反复发作或慢性迁延,病程可长达数十年之久。本征虽可严重影响患者的生活质量,耗费大量的卫生资源,但对患者的全身健康状况却影响不大。精神因素、饮食不当、劳累等是症状发作或加重的常见原因。常见的临床表现为腹痛及排便习惯和粪便性状的异常。

（一）腹痛

腹痛多位于左下腹、下腹或脐周，不固定且定位不精确。其性质多为隐痛，程度较轻。也有呈绞痛、刺痛，程度较重者。腹痛几乎不发生在夜间入眠后。腹痛多发生在餐后或便前，排便或排气后腹痛可缓解或减轻。

（二）排便习惯及粪便性状改变

本病的排便习惯改变有便秘、腹泻、腹泻便秘交替3种类型。便秘者，多伴排便困难，其粪便干结成团块状，表面可附有黏液。腹泻者，一般每日排便3～5次，呈稀糊至稀水样。便秘腹泻交替者，可交替出现上述便秘腹泻的特征。

还有部分患者，在一次排便中，初起为干结硬便，随后为稀糊，甚至稀水样便。也有患者述伴有排便不尽感和排便窘迫感。

（三）其他症状

部分患者可有失眠、焦虑、抑郁、疑病妄想等精神症状或头昏、头痛等。但不会有贫血、消瘦、营养不良等全身症状。其他腹部症状还有腹胀、腹鸣、嗳气等。

（四）体征

本征无明显体征，多仅有腹痛相应部位的压痛，但绝无肌紧张和反跳痛。肠鸣音多正常或稍增强。

四、诊断与分型

目前，在临床实践中，IBS的诊断仍然是建立在医师对症状评价的基础之上。但对伴有发热、体重下降、便血、贫血、腹部包块、血沉增快等报警征象者，应行相应检查，以排除器质性疾病。必须强调，对临床诊断或拟诊IBS的患者，无论有无报警征象。无论其对治疗的反应如何，都应随访，以排除潜在的器质性疾病。目前，国际上流行的诊断标准为1999年提出的罗马Ⅱ标准，但学者们仍然认为Manning标准和Kruis标准有一定价值。

（一）罗马Ⅱ标准

（1）在过去的12个月中，至少累计有12周（不是必须连续的）腹痛或腹部不适，并伴有以下三项症状中的两项：①腹痛或腹部不适在排便后缓解。②腹痛或腹部不适发生伴有粪便次数的改变。③腹痛或腹部不适发生伴有粪便性状的改变。

（2）以下症状不是诊断所必备，但属IBS的常见症状，这些症状越多则越支持IBS的诊断：①排便频率异常，每日排便超过3次或每周排便少于3次。②粪便性状异常（块状/硬便或稀水样便）。③排便过程异常（费力、急迫感、排便不尽感）。④黏液便。⑤胃肠胀气或腹部膨胀感。

（3）缺乏可解释症状的形态学改变或生化异常。

（4）分型：根据临床症状，分为腹泻型（IBS-D）、便秘型（IBS-C）和腹泻便秘交替型（IBS-A）。分型诊断的症状依据如下。①每周排便少于3次。②每日排便超过3次。③块状或硬便。④稀便或水样便。⑤排便费力。⑥排便急迫感。

腹泻型：符合②、④、⑥项中之1项或以上，而无①、③、⑤项；或有②、④、⑥项中之2项或以上，可伴有①、⑤项中1项，但无③项。

便秘型：符合①、③、⑤项中之1项或以上，而无②、④、⑥项；或有①、③、⑤项中之2项或以上，可伴有②、④、⑥项中之1项。

腹泻便秘交替型：上述症状交替出现。

（二）Manning 标准

其标准包括以下 6 项内容：①腹痛便后缓解；②腹痛初起时排便频率增加；③腹痛初起时排稀便；④腹胀；⑤黏液便；⑥排便不尽感。

（三）Kruis 计分诊断标准

Kruis 计分诊断标准见表 6-2。

表 6-2　Kruis 计分诊断标准

临床表现	计分
（1）以腹痛，腹痛或排便异常为主诉就诊	＋34
（2）上述症状反复发作或持续，＞2 年	＋16
（3）腹痛性质多样：烧灼样、刀割样、压迫感、钝痛、厌烦、剧痛或隐痛	＋23
（4）便秘与腹痛交替	＋14
（5）具有诊断其他疾病的阳性病史与体征	－47
（6）血沉＞20 mm/h	－13
（7）WBC＞10×10⁹/L	－50
（8）Hb：男＜140 g/L 女＜120 g/L	－98
（9）血便史	－98

注：总积分≥44 时可诊断 IBS

五、治疗

IBS 治疗应强调综合治疗和个体化治疗的原则。治疗药物的选择主要在于能去除或阻止诱因；阻断发病机制的某个环节；纠正病理生理变化；缓解症状。

（一）一般治疗

建立相互信任的医患关系，教育患者了解本病的本质、特点及治疗等相关知识，是 IBS 治疗的基础。建立良好的生活习惯，是 lBS 治疗的第一步。

一般而言，IBS 者的食谱应清淡、易消化、含有足够的营养物质。应避免可能引起过敏的食物。便秘者，应摄入高纤维素食物。腹胀者应少摄取豆类等易产气的食品。

（二）按临床类型治疗

1.IBS-D 的治疗

可选用吸附剂蒙脱石散、药用炭等。5-羟色胺 3(5-HT₃)受体抑制剂阿洛司琼对 IBS-D 有较好疗效，但伴发缺血性肠病的发生率较高，目前美国 FDA 仅限于在医师的严密观察下使用，此药尚未在我国上市。小檗碱和微生态制剂也可用于此型的治疗，但需更多的研究来评价其有效性。

应该强调，如无明显继发感染的证据，不应使用抗菌药物。洛派丁胺等止泻剂仅用于腹泻频繁、严重影响生活者，切忌大剂量、长期应用。匹维溴铵、曲美布汀对腹泻型或便秘型都有一定疗效。

2.IBS-C 的治疗

并非所有的泻剂都适合于便秘性 IBS 的治疗。大量的研究结果推荐用 5-HT₄ 受体部分激动剂替加色罗、渗透性或容积性泻剂来治疗 IBS-C。刺激性泻剂，特别是含蒽醌类化合物的中药,如大黄、番泻叶等,长期应用能破坏肠神经,不能长期使用。

临床研究表明替加色罗片 6 mg,每日 2 次,不仅对女性 IBS-C 有较好的疗效,而且对男性患者也是安全有效的。常用的渗透性泻剂有聚乙二醇 4000 和乳果糖,但部分患者可引起腹泻。容积性泻剂可用甲基纤维素等。

(三)对症治疗

1.腹痛

腹痛是 IBS 最常见的症状,也是就诊的主要原因。匹维溴铵、曲美布汀这些作用于胃肠道平滑肌细胞膜上离子通道的药物对腹痛有较好疗效。替加色罗对 IBS-C 伴腹痛者效果较好,对以腹痛为主者也有一定疗效。抗胆碱能药阿托品、山莨菪碱也可用于腹痛者,但不良反应较多。对顽固性腹痛,上述药物治疗效果不佳者,可试用抗抑郁药或行为疗法。

2.腹胀

饮食疗法至关重要,应尽可能少摄入豆类、乳类等易产气的食品,摄入易消化的食物。有夜间经口呼吸者,应予以纠正。匹维溴铵、曲美布汀、替加色罗对这一症状也有一定疗效。微生态制剂也可选用,常用者有金双歧、双歧三联活菌(培菲康)、丽珠肠乐等。

3.抗抑郁治疗

对有明显抑郁、焦虑、疑病等精神因素者,或是对其他治疗无明显疗效者,可行抗抑郁治疗。

临床较为常用者为三环类药物[如丙米嗪、阿米替林、多塞平(多虑平)、阿莫沙平等]及 5-羟色胺再摄取抑制剂[如氟西汀(百忧解)、帕罗西汀(赛乐特)等]。此类药物缓解 IBS 症状起效较慢,多在 1~2 周以后起效,故在施行此疗法前,应与患者沟通,说明用药的必要性,取得患者的信赖,增加其依从性,对于长期失眠的患者,可给予催眠、镇静治疗。

(肖 鹏)

第八节　克罗恩病

克罗恩病(Crohn disease,CD)是一种贯穿肠壁各层的慢性增殖性、炎症性疾病,可累及从口腔至肛门的各段消化道,呈节段性或跳跃式分布,但好发于末端回肠、结肠及肛周。临床以腹痛、腹泻、腹部包块、瘘管形成和肠梗阻为主要特征,常伴有发热、营养障碍及关节、皮肤、眼、口腔黏膜、肝脏等的肠外表现。

本病病程迁延,有终身复发倾向,不易治愈。任何年龄均可发病,20~30 岁和 60~70 岁是 2 个高峰发病年龄段。无性别差异。

本病在欧美国家多见。近 10 多年来,日本、韩国、南美的本病发病率在逐渐升高。我国虽无以人群为基础的流行病学资料,但病例报道却在不断增加。

一、病因及发病机制

本病病因尚未明了,发病机制亦不甚清楚,推测是由肠道细菌和环境因素作用于遗传易感人群,导致肠黏膜免疫反应过高导致。

（一）遗传因素

传统流行病学研究显示：①不同种族 CD 的发病率有很大的差异。②CD 有家族聚集现象，但不符合简单的孟德尔遗传方式。③单卵双生子中 CD 的同患率高于双卵双生子。④CD 患者亲属的发病率高于普通人群，而患者配偶的发病率几乎为零。⑤CD 与特纳综合征、海-普综合征及糖原贮积病 Ⅰb 型等罕见的遗传综合征有密切的联系。

上述资料提示该病的发生可能与遗传因素有关。进一步的全基因组扫描结果显示易感区域分布在第 1、3、4、5、6、7、10、12、14、16、19 及 X 号染色体上，其中 16、12、6、14、5、19 及 1 号染色体被分别命名为 IBD1-7，候选基因包括 CARD15、DLG5、SLC22A4 和 SLC22A5、IL-23R 等。

目前，多数学者认为 CD 符合多基因病遗传规律，是许多对等位基因共同作用的结果。具有遗传易感性的个体在一定环境因素作用下发病。

（二）环境因素

在过去的半个世纪里，CD 在世界范围内迅速增长，不仅发病率和流行情况发生了变化，患者群也逐渐呈现低龄化趋势，提示环境因素对 CD 易患性的影响越来越大。研究显示众多的环境因素与 CD 密切相关，有的是诱发因素，有的则起保护作用，如吸烟、药物、饮食、地理和社会状况、应激、微生物、肠道通透性和阑尾切除术。目前只有吸烟被肯定与 CD 病情的加重和复发有关。

（三）微生物因素

肠道菌群是生命所必需，大量微生物和局部免疫系统间的平衡导致黏膜中存在大量的炎症细胞，形成"生理性炎症"现象，有助于机体免疫受到达肠腔的有害因素的损伤。这种免疫平衡有赖于生命早期免疫耐受的建立，遗传易感性等因素可致黏膜中树突细胞、Toll 样受体（TLRs）、T 效应细胞等的改变而参与疾病的发生与发展。小肠腺隐窝潘氏细胞和其分泌产物（主要为防御素）对维持肠道的内环境的稳定起着重要作用，有研究指出 CD 是一种防御素缺乏综合征。

多项临床研究亦支持肠道菌群在 CD 的发病机制中的关键环节，如一项研究显示小肠病变的 CD 患者切除病变肠段后行近端粪便转流可预防复发，而将肠腔内容物再次灌入远端肠腔可诱发炎症。

（四）免疫因素

肠道免疫系统是 CD 发病机制中的效应因素，介导对病原微生物反应的形式和结果。CD 患者的黏膜 T 细胞对肠道来源和非肠道来源的细菌抗原的反应增强，前炎症细胞因子和趋化因子的产生增多，如 IFN-7、IL-12、IL-18 等，而最重要的是免疫调节性细胞因子的变化。CD 是典型的 Th1 反应，黏膜 T 细胞的增殖和扩张程度远超过溃疡性结肠炎，而且对凋亡的抵抗力更强。

最近有证据表明 CD 不仅与上述继发免疫反应有关，也可能与天然免疫的严重缺陷有关。如携带 NOD2 变异的 CD 患者，其单核细胞对 MDP 和 TNF-α 的刺激所产生的 IL-1β 和 IL-8 显著减少。这些新发现表明 CD 患者由于系统性的缺陷导致了天然免疫反应的减弱，提示他们可能同时存在天然免疫和继发性免疫缺陷，但两者是否相互影响或如何影响仍不清楚。

二、诊断步骤

（一）起病情况

大多数病例起病隐袭。在疾病早期症状多为不典型的消化道症状或发热、体重下降等全身症状，从发病至确诊往往需数月至数年的时间。少数急性起病，可表现为急腹症，酷似急性阑尾炎或急性肠梗阻。

（二）主要临床表现

CD 以透壁性黏膜炎症为特点，常导致肠壁纤维化和肠梗阻，穿透浆膜层的窦道造成微小的穿孔和瘘管。

CD 可累及从口至肛周的消化道的任一部位。近 80% 的患者小肠受累，通常是回肠远端，且 1/3 的患者仅表现为回肠炎；近 50% 的患者为回结肠炎；近 20% 的患者仅累及结肠，尽管这一表型的临床表现与溃疡性结肠炎相似，但大致一半的患者无直肠受累；小部分患者累及口腔或胃十二指肠；个别患者可累及食管和近端小肠。

CD 因其透壁性炎症及病变累及范围广泛的特点，临床表现较溃疡性结肠炎更加多样化。CD 的临床特征包括疲乏、腹痛、慢性腹泻、体重下降、发热、伴或不伴血便。约 10% 的患者可无腹泻症状。儿童 CD 患者常有生长发育障碍，而且可能先于其他各种症状。部分患者可伴有瘘管和腹块，症状取决于病变的部位和严重程度。

许多患者在诊断前多年即表现出各种各样的症状。研究显示，患者在诊断为 CD 前平均 7.7 年即已出现类似于肠易激综合征的各种非特异性消化道症状，而病变局限于结肠者从出现症状到获得诊断的时间最长，平均 4.9～11.4 年。

1.回肠炎和结肠炎

腹泻、腹痛、体重下降、发热是大多数回肠炎、回结肠炎和结肠型 CD 患者的典型的临床表现。腹泻可由多种原因引致，包括分泌过多、病变黏膜的吸收功能受损、回肠末端炎症或切除所致胆盐吸收障碍、回肠广泛病变或切除所致脂肪泻。小肠狭窄部位的细菌生长过度、小肠结肠瘘、广泛的空肠病变亦可导致脂肪泻。回肠炎患者常伴有小肠梗阻和右下腹包块；局限于左半结肠的 CD 患者可出现大量血便，症状类似溃疡性结肠炎。

2.腹痛

不论病变的部位何在，痉挛性腹痛是克罗恩病的常见症状。黏膜透壁性炎症所致纤维性缩窄导致小肠或结肠梗阻。病变局限于回肠远端的患者在肠腔狭窄并出现便秘、腹痛等早期梗阻征象前可无任何临床症状。

3.血便

尽管克罗恩病患者常有大便潜血阳性，但大量血便者少见。

4.穿孔和瘘管

透壁的炎症形成穿透浆膜层的窦道，致肠壁穿孔，常表现为急性、局限性腹膜炎，患者急起发热、腹痛、腹部压痛及腹块。肠壁的穿透亦可表现为无痛性的瘘管形成。瘘管的临床表现取决于病变肠管所在位置和所累及的邻近组织或器官。胃肠瘘常无症状或有腹部包块；肠膀胱瘘将导致反复的复杂的泌尿道感染，伴有气尿；通向后腹膜腔的瘘管可导致腰大肌脓肿和（或）输尿管梗阻、肾盂积水；结肠阴道瘘表现为阴道排气和排便；另外还可出现肠皮肤瘘管。

5.肛周疾病

约 1/3 的克罗恩病患者出现肛周病变，包括肛周疼痛、皮赘、肛裂、肛周脓肿及肛门直肠瘘。

6.其他部位的肠道炎症

临床表现随病变部位而异。如口腔的阿弗他溃疡或其他损伤致口腔和牙龈疼痛；极少数患者因食管受累而出现吞咽痛和吞咽困难；约 5% 的患者胃、十二指肠受累，表现为溃疡样病损、上腹痛和幽门梗阻的症状；少数近端小肠病变的患者可出现类似口炎样腹泻的症状并伴有脂肪吸收障碍。

7.全身症状

疲乏、体重下降和发热是主要的全身症状。体重下降往往是由于患者害怕进食后的梗阻性疼痛而减少摄入所致,亦与吸收不良有关。克罗恩病患者常出现原因不明的发热,发热可能是由于炎症本身所致,亦可能是由穿孔后并发肠腔周围的感染导致。

8.并发症

克罗恩病的并发症包括局部并发症、肠外并发症及与吸收不良相关的并发症。

(1)局部并发症:与炎症活动性相关的并发症包括肠梗阻、大出血、急性穿孔、瘘管和脓肿的形成、中毒性巨结肠。CT是检出和定位脓肿的主要手段,并可在CT的引导下对脓肿进行穿刺引流及抗生素的治疗。

(2)肠外并发症:包括眼葡萄膜炎和巩膜外层炎;皮肤结节性红斑和脓皮坏疽病;大关节炎和强直性脊柱炎;硬化性胆管炎;继发性淀粉样变,可导致肾衰竭;静脉和动脉血栓形成。

(3)吸收不良综合征:胆酸通过肠肝循环在远端回肠吸收,回肠严重病变或已切除将导致胆酸吸收障碍。胆酸吸收不良影响结肠对脂肪及水、电解质的吸收而产生脂肪泻或水样泻;小肠广泛切除后所致短肠综合征亦可引起腹泻。胆酸吸收不良致胆酸和胆固醇比例失调,胆汁更易形成胆石。脂肪泻可致严重的营养不良、凝血功能障碍、低血钙及抽搐、骨软化症、骨质疏松。

克罗恩病患者易发生骨折,且与疾病的严重度相关。骨质的丢失主要与激素的使用及体能活动减少、雌激素不足等所致维生素、钙的吸收不良有关。脂肪泻和腹泻可促进草酸钙和尿酸盐结石的形成。维生素 B_{12} 在远端回肠吸收,严重的回肠病变或回肠广泛切除可导致维生素 B_{12} 吸收不良产生恶性贫血。因此,应定期监测回肠型克罗恩病及回肠切除术后患者的血清维生素 B_{12} 水平,根据维生素 B_{12} 吸收试验的结果决定患者是否需要终身给予维生素 B_{12} 的替代治疗。

(4)恶性肿瘤:与溃疡性结肠炎相似,病程较长的结肠型克罗恩病患者罹患结肠癌的风险增加。克罗恩病患者患小肠癌的概率亦高于普通人群。有报道称,克罗恩病患者肛门鳞状细胞癌、十二指肠肿瘤和淋巴瘤的概率增加,但是IBD患者予硫唑嘌呤或6-MP治疗后罹患淋巴瘤的风险是否增加则尚无定论。

(三)体格检查

体格检查可能正常或呈现一些非特异性的症状,如面色苍白、体重下降,抑或提示克罗恩病的特征性改变,如肛周皮赘、窦道、腹部压痛性包块。

(四)辅助检查

1.常规检查

全血细胞计数常提示贫血;活动期白细胞计数增高。血清蛋白常降低。粪便隐血试验常呈阳性。有吸收不良综合征者粪脂含量增加。

2.抗体检测

炎症性肠病患者的血清中可出现多种自身抗体。其中一些可用于克罗恩病的诊断和鉴别诊断。抗OmpC抗体阳性提示可能为穿孔型克罗恩病。抗中性粒细胞胞浆抗体(P-ANCA)和抗啤酒酵母抗体(ASCA)的联合检测用于炎症性肠病的诊断,克罗恩病和溃疡性结肠炎的鉴别诊断。

3.C 反应蛋白(CRP)

克罗恩病患者的 CRP 水平通常升高,且高于溃疡性结肠炎的患者。CRP 的水平与克罗恩病的活动性有关,亦可作为评价炎症程度的指标。

CRP 的血清学水平有助于评价患者的复发风险,高水平的 CRP 提示疾病活动或合并细菌感染,CRP 水平可用于指导治疗和随访。

4.血沉(ESR)

ESR 通过血浆蛋白浓度和血细胞压积来反映克罗恩病肠道炎症,精确度较低。ESR 虽然可随疾病活动而升高,但缺乏特异性,不足以与 UC 和肠道感染鉴别。

5.回结肠镜检查

对于疑诊克罗恩病的患者,应进行回肠结肠镜检查和活检,观察回肠末端和每个结肠段,寻找镜下证据,是建立诊断的第一步。克罗恩病镜下最特异性的表现是节段性改变、肛周病变和卵石征。

6.肠黏膜活检

其目的通常是为进一步证实诊断而不是建立诊断。显微镜下特征为局灶的(不连续的)慢性的(淋巴细胞和浆细胞)炎症和斑片状的慢性炎症,局灶隐窝不规则(不连续的隐窝变形)和肉芽肿(与隐窝损伤无关)。回肠部位病变的病理特点除上述各项外还包括绒毛结构不规则。如果回肠炎和结肠炎是连续性的,诊断应慎重。"重度"定义为:溃疡深达肌层,或出现黏膜分离,或溃疡局限于黏膜下层,但溃疡面超过 1/3 结肠肠段(右半结肠,横结肠,左半结肠)。

近 30% 的克罗恩病患者可见特征性肉芽肿样改变,但肉芽肿样改变还可见于耶尔森菌属感染性肠炎、贝赫切特病、结核及淋巴瘤,因此,这一表现既不是诊断所必需也不能用于证实诊断是否成立。

7.胃肠道钡餐

胃肠道钡餐有助于全面了解病变在胃、肠道节段性分布的情况、狭窄的部位和长度。气钡双重造影虽然不能发现早期微小的病变,但可显示阿弗他样溃疡,了解病变的分布及范围,肠腔狭窄的程度,发现小的瘘管和穿孔。

典型的小肠克罗恩病的 X 线改变包括结节样改变、溃疡、肠腔狭窄(肠腔严重狭窄或痉挛时可呈现"线样征")、鹅卵石样改变、脓肿、瘘管、肠袢分离(透壁的炎症和肠壁增厚所致)。胃窦腔的狭窄及十二指肠节段性狭窄提示胃十二指肠克罗恩病。

8.胃十二指肠镜

常规的胃十二指肠镜检查仅在有上消化道症状的患者中推荐使用。累及上消化道的克罗恩病几乎总是伴有小肠和大肠的病变。当患者被诊断为"未定型大肠炎"时,胃黏膜活检可能有助于诊断,局部活动性胃炎可能是克罗恩病特点。

9.胶囊内镜

胶囊内镜为小肠的可视性检查提供了另一手段,可用于有临床症状、疑诊小肠克罗恩病、排除肠道狭窄、回肠末端内镜检查正常或不可行及胃肠道钡餐或 CT 未发现病变的患者。

禁忌证包括胃肠道梗阻、狭窄或瘘管形成、起搏器或其他植入性电子设备及吞咽困难者。

10.其他

当怀疑有肠壁外并发症时,包括瘘管或脓肿,可选用腹部超声、CT 和(或)MRI 进行检查。腹部超声是诊断肠壁外并发症的最简单易行的方法,但对于复杂的克罗恩病患者,CT 和 MRI

的精确度更高,特别是对于瘘管、脓肿和蜂窝织炎的诊断。

三、诊断对策

(一)诊断要点

克罗恩病的诊断主要根据临床、内镜、组织学、影像学和(或)生化检查的综合分析来确立诊断。患者具备上述的临床表现,特别是阳性家族史时应注意是否患克罗恩病。

详细的病史应该包括关于症状始发时各项细节问题,包括近期的旅行、食物不耐受、与肠道疾病患者接触史、用药史(包括抗生素和非甾体抗炎药)、吸烟史、家族史及阑尾切除史;详细询问夜间症状、肠外表现(包括口、皮肤、眼睛、关节、肛周脓肿或肛裂)。

体格检查时应注意各项反映急性和(或)慢性炎症反应、贫血、体液丢失、营养不良的体征,包括一般情况、脉搏、血压、体温、腹部压痛或腹胀、可触及的包块、会阴和口腔的检查及直肠指检。测量体重,计算体重指数。

针对感染性腹泻的微生物学检查应包括艰难梭菌。对有外出旅行史的患者可能要进行其他的粪便检查,而对于病史符合克罗恩病的患者,则不必再进行额外的临床和实验室检查。

完整的诊断应包括临床类型、病变分布范围及疾病行为、疾病严重程度、活动性及并发症。

(二)鉴别诊断要点

克罗恩病因其病变部位多变及疾病的慢性过程,需与多种疾病进行鉴别。许多患者病程早期症状轻微且无特异性,常被误诊为乳糖不耐受或肠易激综合征。

1.结肠型克罗恩病需与溃疡性结肠炎鉴别

克罗恩病通常累及小肠而直肠免于受累,无大量血便,常见肛周病变、肉芽肿或瘘管形成。10%~15%炎症性肠病患者仅累及结肠,如果无法诊断是溃疡性结肠炎还是克罗恩病,可诊断为未定型结肠炎。

2.急性起病的新发病例

应排除志贺菌、沙门菌、弯曲杆菌、大肠埃希菌及阿米巴等感染性腹泻。近期有使用抗生素的患者应注意排除艰难梭菌感染,而使用免疫抑制剂的患者则应排除巨细胞病毒感染。应留取患者新鲜大便标本进行致病菌的检查,使用免疫抑制剂的患者需进行内镜下黏膜活检。

3.其他

因克罗恩病有节段性病变的特点,阑尾炎、憩室炎、缺血性肠炎、合并有穿孔或梗阻的结肠癌均可出现与克罗恩病相似的症状。耶尔森菌属感染引起的急性回肠炎与克罗恩病急性回肠炎常常难以鉴别。

肠结核与回结肠型克罗恩病症状相似,常造成诊断上的困难,但以下特征可有助于鉴别:①肠结核多继发于开放性肺结核;②病变主要累及回盲部,有时累及邻近结肠,但病变分布为非节段性;③瘘管少见;④肛周及直肠病变少见;⑤结核菌素试验阳性等。对鉴别困难者,建议先行抗结核治疗并随访观察疗效。

淋巴瘤、慢性缺血性肠炎、子宫内膜异位症、类癌均可表现为与小肠克罗恩病难以分辨的症状及X线特征,小肠淋巴瘤通常进展较快,必要时手术探查可获病理确诊。

(三)临床类型

新近颁布的蒙特利尔分型较为完整地描述了克罗恩病的年龄分布、病变部位及疾病行为。详见表6-3。

表 6-3　克罗恩病蒙特利尔分型

诊断年龄（A）		
A₁ 16 岁或更早		
A₂ 17～40		
A3 40 以上		
病变部位（L）	上消化道	
L1 末端回肠	L1＋L4	回肠＋上消化道
L2 结肠	L2＋L4	结肠＋上消化道
L3 回结肠	L3＋L4	回结肠＋上消化道
L4 上消化道	—	—
疾病行为（B）	肛周病变（P）	
B1 * 非狭窄,非穿透型	B1p	非狭窄,非穿透型＋肛周病变
B2 狭窄型	B2p	狭窄型＋肛周病变
B3 穿透型	B3p	穿透型＋肛周病变

　* B1 型应视为一种过渡的分型,直到诊断后再随访观察一段时期。这段时期的长短可能因研究不同而有所变化(例如5～10 年),但应该被明确规定以便确定 B1 的分型

（四）CD 疾病临床活动性评估（ACG 指南,2001 年）

1.缓解期

无临床症状及炎症后遗症的 CD 患者,也包括内科治疗和外科治疗反应良好的患者;激素维持治疗下持续缓解的患者为激素依赖型缓解。

2.轻至中度

无脱水、全身中毒症状,无中度及中度以上腹痛或压痛,无腹部痛性包块,无肠梗阻,体重下降不超过 10％。

3.中至重度

对诱导轻至中度疾病缓解的标准治疗(5-氨基水杨酸,布地奈德,或泼尼松)无反应,或至少满足下列一项者:中度及中度以上腹痛或压痛,间歇性轻度呕吐(不伴有肠梗阻),脱水/瘘管形成,体温高于37.5 ℃,体重下降超过 10％或血红蛋白低于 100 g/L(10 g/dL)。

4.重度至暴发

对标准剂量激素治疗呈现激素抵抗,症状持续无缓解者或至少满足下列一项者:腹部体征阳性,持续性呕吐,脓肿形成,高热,恶病质,或肠梗阻。

为便于对疾病活动性和治疗反应进行量化评估,临床上常采用较为简便实用的 Harvey 和 Bradshow 标准计算 CD 活动指数（CDAI）,见表 6-4。

四、治疗对策

（一）治疗原则

克罗恩病治疗方案选择取决于疾病严重程度、部位和并发症。尽管有总体治疗方针可循,但必须建立以患者对治疗的反应和耐受情况为基础的个体化治疗。治疗目标是诱导活动性病变缓解和维持缓解。外科手术在克罗恩病治疗中起着重要的作用,经常为药物治疗失败的患者带来持久和显著的效益。

表 6-4　简化 CDAI 计算法

1.一般情况	0:良好;1:稍差;2:差;3:不良;4:极差
2.腹痛	0:无;1:轻;2:中;3:重
3.腹泻稀便	每日 1 次记 1 分
4.腹块(医师认定)	0:无;1:可疑;2:确定;3:伴触痛
5.并发症(关节痛、虹膜炎、结节性红斑、坏疽性脓皮病、阿弗他溃疡、裂沟、新瘘管及脓肿等)	每个 1 分

<4 分为缓解期;5~8 分为中度活动期;>9 分为重度活动期

(二)药物选择

1.糖皮质激素

迄今为止仍是控制病情活动最有效的药物,适用于活动期的治疗,使用时主张初始剂量要足、疗程偏长、减量过程个体化。常规初始剂量为泼尼松 40~60 mg/d,病情缓解后一般以每周 5 mg 的速度将剂量减少至停用。临床研究显示长期使用激素不能减少复发,且不良反应大,因此不主张应用皮质激进行长期维持治疗。

回肠控释剂布地奈德口服后主要在肠道起局部作用,吸收后经肝脏首关效应迅速灭活,故全身不良反应较少。布地奈德剂量为每次 3 mg,每日 3 次,视病情严重程度及治疗反应逐渐减量,一般在治疗 8 周后考虑开始减量,全疗程一般不短于 3 个月。

建议布地奈德适用于轻、中度回结肠型克罗恩病,系统糖皮质激素适用于中重度克罗恩病或对相应治疗无效的轻、中度患者。对于病情严重者可予氢化可的松或地塞米松静脉给药;病变局限于左半结肠者可予糖皮质激素保留灌肠。

2.氨基水杨酸制剂

氨基水杨酸制剂对控制轻、中型活动性克罗恩病患者的病情有一定的疗效。柳氮磺胺吡啶适用于病变局限于结肠者;美沙拉嗪对病变位于回肠和结肠者均有效,可作为缓解期的维持治疗。

3.免疫抑制剂

硫唑嘌呤或巯嘌呤适用于对糖皮质激素治疗效果不佳或对糖皮质激素依赖的慢性活动性病例。加用该类药物后有助于逐渐减少激素的用量乃至停用,并可用于缓解期的维持治疗。剂量为硫唑嘌呤 2 mg/(kg·d)或巯嘌呤 1.5 mg/(kg·d),显效时间需 3~6 个月,维持用药一般 1~4 年。严重的不良反应主要是白细胞减少等骨髓抑制的表现,发生率约为 4%。

硫唑嘌呤或巯嘌呤无效时可选用甲氨蝶呤诱导克罗恩病缓解,有研究显示,甲氨蝶呤每周 25 mg 肌内注射治疗可降低复发率及减少激素用量。甲氨蝶呤的不良反应有恶心、肝酶异常、机会感染、骨髓抑制及间质性肺炎。长期使用甲氨蝶呤可引起肝损害,肥胖、糖尿病、饮酒是肝损害的危险因素。使用甲氨蝶呤期间必须戒酒。

研究显示静脉使用环孢素治疗克罗恩病疗效不肯定,口服环孢素无效。少数研究显示静脉使用环孢素对促进瘘管闭合有一定的作用。他可莫司和麦考酚吗乙酯在克罗恩病治疗中的疗效尚待进一步研究。

4.生物制剂

英夫利昔是一种抗肿瘤坏死因子-α（TNF-α）的单克隆抗体，其用于治疗克罗恩病的适应证包括：①中、重度活动性克罗恩病患者经充分的传统治疗，即糖皮质激素及免疫抑制剂（硫唑嘌呤、6-巯嘌呤或甲氨蝶呤）治疗无效或不能耐受者。②克罗恩病合并肛瘘、皮瘘、直肠阴道瘘，经传统治疗（抗生素、免疫抑制剂及外科引流）无效者。

推荐以 5 mg/kg 剂量（静脉给药，滴注时间不短于 2 小时）在第 0、2、6 周作为诱导缓解，随后每隔 8 周给予相同剂量以维持缓解。原来对治疗有反应随后又失去治疗反应者可将剂量增加至 10 mg/kg。

对初始的 3 个剂量治疗到第 14 周仍无效者不再予英夫利昔治疗。治疗期间原来同时应用糖皮质激素者可在取得临床缓解后将激素减量至停用。已知对英夫利昔过敏、活动性感染、神经脱髓鞘病、中至重度充血性心力衰竭及恶性肿瘤患者禁忌使用。药物的不良反应包括机会感染、输注反应、迟发型超敏反应、药物性红斑狼疮、淋巴瘤等。

其他生物疗法还有骨髓移植、血浆分离置换法等。

5.抗生素

某些抗菌药物，如甲硝唑、环丙沙星等对治疗克罗恩病有一定的疗效，甲硝唑对有肛周瘘管者疗效较好。长期大剂量应用甲硝唑会出现诸如恶心、呕吐、食欲缺乏、金属异味、继发多发性神经系统病变等不良反应，因此仅用于不能应用或不能耐受糖皮质激素者、不愿使用激素治疗的结肠型或回结肠型克罗恩病患者。

6.益生菌

部分研究报道益生菌治疗可诱导活动性克罗恩病缓解并可用于维持缓解的治疗，但尚需更多设计严谨的临床试验予以证实。

（三）治疗计划及治疗方案的选择

由于克罗恩病病情个体差异很大，疾病过程中病情变化也很大，因此治疗方案必须视疾病的活动性、病变的部位、疾病行为及对治疗的反应及耐受性来制定。

1.营养疗法

高营养低渣饮食，适当给予叶酸、维生素 B$_{12}$等多种维生素及微量元素。要素饮食在补充营养的同时还可控制病变的活动，特别适用于无局部并发症的小肠克罗恩病。完全胃肠外营养仅用于严重营养不良、肠瘘及短肠综合征的患者，且应用时间不宜过长。

2.活动性克罗恩病的治疗

（1）局限性回结肠型：轻、中度者首选布地奈德口服每次 3 mg，每日 3 次。轻度者可予美沙拉嗪，每日用量 3~4 g。症状很轻微者可考虑暂不予治疗。中、重度患者首选系统作用糖皮质激素治疗，重症病例可先予静脉用药。有建议对重症初发病例开始即用糖皮质激素加免疫抑制剂（如硫唑嘌呤）的治疗。

（2）结肠型：轻、中度者可选用氨基水杨酸制剂（包括柳氮磺胺吡啶）。中、重度必须予系统作用糖皮质激素治疗。

（3）存在广泛小肠病变：该类患者疾病活动性较强，对中、重度病例首选系统作用糖皮质激素治疗。常需同时加用免疫抑制剂。营养疗法是重要的辅助治疗手段。

（4）根据治疗反应调整治疗方案。轻、中度回结肠型病例对布地奈德无效，或轻、中度结肠型病例对氨基水杨酸制剂无效，应重新评估为中、重度病例，改用系统作用糖皮质激素治疗。激素治疗无效或依赖的病例,宜加用免疫抑制剂。

上述治疗依然无效或激素依赖,或对激素和(或)免疫抑制剂不耐受者考虑予以英夫利昔或手术治疗。

3.维持治疗

克罗恩病复发率很高,必须予以维持治疗。推荐方案有以下几点。

(1)所有患者必须戒烟。

(2)氨基水杨酸制剂可用于非激素诱导缓解者,剂量为治疗剂量,疗程一般为 2 年。

(3)由系统激素诱导的缓解宜采用免疫抑制剂作为维持治疗,疗程可达 4 年。

(4)由英夫利昔诱导的缓解目前仍建议予英夫利昔规则维持治疗。

4.外科手术

内科治疗无效或有并发症的病例应考虑手术治疗,但克罗恩病手术后复发率高,故手术的适应证主要针对其并发症,包括完全性纤维狭窄所致机械性肠梗阻、合并脓肿形成或内科治疗无效的瘘管、脓肿形成。

急诊手术指征为暴发性或重度性结肠炎、急性穿孔、大量的危及生命的出血。

5.术后复发的预防

克罗恩病术后复发率相当高,但目前缺乏有效的预防方法。预测术后复发的危险因素包括吸烟、结肠型克罗恩病、病变范围广泛(>100 cm)、因内科治疗无效而接受手术治疗的活动性病例、因穿孔或瘘而接受手术者、再次接受手术治疗者等。

对于术后易复发的高危病例的处理:术前已服用免疫抑制剂者术后继续治疗;术前未用免疫抑制剂者术后应予免疫抑制剂治疗;甲硝唑对预防术后复发可能有效,可以在后与免疫抑制剂合用一段时间。建议术后 3 个月复查内镜,吻合口的病变程度对术后复发可预测术后复发。对中、重度病变的复发病例,如有活动性症状应予糖皮质激素及免疫抑制剂治疗;对无症状者予免疫抑制剂维持治疗;对无病变或轻度病变者可予美沙拉嗪治疗。

(肖　鹏)

第九节　慢性假性肠梗阻

慢性假性肠梗阻(chronic intestinal pseudo obstruction,CIPO)是一种以肠道不能推动肠内容物通过未阻塞的肠腔为特征的胃肠动力疾病,常发生于小肠、结肠,可累及整个消化道和所有受自主神经调节的脏器和平滑肌,是一组具有肠梗阻症状和体征,但无肠道机械性梗阻证据的临床综合征。本病常反复发作,虽不是常见病,但如被忽视,患者可能遭受不必要的手术,甚至使病情的诊治更加复杂,其发病机制是因肠道肌电活动功能紊乱造成的肠道动力障碍。

一、病因

慢性假性肠梗阻(CIPO)的病因可分为原发性和继发性 2 类。

原发性 CIPO 是由肠平滑肌异常或肠神经系统异常造成,Howard 报道 30% 的 CIPO 具有家族聚集性,遗传方式主要是常染色体显性遗传,少数为常染色体隐性遗传。

继发性 CIPO 有 5 种病因:①结缔组织病,如系统性红斑狼疮、硬皮病、肌萎缩、淀粉样变性等。②神经系统疾病,如帕金森病、南美锥虫病、内脏神经病、肠道神经节瘤病等。③内分泌疾病,如糖尿病、甲状腺功能亢进或甲状旁腺功能低下等。④药物,如吩噻嗪类、三环类抗抑郁药、抗帕金森病药、神经节阻断药、可乐定、吗啡、哌替啶、白细胞介素-2、长春新碱等。⑤其他,如低钾、低钠、高钙、手术后、副癌综合征、巨细胞病毒或 EB 病毒感染等。

二、临床表现

CIPO 的主要症状有腹胀、腹痛、恶心、呕吐、腹泻、便秘;主要的体征有营养不良、体重下降、腹部膨隆、有压痛而无肌紧张、肠鸣音通常不活跃或很少出现,有胃扩张者可发现振水音。

CIPO 的临床表现与梗阻的部位和范围有关,如梗阻主要在小肠,则以呕吐和脂肪泻为主要表现,同时易继发营养不良、叶酸和维生素 B_{12} 缺乏及低蛋白血症;如梗阻主要在结肠,则以腹胀和便秘为主要表现,常伴有严重的粪便嵌塞。

三、辅助检查

(一)影像学检查

影像学检查用于鉴别机械性肠梗阻,普通腹部平片对诊断价值不大,很多 CIPO 的平片表现与机械性肠梗阻非常类似。此外平片灵敏度低,高达 20% 的患者钡剂造影异常,但之前的普通平片表现正常。平片显示出小肠扩张已多在疾病晚期,之前可能就会存在测压和临床方面诊断 CIPO 的证据。消化道钡餐造影检查可排除机械性肠梗阻,还可对功能紊乱的主要部位提供线索。肌病型 CIPO 有显著的十二指肠扩张,结肠袋消失、收缩减少及结肠直径增加。神经源性 CIPO 表现则多样化,少有特异性表现。

(二)内镜检查

内镜检查用于排除食管、胃、十二指肠和结肠机械性梗阻。常规的黏膜组织活检对 CIPO 的诊断没有帮助,除非取样深达肌层和肌间神经丛。

(三)胃肠动力检查

1.胃肠道转运试验

在排除机械性肠梗阻之后,胃肠道转运试验是有效的非侵入性检查。放射性核素(闪烁扫描)可以特异地评价消化道各器官的转运功能。用 ^{99m}Tc 标记的固体餐测试胃排空是诊断胃排空延迟的金标准。用 ^{99m}Tc 和 ^{131}I 标记的固体闪烁扫描的可评价小肠和结肠功能。这些检查应有健康人对照,且在禁食状态下进行,以避免由运转新鲜食物所引起的运转时间误差。近来报道胃排空异常和小肠固态食物转运异常可作为诊断 IPO 的依据。小肠转运试验往往被胃排空延迟干扰,Gryback 等使用从胆汁排泄的静脉示踪剂 ^{99m}Tc-HIDA,这项新技术可直接显示小肠转运,并证实 IPO 小肠运动减慢,与压力检查异常一致。

2.动力检查

测压有助于 IPO 的诊断。如果排除了机械性肠梗阻,胃或小肠转运减慢,胃和上段小肠测压评价可确诊 IPO。测压评价要有禁食和餐后 2 种状况与健康人对照组比较。测压还能区分神经源性和肌病型。在神经源性中,压力波幅正常,但 MMC 结构和相位传播异常,持续不协调的运动活跃,相位波暴发,转化为餐后模式异常。而肌病型受累段波幅减低或压力波消失。小肠丛集性收缩提示远端机械性梗阻,这种情况需要做其他检查。食管测压可提示硬皮病、贲门失弛缓症或 HSD。一些 IPO 的患者与 HSD 类似，肛门直肠测压显示肛门内括约肌不能对直肠膨胀做出反应性的松弛。IPO 胃电图显示餐前胃动过速或餐后 30 分钟的电活动明显异常，也有助于诊断。

（四）肠壁全层组织活检

自剖腹手术或腹腔镜取的结肠全层组织活检可确诊 CIPO。用 Smith 银染色分析纵向的全层组织活检的标本可显示肌间神经丛淋巴细胞和浆细胞浸润、嗜银神经元数目和比例变化、神经元纤维化、核内出现包涵体。免疫组织化学染色则显示表达 c-kit 基因的 Cajal 细胞消失或分布异常。组织学检查还可发现比正常更大的肠神经节或无神经节细胞缺失时，外源性神经分布增加（如 HSD 时），也有人认为是假性梗阻的继发改变。

有报道 CIPO 时特异的神经肽和神经递质（例如 P 物质和 VIP）缺乏，但对单一神经肽和神经递质特殊染色尚未用于临床。过去认为全层活检是诊断成立的要素，但现在有了特异性的非侵入性动力检查（如转运试验和测压），全层活检不再是诊断 CIPO 必不可少的手段了。

（五）实验室检查

实验室检查主要用于鉴别继发性 CIPO。如提示风湿性或内分泌性疾病，则适当选择相应的实验室检查。如 CIPO 继发于小细胞肺癌的副癌综合征，血清中可查到抗 Hu（抗神经元核抗体）。抗 Hu 并不是恶性肿瘤的特异性抗体，但在未发现原发肿瘤灶却有肠神经节细胞缺失的患者中滴度可以很高。

四、诊断和鉴别诊断

诊断应结合病史、体征（如营养不良表现、腹部振水音与膀胱增大）、实验室检查、X 线表现与食管及小肠测压等。约 1/3 患者有家族史。部分患者剖腹手术，见不到梗阻征象。继发性患者可查出系统性疾病的症状与体征，及神经系统与自主神经系统功能异常。如患者有神经系统表现，应进一步做检查（包括 MRI），以排除脑干肿瘤。肌电图与神经系统检查可检出系统性肌肉病或周围神经病。

北京协和医院总结的 CIPO 诊断标准为：临床上有肠梗阻的症状和体征；腹平片证实有肠梗阻的存在；有关检查明确排除了机械性肠梗阻；消化道造影检查发现有肠管的扩张或肠蠕动减慢、消失；消化道压力测定异常，胃肠通过时间明显延长。

五、治疗

目前有关假性肠梗阻的病因尚无法根除，故治疗 CIPO 的目标是缓解临床症状，保持营养与维持电解质平衡，减少并发症，改善和恢复肠动力。

（一）一般治疗

CIPO 的急性发作期，应禁食、禁水，行胃肠减压肛门排气，静脉输液及营养支持，保持水、电解质平衡和消除诱发因素。

因为禁食或吸收障碍 CIPO 常导致营养不良。适当的饮食包括低纤维、低乳糖，要素膳或以多肽为主的食物。流质和浓汤对胃排空延迟的患者有益。

由于摄入少且吸收不良，患者需要肌内注射维生素 B_{12} 或口服叶酸、维生素 A、维生素 D、维生素 E、维生素 K、钙和铁。

完全肠道外营养（TPN）可提供足够的营养，一般适用于家族性 CIPO 和严重肌病型的儿童。

长期 TPN 费用昂贵并易导致感染、血栓、胰腺炎和淤胆性肝损害,甚至肝衰,故应在 TPN 前尝试胃造口或空肠造口营养。

(二)药物治疗

CIPO 缺乏有效的药物治疗。

1.促动力药

(1)甲氧氯普胺和红霉素可能对一些患者临时有效,但有不良反应。由于快速耐药反应,红霉素在 CIPO 的治疗中作用有限。

(2)新斯的明是胆碱酯酶抑制药,由于其胆碱能不良反应和潜在致心律失常的危险,将其用于 CIPO 的治疗是不恰当的。

(3)多潘立酮、西沙必利也在 CIPO 中使用,西沙必利能改善 MMC 正常且无迷走神经功能紊乱患者的症状。

(4)5-HT 受体部分激动药替加色罗可能对 CIPO 有效,替加色罗是与西沙必利类似的促动力药,且没有心脏毒性。替加色罗能加速蠕动和增加消化道动力,并能加速正常男性的胃排空和促进 IBS 患者小肠和盲肠的转运。

2.奥曲肽

奥曲肽为长效生长抑素的类似物,国外学者用奥曲肽治疗继发于硬皮病的 CIPO 取得了良好效果,对治疗 CIPO 和继发的小肠细菌过度生长也有效。

奥曲肽主要通过抑制肠内源性神经肽,如 VIP、胰岛素、胰高血糖素、肠源胰高血糖素释放起作用。因为奥曲肽能减低胃动力,在治疗 CIPO 时有时与红霉素联合使用。

3.抗生素

抗生素的适应证为继发于细菌过度生长的腹泻。由于 CIPO 肠道转运的延迟,故标准氢呼吸试验对诊断 CIPO 患者细菌过度生长缺乏敏感性,应采用小肠吸出物行微生物分析(培养)。可适当应用广谱抗生素治疗,如环丙沙星、甲硝唑、多西环素、四环素、阿莫西林-双氧青霉素(克菌)等。

(三)电起搏

胃和肠电起搏理论上是可行的,并可能成为难控制的 CIPO 患者的治疗手段之一。目前 CIPO 电起搏研究的焦点是改善胃轻瘫,已获得初步成功。小肠和结肠电起搏仍不能用于临床且难以发展。

(四)手术治疗

本病手术治疗效果不确切,故原则上不行手术治疗。但对于腹部 X 线检查提示病变肠管直径超过 9 cm 者,若不积极处理,将导致肠穿孔、肠破裂。对病变范围局限的假性肠梗阻,如巨十二指肠和巨结肠,采用节段性切除术,可收到较好效果。但病变较为广泛者,手术效果并不理想。

1.肠切除术

切除无功能肠段或做上、下肠段旁路移植。巨结肠和严重腹泻患者行全结肠切除术与空肠-直肠吻合术。严重的小肠梗阻与大量的小肠分泌导致体液损失严重的患者,可行小肠切除。

2.松解术

孤立巨大十二指肠,可行十二指肠空肠侧-侧吻合术,以减轻十二指肠压力,亦可行十二指肠成形术。

3.肠移植术

近年报道的小肠移植术为手术治疗增加了新的选择。由于目前该手术病例数不多,因此临床经验不足。但对严重小肠受累,需依赖全胃肠外营养的患者,值得尝试使用。

(肖 鹏)

第十节 吸收不良综合征

吸收不良综合征是指由于多种原因所致营养物质消化吸收障碍而产生的一组症候群。吸收不良综合征通常包括消化或吸收障碍或二者同时缺陷使小肠对脂肪、蛋白质、氨基酸、糖类、矿物质、维生素等多种营养成分吸收不良,但也可只对某一种营养物质吸收不良。

消化不良和吸收不良的区别在于:消化不良为营养物质的分解缺陷而吸收不良为黏膜的吸收缺陷。吸收不良综合征临床上表现为脂肪泻、消瘦、体重减轻等,脂肪泻常占主要地位。

一、分类

吸收不良综合征的病因和发病机制多种多样,根据消化和吸收病理生理变化将吸收不良分为下列几种情况。

(一)消化不良

1.胰酶缺乏或失活

慢性胰腺炎、胰腺癌、胰腺囊性纤维化、原发性胰腺萎缩、胰腺切除术后、胰脂肪酶失活、胃泌素瘤(Zollinger-Ellison 综合征可因肠内的高酸度抑制脂肪酶的活性,导致脂肪吸收不良)。

2.胆盐缺乏

严重肝实质病变(肝炎、肝硬化、肝癌等),所致胆盐合成减少、回肠切除术后、克罗恩病、长期肝内外胆管梗阻以及小肠细菌过度生长、新霉素、秋水仙碱、碳酸钙、考来烯胺等与胆盐结合的药物。

3.食物和胆汁胰液混合不充分

胃空肠吻合术后。

4.刷状缘酶缺陷

双糖酶缺乏、乳糖酶缺乏、蔗糖酶-异麦芽糖酶缺乏、海藻糖酶缺乏。

(二)吸收不良

1.小肠黏膜的吸收面积减少

如短肠综合征(大量小肠切除、胃结肠瘘、小肠-结肠瘘等)等。

2.小肠黏膜广泛性病变

克罗恩病、多发性憩室炎、小肠结核,乳糜泻、热带性口炎性腹泻、寄生虫病(贾第鞭毛虫病、蓝伯鞭毛虫病、钩虫、姜片虫等)、放射性小肠炎、内分泌病、糖尿病、甲状旁腺功能亢进、肾上腺皮质功能不全、系统性病变(蛋白质营养不良、淀粉样变、系统性红斑狼疮、硬皮病等)、选择性 IgA 缺乏症。

3.黏膜转运障碍

无 β-脂蛋白症、内因子或某些载体缺陷致维生素 B_{12} 和叶酸转运障碍、AIDS 等。

4.原因不明

Whipple 病、特发性脂肪泻、Fancth 细胞缺乏、先天性小肠旋转不良、假性肠梗阻等。

(三)淋巴或血液循环障碍所致运送异常

1.淋巴系统发育异常

小肠淋巴管扩张、遗传性下肢淋巴水肿。

2.淋巴管梗阻

腹膜后恶性肿瘤、右心衰竭、小肠淋巴管扩张、Whipple 病、小肠结核及结核性肠淋巴管炎。

3.肠黏膜血运障碍

肠系膜动脉硬化或动脉炎。

二、临床表现

吸收不良肠道早期症状仅有大便次数增多或正常而量较多,可伴有腹部不适、肠鸣、乏力、精神不振、体重减轻及轻度贫血等。随病情进展可出现典型症状,如腹泻、消瘦、乏力、心悸、继发营养不良及维生素缺乏等表现。不分昼夜频繁的水样泻是典型的特征,但并不常见。腹泻 3～4 次/天,为稀便或溏便,有时发生脂肪泻(粪便量多,恶臭,面有油腻状的光泽,漂浮水面),可伴腹痛、恶心、呕吐、腹胀、肛门排气增多、食欲缺乏。持续严重的吸收不良可出现各种营养物质缺乏的表现,铁、叶酸及维生素 B_{12} 缺乏可致贫血,维生素(如维生素 A、B、D、K)缺乏致皮肤粗糙、夜盲、舌炎、口角炎、神经炎、感觉异常、骨痛、手足抽搐、出血倾向等改变。面肌抽搐和轻叩面部肌抽搐是钙吸收不良的征象。维生素 D 和钙吸收障碍时,可有击面试验征和束臂试验征阳性。部分患者可有肌内压痛、杵状指、血液系统如皮肤出血点、瘀斑。晚期可出现全身营养不良、恶病质等表现。

三、实验室检查

(一)血液检查

1.常规及生化检查

常有贫血,小细胞性或巨幼红细胞性贫血,凝血酶原时间延长。血清蛋白、胆固醇降低。低血钙,低血磷,血清碱性磷酸酶活性增高,低血钾。严重疾病血清叶酸、维生素 B_{12} 水平降低。

2.血清 β-胡萝卜素浓度测定

血清 β-胡萝卜素测定是脂肪吸收不良的非特异性实验。低于 100 μg/100 mL 提示脂肪泻,少于47 μg/100 mL 提示严重脂肪泻,但其浓度超过 100 μg/100 mL 并不能排除轻度的脂肪泻。

β-胡萝卜素可在肝脏疾病或进食 β-胡萝卜素缺陷饮食的酗酒者中发现假性降低。脂蛋白紊乱或包含胡萝卜素食物的摄入也影响其结果。

3.乳糖耐量试验

乳糖耐量试验主要用于检查双糖酶(主要是乳糖酶)缺乏。受试者口服乳糖 50 g,每半小时抽血测血糖共2 小时,正常情况下,口服乳糖经小肠黏膜乳糖酶水解为葡萄糖和半乳糖而吸收。正常人血糖水平上升,空腹血糖超过 1.1 mmol/L。乳糖酶缺乏者,血糖水平上升不明显,同时出现腹鸣、腹痛、嗳气等乳糖不耐受症状。

（二）粪便检查

寄生虫病患者粪便可查到孢囊,钩虫卵或姜片虫卵等。

1.粪脂肪定性测量

如发现有脂肪吸收不良存在可进行粪显微镜下脂肪分析。粪苏丹Ⅲ染色可见橘红色的脂肪小球,在每高倍视野直径小于 4 μm 达到 100 个小球被认为是异常的。苏丹Ⅲ染色其敏感性为78%,特异性为 70%。为检测粪脂肪最简便的定性方法,可作为粪脂肪测定的初筛试验,但不能作为主要的诊断依据。

2.粪脂肪定量测定

一般用 Van de Kamer 方法测定。其被认为是脂肪吸收不良的金标准。试验方法:连续进食标准试餐(含脂量 80～100 g/d)3 天,同时测定其粪脂量 3 天,取其平均值,并按公式 $\frac{摄入脂肪量-粪质量}{摄入脂肪量} \times 100\%$ 计算脂肪吸收率。正常人粪脂低于 6 g/d,脂肪吸收率高于 95%。如粪脂增加,吸收率下降,提示吸收不良。

3.[131]I-三酰甘油及[131]I-油酸吸收试验

本试验服[131]I-三酰甘油或[131]I-油酸,收集 72 小时内粪便。测定并计算粪便排出放射量占摄入放射量的百分比。[131]I-三酰甘油在十二指肠及空肠被胰脂肪酶分解为[131]I-油酸和游离脂肪酸。胰脂肪酶减少,粪便中[131]I 含量增高,[131]I-三酰甘油试验反映胰腺功能。[131]I-油酸可直接由小肠吸收,可用于检查小肠吸收功能。两种放射性检查标记试验有助于鉴别消化不良和吸收不良。粪便[131]I-三酰甘油排出率高于 5% 或[131]I-油酸高于 3%,提示吸收不良。

（三）尿液检查

1.右旋木糖吸收试验

右旋木糖试验用以区别小肠疾病或胰腺所致吸收不良。木糖通过被动扩散和主动转运吸收后,一半被代谢,其中由尿中排出。

本实验方法为:禁食一夜后排去尿液,口服右旋木糖 25 g(如引起腹泻可用 5 g 法),鼓励患者饮水以保持足够的尿量,收集随后 5 小时尿液标本,同时在摄入后 1 小时取静脉血标本。尿中右旋木糖低于 4 g(5 g 法小于 1.2 g)或血清右旋木糖浓度低于 200 mg/L(20 mg/dL)提示小肠吸收不良。

在直接比较中,传统的尿试验明显较 1 小时血液实验可靠。当尿收集时间太短,患者脱水,肾功能障碍,明显腹水,胃排空延迟时可出现假阳性。

2.维生素 B_{12} 吸收试验

维生素 B_{12} 吸收试验(Schilling test)临床上用来区别胃和空肠引起维生素 B_{12} 缺陷,评估患者回肠功能。对评估胰腺分泌不足,细菌过度生长没有重要的临床意义。

口服维生素 B_{12} 后在胃内与内因子结合,于远端回肠吸收。给予小剂量(1 mg)放射性标记的维生素 B_{12} 使体内库存饱和。然后口服[57]Co 或[58]Co 标记的维生素 B_{12} 2 μg,收集 24 小时尿,测定尿中放射性含量。如尿中排泄量低于 7%,提示吸收障碍或内因子缺乏。为明确维生素 B_{12} 吸收不良的位置,可做第二阶段 Schilling test,在重复给药同时,口服内因子,如系内子缺乏所致恶性贫血,24 小时尿放射性维生素 B_{12} 排泄量可正常。

（四）呼吸试验

1.^{13}C 或 ^{14}C-三油酸甘油酯呼气试验

^{14}C-三油酸甘油酯呼气试验测定被 ^{14}C 标记的三酰甘油代谢后产生 ^{14}CO$_2$ 从呼气中排出的量。一般将 $(1.85\sim3.7)\times10^5$Bq$(5\sim10$ μci)^{14}C 标记的甘油酸加入 $20\sim50$ g 的脂肪载体口服，间断收集 $6\sim8$ 小时呼吸标本。检查结果常用单位时间内排除的 ^{14}C 标记 CO$_2$ 占服用试餐中含量的百分率表示（即 ^{14}C 排除率）。脂肪吸收不良，^{14}CO$_2$ 排除率下降。再用 ^{14}C-软脂酸或 ^{14}C-辛酸做呼气试验，则可进一步鉴别脂肪吸收不良的原因。

发热、甲状腺疾病、肝病、糖尿病等可影响脂肪的代谢而影响呼吸试验的准确率。肺部疾病，患者对轻度吸收不良缺乏敏感性，射线的暴露及需要昂贵的设备，限制了其临床应用。如改用稳定同位素 ^{13}C 标记不同底物，通过质谱仪测定可避免放射性。对人体无害，可用于儿童和孕妇，扩大了应用范围。

2.氢呼气试验

氢呼气试验是一种很方便的非侵入性糖吸收不良诊断实验。空腹予一定量的双糖，如疑为乳糖吸收不良，一般用 50 g 乳糖液做试验餐。对蔗糖吸收不良，试验餐为 $1.5\sim2.0$ g/kg 蔗糖。如为单糖吸收不良，则选用 50 g 木糖或 8 g 葡萄糖做试验餐。正常情况下在小肠全部被消化吸收，呼气中无或仅有极微量的氢气，这些糖到达结肠，被结肠细菌发酵产氢，呼气中氢气增多。这些实验中以乳糖呼气试验最佳，乳糖氢呼气试验仍被许多研究者认为是诊断乳糖吸收不良的金标准。

（五）内镜检查和黏膜的活检

结肠镜检查可以提供引起吸收不良的原因。如克罗恩病可有小溃疡，原发性和继发性淋巴管扩张可见白斑，内分泌肿瘤导致的吸收不良如促胃泌素瘤、生长抑素瘤或腹部肿瘤阻塞胰管有时也可通过内镜检查出来。

内镜可直接观察小肠黏膜病变，并可取活检。也可用小肠黏膜活检器经口活检，必要时可行电镜，免疫学和组织培养等检查。尽管小肠黏膜活检取材盲目，对于孤立性病变易出现假阴性结果。但对诊断绒毛破坏或萎缩的吸收不良综合征十分重要，是不可缺少的确诊手段之一。

（六）影像学检查

小肠钡灌的主要作用在评估有细菌过度生长倾向所致吸收不良，如憩室、肠腔内液体、黏液积聚过多、小肠扩张、肠瘘管和肿瘤。溃疡和狭窄可由不同的原因所致，如克罗恩病、放射性肠炎、乳糜泻、肠淋巴瘤、结核等。小肠钡灌结果正常不能排除肠病所致吸收不良和阻止临床上进行肠活检。

CT 可用来显示小肠壁的厚度、肠瘘管、肠扩张、腹膜后淋巴结、胰腺疾病所致胰腺钙化、胰管扩张、胰腺萎缩、肿瘤阻塞的定位。

腹部 B 超和经十二指肠镜逆行胰胆管造影，对诊断胰腺疾病价值较大。

四、诊断

吸收不良综合征的诊断需要首先结合临床表现疑及本征，第二证明其存在，第三证明其病因。吸收不良常根据疑诊患者的既往史、症状和体征以及相应的实验室检查做出诊断。

既往史和临床表现对明确病因有很大的帮助，应仔细询问以下既往史：①既往有无手术史，如胃肠切除或胃肠旁路术;②家族或幼年有无乳糜泻;③既往是否到过热带口炎性腹泻,贾第鞭毛虫病或其他胃肠疾病感染地;④是否嗜酒;⑤患者是否有慢性胰腺炎的历史或胰腺肿瘤的症状;⑥患者是否有甲状腺毒症、Addison病、Whipple病、肝病或胆病、糖尿病神经病变的特征;⑦患者是否有糖类吸收不良的高饮食(甜食如山梨醇、果糖)或脂肪替代品或能导致营养不良的不平衡饮食;⑧有无增加免疫缺陷性病毒感染的可能性;⑨患者既往有无器官移植或不正常的射线暴露。

确定引起吸收不良原因的方法需依赖患者的背景。临床有显著腹泻、消瘦、贫血、维生素及微量元素缺乏应疑及吸收不良。应结合临床进行不同的实验室检查,如果没有时间限制可使用非侵入性试验,以进一步指导侵入性试验,以在最短的时间用最少的可能检查来诊断。如疑为寄生虫感染,粪便检查可以提供快速的非侵入性实验诊断。大细胞贫血提示叶酸和维生素 B_{12} 缺乏。

吸收不良综合征的常用诊断步骤如下:对早期疑诊病例可做粪脂肪定量试验,高于 6 g 即可确定为脂肪泻,若粪脂正常亦不能完全排除吸收不良,必要时可做一些选择性检查。其病因诊断可做右旋木糖试验,若正常可大致排除小肠疾病,需进一步检查胰腺疾病或胆盐缺乏性疾病。若木糖试验不正常,可进一步做小肠影像学检查及小肠活组织检查,病因进一步的检查依赖其既往史和症状以及以前的检查,以资鉴别。

五、治疗

吸收不良综合征的治疗主要为病因治疗。对病因不明者,主要进行纠正营养缺乏及必要的替代治疗。

(一)病因治疗

病因明确者。应进行病因治疗,如能除去病因,则吸收不良状态自然纠正或缓解,如乳糜泻给予无麦胶饮食,炎症性肠病患者给予激素、SASP 等治疗。

(二)营养支持

对症治疗给予富含营养的饮食及补液,注意调解电解质平衡。补充各种维生素、铁、钙、叶酸、矿物质以及微量元素以避免缺陷综合征,腹泻明显者以低脂蛋白饮食为宜,给予止泻药,必要时予以中链三酰甘油口服,对病情严重者给予要素饮食或胃肠外营养支持治疗,对因肠道细菌繁殖过度所致吸收不良可予以抗生素治疗。

(三)替代治疗

各种吸收不良综合征,均可致机体某些营养成分的不足或缺乏,因此,替代治疗对治疗本征来说也很重要。

如糖尿病患者可补充胰岛素,胰酶缺乏者可补充消化酶,制剂如胰酶 6～8 g/d、viokase 4～12 g/d或 cotazym 4～12 g/d 分次服用。低丙种免疫球蛋白伴反复感染者可肌内注射丙种免疫球蛋白0.05 g/kg,每 3～4 周 1 次。

（肖　鹏）

第十一节　功能型便秘

功能性便秘(functional constipation,FC)是临床常见的功能性胃肠病之一,主要表现为持续性排便困难,排便次数减少或排便不尽感。严重便秘者可伴有烦躁、易怒、失眠、抑郁等心理障碍。

一、病因和发病机制

FC 的发病往往是多因素的综合效应。

正常的排便生理包括产生便意和排便动作两个过程。直肠壁受压力刺激并超过阈值时引起便意,这种冲动沿盆神经、腹下神经传至腰骶部脊髓的排便中枢,再上升至丘脑达大脑皮层。若环境允许排便,则耻骨直肠肌和肛门内括约肌及肛门外括约肌松弛,两侧肛提肌收缩,盆底下降,腹肌和膈肌也协调收缩,腹压增高,促使粪便排出。正常排便生理过程中出现某一环节的障碍都可能引起便秘。研究发现 FC 患者可有直肠黏膜感觉减弱、排便动作不协调,从而发生排便出口梗阻。

相当多的 FC 患者有全胃肠或结肠通过时间延缓,低下的结肠动力无法将大便及时地推送至直肠,从而产生便秘。食物纤维不足,水分保留少,较少的容量难以有效地刺激肠道运动,肠内容物转运减慢,而结肠细菌消化食用纤维形成的挥发性脂肪酸和胆盐衍化的脱氧胆酸减少,它们刺激结肠的分泌、抑制水与电解质的吸收的作用降低,从而引起便秘。

排便习惯不良是便秘产生的重要原因。排便动作受意识控制,反复多次的抑制排便将可能导致胃肠通过时间延长、排便次数减少、直肠感觉减退。

长期便秘会产生顽固的精神心理异常,从而加重便秘。

二、临床表现

功能性便秘患者主要表现为排便次数减少(<3 次/周)、粪便干硬(指 Bristol 粪便性状量表的 1 型和 2 型粪便);由于粪便干结,患者可出现排便费力,也可以有排便时肛门直肠堵塞感、排便不尽感,甚至需要手法辅助排便等。粪便性状与全胃肠传输时间具有一定相关性,提示结肠传输时间延缓;在诸多的便秘症状中,排便次数减少、粪便干硬常提示为结肠传输延缓所致的便秘,如排便费力突出、排便时肛门直肠堵塞感、排便不尽感、需要手法辅助排便则提示排便障碍的可能性更大。

部分便秘患者有缺乏便意、定时排便、想排便而排不出(空排)、排便急迫感、每次排便量少、大便失禁等现象,这些症状更可能与肛门直肠功能异常有关。功能性便秘常见的伴随症状有腹胀及腹部不适、黏液便等。辛海威等在全国进行的多中心分层调查发现,15.1%慢性便秘患者有肛门直肠疼痛,尚不清楚慢性便秘与肛门直肠疼痛的内在联系。

老年患者对便秘症状的感受和描述可能不准确,自行服用通便药或采用灌肠也会影响患者的症状。在老年人,功能性排便障碍症状更常见。需要注意的是,不少老年人,便秘症状并不明显,他们仍坚持使用泻剂或灌肠。

功能性便秘患者病程较长，患者便秘表现多为持续性，也可表现为间歇性或时轻时重，与情绪、生活习惯改变、出差或季节有关。对长期功能性便秘患者，如排便习惯和粪便性状发生改变，需警惕新近发生器质性疾病的可能性。

便秘通常不会对营养状况造成影响。功能性便秘患者在体格检查多无明显腹部体征，在部分患者可触及乙状结肠袢和盲肠袢，肠鸣音正常。出现肠型、肠蠕动波和肠鸣音改变需要与机械性和假性肠梗阻鉴别。肛门直肠指诊可触及直肠内多量干硬粪块，缩肛无力、力排时肛门括约肌不能松弛提示患者存在肛门直肠功能异常。

此外，慢性便秘患者常伴睡眠障碍、紧张沮丧情绪，或表现为焦虑、惊恐、抑郁、强迫等，伴有自主神经功能紊乱的症状。精神心理因素是引起或加重便秘的因素，使患者对便秘的感受、便秘对生活的影响放大，也影响治疗效果。

三、诊断原则及

(一)诊断标准

功能性便秘罗马Ⅲ诊断标准。

(1)必须包括下列 2 个或 2 个以上的症状：①至少有 25% 的排便感到费力。②至少 25% 的排便为块状便或硬便。③至少 25% 的排便有排便不尽感。④至少 25% 的排便有肛门直肠的阻塞感。⑤至少有 25% 的排便需要人工方法辅助(如指抠、盆底支持)。⑥每周少于 3 次排便。

(2)如果不使用泻药，松散便很少见到。

(3)诊断肠易激综合征依据不充分。患者须在诊断前 6 个月出现症状，在最近的 3 个月满足诊断标准。

(二)鉴别诊断

需要鉴别的主要是继发性便秘，主要包括以下几种因素。①肠道疾病：结直肠肿瘤、肛管狭窄、直肠黏膜脱垂、Hirschsprung 病。②代谢或内分泌紊乱：糖尿病、甲状腺功能减退、高钙血症、垂体功能低下、卟啉病。③神经源性疾病：脑卒中、帕金森病、多发性硬化、脊髓病变、自主神经病及某些精神疾病。④系统性疾病：系统性硬化、皮肌炎、淀粉样变。⑤药物：麻醉剂、抗胆碱能药物、含阳离子类药物(铁剂、铝剂、含钙剂、钡剂)、其他药物如阿片类制剂、神经节阻断药、长春碱类、抗惊厥药物、钙通道阻滞剂等。

四、治疗

由于各型便秘的发病机制不同，临床应综合患者对便秘的自我感受特点及相关检查结果，仔细分析并进行分型后采取相应的治疗措施，对于部分同时伴焦虑和抑郁的 FC 患者，应详细调查，判断精神因素和便秘的因果关系，必要时采取心理行为干预治疗。

(一)一般疗法

采取合理的饮食习惯，增加膳食纤维及水分的摄入量。另外，需保持健康心理状态，养成良好的排便习惯，同时进行适当有规律的运动及腹部按摩。

(二)药物治疗

经高纤维素饮食、训练排便习惯仍无效者或顽固性便秘者可考虑给予药物治疗。

1.泻剂

主要通过刺激肠道分泌、减少肠道吸收、提高肠腔内渗透压促进排便。容积性泻剂、刺激性泻剂及润滑性泻剂短时疗效理想,但长期服用不良反应大,停药后可加重便秘。渗透性泻剂不良反应相对较小,近年来,高效安全的新一代缓泻剂聚乙二醇(PEG)备受青睐,是一种长链高分子聚合物口服后通过分子中氢键固定肠腔内水分子而增加粪便含水量,使粪便体积及重量增加,从而软化粪便,因肠道内缺乏降解 PEG 的酶,故其在肠道不被分解,相对分子量超过 3000 则不被肠道吸收,还不影响脂溶性维生素吸收和电解质代谢,对慢传输型便秘和出口梗阻性便秘患者均有效。

2.促动力药物

西沙比利选择性促乙酰胆碱释放,从而加速胃肠蠕动,使粪便易排出,文献报道其治疗便秘的有效率为 $50\%\sim95\%$,但少数患者服药后可发生尖端扭转型室性心动过速伴 QT 间期延长,故已在多数国家中被撤出。莫沙比利、普芦卡比利为新型促动力药,是强效选择性 5-HT$_4$ 受体激动剂,通过兴奋胃肠道胆碱能中间神经元及肌间神经丛运动神经元的 5-HT$_4$ 受体,使神经末梢乙酰胆碱释放增加及肠肌神经对胆碱能刺激活性增高,从而促进胃肠运动,同时还增加肛管括约肌的正性促动力效应和促肛管自发性松弛。

3.微生态制剂

通过肠道繁殖并产生大量乳酸和醋酸而促进肠蠕动,有文献报道其近期疗有一定的疗效,但尚需进一步临床观察验证。

(三)清洁灌肠

对有粪便嵌塞或严重出口梗阻的患者需采用清洁灌肠帮助排便。一般采用甘油栓剂或开塞露灌肠。

(四)生物反馈疗法

该疗法借助声音和图像反馈刺激大脑,训练患者正确控制肛门外括约肌舒缩,从而阻止便秘发生。具有无痛苦、无创伤性、无药物不良反应的特点。生物反馈治疗 FC 的机制尚不十分明确。经过 $12\sim24$ 个月随访观察后发现,便秘症状缓解率达 62.5%,出口梗阻性便秘有效率达 72.2%。生物反馈治疗不仅是一种物理治疗方法,且有一定的心理治疗作用,其症状的改善与心理状态水平相关联。目前,生物反馈疗法多用于出口梗阻性便秘患者的治疗。

（肖　鹏）

血液内科常见疾病

第一节　缺铁性贫血

缺铁性贫血是指由于体内储存铁消耗殆尽、不能满足正常红细胞生成的需要而发生的贫血。在红细胞的产生受到限制之前,体内的铁储存已耗尽,此时称为缺铁。缺铁性贫血的特点是骨髓及其他组织中缺乏可染铁,血清铁蛋白及转铁蛋白饱和度均降低,呈现小细胞低色素性贫血。

一、流行病学

缺铁性贫血在生育年龄的妇女和婴幼儿中发病较多。据 WHO 1985 年报告,全球约 30% 的人患有贫血,其中至少半数(即 5 亿~6 亿)为缺铁性贫血。在大多数发展中国家里约有 2/3 的儿童和育龄妇女缺铁,其中 1/3 为缺铁性贫血。在发达国家也有 20% 的育龄妇女及 40% 左右的妊娠妇女患缺铁性贫血。北京协和医院于 1986－1990 年对河北、陕西、广东三省 1851 名 7 岁以下儿童的调查发现缺铁及缺铁性贫血的发生率分别为 49.0% 和 15.3%。

二、铁的代谢

铁是人体必需的微量元素,存在于所有细胞内。在体内除主要参与血红蛋白的合成与氧的输送外,还参加体内的一些生物化学过程,包括线粒体的电子传递、儿茶酚胺代谢及 DNA 的合成。此外,约半数参加三羧酸循环的酶和辅酶均含有铁或需铁的存在。如铁缺乏,将会影响细胞及组织的氧化还原功能,造成人体多方面的功能紊乱。

（一）铁的分布

正常人体内铁的总量为 3~5 g(男性约为 50 mg/kg,女性约为 40 mg/kg)。其中近 2/3 为血红蛋白铁,与肌红蛋白、各种酶和辅酶因子中含的铁和血浆中运输的铁均是执行生理功能的铁。

1.血红蛋白铁

血红蛋白的功能是将氧从肺运送到体内各组织中及将各组织中的二氧化碳运送到肺。血红蛋白铁约占体内全部铁的 67.0%。铁在血红蛋白中的重量约占 0.34%,每 2 mL 血约含1 mg铁。

2.肌红蛋白铁

肌红蛋白铁约占全部铁的4%。肌红蛋白的结构类似血红蛋白,见于所有的骨骼肌和心肌。肌红蛋白作为氧的储存所,保护肌细胞免受缺氧的损伤。

3.转运铁

转运中的铁是全身量最少(总量为4 mg)然而也是最活跃的部分。转铁蛋白(Tf)24小时内至少转运8～10次。转铁蛋白是由肝细胞及单核-巨噬细胞合成的β_1球蛋白,相对分子质量约为(75 000～80 000)X10,其678个氨基酸序列已被阐明,基因位于3号染色体上。每个转铁蛋白可结合2个铁原子(Fe^{3+})。正常情况下,仅1/3转铁蛋白的铁结合点被占据。血浆中所有转铁蛋白结合点构成血浆总铁结合力(TIBC)。转铁蛋白的功能是将铁输送到全身各组织,将暂不用的铁送到储存铁处。

4.各种酶及辅酶因子中的铁

包括细胞色素C、细胞色素C氧化酶、过氧化氢酶、过氧化物酶、色氨酸吡咯酶、脂氧化酶等血红素蛋白类以及铁黄素蛋白类,包括细胞色素C还原酶、NADH脱氢酶、黄嘌呤氧化酶、琥珀酸脱氢酶和酰基辅酶A脱氢酶等。这部分铁虽然含量仅6～8 mg,但对每一个细胞的代谢至关重要。这些酶的功能大多是可逆的转运或接受电子,是维持生命所需的重要物质。

5.易变池铁

易变池铁指铁离开血浆进入组织或细胞间,短暂结合于细胞膜或细胞间蛋白的铁容量。正常人易变池中铁的含量为80～90 mg,占全部铁的2.2%。

6.储存铁

包括铁蛋白和含铁血黄素。其功能是储存体内多余的铁,当身体需要时,仍可动用为功能铁。

铁蛋白为水溶性的氢氧化铁磷酸化合物与去铁蛋白结合而成,呈球形结构共6条通道使铁原子能出入,其内部可容纳2000个铁原子。当铁最大饱和时其重量约为800 000。去铁蛋白单体分重(H)型(分子量为21 000)和轻(L)型(相对分子质量为19 000)两种,混合组成去铁蛋白壳。H型单体的去铁蛋白摄取铁较L型为快,但保留较少。血浆中、心脏及胎盘的去铁蛋白是以H型为主。L型单体的去铁蛋白则相反,摄取铁较慢而保留较久,在肝及脾内的去铁蛋白主要是由L型单体组成。目前,人类铁蛋白的H型单体和L型单体的氨基酸序列均已确定,其染色体位置分别在11号染色体及19号染色体上。铁蛋白的基因DNA位置也已阐明。

含铁血黄素是变性式聚合的铁蛋白,在显微镜下呈金黄色折光的颗粒或团块状,也可用瑞氏或普鲁氏蓝染色。含铁血黄素难溶于水,主要存在于单核-巨噬细胞中,其含铁量占其重量的25%～30%,如果含铁血黄素大量堆积于体内其他的组织内,会损伤各系统组织的功能。

(二)铁的吸收

正常情况下,人体铁主要来源于食物。多数食物中都含有铁,以海带、木耳、香菇、肝、肉类、血制品及豆类中较丰富。成年人每天应从食物中摄取1～2 mg铁(食物铁的含量应为10～20 mg)。铁的吸收部位主要在十二指肠和空肠上段的黏膜。当缺铁时,空肠远端也可以吸收。

铁经肠黏膜上皮的吸收是主动的细胞内运转。但当口服大量铁剂时,铁也可被动地弥散进入肠黏膜,故在误服大量铁剂时,肠道对铁的吸收会失去控制而发生急性铁中毒。极少量的肌红蛋白或血红蛋白铁可被直接吸收。大部分的血红蛋白须先经血红素加氧酶分解成铁及四吡咯后才被吸收。非血红素铁以二价的铁离子(Fe^{2+})形式或与铁螯合物结合(防止铁变成不易溶解的沉淀)而被吸收。这种与铁螯合物结合的铁在进入碱性环境中会重新解离出来而被吸收。

目前,对铁在肠道黏膜如何被吸收还不是十分清楚。一般认为食物进入肠道后,肠道黏膜细胞内的转铁蛋白分泌至肠腔内先与食物中的铁结合后,再与肠黏膜微绒毛上的转铁蛋白受体结合而进入肠黏膜细胞。在黏膜细胞内,Fe^{2+}被铜蓝蛋白及其他亚铁氧化酶氧化为Fe^{3+}后,与细胞内的转铁蛋白结合,越过肠黏膜细胞细胞膜进入毛细血管网,剩余部分铁与细胞内的去铁铁蛋白结合形成铁蛋白,存留于细胞中。3～5天后随肠黏膜细胞的更新脱落而排出体外。最近的研究认为,铁的吸收可能通过DMT1(十二指肠金属转移蛋白,或DCT1,十二指肠阳离子转移蛋白,负责将铁及其他重金属从肠腔转移到肠黏膜细胞内)及HFE(位于十二指肠隐窝细胞膜上的转铁蛋白,与转铁蛋白受体结合存在,负责将铁从肠黏膜细胞转移到血浆)。

(三)铁的运转

进入血浆中的铁,与转铁蛋白结合后被带到骨髓及其他组织中去。血浆转铁蛋白是由肝细胞合成的β_1球蛋白,在血浆中的半衰期为8～10.4天。血中浓度为2.5 g/L。转铁蛋白在氨基酸及碳酸盐的协同作用下,当pH>7时才能与铁结合。每个转铁蛋白有两个结合铁的位点,可结合1个或2个铁离子(Fe^{3+})。带高铁的转铁蛋白在幼红细胞表面与转铁蛋白受体结合,通过胞饮作用进入细胞内。在pH条件改变成酸性(pH=5)时,再度还原成Fe^{2+},与转铁蛋白分离。Fe^{2+}在线粒体上与原卟啉、珠蛋白合成血红蛋白,多余的铁以铁蛋白形式存于细胞内,可用亚铁氰化钾染成蓝色,这类幼红细胞称为铁粒幼细胞。与铁分离后的转铁蛋白及转铁蛋白受体接着被排出细胞外。转铁蛋白回到血浆后可再度行使转运铁的功能。转铁蛋白携带的是单铁或双铁、钙离子、细胞的磷酸化、细胞膜的胆固醇含量均可影响转铁蛋白与转铁蛋白受体的结合。

转铁蛋白受体(TfR)是一种细胞膜受体,在调节细胞铁的摄取中发挥着关键的作用,目前已可以用酶联法检测,是了解骨髓红系细胞增生的重要指标。正常人80%以上的TfR存在于骨髓红系细胞上,红系各阶段细胞所表达的TfR数各不相同。原红细胞上可有800 000个TfR,到网织红细胞逐渐减少到每个细胞上只有100 000个,成熟红细胞上则无TfR。TfR是由二硫键联结的双链跨膜糖蛋白,相对分子质量约为18 000。其基因位于第3号染色体的长臂。TfR与转铁蛋白的亲和力与转铁蛋白所结合的铁原子数量和pH有关。当pH为7.0时,转铁蛋白结合两个铁原子时,TfR对转铁蛋白的亲和力最大。

(四)铁的储存

铁以铁蛋白和含铁血黄素的形式储存在骨髓、肝和脾的单核巨噬细胞中。在铁代谢平衡的情况下,每天进入和离开储存池的铁量很少。铁蛋白的铁(Fe^{3+})当机体需要时,先还原成Fe^{2+},与络合剂结合后,从铁蛋白中释放出来。当体内铁负荷过多时,则以含铁血黄素的形式存在。含铁血黄素内的铁是以缓慢而不规则的方式重新返回细胞内铁代谢循环。

巨噬细胞有两型:一是肺泡型,它吞噬红细胞后即改变其中铁的储存形式,但不能把铁返回血液循环。这些铁永久储存或从肠道排出;另一种是网状内皮细胞型,多存在于肝、脾等器官中,这类吞噬细胞在吞噬红细胞后,红细胞中的铁很快又进入血浆中。

(五)铁的排泄

铁每天主要随胃肠道上皮细胞、胆汁等排出,泌尿生殖道及皮肤、汗液、脱落细胞也可丢失极少量的铁,总量约为1 mg。生育年龄妇女每天排出的铁为1.5～2 mg。当体内铁负荷过多时,每天可排出4 mg的铁。而在缺铁时,铁的排泄可减少50%。

三、病因

人体内的铁是呈封闭式循环的。正常情况下,铁的吸收和排泄保持着动态的平衡,人体一般不会缺铁,只在需要增加、铁的摄入不足及慢性失血等情况下造成长期铁的负平衡才致缺铁。造成缺铁的病因可分为铁摄入减少和丢失过多两大类。

（一）铁摄入不足

成年男人及绝经后妇女每天铁的需要量约为 1 mg,生育年龄的妇女（2～3 mg）及生长发育的青少年（1.5～2 mg）铁的需要增多。如膳食中铁含量丰富而体内储存铁量充足,一般极少会发生缺铁。铁摄入不足最常见的原因是食物中铁的含量不足、偏食或吸收不良。食物中的血红素铁容易被吸收,且不受食物组成及胃酸的影响。非血红素铁则需要先变成 Fe^{2+} 才能被吸收。蔬菜、谷类、茶叶中的磷酸盐、植酸、丹宁酸等可影响铁的吸收,如膳食中的结构不合理,容易造成铁摄入不足。

造成铁摄入不足的其他原因是药物或胃肠疾病影响了铁的吸收,某些金属如镓、镁的摄入,制酸剂中的碳酸钙和硫酸镁,溃疡病时服用的 H_2 受体抑制剂等,均可抑制铁的吸收。萎缩性胃炎、胃及十二指肠手术后胃酸减少影响铁的吸收等,均是造成铁摄入不足的原因。

（二）铁丢失过多

正常人每天从胃肠道、泌尿道及皮肤上皮细胞中丢失的铁约为 1 mg。妇女在月经期、分娩和哺乳时有较多的铁丢失。临床上铁丢失过多在男性常是由于胃肠道出血,而女性则常是由于月经过多。

胃肠道出血常见原因是膈疝、食管静脉曲张、胃炎（药物及毒素引起）、溃疡病、溃疡性结肠炎、痔、动静脉畸形、息肉、憩室炎、肿瘤及钩虫感染。酗酒、服用阿司匹林及类固醇和非类固醇消炎药者以及少见的血管性紫癜、遗传性毛细血管扩张症及坏血病等,也常会有胃肠道的小量慢性失血。

其他系统的出血,见于泌尿系肿瘤、子宫肌瘤、反复发作的阵发性睡眠性血红蛋白尿症和咯血、止血凝血障碍性疾病或服用抗凝剂等。

此外,妊娠期平均失血 1 300 mL（约 680 mg 铁）需每天补铁 2.5 mg。在妊娠的后 6 个月,每天需要补铁 3～7 mg。哺乳期铁的需要量增加 0.5～1 mg/d。如补充不足均会导致铁的负平衡。如多次妊娠则铁的需要量更要增加。

献血员每次献血 400 mL 约相当于丢失铁 200 mg。约 8％的男性献血员及 23％女性献血员的血清铁蛋白降低。如在短期内多次献血,情况会加重。

四、发病机制

铁是人体必需的微量元素,存在于所有生存的细胞内。铁除参与血红蛋白合成外,还参加体内的一些生物化学过程,如缺乏,将影响细胞的氧化还原功能,造成多方面的功能紊乱。

含铁酶的活性下降,影响细胞线粒体的氧化酵解循环。使更新代谢快的上皮细胞角化变性,消化系统黏膜萎缩,胃酸分泌减少。缺铁时,骨骼肌中的 2,3-磷酸甘油脱氢酶减少,易引起运动后乳酸堆积增多,使肌肉功能及体力下降。含铁的单胺氧化酶对一些神经传导剂（如多巴胺、去甲肾上腺素及 5-羟色胺等）的合成、分解起着重要的作用。缺铁时,单胺氧化酶的活性降低,可使神经的发育及智力受到影响。缺铁时过氧化氢酶和谷胱甘肽过氧化物酶活性降低,易致细胞膜氧化损伤,红细胞的变形性差,寿命缩短。此外,缺铁时血小板的黏附功能降低,抗凝血酶Ⅲ和纤维蛋白裂解物增加,严重时可影响止血功能。

发育中的红细胞需要铁、原卟啉和珠蛋白以合成血红蛋白。血红蛋白合成不足造成低色素性贫血。

五、临床表现

缺铁性贫血的临床表现是由贫血、缺铁的特殊表现及造成缺铁的基础疾病所组成。

（一）贫血症状

贫血的发生是隐伏的。症状进展缓慢,轻症患者常能很好地适应,并能继续从事工作。贫血的常见症状是头晕、头痛、乏力、易倦、心悸、活动后气短、眼花、耳鸣等。

（二）非贫血症状

缺铁的非贫血症状表现:儿童生长发育迟缓或行为异常,表现为烦躁、易怒、上课注意力不集中及学习成绩下降。异食癖是缺铁的特殊表现,也可能是缺铁的原因,其发生的机制不清楚。患者常控制不住地仅进食一种"食物",如冰块、黏土、淀粉等。铁剂治疗后可消失。

（三）缺铁的特殊表现

缺铁的特殊表现有:口角炎、舌乳突萎缩、舌炎,严重的缺铁可有匙状指甲(反甲),食欲缺乏、恶心及便秘。欧洲的患者常有吞咽困难、口角炎和舌异常,称为 Plummer-Vinson 或 Paterson-Kelly 综合征,这种综合征可能与环境及基因有关。吞咽困难是由于在下咽部和食管交界处有黏膜网形成,偶可围绕管腔形成袖口样的结构,束缚着食管的开口。常需要手术破除这些网或扩张狭窄,单靠铁剂的补充无济于事。

（四）体征

体征除皮肤黏膜苍白、毛发干枯、口唇角化、指甲扁平、失光泽、易碎裂外,约 18% 的患者有反甲,约 10% 缺铁性贫血患者脾脏轻度肿大,其原因不清楚,患者脾内未发现特殊的病理改变,在缺铁纠正后可消失。少数严重贫血患者可见视网膜出血及渗出。

六、实验室检查

（一）血象

呈现典型的小细胞低色素性贫血（MCV<80 fl、MCH<27 pg、MCHC<30%）。红细胞指数改变的程度与贫血的时间和程度相关。红细胞宽度分布（RDW）在缺铁性贫血的诊断中意义很难定,正常为 13.4±1.2%,缺铁性贫血为 16.3%（或>14.5%）,特殊性仅为 50%～70%。血片中可见红细胞染色浅淡,中心淡染区扩大,大小不一。网织红细胞大多正常或轻度增多。白细胞计数正常或轻度减少,分类正常。血小板计数在有出血者常偏高,在婴儿及儿童中多偏低。

（二）骨髓象

骨髓检查不一定需要,除非是需要与其他疾病的贫血相鉴别时。骨髓涂片表现增生活跃,幼红细胞明显增生。早幼红及中幼红细胞比例增高,染色质颗粒致密,胞质少,血红蛋白形成差。粒系和巨核细胞系正常。铁粒幼细胞极少或消失。细胞外铁阙如。

（三）生化检查

1.血清铁测定

血清铁降低[<8.95 μmol/L(50 μg/dL)],总铁结合力增高[>64.44 μmol/L(360 μg/dL)],

故转铁蛋白饱和度降低。由于血清铁的测定波动大,影响因素较多,在判断结果时,应结合临床考虑。在妇女月经前2~3天、妊娠的后 3 个月,血清铁和总铁结合力均会降低,但不一定表示缺铁。

2.血清铁蛋白测定

血清铁蛋白低于 14 μg/L。但在伴有炎症、肿瘤及感染时可以增高,应结合临床或骨髓铁染色加以判断。缺铁性贫血患者骨髓红系细胞内及细胞外铁染色均减少或阙如。

3.红细胞游离原卟啉(FEP)测定

FEP 增高表示血红素合成有障碍,用它反映缺铁的存在,是较为敏感的方法。但在非缺铁的情况如铅中毒及铁粒幼细胞贫血时,FEP 也会增高。应结合临床及其他生化检查考虑。

4.红细胞铁蛋白测定

用放射免疫法或酶联免疫法可以测定红细胞碱性铁蛋白,反映体内铁储存的状况,如<6.5 μg/红细胞,表示铁缺乏。此结果与血清铁蛋白相平行,受炎症、肿瘤及肝病的影响较小是其优点。但操作较复杂,尚不能作为常规使用。

(四)其他检查

为明确贫血的病因或原发病,尚需进行:多次大便潜血、尿常规检查,必要时还应进一步做肝肾功能检查,胃肠 X 线检查、胃镜检查及相应的生化、免疫学检查等。

七、诊断及鉴别诊断

(一)诊断

仔细询问及分析病史,加上体格检查可以得到诊断缺铁性贫血的线索,确定诊断还须有实验室证实。临床上将缺铁及缺铁性贫血分为缺铁、缺铁性红细胞生成及缺铁性贫血 3 个阶段。其诊断标准分别如下。

1.缺铁或称潜在缺铁

此时仅有体内储存铁的消耗。符合下列(1)再加上(2)或(3)中任何一条即可诊断。

(1)有明确的缺铁病因和临床表现。

(2)血清铁蛋白<14 μg/L。

(3)骨髓铁染色显示铁粒幼细胞<15%,细胞外铁阙如。

2.缺铁性红细胞生成

指红细胞摄入铁较正常时为少,但细胞内血红蛋白的减少尚不明显。符合缺铁的诊断标准,同时有以下任何一条者即可诊断。

(1)转铁蛋白饱和度<15%。

(2)红细胞游离原卟啉>0.9 μmol/L 或>4.5 μg/g Hb。

3.缺铁性贫血

红细胞内血红蛋白减少明显,呈现小细胞低色素性贫血。诊断依据包括以下几点。

(1)符合缺铁及缺铁性红细胞生成的诊断。

(2)小细胞低色素性贫血。

(3)铁剂治疗有效。

(二)鉴别诊断

主要与其他小细胞低色素性贫血相鉴别。

1.珠蛋白生成障碍性贫血(海洋性贫血)

常有家族史,血片中可见多数靶形红细胞,血红蛋白电泳中可见胎儿血红蛋白(HbF)或血红蛋白A_2(HbA_2)增加。患者的血清铁及转铁蛋白饱和度、骨髓可染铁均增多。

2.慢性病性贫血

血清铁虽然降低,但总铁结合力不会增加或有降低,故转铁蛋白饱和度正常或稍增加。血清铁蛋白常有增高。骨髓中铁粒幼细胞数量减少,巨噬细胞内铁粒及含铁血黄素颗粒明显增多。转铁蛋白受体(TfB)正常或减少(缺铁性贫血时是增多的)。

3.铁粒幼细胞性贫血

临床上不多见。好发于老年人。主要是由于铁利用障碍。常为小细胞正色素性贫血。血清铁增高而总铁结合力正常,故转铁蛋白饱和度增高。骨髓中铁颗粒及铁粒幼细胞明显增多,可见到多数环状铁粒幼细胞。血清铁蛋白的水平也增高。

八、治疗

(一)病因治疗

应尽可能地去除导致缺铁的病因。单纯的铁剂补充只能使血象恢复。如对原发病忽视,贫血不能得到彻底的治疗。

(二)补充铁剂

铁剂的补充治疗以口服为宜,每天元素铁 $150\sim200$ mg 即可。常用的是亚铁制剂(琥珀酸亚铁或富马酸亚铁)。于进餐时或餐后服用,以减少药物对胃肠道的刺激。铁剂忌与茶同服,否则易与茶叶中的鞣酸结合成不溶解的沉淀,不易被吸收。钙盐及镁盐也可抑制铁的吸收,应避免同时服用。

患者服铁剂后,自觉症状可以很快地恢复。网织红细胞一般于服后 $3\sim4$ 天上升,7 天左右达高峰。血红蛋白于 2 周后明显上升,$1\sim2$ 月达正常水平。在血红蛋白恢复正常后,铁剂治疗仍需继续服用,待血清铁蛋白恢复到 50 μg/L 再停药。如果无法用血清铁蛋白监测,则应在血红蛋白恢复正常后,继续服用铁剂 3 个月,以补充体内应有的储存铁量。

如果患者对口服铁剂不能耐受,不能吸收或失血速度快须及时补充者,可改用胃肠外给药。常用的是右旋醣酐铁或山梨醇铁肌内注射。治疗总剂量的计算方法是:所需补充铁 mg 数 $=$ (150－患者 Hbg/L)×3.4(按每 1000 Hb 中含铁 3.4 g)×体重(kg)×0.065(正常人每 kg 体重的血量约为 65 mL)×1.5(包括补充储存铁)。上述公式可简化为所需补充铁的 mg $=$(150－患者 Hbg/L)×体重(kg)×0.33。首次给注射量应为 50 mg,如无不良反应,第 2 次可增加到100 mg,以后每周注射 $2\sim3$ 次,直到总剂量用完。有 5％$\sim$13％的患者于注射铁剂后可发生局部肌肉疼痛、淋巴结炎、头痛、头晕、发热、荨麻疹及关节痛等,多为轻度及暂时的。偶尔(约2.6％)可出现变应性休克,会有生命危险,故给药时应有急救的设备(肾上腺素、氧气及复苏设备等)。

如果治疗一个月后血红蛋白上升不满意,应该检查原因。治疗失败的原因常为:①诊断错误:贫血不是由缺铁所致。②合并慢性疾病(如感染、炎症、肿瘤或尿毒症等)干扰了铁剂的治疗。③造成缺铁的病因未消除,铁剂的治疗未能补偿丢失的铁量。④同时合并有叶酸或维生素 B_{12} 缺乏,影响血红蛋白的恢复。⑤铁剂治疗中的不恰当(包括每天剂量不足,疗程不够,未注意食物或其他药物对铁吸收的影响等)。

(许京淑)

第二节 再生障碍性贫血

一、病因和发病机制

（一）病因

约半数以上患者无明确病因可寻，称为原发性再障。以下所述为继发性再障的可能病因。

1.化学因素

包括种类繁多的化学物质和药物。职业暴露是继发性再障经常关联的病因。近年来苯及其相关制剂引起的再障病例有所增多，且屡有职业群体发病的情况。其他危险暴露包括除草剂和杀虫剂以及长期染发（氧化染发剂和金属染发剂）等。化学物质引发的骨髓增生不良可呈剂量相关性和剂量非相关性（个体敏感性）。药物是另一类诱发再障的可疑危险因素，但往往难以确定其因果关系。细胞毒化疗药物引起预期和可控的骨髓抑制，很少导致不可逆的骨髓衰竭和永久性再障。

2.物理因素

γ射线和X射线等高能射线产生的离子辐射能造成组织细胞损伤，阻止DNA复制。骨髓是放射敏感组织，其后抑制程度与放射呈剂量依赖性效应。全身放射 $1\sim2.5$ Gy剂量可造成骨髓增生不良，4.5 Gy半数受照者死亡，10 Gy全部死亡。

3.生物因素

流行病学调查和研究表明，再障发病可能与多种病毒感染有关，其中以病毒性肝炎最为重要。肝炎相关性再障（hepatitis associated aplastic anemia，HAAA）多继发于非甲非乙型肝炎，发病率$<1.0\%$，约占再障患者的3%。发病机制可能与病毒抑制造血细胞或免疫因素有关。HAAA患者多为青年男性，在肝炎恢复期发病，常表现为重型再障，预后较差。其他可疑相关病毒尚有EB病毒、微小病毒B19、巨细胞病毒、登革热病毒及HIV病毒等。

（二）发病机制

再障的发病机制尚未完全阐明。现有的证据表明，再障的发病机制呈明显异质性和重叠性的特征。

1.造血干细胞缺陷

包括造血干细胞质的异常和量的减少，以后者的证据更为充分。造血干细胞（hematopoietic stem cell，HSC）数量减少是各型再障的恒定结果，CD34阳性细胞和长期培养原始细胞明显减少或阙如可以证明。

2.造血微环境缺陷和造血生长因子异常

再障造血微环境缺陷的证据主要来源于动物模型，Sl/Sld小鼠缺乏kit配基也称干细胞因子（stem cell factor），出现再障表型。然而，在人类再障中并未发现Sl/Sld样的基因缺陷。由于造血微环境构成和功能的极端复杂性和体外不可模拟性，尽管有一些支持再障微环境异常的资料，但均不足以证实其在再障发病中居重要地位。相反，不少证据表明，再障造血微环境的功能并无明显受损。异基因干细胞移植后，患者造血重建可转换为供者型，但作为造血微环境基础的骨髓基质仍为受者型。另外,再障骨髓基质细胞分泌的大多数造血生长因子(hematopoietic growth factor)呈现升高,而非减低。

3.免疫功能紊乱

越来越多的证据表明,再障患者 T 细胞异常活化,造成 Th1/Th2 平衡向 Th1 方向偏移,结果造成 Th1 产生的造血抑制因子或负调节因子增多,包括 γ-干扰素(interferon-γ)、α-肿瘤坏死因子(tumor necrosis factor-α)和白细胞介素-2(interleukin-2)等,导致患者 CD34$^+$ 造血干/祖细胞 Fas 依赖性凋亡增加。临床上直接而有说服力的证据是免疫抑制治疗对大部分患者有效。因此,目前普遍认为获得性再障是一种 T 细胞异常活化介导的自身免疫性疾病,免疫攻击的特定靶细胞是骨髓造血干/祖细胞,最终导致骨髓衰竭。目前对于再障异常免疫攻击的始动阶段以及造血细胞的受击靶点仍所知甚少。

4.遗传学因素

再障的发病可能与某些遗传学背景有关。部分再障患者的 HLA-DR2(HLADRB1 * 1501)过表达,可能造成抗原递呈异常,并呈现对环孢素的耐药性;患者的细胞因子基因多态性(TNF2 促进子、IFN-g 编码基因)可能与免疫反应亢进有关;多数患者有调节 Th$_1$ 偏移的转录调节因子-Tbet 的表达和穿孔素及 SAP 蛋白(抑制 IFN-γ 产生)水平降低,从而推测编码这些因子的基因是再障发病的危险因素。范可尼贫血的遗传背景异常提示干细胞的内在质量缺陷也可能参与再障的发病。

二、临床表现

非重型再障多呈慢性发病(国内以往称为慢性再障)。重型患者可呈急性发病(国内以往称为急性再障)也可由非重型再障进展而来。再障的临床表现与受累细胞系的减少及其程度有关。贫血和出血是再障就诊的常见原因。患者就诊时多呈中至重度贫血。患者的出血倾向主要因血小板计数减少所致。常见皮肤黏膜出血,如出血点、鼻出血、齿龈出血、血尿及月经过多等。严重者可发生颅内出血,是主要的死亡原因。患者如有发热,提示并发感染。感染的危险程度与粒细胞减少的程度相关,粒细胞 $<1\times10^9$/L 时感染概率增加,严重者可发生系统感染如肺炎和败血症,以细菌感染为常见,也可发生侵袭性真菌感染。如无感染,再障不出现淋巴结和肝大、脾大。

三、实验室和辅助检查

(一)血象

特点是全血细胞减少(pancytopenia),多数患者就诊时呈三系细胞减少。少数患者表现为二系细胞减少,但无血小板减少时再障的诊断宜慎重。网织红细胞计数降低。贫血一般为正细胞正色素性,但大细胞性者并非少见。淋巴细胞计数无明显变化,但因髓系细胞减少,其比例相对升高。血涂片人工镜检对诊断和鉴别诊断均有所帮助。

(二)骨髓象

包括穿刺和活检。穿刺涂片的特点是脂肪滴增多,骨髓颗粒减少。多部位穿刺涂片增生不良,三系造血有核细胞均减少,早期细胞少见,非造血细胞成分如淋巴细胞、浆细胞、组织嗜碱性细胞和网状细胞增多。骨髓颗粒细胞构成分析也属重要内容。再障一般无明显病态造血现象,偶见病态造血者,也仅见于红系且为轻度。非重型病例骨髓中仍可残存造血增生灶,该部位穿刺涂片可见有核细胞增生良好,但伴有巨核细胞减少。在判断造血功能上,骨髓活检的主要特点是骨髓脂肪变和有效造血面积减少(<25%)，无纤维化表现。

(三)其他检查

对疑难病例，为明确诊断和鉴别诊断，有时还需要：①细胞遗传学检查：包括染色体分析和荧光原位杂交(fluorescence in situ hybridization,FISH)，有助于发现异常克隆。②骨髓核素扫描：选用不同放射性核素，可直接或间接判断骨髓的整体造血功能。③流式细胞术分析：计数 CD4$^+$造血干/祖细胞，检测膜锚连蛋白。有助于区别 MDS 和发现血细胞膜锚连蛋白阴性细胞群体。④体外造血祖细胞培养：细胞集落明显减少或阙如。⑤其他：T 细胞亚群分析(CD4＋/CD8＋倒置；Th1/Th2 倒置)、粒细胞碱性磷酸酶(活性升高)以及血液红细胞生成素水平(升高)等。

四、诊断和分型

(一)诊断

病史询问中应注意既往用药史及可疑化学和物理因素接触史。根据周围血全血细胞减少，骨髓增生不良，再障的诊断不难确立，但应排除其他表现为周围血全血细胞减少的疾病。体检如发现淋巴结或脾大，再障的诊断宜慎重。

(二)分型

再障是一组异质性疾病，不同类型的治疗原则及预后各异，故诊断确立后应根据病情进行分型。目前，主要依靠外周血细胞计数和骨髓形态学进行分型，其标准列于表 7-1。

表 7-1　获得性再障的临床分型

特　征	非重型再障	重型再障*	极重型再障
临床症状	较轻	重	重
血象★			
网织红细胞(×10^9/L)	≥15	<15	<15
中性粒细胞(×10^9/L)	≥0.5	<0.5	<0.2
血小板(×10^9/L)	≥20	<20	<20
骨髓象	增生低下	重度低下	重度低下
预后	较好	不良	不良

＊国内将重型再障分为 2 型：急性发病者为 SAA Ⅰ型，由非重型再障发展成重症者为 SAA Ⅱ型。
★3 项指标中需有 2 项达到标准

五、鉴别诊断

主要与外周血血细胞减少尤其是全血细胞减少的疾病相鉴别。

(一)阵发性睡眠性血红蛋白尿症

阵发性睡眠性血红蛋白尿症(paroxysmal nocturnal hemoglobinuria,PNH)是一种获得性克隆性红细胞膜缺陷溶血病，与再障关系密切，可相互转变。临床上可有血红蛋白尿(酱油色尿)发作，实验室检查酸溶血试验阳性。血细胞(粒细胞和红细胞)免疫表型分析出现补体调节蛋白(如CD55 和 CD59)阴性表达细胞增多(>10%)有助于明确诊断。部分再障患者有小的 PNH 克隆细胞群体(<5%)。

(二)骨髓增生异常综合征

是一种造血干细胞克隆性疾病。周围血象可呈全血细胞减少，也可为一系或二系减少。多数患者骨髓增生活跃，早期细胞增多，出现病态造血为其特点。少数 MDS 表现为外周血细胞减少伴骨髓增生低下即所谓低增生 MDS，临床酷似再障，仔细寻找病态造血和异常克隆证据有助于两者的鉴别。MDS 和再障是两种本质不同的疾病，事关治疗和预后，故应尽可能地加以鉴别。

（三）非白血性白血病

典型急性白血病外周血和骨髓可见大量白血病细胞，不难区分。部分急性白血病（尤其是急性早幼粒细胞白血病）表现为外周血全血细胞减少，幼稚细胞少见，称为非白血性白血病，可能与再障混淆，但骨髓中仍可见多数原始细胞，可资鉴别。值得注意的是少数急性淋巴细胞白血病发病早期表现为类似再障的骨髓衰竭，造成诊断上的困难，应予注意。患者在短期内会毫无例外地出现白血病的表现。

（四）急性造血停滞

是一种骨髓突然停止造血的现象。发病因素包括感染（尤其是微小病毒 B19）和药物。急性造血停滞（acute arrest of hematopoiesis）多见于慢性溶血性贫血的患者，称为再障危象，但也可偶见于无溶血性贫血史的患者。发病较急，贫血迅速发生或加重。血象以贫血为主，网织红细胞明显减少或阙如，少数也可有白细胞和（或）血小板计数的减少，类似急性再障表现。骨髓增生度自活跃至减低不等，以红细胞系减少为著，偶可伴有其他细胞系的降低，病程中可出现特征性的巨大原始红细胞。本病呈自限性经过，多数在1个月内恢复。

（五）范可尼贫血

范可尼贫血（Fanconi anemia，FA）又称为先天性再生障碍性贫血，系少见病，但为所有遗传性骨髓衰竭综合征（inherited bone marrow failure syndrome，IBMFS）中最常见者。FA 发病机制与范可尼基因突变有关，呈常染色体隐性遗传。FA 的主要临床特征包括：早发的进行性骨髓衰竭、发育异常或畸形（约 75%）及肿瘤易发倾向。骨髓衰竭多发生于儿童期（5～10 岁），并呈进行性加重。发生骨髓衰竭时与获得者相似，单纯形态学无法鉴别。发育异常表现形式多样，可累及各个系统，包括显性和隐性躯体畸形。患者的肿瘤发生率明显高于正常人群，包括血液系统肿瘤（MDS 和急性髓系白血病常见）和实体瘤（头颈部鳞癌、妇科肿瘤），且发病年龄较早。染色体断裂试验和流式细胞术 DNA 含量和细胞周期检测有助于确立诊断。FA 基本属于儿科范畴，其中位诊断年龄为7岁。有躯体发育畸形者易于早期确立诊断。获得性再障与 FA 鉴别的意义在于约 1/4 的 FA 患者无躯体畸形且至成年才发病（约 10%），易误诊。鉴于两者的预后和处理原则均有所不同，故对年轻的再障患者应仔细查找有无躯体畸形，必要时进行诊断性筛查实验，以免贻误诊断。

此外，还应与其他遗传性骨髓衰竭综合征如先天性角化不良症等迟发患者相鉴别，年轻再障患者约 10% 有遗传背景。

其他需要鉴别的疾病还有淋巴瘤伴骨髓纤维化、大颗粒淋巴细胞白血病、多毛细胞白血病、恶性肿瘤骨髓转移和分枝杆菌感染等。

六、治疗

对获得性再障应仔细查找病因并加以去除，如避免与有害因素的进一步接触。再障治疗宜采用综合措施，并应强调早期正规治疗。根据分型，按照下列治疗原则进行治疗。

（一）支持治疗

适用于所有再障患者。应强调保持个人和环境卫生，减少感染机会。对有发热（>38.5 ℃）

和感染征象者,应及时经验性应用广谱抗生素治疗,然后再根据微生物学证据加以调整,同时应注意系统性真菌感染的预防和治疗。粒细胞缺乏患者的感染危险度明显增加,对粒细胞计数<$0.5×10^9$/L 者可预防性采用广谱抗生素和抗真菌药物。输血或成分输血是支持治疗的重要内容,严重贫血者给予红细胞输注。提倡采用去白细胞成分血,长期输血依赖者应注意铁过载,必要时进行祛铁治疗。血小板计数<($10\sim20$)×10^9/L 或有明显出血倾向者应预防性输注血小板浓缩制剂,以减少致命性出血(颅内出血)的危险。排卵型月经过多可试用雄激素或炔诺酮控制。如拟行干细胞移植,则应尽可能减少术前输血,以提高植入成功率。

(二)非重型再障的治疗

国内治疗非重型再障仍以雄激素为首选,总有效率为 50%～60%。作用机制包括提高体内红细胞生成素的水平和直接促进红系造血。雄激素类药物种类繁多,多选用口服剂型,如司坦唑醇和十一酸睾酮等。司坦唑醇 2 mg 或十一酸睾酮 40 mg,口服,每天 3 次。一般需用药 6 个月才能判断疗效。部分患者可产生药物依赖性,故病情缓解后不宜突然停药,需进行维持治疗,以减少复发。雄激素治疗的主要不良反应是雄性化和肝功能损害。雄激素联合免疫抑制剂可望提高疗效,常用者为环孢素(cyclosporin),剂量 5 mg/kg,分 2～3 次口服,应较长时间的用药(>1 年)并缓慢逐渐减量,以减少复发。部分患者对环孢素产生药物依赖性。长期应用环孢素可出现牙龈增生、手震颤和多毛症等特殊不良反应,停药后可消失。该药有肾毒性,用药期间应监测肾功能。

(三)重型再障的治疗

重型再障病情危重,应予以及时和积极的治疗,以求挽救患者生命。单用雄激素治疗重型再障效果不佳。近年来,随着对再障发病机制认识的深入,重型再障的治疗已取得了显著进展,极大地改善了患者的预后,根据情况可采用下列治疗措施。

1.异基因造血干细胞移植

年轻年龄(<40 岁)的重型或极重型初诊再障患者如有 HLA 完全相合同胞供者,可考虑将异基因造血干细胞移植(allogeneic hematopoietic stem cell transplantation,allo-HSCT)作为一线治疗。约 80%的患者移植后可获长期生存。鉴于再障是一种非恶性肿瘤性疾病和非亲缘供者移植的严重不良反应,对缺乏同胞供者的患者,考虑非亲缘供者移植作为首选治疗时宜持慎重态度。非清髓性移植毒副作用较小,已成功用于再障的治疗。影响异基因干细胞移植疗效的主要因素是排斥和移植物抗宿主病(graft versus host disease,GVHD)。反复输血增加排斥概率,故拟行 allo-HSCT 的患者应尽量减少术前输血。

2.免疫抑制治疗

对不适用 allo-HSCT 的重型或极重型再障患者可采用免疫抑制治疗(immuno-suppressive therapy,IST)。常用的免疫抑制剂有抗胸腺细胞球蛋白(antithymocyte globulin,ATG)或抗淋巴细胞球蛋白(antilymphocyte globulin,ALG)和环孢素。单独应用任一种免疫抑制剂的有效率约为 50%。一种药物无效,换用另一种后,约半数患者仍可奏效。

其他免疫抑制剂如麦考酚吗乙酯和他克莫司等对再障的疗效仍缺乏有意义的循证医学数据。

除重型或极重型再障外,IST 也可应用于输血依赖性或明显粒细胞减少反复感染的非重型再障患者。

(许京淑)

第三节　急性白血病

急性白血病(AL)是一组起源于造血干细胞的恶性克隆性疾病。不成熟的造血细胞大量增殖并蓄积于骨髓和外周血,导致正常造血受抑,同时可浸润肝、脾、淋巴结等组织器官,临床表现为一系列浸润征象。病情发展迅速,如不及时治疗,通常数月内死亡。

一、分类

AL 分为急性髓系白血病(AML)和急性淋巴细胞白血病(ALL)两大类。

(一)AL 法美英(FAB)分型

1.AML 的 FAB 分型

M_0(急性髓系白血病微分化型,minimally differentiated AML):骨髓原始细胞>30%,无嗜天青颗粒及 Auer 小体,核仁明显,髓过氧化物酶(MPO)及苏丹黑 B 阳性细胞<3%;电镜下MPO 阳性;CD_{33} 或 CD_{13} 等髓系标志可呈阳性,淋巴系抗原常为阴性,血小板抗原阴性。

M_1(急性粒细胞白血病未分化型,AML without maturation):原粒细胞(Ⅰ型＋Ⅱ型,原粒细胞质中无颗粒为Ⅰ型,出现少数颗粒为Ⅱ型)占骨髓非红系有核细胞(NEC,指不包括浆细胞、淋巴细胞、组织嗜碱性细胞、巨噬细胞及所有红系有核细胞的骨髓有核细胞计数)的 90% 以上,其中至少 3% 以上的细胞为 MPO 阳性。

M_2(急性粒细胞白血病部分分化型,AML with maturation):原粒细胞占骨髓 NEC 的30%～89%,其他粒细胞>10%,单核细胞<20%。

我国将 M_2 又分为 M_{2a} 和 M_{2b},后者由我国学者提出,特点为骨髓中原始及早幼粒细胞增多,但以异常的中性中幼粒细胞为主,有明显的核浆发育不平衡,核仁常见,此类细胞>30%。

M_3(急性早幼粒细胞白血病,acute promyelocytic leukemia,APL):骨髓中以颗粒增多的早幼粒细胞为主,此类细胞在 NEC 中>30%。

M_4(急性粒-单核细胞白血病,acute myelomonocytic leukemia,AMML):骨髓中原始细胞占NEC 的 30% 以上,各阶段粒细胞占 30%～80%,各阶段单核细胞>20%。

M_4Eo(AML with eosinophilia):除上述 M_4 型的特点外,嗜酸性粒细胞在 NEC 中>5%。

M_5(急性单核细胞白血病,acute monocytic leukemia,AMoL):骨髓 NEC 中原单核、幼单核及单核细胞≥80%。原单核细胞≥80% 为 M_{5a},<80% 为 M_{5b}。

M_6(红白血病,erythroleukemia,EL):骨髓中幼红细胞≥50%,NEC 中原始细胞(Ⅰ型＋Ⅱ型)≥30%。

M_7(急性巨核细胞白血病,acute megakaryoblastic leukemia,AMeL):骨髓中原始巨核细胞≥30%。血小板抗原阳性,血小板过氧化物酶阳性。

2.ALL 的 FAB 分型

L_1:原幼淋巴细胞以小细胞(直径≤12 μm)为主,细胞质少,核型规则,核仁小而不清楚。

L_2:原幼淋巴细胞以大细胞(直径>12 μm)为主,细胞质较多,核型不规则,常见凹陷或折叠,核仁明显。

L_3：原幼淋巴细胞以大细胞为主，大小一致，胞浆多，内有明显空泡，细胞质嗜碱性，染色深，核型规则，核仁清楚。

（二）AL世界卫生组织（WHO）分型

WHO分型是基于FAB分型，结合形态学（morphology）、免疫学（immunology）、细胞遗传学（cytogenetics）和分子生物学（molecular biology）制订而成的，即所谓的MICM分型，其更能适合现代AL治疗策略的制定。

1.AML的WHO分型（2008年）

（1）伴重现性遗传学异常的AML：①AML伴t（8；21）（q22；q22）；RUNX1-RUNX1T1；②AML伴inv（16）（p13.1q22）或t（16；16）（p13.1；q22）；CBFβ-MYH11；③APL伴t（15；17）（q22；q12）；PML-RARα；④AML伴t（9；11）（p22；q23）；MLL-MLLT3；⑤AML伴t（6；9）（p23；q34）；DEK-NUP214；⑥AML伴inv（3）（q21q26.2）或t（3；3）（q21；q26.2）；RPN1-EVI1；⑦AML（原始巨核细胞性）伴t（1；22）（p13；q13）；RBM15-MKL1；⑧AML伴NPM1突变（暂命名）；⑨AML伴CEBPA突变（暂命名）。

（2）AML伴骨髓增生异常相关改变。

（3）治疗相关的AML。

（4）非特殊类型AML（AML，NOS）：①AML微分化型；②AML未分化型；③AML部分分化型；④急性粒单核细胞白血病；⑤急性单核细胞白血病；⑥急性红白血病；⑦急性巨核细胞白血病；⑧急性嗜碱性粒细胞白血病；⑨急性全髓增生伴骨髓纤维化。

（5）髓系肉瘤。

（6）Down综合征相关的髓系增殖：①短暂性异常骨髓增殖（TAM）；②Down综合征相关的髓系白血病。

（7）母细胞性浆细胞样树突细胞肿瘤。

2.ALL的WHO分型（2008年）

（1）前体B细胞ALL（B-ALL）①非特殊类型的B-ALL（B-ALL，NOS）；②伴重现性遗传学异常的B-ALL：B-ALL伴t（9；22）（q34；q11），BCR/ABL；B-ALL伴t（v；11q23），MLL重排；B-ALL伴t（12；21）（p13；q22），TEL-AML1（ETV6-RUNX1）；B-ALL伴超二倍体；B-ALL伴亚二倍体；B-ALL伴t（5；14）（q31；q32），IL3-IGH；B-ALL伴t（1；19）（q23；p13），E2A-PBX1（TCF3-PBX1）。

（2）前体T细胞ALL（T-ALL）。

（3）Burkitt型白血病。

二、临床表现

起病急缓不一。临床表现主要与正常造血受抑和白血病细胞浸润有关，多无特异性。

（一）正常骨髓造血功能受抑表现

白血病细胞大量增殖后，抑制了骨髓中正常白细胞（WBC）、血小板（PLT）和红细胞的生成，从而引起相关表现。

1.发热

半数患者以发热为早期表现，主要与粒细胞缺乏所致的感染或白血病本身发热有关，但后种情况多≤38.5 ℃。热度从低热至高热不等，热型不定。常见感染部位有上呼吸道、肺部、口腔、肛周及全身(败血症)等。因正常 WBC 减少,局部炎症症状可以不典型。最常见的致病菌为革兰氏阴性杆菌,其次为革兰氏阳性球菌。因伴有免疫功能缺陷,还可能出现病毒、真菌及卡氏肺孢子菌感染等。

2.出血

40%患者以出血为早期表现,主要与 PLT 减少和凝血功能异常有关。表现为皮肤瘀点瘀斑、鼻出血、牙龈出血、月经过多等。颅内出血可出现头痛、呕吐、双侧瞳孔不对称,甚至昏迷、死亡。约 62%AL 患者死于出血,其中 87%为颅内出血。弥散性血管内凝血(DIC)常见于 APL,表现为全身广泛性出血;ALL 少见。

3.贫血

半数患者就诊时已有重度贫血,尤其是继发于骨髓增生异常综合征(MDS)者。多呈正常细胞性贫血,进行性加重。表现为面色苍白、虚弱、头昏甚至呼吸困难等。年老体弱患者可诱发心血管症状。

(二)白血病细胞增殖浸润表现

1.淋巴结和肝大、脾大

淋巴结肿大多见于 ALL。以颈、腋下和腹股沟等处多见,一般无触痛和粘连,质地中等。可有轻至中度肝大、脾大,除非是继发于骨髓增殖性肿瘤(如慢性髓性白血病,CML),否则巨脾罕见。

2.骨骼和关节

常有胸骨下端的局部压痛,提示骨髓腔内白血病细胞过度增殖,具有一定特异性。白血病细胞浸润至骨膜、骨和关节会造成骨骼和关节疼痛,儿童多见。骨髓坏死时可引起骨骼剧痛。

3.粒细胞肉瘤

2%~14%的 AML 患者出现粒细胞肉瘤,又称绿色瘤,因原始细胞聚集于某一部位,富含的 MPO 使切面呈绿色而得名。常累及骨膜,尤其是眼眶部,引起眼球突出、复视或失明。

4.口腔和皮肤

牙龈浸润时会出现牙龈增生和肿胀;皮肤浸润时呈蓝灰色斑丘疹或皮肤粒细胞肉瘤,局部皮肤隆起变硬,多见于 M_4 和 M_5。部分患者具有 Sweet 综合征表现:发热、肢端皮肤红色斑丘疹或结节,皮肤组织病理检查见皮层大量成熟中性粒细胞浸润。

5.中枢神经系统白血病(central nervous system leukemia,CNSL)

多见于儿童、高白血病细胞、ALL 和 M_5 患者,常发生在缓解期,少数以 CNSL 为首发表现。临床无症状或出现头痛、恶心、呕吐、颈项强直、抽搐及昏迷等。脊髓浸润可发生截瘫,神经根浸润可产生各种麻痹症状。由于化疗药物难以透过血脑屏障,隐藏于 CNS 的白血病细胞不能有效杀灭,从而导致髓外复发。

6.胸腺

约 10%的 ALL 患者有前纵隔(胸腺)肿块,多见于 T-ALL。巨大的前纵隔肿块压迫大血管和气管,还会引起上腔静脉压迫综合征或上纵隔综合征,出现咳嗽、呼吸困难、发绀、颜面水肿、颅内压增高等表现。

7.睾丸

常为单侧、无痛性肿大,多见于 ALL 化疗缓解后的男性幼儿或青年,是除 CNSL 外又一重要的髓外复发的部位。

8.其他

胸膜、肺、心、消化道、泌尿系统等均可受累,可无临床表现。儿童患者的扁桃体、阑尾或肠系膜淋巴结被浸润时,常误诊为外科疾病。

三、实验室检查

(一)血象

大部分患者 WBC 数增高。$>10\times10^9/L$ 者称为白细胞增多性白血病;$>100\times10^9/L$ 称高白细胞性白血病。也有不少患者 WBC 计数正常或减少,低者可 $<1.0\times10^9/L$,称为白细胞不增多性白血病。血片分类检查常见原始和(或)幼稚细胞,但白细胞不增多性病例可能阙如。伴有不同程度的贫血,少数病例血片上红细胞大小不等,可找到幼红细胞。约 50% 患者PLT $<60\times10^9/L$。

(二)骨髓象

骨髓细胞形态学检查是诊断 AL 的基础。骨髓增生多明显活跃或极度活跃,约 10% 的AML 增生低下,称为低增生性 AL。原始细胞占全部骨髓有核细胞≥30%(FAB 分型标准)或≥20%(WHO 分型标准)。多数病例骨髓象中白血病性的原幼细胞显著增多,而较成熟的中间阶段细胞阙如,并残留少量成熟粒细胞,形成"裂孔"现象。正常的巨核细胞和幼红细胞减少。Auer 小体常见于急性髓系白血病,有时可见于 AML M_4 和 M_5 白血病细胞,但不见于 ALL。

(三)细胞化学

将细胞学和化学相结合,在结构完整的白血病细胞中原位显示其化学成分和分布状况,为鉴别各类 AL 提供重要依据。常见反应见表 7-2。

表 7-2 常见 AL 类型鉴别

	急淋白血病	急粒白血病	急性单核细胞白血病
过氧化物酶(POX)	(-)	分化差的原始细胞(-)~(+)	
分化好的原始细胞(+)~(+++)	(-)~(+)		
糖原反应(PAS)	(+)成块或颗粒状	弥漫性淡红色(-)(+)	弥漫性淡红色或细颗粒状(-)/(+)
非特异性酯酶(NSE)	(-)	NaF 抑制不敏感(-)~(+)	能被 NaF 抑制(+)
碱性磷酸酶(AKP/NAP)	增加	减少或(-)	正常或增加

(四)免疫学

根据白血病细胞表达的系列相关抗原确定其来源,如淋巴系 T/B、粒-单系、红系、巨核系,后三者统称为髓系。白血病免疫分型欧洲组(EGIL)提出了免疫学积分系统,将 AL 分为四型:①急性未分化型白血病(AUL),髓系和 T 或 B 系抗原积分均≤2;②急性混合细胞白血病或急性双表型(白血病细胞同时表达髓系和淋巴系抗原)或双克隆(两群来源于各自干细胞的白血病细胞分别表达髓系和淋巴系抗原)或双系列(除白血病细胞来自同一干细胞外余同双克隆型)白血病,髓系和 B 或 T 淋巴系积分均>2;③伴有髓系抗原表达的 ALL(My+ALL),T 或 B 淋巴系积分>2 同时髓系抗原表达,但积分≤2,和伴有淋巴系抗原表达的 AML(Ly+AML);髓系积分>2同时淋巴系抗原表达,但积分≤2;④单表型 AML,表达淋巴系(T 或 B)者髓系积分为 0,表达髓系者淋巴系积分为 0。

特定的免疫表型与细胞形态、染色体改变存在一定的相关性；如高表达 CD_34 和 CD117 的白血病细胞往往分化较差；伴 t(8;21) 的 AML 常伴有 B 细胞表面标志 CD19 和 CD79a；M3 细胞 CD_{13} 和 CD_{33} 强阳性，而 HLA-DR 表达缺失。

（五）细胞遗传学和分子生物学

半数以上 AL 患者存在染色体核型异常。AML 最常见的染色体改变为 t(15;17)、t(8;21)、inv(16)、＋8、＋21 等；而成人 ALL 中最常见的是 Ph 染色体。许多染色体异常伴有特定基因的改变。例如M3t(15;17)(q22;q21)系 15 号染色体上的 PML（早幼粒白血病基因）与 17 号染色体上 RARα（维 A 酸受体基因）形成 PML/RARα 融合基因。此外，某些 AL 还存在 N-RAS 癌基因点突变、活化，抑癌基因 P53、Rb 失活等。

（六）血液生化改变

血清乳酸脱氢酶可增高，AML 中 M_4 和 M_5 多见，但增高程度不如 ALL。血和尿中尿酸浓度增高，尤其是化疗期间。M_5 和 M_4 血清和尿溶菌酶活性增高，而 ALL 常降低。如发生 DIC 或纤溶亢进，则相应的凝血检测异常。合并 CNSL 时，脑脊液压力增高，WBC 增多（＞0.01×10^9/L），蛋白质增多（＞450 mg/L），而糖定量减少，涂片中可找到白血病细胞。脑脊液清浊度随所含的细胞数而异。

四、诊断和鉴别诊断

（一）诊断

根据临床表现、血象和骨髓象特点诊断 AL 一般不难。但应尽可能完善初诊患者的 MICM 检查，综合判断患者预后并制定相应的治疗方案。

（二）鉴别诊断

1.类白血病反应

类白血病反应表现为外周血 WBC 增多，涂片可见中、晚幼粒细胞；骨髓粒系左移，有时原始细胞会增多。但类白血病有原发病，血液学异常指标随原发病的好转而恢复；NAP 活力显著增高；无 Auer 小体。

2.MDS

MDS 的 RAEB 型外周血和骨髓中均可出现原始和（或）幼稚细胞，但常伴有病态造血，骨髓中原始细胞＜20%，易与 AL 鉴别。

3.再生障碍性贫血（AA）及特发性血小板减少性紫癜（ITP）

主要与 WBC 不增多性白血病相区别。根据 AL 的临床浸润征象和骨髓检查不难鉴别。

4.传染性单核细胞增多症（infectious monocytosis，IM）

临床表现类似，如发热、淋巴结和肝大、脾大等。外周血出现大量异形淋巴细胞，但形态不同于原始细胞；血清中嗜异性抗体效价逐步上升；可检测出 EB 病毒标志物；病程短，为自限性疾病。

五、治疗

AL 确诊后根据 MICM 结果进行预后分层，结合患者基础状况、自身意愿和经济能力等，制定个体化治疗方案并及早治疗。治疗期间，建议留置深静脉导管。适合造血干细胞移植（HSCT）的患者尽早行 HLA 配型。

(一)抗白血病治疗

1.治疗策略

诱导缓解治疗:抗白血病治疗的第一阶段,主要是联合化疗使患者迅速获得完全缓解(complete remission,CR)。CR定义为白血病的症状和体征消失,外周血中性粒细胞绝对值≥$1.5×10^9$/L,PLT≥$100×10^9$/L,白细胞分类中无白血病细胞;骨髓原粒细胞(原单＋幼单核细胞或原淋＋幼淋巴细胞)≤5％,M_3则要求原粒＋早幼粒细胞≤5％且无Auer小体,红细胞及巨核细胞系正常,无髓外白血病。理想的CR状态,白血病免疫学、细胞遗传学和分子生物学异常均应消失。

缓解后治疗:争取患者的长期无病生存(DFS)和痊愈。初治时体内白血病细胞数量10^{10}～10^{12},诱导缓解达CR时,体内仍残留白血病细胞,称为微小残留病(minimal residual disease,MRD),数量为10^8～10^9,所以必须进行CR后治疗,以防复发。包括巩固强化治疗和维持治疗。

2.AML的治疗

诱导缓解(除M_3):最常用的是阿糖胞苷(Ara-C)联合蒽环/蒽醌类药物组成的"3＋7"方案:蒽环/蒽醌类药物,静脉注射,第1～3天;联合Ara-C 100～200 mg/(m^2·d),静脉滴注,第1～7天。蒽环/蒽醌类药物主要有柔红霉素(DNR)、米托蒽醌(MIT)和去甲氧柔红霉素(IDA),其中DNR最为常用。提高蒽环/蒽醌类药物剂量或采用高剂量Ara-C(HD Ara-C)不能提高CR率,但对延长缓解期有利。国内采用生物酯碱-高三尖杉酯碱(HHT)联合Ara-C诱导治疗AML,CR率为60％～65％(表7-3)。

表7-3 急性白血病常用联合化疗方案

方案	药物	剂量和用法
DA	柔红霉素	45 mg/(m^2·d),静脉注射,第1～3天
	阿糖胞苷	Ara-C 100～200 mg/(m^2·d),静脉滴注,第1～7天
MA	米托蒽醌	8～12 mg/(m^2·d),静脉注射,第1～3天
	阿糖胞苷	Ara-C 100～200 mg/(m^2·d),静脉滴注,第1～7天
IA	去甲氧柔红霉素	12 mg/(m^2·d),静脉注射,第1～3天
	阿糖胞苷	Ara-C 100～200 mg/(m^2·d),静脉滴注,第1～7天
HA	高三尖杉酯碱	3～4 mg/(m^2·d),静脉滴注,第5～7天
	阿糖胞苷	Ara-C 100～200 mg/(m^2·d),静脉滴注,第1～7天
VP	长春新碱	2 mg,每周静脉注射1次
	泼尼松	1 mg/(kg·d),分次口服,连用2～3周
DVLP	柔红霉素	30 mg/(m^2·d),静脉滴注,每2周第1～3天,共4周
	长春新碱	2 mg,每周第1天静脉注射,共4周
	左旋门冬酰胺酶	10 000 U/d,静脉滴注,第19天开始,连用10天
	泼尼松	1 mg/(kg·d),分次口服,连用4周
Hyper-CVAD		
A方案	环磷酰胺	300 mg/(m^2·12小时),静脉注射3小时,第1～3天
	长春新碱	2 mg/d,静脉注射,第4天、11天
	阿霉素	50 mg/(m^2·d),静脉注射,第4天

续表

方案	药物	剂量和用法
B方案	地塞米松	40 mg，口服或静脉滴注，第1~4天、第11~14天
	甲氨蝶呤	1 g/m^2，静脉滴注，第1天
	阿糖胞苷	3 g/m^2，每12小时1次，共4次，第2~3天

　　诱导化疗后早期（＋7天）复查骨髓象，根据残留白血病水平和骨髓增生程度及时调整治疗强度，有利于提高诱导缓解率。

　　1个疗程获CR者DFS高，而2个疗程诱导才达CR者5年DFS仅10%。2个标准疗程仍未CR者，提示患者存在原发耐药，需更换方案，是进行异基因HSCT的适应证。

　　M$_3$诱导缓解治疗：全反式维A酸（ATRA）25~45 mg/（m^2·d）口服直至缓解。治疗机制与ATRA诱导带有PML-RARα融合基因的早幼粒白血病细胞分化成熟有关。ATRA联合化疗可提高CR率、降低维A酸综合征（retinoic acid syndrome，RAS）的发生率和病死率。RAS多见于M$_3$单用ATRA诱导过程中，发生率3%~30%，可能与细胞因子大量释放和黏附分子表达增加有关。临床表现为发热、体重增加、肌肉骨骼疼痛、呼吸窘迫、肺间质浸润、胸腔积液、心包积液、水肿、低血压、急性肾衰竭等。初诊时WBC较高或治疗后迅速上升者易发生RAS。治疗包括暂停ATRA、吸氧、利尿、高剂量地塞米松（10 mg，静脉注射，每天2次）和化疗等。M$_3$合并出血者可输注新鲜冰冻血浆和血小板。国内ATRA＋砷剂±化疗也可作为M$_3$一线诱导治疗。

　　缓解后治疗：①初诊时白血病细胞高，伴髓外病变，M$_4$/M$_5$，存在t（8；21）或inv（16）、CD$_7$$^+$和CD$_{56}$$^+$，或有颅内出血者，应在CR后做脑脊液检查并鞘内预防性用药。②AML比ALL的治疗时段明显缩短。但M3用ATRA获得CR后，仍需化疗、ATRA以及砷剂等药物交替维持治疗2~3年。AML CR后可采用HD Ara-C方案（2~3 g/m^2，每12小时1次，静脉滴注3小时）巩固强化，连用6~8个剂量，单用或与安吖啶、MIT、DNR、IDA等联用。伴有累及CBF融合基因的AML适用HD Ara-C巩固强化至少3~4个疗程，长期维持治疗已无必要。建议：①高危组首选异体HSCT；②低危组首选HD AraC为主的联合化疗；③中危组，HSCT和化疗均可采用。自体HSCT（auto-HSCT）适用于部分中低危组患者。

　　通过多色流式细胞术、定量PCR等技术监测患者体内MRD水平是预警白血病复发的重要方法。巩固治疗后MRD持续高水平或先降后升，往往提示复发高风险。

　　复发、难治性AML的治疗：约20%患者标准方案不能获得CR1，同时很多患者2年内会复发，此类患者仍缺乏有效的治疗方式。异基因HSCT（allo-HSCT）是唯一可能获得长期缓解的治疗措施，移植前通过挽救方案获得缓解有利于提高移植疗效。具体方案选择：①HD Ara-C联合化疗：年龄55岁以下、身体状况及支持条件较好者，可选用。②新型药物联合化疗：新型烷化剂-cloretazine、核苷酸类似物-氯法拉滨、髓系单克隆抗体以及靶向药物如FLT-3抑制剂等。③年龄偏大或继发性AML可采用预激方案化疗（如粒细胞集落刺激因子G-CSF＋阿克拉霉素＋Ara-C）。M$_3$复发者用砷剂治疗仍有效。allo-HSCT后复发患者可尝试供体淋巴细胞输注（DLI）、二次移植等。

　　3.ALL的治疗

　　诱导缓解：长春新碱（VCR）和泼尼松（P）组成的VP方案（参见表7-3），仍是ALL诱导缓解的基本方案，能使50%成人ALL获得CR，但易复发，CR期3~8个月。DVLP方案现为ALL

189

诱导的推荐标准方案[DNR＋VCR＋左旋门冬酰胺酶（L-ASP）＋P]，CR 率为 75％～92％。DVLP 加用环磷酰胺（CTX）或 Ara-C，可提高 T-ALL 的 CR 率和 DFS。CTX 会致出血性膀胱炎，临床上常用美司钠预防。hyper-CVAD 作为 ALL 的诱导治疗，CR 率也可达 90％。高剂量甲氨蝶呤（HD-MTX）＋高剂量 CHOP(COPADM 方案)治疗成熟 B-ALL，CR 率为 70％～80％，DFS 为 50％。对于很高危的 Ph＋ALL 患者，诱导化疗期间联合伊马替尼，不仅提高 CR 率，还可减少继发耐药的发生。青少年和年轻成人 ALL 按照儿童治疗方案，酌情增加化疗药物的剂量会疗效更好。

缓解后治疗：缓解后的巩固强化和维持治疗十分必要。高危或很高危组 ALL 应首选 allo-HSCT。如未行 allo-HSCT，ALL 总疗程一般需 3 年。为克服耐药并在脑脊液中达到治疗药物浓度，HD AraC（1～3 g/m²）和 HD MTX（2～3 g/m²）已广为应用。HD MTX 可致严重的黏膜炎，故治疗的同时需加用亚叶酸钙解救。巯嘌呤（6-MP）和 MTX 联用是普遍采用的有效维持方案。30％～40％的成人 ALL 可生存 5 年以上。

CNSL 的防治：ALL 患者 CNSL 较常见，是最常见的髓外白血病。CNSL 防治措施有头颅放疗、鞘内注射化疗药物和高剂量全身化疗。预防一般采用后两种，通常在 ALL 缓解后开始鞘内注射 MTX。对未曾接受过照射的 CNSL 采用 HD Ara-C（或 HD MTX）化疗联合 CNS 照射（12～18 Gy），至少半数病例有效；或者可联合鞘内注射地塞米松、MTX 或（和）Ara-C。不过先前有照射史的 CNSL，鞘内给药的有效率仅 30％。

睾丸白血病治疗：药物疗效不佳，必须进行放射治疗，即使仅有单侧睾丸肿大也要进行双侧照射和全身化疗。

HSCT：auto-HSCT 复发率较高，对总体生存（OS）的影响并不优于高剂量巩固化疗，现正在被替代中。allo-HSCT 是目前唯一可能治愈 ALL 的手段，40％～65％患者长期存活。主要适应证为：①复发难治性 ALL。②第二次缓解期（CR2）ALL：CR1 持续时间＜30 个月或者 CR1 期 MRD 持续高水平。③CR1 期高危或很高危 ALL：指伴有染色体畸变如 t(9;22)、t(4;11)、＋8；初诊时 WBC＞30×10⁹/L 的前 B-ALL 和＞100×10⁹/L 的 T-ALL；达 CR 时间＞4～6 周；诱导化疗 6 周后 MRD＞10⁻² 且在巩固维持期持续存在或不断增高者。

ALL 复发治疗：骨髓复发最常见，髓外复发多见于 CNS 和睾丸。单纯髓外复发者多能同时检出骨髓 MRD，随之出现血液学复发；因此髓外局部治疗的同时，需进行全身化疗。ALL 一旦复发，不管采用何种化疗方案，CR2 期通常都较短暂（中位时间 2～3 个月），长期生存率＜5％，应尽早考虑 allo-HSCT 或二次移植。

4.老年 AL 的治疗

＞60 岁的 AL 中，由 MDS 转化而来、继发于某些理化因素、耐药、重要器官功能不全、不良核型者多见，疗效近 30 年来未能取得明显进步，治疗更应强调个体化。多数患者化疗需减量用药，有条件的单位应鼓励患者加入临床研究。有 HLA 相合的同胞供体者可行降低强度预处理 HSCT（RIC-HSCT）。

（二）一般治疗

1.紧急处理高白细胞血症

循环血液中 WBC 数＞200×10⁹/L 时，患者可产生白细胞淤滞症，表现为呼吸困难、低氧血症、言语不清、颅内出血、阴茎异常勃起等，病理学显示白血病血栓梗死与出血并存。当血 WBC＞100×10⁹/L 时可使用血细胞分离机（APL 除外），快速清除过高的 WBC，同时给以化疗药物及水化碱化处理,预防高尿酸血症、酸中毒、电解质紊乱、凝血异常等并发症,减少肿瘤溶解综合征的发生风险。化疗药物可选用所谓化疗前短期预处理方案:AML 用羟基脲 1.5～2.5 g/6 h(总量 6～10 g/d),约36 小时;ALL 用地塞米松 10 mg/m²,静脉注射,联合或不联合其他化疗药物(如 CTX)。

2.防治感染

AL 患者常伴有粒细胞减少,特别是在化、放疗后,可持续相当长时间,同时化疗常致黏膜损伤,故患者宜住消毒隔离病房或层流病房,所有医护人员和探访者在接触患者之前应洗手、消毒。G-CSF或粒-单核系集落刺激因子(GM-CSF)可缩短粒细胞缺乏期,适用于 ALL;对于老年、强化疗或伴感染的 AML 也可使用。如有发热,应积极寻找感染源并迅速经验性抗生素治疗,待病原学结果出来后调整抗感染药物。

3.成分输血

严重贫血可吸氧、输浓缩红细胞,维持 Hb 含量＞80 g/L;但白细胞淤滞时不宜马上输注,以免增加血黏度。PLT 过低会引起出血,需输注单采血小板,维持 PLT 数≥10×10⁹/L;合并发热和感染者可适当放宽输注指征。为预防输血反应及输血后移植物抗宿主病(GVHD)的发生,建议成分血经白细胞过滤并经辐照(约 25 Gy)处理灭活淋巴细胞后再输注。

4.代谢并发症

白血病细胞负荷较高者,尤其是在化疗期间,容易产生高尿酸血症、高磷血症和低钙血症等代谢紊乱,严重者会合并高钾血症和急性肾功能损害。因此临床上应充分水化(补液量＞3 L/d,每小时尿量＞150 mL/m²)、碱化尿液,同时予别嘌醇(每次 100 mg,每天 3 次)降低尿酸。无尿和少尿患者按急性肾衰竭处理。

(许京淑)

第四节　原发性免疫性血小板减少症

原发性免疫性血小板减少症(idiopathic thrombocytopenic purpura,ITP),也称特发性血小板减少性紫癜,是临床上最常见的一种血小板减少性疾病。主要由于抗自身血小板抗体与血小板结合,引起血小板破坏增加。ITP 的人群发病率估计约 1/10 000,女性:男性比例为(2～3):1。临床上分为急性型和慢性型,慢性型多见于成人。

一、发病机制

(一)血小板抗体

ITP 的发病机制与血小板特异性自体抗体有关。在 ITP 患者,约 75% 可检测出血小板相关性自体抗体,自体抗体的免疫球蛋白类型多为 IgG 或 IgA 型抗体,少数患者为 IgM 型抗体。这类抗体通过其 Fab 片段与血小板膜糖蛋白结合。与血小板自体抗体结合的血小板膜糖蛋白抗原类型包括血小板 GPⅡb/Ⅲa,GPⅠb/Ⅸ,少数情况下,也可与 GPⅣ和Ⅰa/Ⅱb 结合。结合了自体抗体的血小板通过与单核-巨噬细胞表面的 Fc 受体结合,而易被吞噬破坏。在一些难治性ITP,抗血小板抗体对巨核细胞分化抑制作用可影响血小板的生成。

（二）血小板生存期缩短

用^{51}Cr或^{111}In标志ITP患者血小板,测定血小板体内生存期,发现在ITP患者,血小板生存期明显缩短至2天甚或数分钟,并且静脉血血小板计数与其生存期呈密切相关性。血小板生存期缩短的主要原因是脾脏对包裹抗体的血小板的"扣押"。脾在ITP的发病机制中有两方面作用:①脾脏产生抗血小板抗体;②巨噬细胞介导的血小板破坏。由于大部分接受脾切除的ITP患者,血小板计数在切脾后快速上升,因此认为血小板在髓外破坏增加是ITP血小板数量减少的主要原因。

二、临床表现

（一）起病情况

急性型ITP多见于儿童,起病突然,大多在出血症状发作前1～3周有感染病史。包括病毒性上呼吸道感染、风疹、水痘、麻疹病毒或EB病毒感染等,也可见于接种疫苗后。常常起病急,可有畏寒、发热等前驱症状。慢性ITP起病隐袭,以中青年女性多见。

（二）出血症状

ITP的出血常常是紫癜性,表现为皮肤黏膜瘀点、瘀斑。紫癜通常分布不均。出血多位于血液淤滞部位或负重区域的皮肤,如手臂压脉带以下的皮肤,机体负重部位如踝关节周围皮肤,以及易于受压部位包括腰带及袜子受压部位的皮肤。皮损压之不褪色。黏膜出血包括鼻出血、牙龈出血、口腔黏膜出血以及血尿;女性患者可以月经增多为唯一表现。严重的血小板数量减少可导致颅内出血,但发生率<1%。急性型ITP病情多为自限性,一般在4～6周,95%的病例可自行缓解。慢性型ITP呈反复发作过程,自发性缓解少见,即使缓解也不完全,每次发作可持续数周或数月,甚至迁延数年。

（三）其他表现

除非有明显的大量出血,一般不伴有贫血。ITP患者一般无脾大,脾大常常提示另一类疾病或继发性血小板减少症。

（四）实验室和特殊检查

1.血常规

外周血血小板数目明显减少,急性型发作期血小板计数常<20×10^9/L,甚至<10×10^9/L;慢性型常为$(30～80)\times10^9$/L。血小板体积常常增大(直径3～4 μm)。当用自动血细胞计数仪测定,平均血小板体积增大,血小板分布宽度增加,反映了血小板生成加速和血小板大小不均的异质程度。红细胞计数一般正常。如有贫血,通常为正细胞性,并与血液丢失程度平行。白细胞计数与分类通常正常。

2.止血和血液凝固试验

出血时间延长,血块退缩不良,束臂试验阳性见于ITP。而凝血机制及纤溶机制检查正常。

3.骨髓象

骨髓象巨核细胞数目增多或正常,形态上表现为体积增大,可呈单核,胞浆量少,缺乏颗粒等成熟障碍改变。红细胞系和粒细胞系通常正常。

4.抗血小板抗体

在大部分ITP患者的血小板或血清,可检测出抗血小板膜糖蛋白(GP)复合物的抗体,包括抗GPⅡb/Ⅲa、Ⅰb/Ⅸ、Ⅰa/Ⅱa、Ⅴ、Ⅳ抗体等。抗血小板抗体的检测通常是基于"抗原捕获"原理。如单克隆特异性捕获血小板抗原试验（monoclonal antibody immobilization of platelet antigen assay，MAIPA）可用于检测抗原特异性抗血小板自身抗体。该方法具有较高特异性，对鉴别免疫性与非免疫性血小板数量减少有帮助，但仍不能鉴别。特发性（免疫性）血小板减少性紫癜与继发性（免疫性）血小板减少症，即使采用此类敏感的检测方法，仍有 20% 的典型 ITP 无法检出抗血小板抗体。而且在继发于其他疾病引起的血小板数量减少，如系统性红斑狼疮、肝病、HIV 感染等，抗血小板抗体也可阳性。由于血小板抗体分析存在假阴性和假阳性结果，加之现行抗体分析技术复杂、烦琐，临床应用不广泛，故 ITP 的诊断目前仍应以临床排除诊断为主。

三、诊断和鉴别诊断

（1）根据多次化验证实血小板数量减少（技术上排除了假性血小板减少症）；脾不增大；骨髓巨核细胞数增多或正常伴成熟障碍，可考虑 ITP 的诊断。

（2）ITP 的诊断做出之前，需仔细排除是否存在使血小板数量减少的其他疾病或因素，如先天性血小板减少、脾功能亢进、系统性红斑狼疮、甲状腺疾病、炎症性肠病、肝炎、药物性血小板减少症、HIV 感染、淋巴增殖性疾病（淋巴瘤、慢性淋巴细胞白血病）等。在妊娠期妇女，需排除妊娠期血小板减少症及妊娠高血压病合并血小板数量减少。在老年病例，需慎重排除骨髓增生异常综合征。

（3）少数情况下，ITP 可同时伴有 Coombs 试验阳性的自身免疫性溶血性贫血，称之为 Evans 综合征。总之，ITP 的诊断除了结合该病的自身特点外，仍以排除诊断法为主。

四、治疗

治疗上遵循个体化原则，应结合患者的年龄、血小板减少的程度、出血的程度及预期的自然病情予以综合考虑。

对于出血严重，血小板计数 $<10\times10^9/L$ 甚或 $<5\times10^9/L$ 者，应入院接受治疗。对于危及生命的严重出血，如颅内出血，应迅速予以糖皮质激素、静脉内输入免疫球蛋白、输入血小板作为一线治疗。同时，避免使用任何引起或加重出血的药物，禁用血小板功能拮抗剂，有效地控制高血压以及避免创伤等。

（一）紧急治疗

ITP 患者发生危及生命的出血（如颅内出血）或需要急症手术时，应迅速提升血小板计数至安全水平。可采用选用免疫球蛋白、甲泼尼龙和重组人血小板生成素的治疗措施：①静脉注射免疫球蛋白 1 g/(kg·d)，1～2 天；②静脉用甲泼尼龙 1000 mg/d，3 天；③皮下注射重组人血小板生成素 300 U/(kg·d)。上诉措施可单用或联合应用，及时予以血小板输注。

（二）一线治疗

1.糖皮质激素

（1）地塞米松：40 mg/d，4 天；口服或静脉用药。无效或复发者可重复使用 1 个周期。治疗过程中需检测血压、血糖水平，预防感染及消化道溃疡。高龄、糖尿病、高血压、青光眼等患者应慎用。应用可给予抗病毒药物，预防疱疹病毒、乙型肝炎病毒（HBV）等再激活。

（2）泼尼松：1 mg/(kg·d)，最大不超过 80 mg/d，顿服。泼尼松不宜长期应用，应在 6～8 周停药，停药后不能维持疗效者考虑二线治疗。泼尼松维持治疗量在 5 mg/d 以下，维持时间不超过 2 周。

大剂量地塞米松治疗方案 7 天内反应率明显高于泼尼松,但持续反应率、严重出血改善无明显差异。长期应用糖皮质激素可发生高血压、高血糖、急性胃黏膜病变等不良反应,部分患者可出现骨质疏松、股骨头坏死。

2.免疫球蛋白

适用于紧急治疗、糖皮质激素不耐受或有禁忌证者、妊娠或分娩前。推荐用量为 400 mg/(kg·d),5 天;或 1 g/(kg·d),1~2 天。有条件者可行血小板糖蛋白特异性自身抗体检测,有助于 IVIg 的疗效预判。IgA 缺乏和肾功能不全患者应慎用。

(三)二线治疗

1.促血小板生成药物

包括重组人血小板生成素、艾曲泊帕等。此类药物于 1~2 周起效,有效率可达 60% 以上,停药后多不能维持疗效,需进行个体化维持治疗。①重组人血小板生成素:300 U/(kg·d),14 天,皮下注射给药,有效患者行个体化维持。治疗 14 天仍未起效的患者应停药。②艾曲泊帕:25 mg/d 空腹顿服,治疗 2 周无效者加量至 50 mg/d(最大剂量 75 mg/d),进行个体化药物调整,维持血小板计数 $\geq 50 \times 10^9/L$。最大剂量应用 2~4 周无效者停药。对于 1 种促血小板生成药物无效或不耐受患者,可尝试更换其他促血小板生成药物或采用序贯疗法。

2.利妥昔单抗

利妥昔单抗有效率在 50% 左右,长期反应率为 20%~25%。有 2 种常用给药方案:①标准剂量方案:375 mg/m² 静脉滴注,每周 1 次,共 4 次,通常在首次用药后 4~8 周起效。②小剂量方案:100 mg 静脉滴注,每周 1 次,共 4 次,或 375 mg/m² 静脉滴注 1 次,起效时间略长。利妥昔单抗原则上禁用于活动性乙型肝炎患者。

3.促血小板生成药物联合利妥昔单抗

推荐方案:促血小板生成药物 300 U/(kg·d),14 天;利妥昔单抗 100 mg 静脉滴注,每周 1 次,共 4 次。对糖皮质激素无效或复发患者总有效率为 79.2%,中位起效时间为 7 天,6 个月持续反应率为 67.2%。

4.脾切除术

脾切除术适用于糖皮质激素正规治疗无效、泼尼松安全剂量不能维持疗效及存在糖皮质激素应用禁忌证的患者。脾切除应在 ITP 确诊 12~24 个月后进行,术中留意有无副脾,如发现则应一并切除。术前须对 ITP 的诊断进行重新评估,建议行单克隆抗体俘获血小板抗原技术(MAIPA)和 TPO 水平检测。推荐对术后血小板计数上升过高、过快者进行血栓风险评估,对中高危患者给予血栓预防治疗。有条件的患者脾切除 2 周前可行疫苗接种(肺炎双球菌、脑膜炎奈瑟菌、流感嗜血杆菌)。

(四)三线治疗

目前,有设计良好的前瞻性多中心临床试验支持的三线治疗方案包括:①全反式维甲酸(ATRA)联合达那唑:ATRA 20 mg/d(分 2 次口服),达那唑 400 mg/d(分 2 次口服),二者联合应用 16 周。糖皮质激素无效或复发患者的 1 年持续有效率约为 62%,中位起效时间为 5 周,患者耐受性良好。②地西他滨:3.5 mg/(m²·d),3 天,静脉滴注,间隔 3 周后再次给药,共 3~6 个周期,治疗 3 个周期无效患者应停用。总有效率约为 50%,6 个月持续反应率约为 40%,不良反应轻微。

（五）其他药物

其他药物如硫唑嘌呤、环孢素 A、达那唑、长春碱类等缺乏足够的循证医学证据，可根据医师经验及患者状况进行个体化选择。

（六）疗效判断

1.完全反应（CR）

治疗后血小板计数≥100×10^9/L 且无出血表现。

2.有效（R）

治疗后血小板计数≥30×10^9/L，比基础血小板计数增加至少 2 倍，且无出血表现。

3.无效（NR）

治疗后血小板计数<30×10^9/L，或血小板计数增加不到基础值的 2 倍，或有出血。

4.复发

治疗有效后，血小板计数降至 30×10^9/L 以下，或降至不到基础值的 2 倍，或出现出血症状。

5.持续有效

患者疗效维持至开始治疗后 6 个月及以上。

6.早期反应

治疗开始 1 周达到有效标准。

7.初步反应

治疗开始 1 个月达有效标准。

8.缓解

治疗开始后 12 个月时血小板计数≥100×10^9/L。在定义 CR 或 R 时，应至少检测 2 次血小板计数，间隔至少 7 天。定义复发时至少检测 2 次，其间至少间隔 1 天。

五、预后

大多患者预后良好，部分易于复发。约 5% 的成人 ITP 死于慢性、难治性 ITP。

（许京淑）

第八章

风湿免疫科常见疾病

第一节 类风湿关节炎

类风湿关节炎(rheumatoid arthritis,RA)是一种原因不明的,以慢性、进行性、侵袭性关节炎为主要表现的全身性自身免疫性疾病。炎症性疾病,主要病变部位在关节滑膜,也可累及关节外的其他器官和系统。它可发生在任何年龄,发病高峰年龄为30～50岁。其患病率随年龄的增加而增加,随着人口老龄化,老年RA越来越受到人们的关注。

通常人们把60岁以上的RA患者称为老年RA,这其中又分两种情况:一种是60岁以后发病的RA,称为老年发病的类风湿关节炎(elderly-onset rheumatoid arthritis,EORA);另一种是60岁以前发病,携带疾病进入老年,即非老年发病的类风湿关节炎(NEORA)。老年类风湿关节炎在临床表现、诊断和治疗等方面都有与非老年类风湿关节炎不同的特点,尤其EORA更是如此(表8-1)。

表8-1　EORA与NEORA临床特点的比较

	EORA	NEORA
发病年龄	>60岁	30～50
受累关节数	寡关节	多关节
受累部位	大中关节为主	小关节
关节炎发作类型	急起发作常见	缓慢发作
RF	少见	多见
性别差异	1:1～1:2	1:2～1:4
ESR(CRP)升高	++	+
HLA分型	DRB1*01	DRB1*04
糖皮质激素疗效	++	+

一、流行病学

RA是全球性疾病,发病率在0.01%～0.05%,患病率为0.18%～1.07%。不同地区和人群之间,其发病率和患病率存在着人种和地区差异。发病率和患病率的种族差异表现为印第安人高于白种人,白种人高于亚洲黄种人;发达国家较高,发展中国家较低。中国 RA 患病率为0.32%~0.36%。

本病可发生于任何年龄,发病高峰在 30~50 岁之间。女性多发,男女之比约为 1:3。

RA 的发病率随年龄增长而增加,老年发病的 RA 约占老年人群的 2%,占 RA 患者的10%~33%。与 60 岁前发病的 RA 相比,老年发病的 RA 性别差异变小,男女之比为1:1.5~1:2。

二、病因

RA 的病因目前尚不明确,有研究认为遗传易感者在反复感染诱导下,发生自身免疫反应,内分泌和环境因素则增加了这种易感性。

(一)感染因素

包括多种致病微生物,如病毒、细菌、支原体和寄生虫等。有研究显示,EB 病毒和结核分枝杆菌的某些蛋白结构均与 HLA-DR1 * 0404 等亚型有共同的氨基酸序列,可能通过"分子模拟",引发机体的自身免疫反应,诱发 RA 的发生。此外,77% 的 RA 患者滑膜中有细小病毒 B19 基因,活动性滑膜炎患者的滑膜组织大多表达 B19 抗原 VP-1,而骨关节炎及健康对照组无 VP-1表达。近来有人用 B19 病毒成分直接免疫小鼠,诱导了小鼠关节炎的发生,这为 B19 病毒感染与 RA 发病的关系提供了佐证。其他与 RA 有关联的病毒包括巨细胞病毒、肝炎病毒及多种逆转录病毒如慢病毒、Ⅰ 型人 T 细胞病毒(HTLA-1)、Ⅰ 型和 Ⅱ 型人类免疫缺陷病毒(HIV-1)等。

(二)遗传因素

单卵双生子同患 RA 的概率为 27%,而在异卵双生子则为 13%,均远高于普通人群。显示遗传因素在本病的发生当中具有重要作用。大量研究显示,人类白细胞抗原(HLA)表型与 RA发病有着密切关系,在白种人,近 80% 的 RA 患者表达 HLA-DR1 和 HLA-DR4 亚型。此外,某些 HLADR1、HLAⅢ类抗原及 T 细胞受体基因均可能与 RA 的免疫学异常有关。

老年发病的 RA 的易感 HLA 表型可能有所不同。有研究显示老年发病的 RA 与HLA-DRB1 * 01关联度更大,而非青年发病的 RA 常见的 HLADRB1 * 04。

(三)内分泌因素

本病男女发病比率 1:3,更年期女性的发病率明显高于同龄男性及老年女性,80 岁后男女发病率相似。显示性激素参与了 RA 的发生、发展。除性激素外,泌乳素、下丘脑-垂体-肾上腺轴和皮质醇均可能对 RA 的发生和演变产生影响。

(四)其他因素

寒冷、潮湿、疲劳、外伤、吸烟及精神刺激等因素均可诱导 RA 的发病。

三、临床表现

RA 作为一种全身性自身免疫性疾病,临床表现虽然以关节症状为主,但全身表现及脏器受累亦不少见。大多数 RA 隐匿起病,即起病缓慢,发病初期症状不典型,可表现为一个或几个关节的僵硬、肿胀或疼痛。有 8%~15% 的 RA 呈快速起病,几天或数周内出现典型的关节症状。这种起病方式虽然可见于各个年龄段人群的患者,但以老年人为主。有 15%~20% 的患者起病介于前两者之间称为亚急性起病。RA 的病程大致可分为三类,第一类为进展型,最常见,占

65％～70％,自发病以后,临床表现没有明显的自发缓解征象,病情持续发展;除关节症状外,部分患者可伴有乏力、体重下降、低热、肌肉酸痛等全身症状,需要长期持续治疗。第二类为间歇型,即病情呈间歇性发作,两次发作之间可有数个月的缓解期,占15％～20％。第三类则为长期临床缓解,两次急性发作之间病情缓解可长达数年甚至数十年之久,约占10％。

（一）关节表现

RA的关节症状表现多样,早期主要表现为关节的滑膜炎症,因此与其他关节病相比均具有炎症性(红、肿、热、痛)关节病的共同点。主要受累关节为有滑膜的可动关节,以手、腕、足小关节受累多见,也可出现肩、肘、膝、髋等大关节炎症。各关节受累频率从高到低依次为掌指、腕、近端指间关节、跖趾、肩、膝、踝、肘、颈及下颌关节。

典型关节表现为缓慢起病的对称性、多小关节炎症。而在老年起病的RA患者中,急起、单关节或少关节炎更为常见。RA的关节症状通常有以下几种表现形式。

1.晨僵

是指患者清晨出现关节部位的发紧和僵硬感,这种感觉在活动后可明显改善。晨僵是许多关节炎的表现之一。但在RA最为突出,可持续1个小时以上。晨僵时间和程度可作为评价病情活动和观察病情变化的指标。

2.关节痛及压痛

关节痛及压痛常常是RA发病的最早症状。多呈持续性、对称性,常见部位是近端指间关节、掌指关节、腕关节,也可累及肘、膝、足等。

3.关节肿胀

关节肿常呈对称性,可见于任何关节,但以双手近端指间关节、掌指关节及腕关节受累最为常见。主要是由于关节腔积液、滑膜增生及组织水肿而致。

4.关节畸形

常出现于病程中晚期,由于滑膜增生、软骨破坏,或关节周围肌肉萎缩及韧带牵拉的综合作用引起关节半脱位或脱位。关节畸形最常见于近端指间关节、掌指关节及腕关节,如屈曲畸形、强直、天鹅颈样畸形及钮孔花畸形等。

5.骨质疏松

骨质疏松在本病非常常见,并随病程迁延而增多。其原因可能与失用、成骨细胞功能降低、溶骨作用增强有关。

6.关节功能障碍

由于关节炎症的持续存在,导致受累关节局部的损害和修复反复进行,最终使增生的滑膜发生纤维化及钙化,导致关节强直,初期以纤维化强直为主,晚期则为骨性强直,关节功能完全丧失。

RA最常侵袭四肢远端小关节。90％的RA患者有手关节受累,并为本病的首发症状。手关节炎多累及近端指间关节,呈现为近端指间关节的梭形肿胀,而远端指间关节较少受累(＜5％)。脊柱除颈椎受累多见外,其余胸、腰及骶髂关节极少受累;关节症状多呈对称性,也可表现为不对称。不同关节的表现如下。

(1)手的关节:绝大部分RA患者以手部关节病变为首发症状。典型表现为掌指关节、近端指间关节对称性肿胀,半数以上患者出现近端指间关节、掌指关节和腕关节受累。近端指间关节软组织梭形肿胀最为常见,发病2年内出现概率高达99％;掌指关节,特别是第二、三掌指关长期肿胀十分常见。远端指间关节很少受累。指关节病变易造成各种畸形,如鹅颈指、掌指关节向掌侧半脱位和尺偏移。手的屈肌腱鞘炎亦十分常见,约可累及半数 RA 患者,炎症和周围粘连均可限制近端指间关节的活动,使握力大为减退。少数患者可有雷诺现象,一些患者有掌红斑,手指及甲皱可见血管炎。

(2)腕关节:几乎所有的 RA 患者都有腕关节受累。最早受累的部位多为尺骨远端的滑囊,出现局部软组织肿胀和压痛;腕背侧由于尺侧伸肌腱和指总伸肌腱鞘炎或腕关节的滑膜炎引起的弥漫性软组织肿胀和压痛是 RA 的特征性表现。掌侧滑膜肥厚和腱鞘炎可压迫腕横韧带下的正中神经,引起腕管综合征,表现为拇指,第二、三指及第四指桡侧感觉异常和迟钝,并有手部刺痛和灼痛。在病变晚期,由于桡腕、腕间和(或)腕掌关节的强直,整个腕关节僵硬强直,活动受限。

(3)肘关节:20%～60%的 RA 患者可有肘关节受累。疾病早期肘关节仅占 15%～20%,且多为缓慢起病,表现为关节自发痛和活动痛,持物时加重,程度多不严重;渐出现关节肿胀,中后期出现关节活动受限。伸展受限是早期表现,但肘的功能基本正常。随疾病进展,屈曲功能也受损,这时患者的自理能力将受很大影响。有时在鹰嘴和桡骨头之间的陷窝处可看到和触摸到肘关节积液,同时可有关节周围囊肿,囊肿破裂可引起前臂炎性反应。如滑膜炎持续存在,肱尺关节将首先出现侵蚀性改变,继而桡骨头移向肱骨小头,表现为桡肱关节和尺肱关节有压痛和活动障碍,肘屈曲挛缩十分常见。

(4)肩关节:也常受到累及,受累关节无明显肿胀,多表现为肩关节疼痛,尤其是夜间痛。发病初期多为间断性,随疾病进展而转为持续性,并逐渐出现关节运动障碍。由于手、腕、肘的适应机制,在很长时期内患者的自理能力不受影响。所以肩关节受累的症状只有到疾病晚期才显现出来。肩关节是由盂肱关节、肩锁关节及喙锁关节构成,各关节均可发生炎症。盂肱关节炎可引起喙突外侧肿胀,当邻近的肩峰下滑囊也发生炎症时,全肩肿大。由于疼痛迫使关节活动减少,导致肌群虚弱无力及萎缩。

(5)膝关节:膝关节是较易受累的大关节,少部分患者以膝关节炎为首发症状。由于膝关节是负重关节,所以受累早期即有明显疼痛和肿胀,出现股四头肌萎缩,关节伸屈困难,而迅速影响功能,后期关节固定屈曲挛缩。通常膝关节皮肤温度较低,如发现膝关节皮肤温度与大小腿处皮温相等,说明膝关节有炎症存在。膝关节滑膜渗出液多于 5 mL 就可出现膝关节积液如关节积液量大,屈膝时腔内压力增高,迫使滑液后移,形成腘窝囊肿,引起膝后部疼痛和发胀,并可触及有弹性的软组织肿块;当压力继续增大,腘窝囊肿破裂,滑液沿腓肠肌下流,可产生膝后部及小腿肚的突然疼痛,伴局部红肿、热、痛。B超检查及关节造影可证实腘窝囊肿及破裂的诊断。

(6)足和踝:踝关节受累在疾病早期或轻型 RA 患者中少见,多见于严重进展型 RA。表现为踝前后囊性肿胀。踝关节的稳定依靠韧带的完整,当连接胫骨、腓骨和距骨的韧带被侵蚀而变得松弛时,可出现足内翻和足外翻。偶有跟腱类风湿结节,并可引起跟腱断裂。约 1/3 RA 患者发生足关节病变,其中跖趾关节的滑膜炎最为常见,早期表现为肿胀压痛,随病情进展可出现跖骨头半脱位,趾外翻以及足趾外侧偏移和爪样足变形。

(7)颈椎:RA 对脊柱的影响,几乎均局限于颈椎,且发病率很高,有人报道早期大约为 25%,随着病情的发展最终可有 60%～70%患者出现颈椎受累的症状。主要的常见症状为颈项痛,头向肩部旋转活动时疼痛加重,肩或臂部感觉异常。X线检查可见颈椎间盘关节骨和软骨被破坏,关节间隙狭窄。寰枢关节为最易受累的颈椎关节,可发生向前、向后及竖直方向的半脱位。发生半脱位时,患者常感从颈部向枕部的放射性疼痛,手部感觉减退,转头时症状加重。查体可见枕颈椎前凸消失,颈部被动活动受限。脊髓受压是半脱位的严重并发症,其受压程度与脊髓腔的容积有关。脊髓受压的表现为:①严重颈部疼痛,常向枕部放射;②括约肌失控,如尿失禁或尿潴留;臂和腿活动能力减退;③手或脚刺痛和(或)麻木;④腿不自主跳动;⑤吞咽困难、眩晕、抽搐、构音障碍、眼球震颤或半身不遂等。偶有突发死亡。

(二)关节外表现

RA虽以关节受累为特征,但关节外表现也是RA全身表现的一部分。某些全身表现如乏力、发热、消瘦、贫血等可先于关节表现出现于发病的早期。同时,关节外表现往往与关节症状伴发,有些关节外受累会导致严重的后果,甚至危及患者的生命。

1.类风湿结节

有15%～20%的类风湿因子阳性的RA患者有类风湿结节,类风湿因子阴性的患者很少有类风湿结节。结节呈圆形或椭圆形,质地较硬,直径自数毫米至数厘米不等,一个或数个位于皮下,常附着于骨膜上。多见于关节隆突部及经常受压处,如前臂尺侧及鹰嘴突处,亦可见于枕部及前额。腱鞘结节也较常见,可发生在踝周围腱鞘,足跟腱鞘及掌屈肌腱鞘,严重时可妨碍腱鞘内肌腱的活动。偶见于胸膜、脑膜、鼻梁、耳部、巩膜、肺和心脏等处。经治疗病情缓解后,结节可软化、缩小乃至消失。

2.血管炎

类风湿血管炎的发生率低于1%,是重症RA的表现之一,患者多伴有淋巴结病变及骨质破坏。常见于病情严重,有类风湿结节、高滴度类风湿因子、血沉快、贫血、血小板增多、补体低的患者。病理改变是坏死性血管炎,主要累及病变组织的小动脉,亦可侵犯微静脉。皮肤表现是血管炎最常见的关节外表现。主要包括下肢皮肤溃疡、瘀点或紫癜、指(趾)端梗死、坏疽,其次为非特异性斑丘疹或结节红斑等。血管炎也可累及内脏,如心、肺、肠道、肾、胰、脾、淋巴结及睾丸等,导致相应器官动脉炎。

3.血液系统表现

贫血是RA关节外表现较为常见的症状,大多为轻度、正细胞正色素性贫血。贫血与RA的活动性,特别与关节炎的严重程度有关。部分患者可出现血小板、嗜酸性粒细胞增多,可能与疾病活动有关。

活动期RA患者可有淋巴结肿大,肿大淋巴结可活动,常无压痛,常见于腋窝、腹股沟和滑车上,随疾病控制,淋巴结可缩小。

4.肺及胸膜表现

10%～30%的本病患者可出现肺部病变,较常见的有肺间质纤维化、胸膜炎,也可见结节性肺病、肺血管炎和肺动脉高压。

5.心脏病变

心血管疾病是RA患者的主要死因之一,约占50%。急慢性RA炎症均可引起心脏损害。心脏病变可分为心包炎、偶见传导障碍。心包炎最常见,发生率可达10%。心肌炎、心内膜炎及心脏瓣膜病变也不少见,但多无临床表现。另外,本病也是早发动脉粥样硬化和心血管疾病的独立危险因素。

6.肾脏病变

肾脏损害少见,而且相对轻微,进展缓慢,常表现为单纯镜下血尿或蛋白尿或两者兼有,偶见肾病综合征。病变中系膜增生性肾小球肾炎最常见,占25%~50%,淀粉样变占5%~15%。

7.眼部干燥性角结膜炎

眼部干燥性角结膜炎是最常见的眼部受累表现,见于10%~35%的RA患者,其严重程度不一定与RA相平行。需要注意是否有继发性干燥综合征发生。眼部其他病变有巩膜炎和浅层巩膜炎,与血管炎、关节炎活动相关,需要积极救治。

8.其他

本病也可因血管炎、淀粉样变而引起消化系统、肝脏、脾脏、胰腺等损害。

9.几个特殊类型的RA

(1)Felty综合征:是指RA伴有脾大及粒细胞减少的三联征。见于1%的RA患者,多伴有贫血、血小板减少、血沉增快、RF及HLA-DR4阳性。部分病例可为ANA或抗组蛋白抗体阳性。

(2)反复型风湿症:是一种反复急性发作的关节炎。以单个或少数关节起病,可在几小时内达高峰,持续数小时至数天,发作间期关节完全正常。部分RF、ACPA阳性,血沉增快。HLA-DR4阳性者的患者可转变成典型RA。

(3)缓解型血清阴性对称性滑膜炎伴凹陷性水肿综合征(syndrome of remitting seronegative symmetric synovitis with pitting edema,RS3PE):该病多见于老年人,其特征是突发的对称性手背凹陷性水肿、腕关节滑囊炎及手指屈肌腱鞘炎。病变亦可累及足和踝关节。RS3PE患者的RF多为阴性,亦无X线片可见的关节破坏。部分病例表达HLA-B7。

四、诊断

RA诊断主要根据病史及典型的临床表现,对中晚期患者,诊断一般不难。2010年美国风湿病学会及欧洲抗风湿病联盟(EULAR)共同推出的新的RA分类标准(表8-2)。

表8-2　2010年ACR/EULAR标准

2010年ACR/EULAR标准
关节受累(0~5分)
1个大中关节(0分)
2~10个大中关节(1分)
1~3个小关节(2分)
4~10个小关节(3分)
>10个关节且至少有1个小关节(5分)
自身抗体(0~3分)
RF和ACPA均阴性(0分)
RF和ACPA阳性(2分)
RF和ACPA强阳性(3分)
急性相反应物(0~1分)
ESR和CRP均正常(0分)
ESR和CRP增高(1分)

2010 年 ACR/EULAR 标准
病程(0~1分)
<6 周(0 分)
≥6 周(1 分)
总积分达到或超过 6 分,诊断为 RA
当 1 个或 1 个以上关节肿胀,排除其他疾病所致,摄影学有典型的 RA 侵蚀可诊断为 RA,无须采用本分类标准

注:关节受累:评估时关节肿胀和压痛,不包括远端指关节、拇腕掌关节和第 1 跖趾关节小关节,包括掌指关节、近端指关节、第 2~5 跖趾关节、拇指掌关节和腕关节

中、大关节:指肩、肘、髋、膝、踝关节

ACPA:抗环瓜氨酸肽抗体;阳性:超过正常值 3 倍以内;强阳性:超过正常值 3 倍以上

五、鉴别诊断

(一)强直性脊柱炎

本病主要侵犯脊柱、骶髂关节。以周围关节受累为首发症状者,需与 RA 相鉴别。其特点是:①青年男性较为多见;②主要侵犯骶髂关节及脊柱,外周关节受累多以下肢关节为主,常有跟腱炎;③90%以上患者 HLA-B27 阳性;④类风湿因子阴性;⑤骶髂关节及脊柱的 X 线改变有助于鉴别。

(二)骨性关节炎

该病为退行性骨关节病,中老年人多发,主要累及膝、脊柱等负重关节,近端指间关节和腕关节受累较少,手部可见 Heberden 结节和 Bouchard 结节。血沉、类风湿因子、ACPA 均为正常,X 线可见到关节间隙狭窄、关节边缘呈唇样增生或骨疣形成。

(三)银屑病关节炎

多关节炎型常有手关节受累,与 RA 相似。银屑病关节炎以手指远端指间关节受累为主,有特征性皮疹和指甲病变,类风湿因子阴性,可有 HLA-B27 阳性。

(四)痛风

痛风性关节炎有时与 RA 相似,如关节炎反复发作,有皮下结节(痛风石)。但痛风性关节炎多见于男性,好发部位为第一跖趾关节或跗关节,也可侵犯踝、膝、肘、腕及手关节。发病急骤,在数小时内出现红、肿、热、痛。伴有高尿酸血症。

(五)系统性红斑狼疮

少数以双手或腕关节炎为首发症状,并可出现近端指间关节肿胀和晨僵。但这些患者多伴有发热、光过敏、面部蝶形红斑等症状,检查可发现血细胞减少、蛋白尿、抗核抗体、抗 ENA 抗体阳性等。

六、治疗

RA 目前尚无法根治,发病初期 2~3 年的致残率较高,如不及早合理治疗,3 年内关节破坏达 70%。因此积极治疗关节炎症,控制临床症状,防止关节破坏,保护关节功能,最大限度地提高患者的生活质量,是现阶段 RA 的治疗目标。及早、联合应用改善病情的抗风湿药物,控制 RA 病变的进展,根据患者的病情特点、对药物的反应及不良反应等选择个体化治疗方案,并适

时开展功能锻炼,保护关节功能是 RA 治疗的基本原则。

RA 的治疗主要包括一般治疗,药物和外科治疗等。

（一）一般治疗

在关节肿痛明显者应强调休息及关节制动,而在关节肿痛缓解后应注意关节的功能锻炼。此外,理疗、外用药对缓解关节症状有一定作用。

（二）药物治疗

治疗 RA 的常用药物分为五大类,即非甾类抗炎药（nonsteroid antiinflammatory drugs, NSAIDs）、改善病情的抗风湿药（disease modifying antirheumatic drugs, DMARDs）、糖皮质激素、生物制剂和植物药。

1.NSAIDs

主要通过抑制环氧化酶活性,减少炎症性前列腺素合成而具有抗炎、止痛、退热、消肿作用。由于其同时对生理性前列腺素的抑制,故可出现相应的不良反应。其中胃肠道不良反应最常见,如恶心、呕吐、腹痛、腹泻、腹胀、食欲不佳,严重者有消化道溃疡、出血、穿孔等;其他不良反应如肝肾损害、骨髓造血障碍也不罕见,少数患者可发生变态反应（皮疹、哮喘）以及耳鸣、听力下降、无菌性脑膜炎等。使用时应避免两种或以上的 NSAIDs 联合应用,因为联用不会增加药效,但不良反应增加;如因疗效不佳更换品种时,应至少观察两周以上;用药时应严密监测不良反应的发生,即采取相应措施。

老年患者由于脏器功能减退,或者罹患其他慢性疾病,长期应用 NSAIDs 更易引起严重消化系统不良反应,肾脏损害发生率较高;此外,还可能诱发和加重心力衰竭。因此,使用时更应慎重选择。开始用药后,应定期监测血象、肝肾功能等指标,发现不良反应及时调整用药。在老年患者合用胃黏膜保护剂,如 H_2 受体阻断剂、质子泵抑制剂或前列腺素制剂等是较好的选择。另外,选用环氧合酶-2 选择性抑制剂,如美洛昔康、塞来昔布等,可明显减少消化道不良反应,对老年患者较为适用。如果患者存在需抗血小板治疗的基础疾病如心脑血管病时,必要时应合用小剂量阿司匹林。以下是常用的几种非甾体抗炎药。

（1）布洛芬:布洛芬有较强的解热镇痛和抗炎作用,胃肠道的不良反应少。治疗剂量为 1.2～2.4 g/d,分次服用。

（2）双氯芬酸:其解热镇痛和抗炎作用比吲哚美辛强 2.5 倍,是阿司匹林的 30～50 倍。口服剂量为 75～150 mg/d,分次服用。

（3）萘丁美酮:是一种长效抗风湿药物。萘丁美酮具有 COX-2 倾向性抑制的特性,胃肠不良反应较轻。每天用量 1000 mg。

（4）美洛昔康:该药是一种与吡罗昔康类似的烯醇氨基甲酰。本药有明显的 COX-2 选择性,为 COX-2 倾向性抑制剂。其用法为每天 7.5～22.5 mg。该药的胃肠道不良反应较少。

（5）依托度酸:是另一种倾向性 COX2 抑制剂,胃肠道不良反应较少,每天剂量 200～400 mg,分 2 次口服。

（6）塞来昔布:是以 1,5-双吡醇为基础结构的化合物,为选择性 COX2 抑制剂。胃肠道不良反应较轻,每天剂量 200～400 mg。

2.DMARDs

该类药物起效较 NSAID 慢,对疼痛的缓解作用较差。临床症状的明显改善大约需 1～6 个月,故又称慢作用药。它虽不具备即刻止痛和抗炎作用,但起效后抗炎效果持久,有减缓关节的侵蚀、破坏、改善和延缓病情进展的作用。

该类药物多为免疫抑制剂或免疫调节剂,临床多主张尽早采用几种药物联合治疗的方案,以达到增加疗效,减少不良反应,早期达到缓解病情发展的目的。一般首选甲氨蝶呤,并且将它作为联合治疗的基本药物。以下为几种常用药物。

(1)甲氨蝶呤(methotrexate,MTX):是目前国内外治疗 RA 的首选药物之一。可减少核蛋白合成,从而抑制细胞增殖和复制;另外可抑制白细胞的趋向性,有直接的抗炎作用。口服60%吸收,每天给药可导致明显的骨髓抑制和毒性作用,故多采用每周1次给药。常用剂量为每周7.5~25 mg。甲氨蝶呤的不良反应有恶心、口炎、腹泻、脱发、皮疹、肝酶升高,少数出现骨髓抑制,听力损害和肺间质变。也可引起流产、畸胎和影响生育力。服药期间,应定期查血常规和肝功能。

老年患者,由于肾小球清除率下降,药物从肾脏清除延缓,用药剂量过大易引起药物不良反应,如胃肠道症状、肝损害、骨髓抑制等。因此,有人推荐先予较小剂量每周5 mg,随访2个月,如无不良反应,再增加剂量至每周7.5 mg。长期应用较大剂量的 MTX 易导致肺间质纤维化,在老年患者尤为常见,选用前及服药过程中应注意肺部变化。

(2)柳氮磺吡啶(sulfasalazine,SSZ):该药能减轻关节局部炎症和晨僵,可使血沉和 C 反应蛋白下降,并可减缓滑膜的破坏。本品一般从小剂量开始,逐渐递增至每天2~3 g。用药4~8周后起效,如4个月内无明显疗效,应改变治疗方案。柳氮磺吡啶的不良反应有恶心、腹泻、皮疹、肝酶升高;偶有白细胞、血小板减少,对磺胺过敏者禁用。

老年患者易发生胃肠道反应,可同时加服碳酸氢钠,可碱化尿液,促进药物排泄;合并营养不良者易出现叶酸缺乏,应适当补充。

(3)羟氯喹(hydroxychloroquine,HCQ):治疗早期 RA 的首选药物之一。该药起效慢,服用后3~4个月疗效达高峰,至少连服6个月后才能宣布无效,有效后可减量维持。常用剂量为羟氯喹0.2~0.4 g/d。可由小剂量开始,1~2周后增至足量。不良反应有恶心、呕吐,头痛、肌无力、皮疹及白细胞减少,偶有视网膜病变,本药有蓄积作用。

老年患者羟氯喹的剂量不超过 6 mg/(kg・d)时不良反应较少,为一种较安全的药物,但其视网膜毒性有待进一步研究,建议服药半年左右复查眼底;为防止心肌损害,用药前后应查心电图;对于有窦房结功能不全、心率缓慢、传导阻滞等心脏病患者应禁用。

(4)来氟米特(leflunomide,LEF):为一种新的抗代谢性免疫抑制剂,可明显减轻关节肿痛、晨僵并增加握力,且可使血沉及 C 反应蛋白水平下降。其用量为10~20 mg/d。主要不良反应有腹泻、瘙痒、高血压、肝酶增高、皮疹、脱发和一过性白细胞下降等,服药初期应定期查肝功能和白细胞计数。因有致畸作用,故孕妇禁服。

(5)青霉胺(D-penicillamine):一般每天口服125~250 mg,然后增加至每天 250~500 mg。一般用药2~3个月左右见效,见效后可逐渐减至维持量250 mg/d。青霉胺不良反应较多,长期大剂量应用可出现肾损害和骨髓抑制等,如及时停药多数能恢复。其他不良反应有恶心、呕吐、厌食、皮疹、口腔溃疡、嗅觉丧失、淋巴结肿大、关节痛、偶可引起自身免疫病,如重症肌无力、多发性肌炎、系统性红斑狼疮及天疱疮等。治疗期间应定期查血、尿常规和肝肾功能。

老年患者服用青霉胺后皮疹及味觉障碍发生率较高,应予注意;适当减小剂量,250 mg/d 可有效减少不良反应,而疗效相当。

(6)环孢素 A(cyclosporin A,CsA):主要优点为无骨髓抑制作用,用于重症 RA。常用剂量为2.5~5.0 mg/(kg·d),维持量是2~3 mg/(kg·d)。主要不良反应有高血压、肝肾毒性、神经系统损害、继发感染、肿瘤以及胃肠道反应、齿龈增生、多毛等。不良反应的严重程度、持续时间均与剂量和血药浓度有关。服药期间应查血常规、血肌酐和血压等。

环孢素因可有明显肾毒性,且单一用药效果欠佳而不推荐用于老年患者。

(7)金制剂:早期 RA 治疗效果较好。国内只有口服金制剂,初始剂量为 3 mg/d,2 周后增至 6 mg/d 维持治疗。常见的不良反应有皮疹、瘙痒、腹泻和口炎,个别患者可见肝、肾损伤,白细胞减少、嗜酸性粒细胞增多、血小板减少或全血细胞减少,再生障碍性贫血等。为避免不良反应,应定期查血、尿常规及肝、肾功能。孕妇、哺乳期妇女不宜使用。

3.糖皮质激素(glucocorticoid,简称激素)

一般不作为治疗 RA 的首选药物。使用糖皮质激素的原则是小剂量、短疗程,同时应用DMARDs 治疗。小剂量糖皮质激素(每天泼尼松 10 mg 或等效其他激素)能迅速减轻关节疼痛、肿胀,缓解多数患者的症状,并作为 DMARDs 起效前的"桥梁"作用;此外,近期的许多研究显示,小剂量(≤10 mg/d)泼尼松可明显延缓 RA 患者的病情进展和骨侵蚀,改善关节的影像学表现。但一般认为在下述四种情况可选用激素:①类风湿血管炎,包括多发性单神经炎、类风湿肺及浆膜炎等;②过渡治疗,在重症 RA 患者,可用小量激素缓解病情;③经正规 DMARDs 治疗无效的患者;④局部应用,如关节腔内注射可有效缓解关节的炎症。

对于起病较急,关节外表现较多或合并风湿性多肌痛的老年 RA 患者,激素可做为首选,以便迅速控制症状,随病情改善可将激素逐渐减量或停用。对于因为不良反应等原因不宜使用NSAIDs 的老年患者,小剂量激素是一种较安全的一线药物。需要注意的是,应用激素的同时需要合用 DMARDs,以达到完全控制病情的目的。此外,激素可导致骨量减少,增加骨折的危险性,建议同时补钙剂及维生素 D 预防骨质疏松及缺血性骨坏死。

4.生物制剂

20 世纪 90 年代末开始在 RA 治疗中应用具有明确靶点的新型药物。其药物靶点主要集中在与 RA 发病、发展相关的细胞因子和 T、B 免疫细胞上。与传统 DMARDs 相比,生物制剂具有起效快、患者总体耐受性好,延缓、抑制骨破坏效果显著,亦称为生物 DMARDs。与传统DMARDs 联用,疗效优于单用传统或生物 DMARDs。

目前,生物制剂的适应证国内外并无统一标准。一般常用于传统 DMARDs 无效、相对禁忌或者早期出现进行性关节破坏的患者,目前应用较多的是 TNFα 拮抗剂。

TNFα 拮抗剂应用的禁忌证包括各种活动感染、最近 12 月内的假体关节关节炎、NYHA 分级Ⅲ级以上的充血性心力衰竭、恶性肿瘤、既往脱髓鞘综合征或多发性硬化病史、妊娠或哺乳期妇女。

5.植物药

植物药在国内 RA 治疗上的应用比较广泛,对减轻关节症状,改善生存质量有其独特作用。由于缺乏科学的、大样本的对照研究,其远期效果及不良作用亟待进一步研究。目前,临床应用的从植物药提取的多种药物,如雷公藤、白芍总苷、青藤碱等,对 RA 有肯定的疗效。

(1)青藤碱:口服,每次 20~80 mg,每天 2~3 次。主要不良反应为皮疹、皮肤瘙痒,少数患者可有白血病、血小板减少,偶见胃肠不适、恶心、头痛、多汗等。孕妇、哺乳期妇女以及哮喘患者禁用。

(2)白芍总苷:口服,每次 600 mg,每天 2~3 次。可引起大便次数增多以及轻度腹痛、腹胀,偶见皮疹。

(3)雷公藤总苷:口服,每次 $10\sim20$ mg,每天 $2\sim3$ 次。主要不良反应有白细胞、血小板减少,可引起月经紊乱、精子减少,可导致肝损害和消化道症状。孕妇、育龄及儿童患者忌用。

老年 RA 患者肝脏代谢功能及肾小球清除率降低,导致药物代谢动力学改变;出现关节外脏器受累的比例较青年人增多,如肺间质病变;罹患老年人常见疾病如心血管、肝肾疾病、眼部疾病、骨质疏松、糖尿病等的机会大大增加,存在和多种伴随药物相互作用等因素的影响,药物治疗的不良反应明显增加。而目前的治疗方案均来自青壮年 RA 患者的治疗。因此,在选择联合用药方案及确定药物剂量时,应充分考虑到上述影响因素,对老年患者用药,特别要注意个体化。给药时要注意治疗方案和药物品种的选择、适当调整剂量,并进行密切的临床观察。

（王　宁）

第二节　系统性红斑狼疮

系统性红斑狼疮(systemic lupus erylhematosus,SLE)是一种累及多系统、多器官的自身免疫性炎症性结缔组织病,临床表现复杂多样,病程迁延反复,及早诊断和治疗可改善本病的预后。本病发作时期以青壮年为多见,20~40 岁发病者约占半数,女性明显多于男性,更年期前男女之比为 1：9。

一、病因及发病机制

(一)病因

1.遗传

流行病学及家系调查资料表明 SLE 患者第 1 代亲属中患 SLE 的风险是无 SLE 患者家庭的 8 倍,单卵孪生发病率为 $14\%\sim57\%$,而异卵孪生发病率为 3%,近亲发病率为 $5\%\sim12\%$,不同人种发病率有差异。这些均表明本病与遗传有关。

2.环境

约 1/3 SLE 患者对日光过敏。某些药物可引发狼疮样综合征,这些药物按化学结构可以分为以下四类。①芳香胺类:普鲁卡因胺、磺胺嘧啶和 β 受体阻断剂等。②肼类:肼屈嗪和异烟肼等。③巯基化合物:卡托普利、青霉胺、丙硫氧嘧啶及甲硫氧嘧啶等。④苯类:氯丙嗪、苯妥英钠等。某些食物成分(如苜蓿芽)可诱发 SLE。

3.性激素

提示本病与雌激素有关的理由:①本病育龄期女性的发病率比同龄男性的高 9~15 倍。②青春期前和绝经期后的女性发病率显著减少,略高于男性。③SLE 患者不论男女,体内雌二醇的代谢产物 16α 羟基雌酮显著增高。④女性避孕药有时可诱发狼疮样综合征。⑤雌性 NZB-SLE模型小鼠阉割可使病情缓解,而雄性 SLE 模型小鼠阉割可使病情加重。

4.感染

近年来引起关注的逆转录病毒被认为是 SLE 的可能病因。已发现 SLE 小鼠和患者体内存在多种抗逆转录病毒抗体。SLE 易感染鼠能够自发产生抗逆转录病毒 gp70 糖蛋白抗体,形成

gp70-抗 gp70 免疫复合物,参与 SLE 肾炎的发生。

（二）发病机制

（1）致病性自身抗体:①以 IgG 型为主,与自身抗原有很高的亲和力。②抗血小板抗体及抗红细胞抗体导致血小板和红细胞破坏,临床出现血小板减少和溶血性贫血。③抗 SSA 抗体经胎盘进入胎儿心脏引起新生儿心脏传导阻滞。④抗磷脂抗体引起抗磷脂抗体综合征(血栓形成、血小板减少、习惯性自发性流产),抗核糖体抗体又与 NP-SLE 相关。

（2）致病性免疫复合物:SLE 是一个免疫复合物病。免疫复合物(IC)由自身抗体和相应自身抗原相结合而成,IC 能够沉积在组织造成组织的损伤。

（3）T 细胞和 NK 细胞功能失调:SLE 患者的 CD8$^+$T 细胞和 NK 细胞功能失调,不能产生抑制 CD4$^+$T 细胞的作用,因此,在 CD4$^+$T 细胞的刺激下,B 细胞持续活化而产生自身抗体。T 细胞的功能异常以致新抗原不断出现,使自身免疫持续存在。

二、病理

光镜下的病理变化:①结缔组织的纤维蛋白样变性,由免疫复合物和纤维蛋白构成沉积于结缔组织所致。②结缔组织的基质发生黏液性水肿。③坏死性血管炎。疣状心内膜炎是心瓣膜的结缔组织反复发生纤维蛋白样变性,而形成的疣状赘生物,是 SLE 特征性的病理表现之一。

其他特征性病理表现:①苏小紫小体。由抗核抗体与细胞核结合,使之变性形成嗜酸性团块。②"洋葱皮样"病变。小动脉周围出现向心性的纤维组织增生。但是上述特征性的病理表现阳性率不高。SLE 免疫病理包括皮肤狼疮带试验,表现为皮肤的表真皮交界处有连续的免疫球蛋白 IgG 和补体(C_{3c}·C_{1q} 等)沉积,对 SLE 具有一定的特异性。狼疮性肾炎的肾脏免疫荧光亦多呈现多种免疫球蛋白和补体成分沉积,被称为"满堂亮"。

三、临床表现

（一）一般表现

系统性红斑狼疮的临床表现一般无特异性,常易与感染、劳累、精神因素等原因引起疾病的临床表现相混淆。应特别注意的是,系统性红斑狼疮发病或复发常存在某些诱因(如感染、药物、日晒、劳累、心理压力、创伤及妊娠、分娩等),这些因素本身引起的临床表现常与系统性红斑狼疮的早期表现相互交织在一起,往往需借助有关实验室检查才能加以鉴别。

1.起病

多数患者起病隐匿,一般先累及一个系统或器官,以后逐渐扩展到多个系统。约 50% 的患者以关节痛为首发症状,20%～40%患者首先出现皮肤表现,16%～20%患者以浮肿、蛋白尿为首发症状;约 10%的患者起病急,发病前常有感染、用药不当、妊娠、分娩、应激状态以及精神创伤等诱因;少数患者起病急骤,可在数天内迅速出现少尿、无尿等急性肾衰竭体征,也可出现抽搐、昏迷、精神失常等狼疮脑病表现,以及心力衰竭、多器官出血等临床危急情况。

2.发热

绝大多数系统性红斑狼疮患者病程中有发热表现,各种热型均可见到,其中以不规则热与间歇热常见。发热患者中约 40%表现为高热,40%为中度发热,20%为长期低热。起病初期的发热大多数和病情活动性有关。系统性红斑狼疮病情活动性引起的发热一般不伴有寒战,而感染(特别是细菌感染)常伴有寒战,因此寒战是鉴别发热原因最有价值的临床表现,同时周围血象中中性粒细胞增多也是判断感染发生的重要线索。由系统性红斑狼疮病情活动性引起的发热常伴有皮疹、关节炎、浆膜炎以及血象减低、血沉增快、蛋白尿和低补体血症等表现。在发热原因未确定之前,应该谨慎使用甾体抗炎药、糖皮质激素等来退热,以不影响病情判断为度。

3.食欲下降及消瘦

50%～70%的系统性红斑狼疮患者在发病前数月出现食欲下降、厌食等症状,常发生隐匿,缓慢加重,容易误诊为功能性消化不良或慢性胃炎等消化系统疾病。

4.全身不适与疲乏

全身不适与疲乏是系统性红斑狼疮患者常见的非特异性主观症状,尤其是在病情活动期更为常见,可达80%。但疾病早期出现的周身不适与疲乏往往与劳累、感染、精神因素、低热、贫血及慢性炎症等因素有关。

(二)肌肉骨骼系统表现

肌肉骨骼系统是系统性红斑狼疮最常累及的部位,半数左右的患者以关节肌肉症状为首发表现,整个病程中常累及90%以上的患者。肌肉骨骼系统表现往往与病情活动性有关。

1.关节病变

主要表现为关节疼痛、肿胀与僵硬。最常受累的关节包括近端指间关节、腕关节、膝关节,其次是踝关节、肘关节与肩关节,少数患者可累及远端指间关节、下颌关节、跖趾关节、髋关节以及脊柱关节。起病初期可不对称性累及单个关节,随着病情的发展,可逐渐对称性累及多个关节。46%～73%患者伴有不同程度的晨僵,常反复发作。如不及时治疗,关节病变可进行性加重。关节病变根据性质不同可分为炎症性关节病变、晶体性关节病变与感染性关节病变,其中以炎症性关节病变最为常见,但确切机制尚不清楚。

(1)炎症性关节病变。①临床表现:22%～35%患者出现近端指间关节肥厚并向尺侧偏斜,部分关节可出现半脱位,拇指指间关节可出现过度伸展畸形,类似于类风湿性关节炎表现。关节畸形一般不伴有疼痛,也无明显活动性炎症存在。畸形发生可能为关节囊、韧带和肌腱发生病变使关节的稳定性受到破坏所致。3%～14%患者的关节表现类似于慢性风湿热患者发生的Jaccoud关节炎,称为Jaccoud征。②X线检查:多显示为对称性周围关节炎,其特征性表现为软组织肿胀和非侵袭性轴线异常,一般无关节间隙狭窄及骨质侵蚀性变化,偶见呈"虫蚀样"改变的轻度骨质侵蚀、关节狭窄、囊性样变及缺血性骨病表现。

(2)晶体性关节病变:部分老年系统性红斑狼疮患者可发生急性痛风性关节炎,这些患者通常无明显的病情活动,但常伴有狼疮肾炎或糖尿病肾病。痛风发作的主要表现与一般痛风相似,糖皮质激素治疗不能防止痛风发作。利尿剂可能为诱发因素,亦有报道二氢焦磷酸钙和羟磷灰石为致病因素。

(3)感染性关节病变:系统性红斑狼疮患者皮肤黏膜的屏障功能下降,非特异性细胞免疫功能亦有不同程度的减低,加上长期应用糖皮质激素以及细胞毒免疫抑制剂,抗感染能力进一步下降,故容易发生细菌、真菌和病毒感染而引起感染性关节病变。病变以化脓性多见,常由局部感染蔓延所致,亦可发生于全身感染之后,少数患者伴发髋关节结核、脊椎结核。有狼疮性关节滑膜炎、骨坏死及进行关节内注射药物的患者容易发生感染性关节病变,故进行关节腔穿刺时应特别注意无菌操作。其临床表现较一般感染性关节炎轻微,易与原发性感染混淆。X线检查可见关节积液,关节软骨及骨组织可有不同程度的破坏。关节液的病原生物学检查是可靠的确诊依据,必要时可作关节镜活检。

（4）其他类型关节病变：少数患者可发生吸收性关节病变，组织病理学检查常可见到关节结构内有脂肪和纤维组织增生，一般无炎症细胞浸润。临床一般表现为受累关节程度不等的疼痛，可伴有晨僵，严重者可出现关节活动受限，少数患者可无症状。

2.皮下结节

系统性红斑狼疮患者亦可出现皮下结节，其发生率为5％～12％。多数发生在手关节，但直径在20 mm以上的较大结节则多出现在手和肘关节的伸侧，一般无明显压痛，多附于骨膜上。组织病理学检查可见其中心为坏死组织，周围包绕大量上皮细胞，与类风湿结节相似。皮下结节的发生与发展常与类风湿性关节炎样表现、血清类风湿因子滴度以及系统性红斑狼疮的病情活动性有关，常随病情的缓解而消失。

3.肌腱病变

约10％患者可出现肌腱附着点炎，主要表现为附着于骨部位的肌腱、韧带或关节囊的炎症，如跟腱炎、跖筋膜炎、上髁炎、坐骨结节炎以及颈、胸、腰椎棘突等部位肌腱附着点炎症，少数患者可发生髌下韧带、股四头肌腱以及跟腱等部位的肌腱自发性断裂。这些部位的肌腱自发性断裂好发于男性，其发生与长期口服糖皮质激素、关节腔局部用药、Jaccoud综合征及病程较长有一定关系。肌腱断裂可在轻微活动之后发生，常表现为局部突发疼痛和活动困难或活动时突然跌倒，几乎都发生在负重部位的肌腱，以单侧多见，亦可双侧同时发生，多见于病情缓解期。组织病理学表现为慢性退行性改变，血管周围有单核细胞浸润，肌肉内有空泡形成，部分病程长的患者可见新生血管，可用磁共振成像协助诊断。少数系统性红斑狼疮患者的滑膜炎可诱发腕管综合征，可出现桡侧三个半手指的感觉异常，常有刺痛、麻木和局部肿胀，多有进行性肌力减退，可伴有大鱼际肌萎缩和拇指无力，屈腕及伸腕时疼痛加剧，指压试验阳性。

4.肌肉病变

40％～80％患者有肌肉疼痛、无力和肌肉压痛，以三角肌、股四头肌等四肢大肌群的症状较为突出，但有些患者的肌痛是由附近关节病变的牵涉痛所致，应注意识别。肌肉病变一般可分为炎症性肌病和药物相关性肌炎两种情况。

（1）炎症性肌病：发生率为5％～11％，其临床表现与多发性肌炎相似，但一般仅有轻度或中度炎症表现。血清肌酸磷酸激酶、门冬氨酸氨基转移酶、乳酸脱氢酶、醛缩酶等多有轻、中度增高，血肌红蛋白水平也可增高。肌电图可有肌原性改变。肌肉活检可见肌束及其血管周围有单核细胞浸润，但肌束萎缩少见。免疫组化研究发现，肌纤维膜和血管基底膜上有免疫球蛋白和补体沉积，炎性渗出物中血管黏附分子-1水平增高。一般而言，糖皮质激素对炎症性肌病治疗效果较好。

（2）药物相关性肌炎：发生率约为8％，常见诱发药物为糖皮质激素和抗疟药，尤以前者多见。一般发生在药物治疗过程中，多数起病隐匿，但也可急性起病。主要表现为肌痛、肌无力，常由近端肌群开始，渐累及远端肌群，部分患者最终可累及全身肌肉。患者血清肌酶一般无改变，肌电图亦表现为肌原性损害，肌肉活检显示肌纤维肿胀，可有空泡出现、肌纤维变细等变化。一般而言，糖皮质激素对药物相关性肌炎治疗无效。

5.软组织钙化

临床上偶尔可见到系统性红斑狼疮患者的软组织有钙化现象，多发生于皮下、关节周围、血管壁和肌肉，皮下及其深部软组织可出现线状、片层状或结节样钙化，尤以下肢为多见，关节周围组织钙化可单发或多发，可伴有邻近皮肤炎症、溃疡与坏死。系统性红斑狼疮患者膝关节周围肌腱上可见羟基磷灰石、尿酸盐沉积。这种软组织钙化可能与局部组织酸碱度改变和碱性磷酸酶水平的增高有关,但其确切机制尚不清楚,部分患者软组织钙化可能与合并甲状旁腺功能亢进有关。

6.骨骼病变

5%～10%患者出现有临床症状的无菌性骨坏死,此为系统性红斑狼疮致残的主要原因之一,放射学检查阳性而无临床症状的骨坏死发生率可高达25%。骨坏死好发于负重部位,如股骨头、股骨髁、胫骨平台、距骨,也可发生于肱骨头、舟状骨、掌骨等部位。常见临床表现为受累关节的疼痛,通常发生隐匿,逐渐加重,可伴有关节僵硬和活动受限。

系统性红斑狼疮患者发生的骨坏死与原发病有关,中小血管炎可累及骨骼,引起骨的血供减少或中断,继而导致邻近的骨组织充血,骨矿物质丢失,骨小梁变细,若受压力影响可出现骨萎缩。长期应用糖皮质激素可能是引起骨坏死的另一个重要原因,多数患者在出现骨坏死前两年内都有大剂量应用糖皮质激素史,长期应用糖皮质激素可引起骨质疏松,骨骼强度下降而易发生微小骨折,同时药物可直接作用于成骨细胞,使其修复能力下降。此外,糖皮质激素还可作用于骨髓内脂肪细胞,引起细胞肥大,使骨髓内压增高,造成骨血流障碍,从而发生局部缺血,骨细胞受损,最终发生骨坏死。

骨坏死最早的 X 线表现是受累部位的斑点样改变,病变可逐渐增大、融合,继而发生软骨下骨的萎陷,在 X 线片上可见典型半月征;如果病变继续发展,X 线片则可呈现出关节腔狭窄、关节面变平,骨赘形成等;在病变的终末期,X 线片上可见整个关节的退化性改变。若作 CT 检查,除可更清晰显示和准确定位上述病变之外,还可发现部分患者病变的股骨头有星号征,可能系坏死区有新骨形成,引起局灶部位的均匀性或不均匀性信号强度减弱所致。磁共振成像检查可清晰显示病变关节周围的软组织、关节软骨、纤维软骨以及关节滑膜病变的范围、关节纤维化的程度等表现。

(三)心、肺表现

1.心脏病变

心脏病变的发生率为50%～74%,可累及心包、心肌、瓣膜等,少数患者甚至发生全心炎症。有研究表明随着患者生存期的延长,以前不太常见的心脏病变(如动脉粥样硬化和随之发生的冠状动脉疾病)将逐渐成为患者主要死亡原因之一。

(1)心包病变:是最常见的心脏病变。其主要临床表现有发热、心前区疼痛、心包摩擦音、心电图 ST 段弓背向下型抬高以及 T 波变化,但发生大量心包积液而出现心脏压塞征者较为少见。系统性红斑狼疮引起的心包积液外观通常呈草绿色或血清样渗出液,心包穿刺液亦可呈血性,白细胞计数显著增多,其中以多形核白细胞为多见。如果在心包积液离心沉淀物中找到狼疮细胞将有助于系统性红斑狼疮的诊断。

(2)心肌病变:既往尸检资料显示,40%～50%患者存在心肌病变,但生前仅 7.8%～14%被查知,大多数患者则无任何心肌炎表现。当系统性红斑狼疮患者出现与体征不相符的心悸、胸闷、心动过速、心脏浊音界扩大、心功能不全、室性心律失常以及传导阻滞等表现时,要考虑到系统性红斑狼疮累及心肌的可能。结合胸部 X 线片、心电图、超声心动图以及心肌酶谱检查结果,一般不难作出诊断。若有心力衰竭表现,需与肾脏损害引起的继发性高血压所导致的心力衰竭相鉴别。

(3)瓣膜病变:Libman-Sacks 心内膜炎是系统性红斑狼疮的特征性瓣膜病变,其发生机制目前仍不清楚。尸检发现，Libman-Sacks 心内膜炎的疣状赘生物直径多在 1～4 mm，单个似豌豆状或多个聚集成球状，有时呈桑葚状紧密黏附于心内膜下，赘生物黏着的部位通常在心脏瓣膜的边缘，瓣膜的两面均可有赘生物粘着，但在腱索、乳头肌、心室壁以及心房内膜较少发现。Libman-Sacks 心内膜炎的赘生物一般变化不大，仅有小部分继续发展成需进行瓣膜置换术的反流性损伤。

（4）心律失常：普通心电图检查的检出率约 25%。各种心律失常均可发生，其中以窦性心动过速、窦性心动过缓最为常见，其次是房性期前收缩、室性期前收缩，亦有发生阵发性室上性心动过速、心房颤动、一度和二度房室传导阻滞、左束支和（或）右束支传导阻滞，但高度房室传导阻滞者并不多见。系统性红斑狼疮患者分娩的新生儿可发生先天性完全性心脏传导阻滞。

系统性红斑狼疮引起的心律失常多为暂时性，随着病情的缓解自行消失，其发生原因可能与冠脉血管炎症引起的暂时性心脏传导系统血液供应不足有关，此外心包病变、心肌病变和心内膜病变均可累及心脏的传导系统而引起心律失常。组织病理学检查发现系统性红斑狼疮的心脏传导系统可发生纤维素样变性和纤维素性瘢痕，亦可见炎性淋巴细胞浸润。

（5）冠状动脉病变：随着患者生存时间的延长，冠心病的发生率也相应增高，由冠状动脉病变引起的心肌梗死、严重心律失常等心血管并发症已成为影响系统性红斑狼疮患者生存质量的重要原因之一。系统性红斑狼疮患者发生冠心病可能与系统性红斑狼疮本身及其所引起的肾损害和血脂异常、长期应用糖皮质激素引起的脂质代谢紊乱等有一定关系。

（6）高血压：大约 25% 的患者有程度不等的高血压，尤以动脉血压增高为著。肾脏病变是系统性红斑狼疮患者发生高血压的主要原因，此外糖皮质激素的应用也是重要危险因素之一。长期高血压可引起心肌肥厚，诱发心力衰竭。

（7）充血性心力衰竭：Badui 等报道，10% 患者可发生充血性心力衰竭，通常与高血压以及糖皮质激素的应用有关，此外发热、感染、贫血、尿毒症和过早发生的冠心病、心包病变、心脏瓣膜病变以及肺动脉高压等因素在其发生、发展过程中也起到一定的作用。Crozier 等应用超声心动图检查发现，多数系统性红斑狼疮患者心脏收缩期与舒张期功能均有程度不等的减退，即使无心脏肥大、心肌肥厚和心力衰竭表现，因心脏的冠脉储备下降亦可出现心脏舒张功能障碍。心脏舒张功能受损，特别是等容舒张期显著延长在病情处于活动期的系统性红斑狼疮患者中更为常见，并且这种心脏舒张功能的异常经治疗后可以恢复正常。有学者发现，心肌功能障碍更常见于血清中有高滴度抗心磷脂抗体的系统性红斑狼疮患者。

（8）心脏病变对预后的影响：系统性红斑狼疮心脏病变已成为危及患者生存的重要原因之一，15% 的死亡患者与心脏病变有关，主要原因有冠心病猝死、心内膜病变和（或）心律失常引起的顽固性心力衰竭、心包炎继发感染等。

2.肺部病变

前瞻性研究结果显示，系统性红斑狼疮发病时仅 3% 的患者累及肺部，但随着病程发展，50%～60% 的患者可出现肺部受累，其病变包括胸膜病变、肺实质浸润性病变与肺间质纤维化、肺出血、阻塞性毛细支气管炎、肺不张、肺栓塞、肺动脉高压、呼吸肌及膈肌功能失调等。

（1）胸膜病变：是系统性红斑狼疮患者最常见的肺部病变，17% 的初发患者胸膜受累，处于病程中的患者可上升为 50%，发生于病程各个阶段。双侧胸膜同时受累多见，亦可为单侧病变。主要表现为病变侧胸痛，常伴有发热，胸痛常随呼吸运动或体位的变化而加重。体检及胸片或B超检查可发现有少量或中等量积液征象，少数患者表现为大量积液。

系统性红斑狼疮病变本身引起的胸腔积液多为渗出液,外观透明、微黄,有时为浑浊液或血性液,有核细胞数为$(0.23\sim15)\times10^9/L$,急性期以中性粒细胞占优势,随病情进展渐变为淋巴细胞为主,积液沉渣涂片有时可见狼疮细胞,具有诊断价值。胸腔积液中抗核抗体(anti-nucleus antigen,ANA)可为阳性,其效价与血抗核抗体效价之比$\geq1:9$,补体C_3、C_4可减低,并可检出免疫复合物。积液的葡萄糖含量可略低于血糖,细菌学检查为阴性。

除系统性红斑狼疮本身引起胸膜炎外,狼疮累及肾脏及其他脏器以及继发感染等情况也可出现胸腔积液,但无狼疮性胸膜病变的表现。系统性红斑狼疮引起的胸膜病变通常对非甾体抗炎药或小剂量糖皮质激素敏感,积液多可自行吸收;大量胸腔积液引起呼吸困难或积液性质不明者,可行穿刺抽液以确定积液的性质,解除呼吸困难。

(2)肺实质浸润性病变。①急性狼疮性肺炎发病较急,绝大多数患者伴有病情活动性表现,主要为咳嗽、胸闷、呼吸急促、发热,严重者可出现呼吸困难、低氧血症甚至急性呼吸窘迫综合征。体检时在双肺底部都可闻及湿啰音,胸部X线检查可见双肺弥漫性病变,肺底尤为显著,部分患者肺部病变表现为节段性、游走性的特点。肺组织病理检查可见肺泡内透明膜形成,间质水肿和有淋巴细胞浸润,有时可见到苏木素小体,部分患者可见有肺泡水肿、肺泡内出血。电镜下可见肺间质内和毛细血管壁内有致密物沉积。急性狼疮性肺炎不易与系统性红斑狼疮继发细菌性肺炎相鉴别,如无确切证据排除感染,应同时进行抗感染治疗。②慢性狼疮性肺炎可由急性狼疮性肺炎演变而来,亦可发生于病程较长、治疗不当的系统性红斑狼疮患者,有症状的慢性狼疮性肺炎并不常见,主要表现为活动后胸闷、气喘、呼吸困难以及呼吸音减低与肺部细湿啰音。胸部X线检查可见肺部呈弥漫性颗粒状、网状或网状结节样改变,两下肺较为显著;对于病程较长和肺部病变发展迅速的患者可出现双肺蜂窝状改变,并常有肺底部盘状不张与膈肌上抬。患者肺功能检查均有限制性通气障碍和肺弥散功能减低。若行肺部高吸收薄层计算机扫描(HRCT)可发现无症状的慢性肺间质性肺病患者。肺活检显示肺泡壁增厚、水肿,肺间质有单个核细胞浸润。慢性狼疮性肺炎患者容易发生肺部感染,并反复、迁延,难以治愈,常死于肺部感染诱发的呼吸衰竭。

(3)肺出血:较少见,其发生率为1.6%,一旦发生,其病死率高达90%。当病情急性发作时,患者可突然出现咳嗽、痰中带血和胸闷、心悸、气急与呼吸困难,有些患者可突发大咯血。实验检查可有血红蛋白与血细胞比容下降等,血气分析可有低氧血症。胸片显示双肺野有浸润性病变。肺活检可见弥漫性肺泡出血,肺泡内有完整的红细胞以及含有含铁血黄素的巨噬细胞,少数患者还可见有肺泡隔增厚、透明膜形成及肺泡内有纤维素沉着,但通常无明显血管炎表现。若对肺活检组织进行免疫荧光检查则可发现肺泡隔和肺泡壁内有免疫球蛋白及补体沉积。电镜下可见肺泡毛细血管内有电子致密物沉积。

(4)肺动脉高压症:好发于18~49岁的年轻女性,男女性别比为1:10。肺动脉高压一般在系统性红斑狼疮确诊后2~5年发生,其临床表现与原发性肺动脉高压基本相似。①临床表现:多数患者病情出现隐匿,进展缓慢。常见的临床表现为活动后气急、胸闷、胸痛、呼吸困难及慢性干咳。体检常见肺动脉瓣第二心音亢进、三尖瓣听诊区有收缩期杂音。严重患者可有肝大、下肢浮肿、腹水征阳性等右心衰竭表现。心电图有右心室肥大伴劳损的表现。胸片示有肺动脉段明显突出、右下肺动脉干扩张、右心室扩大而肺野异常清晰。肺功能检查常呈限制性通气功能障碍,但与肺动脉高压的严重程度不成比例。肺血管造影可见中心肺动脉干呈对称性扩张,外周血管远端呈剪枝样改变。超声心动图及右心导管检查显示,多数患者为轻度肺动脉高压症。发生肺动脉高压的系统性红斑狼疮患者中 63％ 合并肾脏病变,63％～75％ 存在雷诺征,80％ 类风湿因子阳性,25％ 以上患者抗核糖核蛋白抗体阳性,血液中狼疮抗凝物与抗心磷脂抗体的阳性率亦高于无肺动脉高压症的系统性红斑狼疮患者。②组织病理变化:与原发性肺动脉高压症相似。镜下可见肺动脉平滑肌细胞中度肥大和内膜纤维化,少数患者可见有血管炎与血栓形成。免疫病理学检测可见肺动脉壁有 IgG、IgM 与补体 C_3 沉积,用酸性缓冲液洗脱出的免疫球蛋白沉积物中含有 DNA 与抗 DNA 复合物。

(5)肺栓塞:有报道系统性红斑狼疮患者肺栓塞发生率为 6％～9％。如患者突然发生气急、胸痛和呼吸困难时除应怀疑发生了胸膜炎或肺炎外,还应考虑肺栓塞,可行血管造影术以确诊并确定栓塞部位、范围,但确定栓子性质较困难。

(6)膈肌功能失调:系统性红斑狼疮患者可出现呼吸困难、肺活量降低,同时伴有膈肌抬高和膈肌运动减弱,Hoffbrand 等将之命名为肺减缩综合征。本病一般发展缓慢,常于肺功能检查时发现,部分患者的表现是可逆的。

(7)其他肺部表现:少数无明显肺实质病变的急性系统性红斑狼疮患者可出现可逆性的低氧血症,部分患者中可出现轻度胸膜症状,以应用糖皮质激素治疗者多见。此外少数系统性红斑狼疮患者还可能发生气道阻塞,肺活检表明小支气管与细支气管发生急性炎症,终末支气管黏膜上皮细胞增生,支气管周围有淋巴细胞浸润。由坏死组织碎屑、少量纤维蛋白和支气管分泌物组成的黏稠栓子可导致细支气管部分或完全阻塞,患者可发生机化性肺炎。

(四)皮肤和皮下血管表现

皮肤、黏膜及皮下血管病变是系统性红斑狼疮最常见的临床表现之一,其发生率为55％～85％,仅次于关节病变。系统性红斑狼疮引起的皮肤、黏膜及皮下血管病变多种多样,病变涉及的范围可局限于某一局部,也可侵及全身,颊部红斑、盘状红斑、光过敏以及口腔溃疡等是诊断系统性红斑狼疮的重要依据之一。25％～40％患者可首先出现皮肤病变,多数患者在起病时出现,少数患者可发生于其他系统病变出现数月至数年后。系统性红斑狼疮的皮肤表现往往与其他系统、器官病变存在一定相关性,皮肤病变的加重往往提示病情活动性增加或恶化。

1.皮肤表现

(1)颊部红斑:22％～68％的系统性红斑狼疮患者在其病程中可出现颊部红斑,其中40％患者可为首发表现。本症的基本表现形式可为颊部毛细血管扩张、水肿性红斑、散在分布的斑点状丘疹以及盘状红斑。颊部红斑可突然出现,多先在颊部出现小片状水肿性淡红色、鲜红色或紫色斑疹,逐渐增大,并可延及鼻梁,典型者与鼻根部红斑相连,形成蝴蝶状红斑,称之为"蝶形红斑",可见于 1/3～1/2 患者。部分患者颊部红斑形状不规则,边缘模糊,皮疹表面可有糜烂、渗出并有鳞屑和痂附着,类似于湿疹;皮损处可严重水肿,出现类似于皮肌炎的眶周水肿和蜂窝织炎样表现;少数患者皮疹类似于药物诱发的变应性皮疹;长期应用糖皮质激素治疗者可出现痤疮和酒渣鼻样表现。多数皮疹可持续数天、数周,随病情缓解而逐渐消退,愈后一般不留瘢痕,但病情复发时可再次出现。部分患者出现色素沉着,少数患者出现局部皮肤萎缩、变薄。

(2)盘状红斑:盘状红斑可先于或与其他临床表现同时出现,多发生于面颊部,亦可发生于颈部、耳轮、手背及前胸部等暴露区域,呈片状或散在分布。初发时多为绿豆至黄豆大小的圆形、类圆形丘疹,亦可呈环形,上覆少量鳞屑,病情进展后皮疹可增多、扩大,上覆增厚的鳞屑并黏附于丘疹基底部,不易脱落,若用力撕脱则可见皮损基底部的扩张毛孔,鳞屑背面也可见有突起的角质栓。皮损外周稍高于中心,周边色素较深而中心色素减退或缺失,基底部萎缩伴毛细血管扩张。皮损呈向心性扩展,边缘融合成不规则的形状。多数患者无明显感觉,少数可有不同程度的瘙痒或烧灼感,日晒后皮损加重,愈后常遗留有瘢痕及色素沉着。皮损活检可见角化过度,毛囊角栓,基底细胞水肿伴空泡形成。盘状红斑的出现常与病情活动性有关,但一般认为伴有盘状红斑的系统性红斑狼疮患者病情较轻,肾脏受累者较少,预后较好。

(3)脱发:脱发是系统性红斑狼疮患者常见的临床表现之一,发生率为24%～70%。系统性红斑狼疮引起的脱发不仅可发生于头发,亦可见于眉毛、睫毛和阴毛。大致可分为下列几种形式。①斑片状脱发:继发于头皮斑丘疹后的脱发可为一过性,但若继发于盘状红斑,则可因瘢痕破坏毛囊导致永久性斑秃。②弥漫性稀发:常在梳发时发现有大量头发脱落,是最常见的形式,可继发于各种刺激,亦可发生于病情活动期或糖皮质激素与细胞毒药物治疗过程中。诱因去除或病情稳定后可重新长出新发。③狼疮发:特征性的表现之一,常发生于病情活动期。表现为头发干枯、无光泽、脆性增加而易折断,头发通常只有数厘米长,尤以前额部和顶部头发较为明显。④全秃:少数患者可出现全秃或仅留有发际,其病因不明,但需排除环磷酰胺等细胞毒药物引起的脱发。

(4)光过敏:对日光或紫外线过敏是系统性红斑狼疮患者常见的临床表现,也是系统性红斑狼疮诊断的主要依据之一,其发生率为11%～58%。

有研究发现引起系统性红斑狼疮患者光过敏的主要是波长为290～320 nm的紫外线B,有些患者对波长为320～400 nm的紫外线A也过敏。光过敏常发生于暴露部位,部分患者可向非暴露部位蔓延。皮疹多为红色斑疹、丘疹,部分皮疹融合成片,有时可出现多形红斑、荨麻疹样皮损,少数患者还可出现大疱性皮疹;局部可有灼热感、瘙痒或刺痛;皮损的严重程度与日光或紫外线照射的强度、距离、照射时间以及处理是否及时有关。

(5)紫癜:9%～21%的系统性红斑狼疮患者可出现瘀斑、出血点等皮肤出血表现。皮肤出血性损害最常见的原因是使用了糖皮质激素,因为糖皮质激素可引起皮肤萎缩及增加皮肤血管的脆性;非甾体抗炎镇痛药可影响血小板的功能,也可诱发皮肤出血;少数未经治疗的患者出现皮肤瘀点、瘀斑和血肿可能与疾病本身引起的血小板减少或皮肤血管炎有关;发生于下肢的紫癜应与长期应用抗疟药物引起的皮肤色素变化进行鉴别。此外还应排除血栓性血小板减少性紫癜(thromotic thrombocytopenic purpura,TTP)、抗磷脂综合征、特发性血小板减少性紫癜(idiopathic thrombocytopenic purpura,ITP)、冷球蛋白血症等疾病。

(6)色素变化:Dubois等报道8%的系统性红斑狼疮患者存在弥漫性色素沉着,5%患者存在局限性色素沉着,5%患者存在皮肤色素减退,多为继发性,好发于各种原发皮损所在部位,并在原有皮损消退后数月内逐渐出现,常为持续性,部分局限性色素增加可在数年内缓慢消退。患者在其他皮损出现之前,偶尔会出现原发性皮肤色素减退。此外长期应用抗疟药物和糖皮质激素治疗的患者亦可引起皮肤色素的变化,应予以鉴别。

(7)亚急性皮肤型红斑狼疮:约10%的系统性红斑狼疮患者伴有亚急性皮肤型红斑狼疮皮损,半数左右亚急性皮肤型红斑狼疮患者表现以皮损和关节症状为主、内脏病变较轻,较少累及肾脏。亚急性皮肤型红斑狼疮皮肤损害多分布在面颊部、鼻、耳轮、上胸、前臂伸侧、手背等暴露部位,腰以下皮肤罕有皮损,偶见唇和颊部黏膜受累。其基本表现为水肿性红斑,可分为两种类型,即环形红斑型和丘疹鳞屑型,多数患者以一种类型皮损为主,可扩大成形状不规则的斑片,上覆鳞屑,类似于异常型银屑病样皮损,皮损处无毛囊栓塞、角化过度,也无皮肤萎缩与瘢痕形成,可持续数周或数月后消退,留有暂时性色素沉着和毛细血管扩张。

(8)狼疮性脂膜炎：又称深部红斑狼疮，是系统性红斑狼疮的少见皮损，见于2%～3%的系统性红斑狼疮患者。局部外伤与药物注射可能与这种皮损的发生有关。好发于中青年女性患者，可在系统性红斑狼疮的其他系统表现出现前数年发生；皮损好发于面部、臀部和臂部，亦可见于颈部、肩部、上肢、胸部、背部、小腿和大腿，偶见于乳房；分布多不对称，数目不定，大小不等，小者如蚕豆大小，大者直径可达10 cm；皮损部位皮肤可呈红色或淡红色，有时病变上方有色素沉着；病变位于真皮深层或皮下脂肪组织，呈结节或斑块，质地坚实，一般无明显移动性，多数有触痛；一般呈慢性经过，有的结节持续不变，而在其他部位发生新的皮损，有的结节逐渐扩大，或与邻近结节融合形成斑块，有的结节上方皮肤可发生萎缩、角化过度、毛细血管扩张或演变成典型的盘状红斑皮损，有的结节坏死吸收而使其上面的组织塌陷形成萎缩性瘢痕；较少发生皮肤溃疡。病变组织活检可见脂肪小叶或小叶间隔脂膜炎和钙质沉积，以脂肪玻璃样坏死为主，常伴有结节状或片状淋巴细胞浸润，皮肤血管内皮细胞肿胀，血管周围亦有玻璃样变性与淋巴细胞浸润。

(9)大疱性红斑狼疮：大疱性皮损仅见于0.2%～0.4%的系统性红斑狼疮患者。其基本病变为大小不等的水疱样皮损，疱液起初清亮，渐变为浑浊，少数可为血性。皮损好发于暴露部位，如面部、颈部、上肢等，也可蔓及全身。有时皮损可集中于某一部位形成类似于疱疹性皮炎，但并无明显瘙痒。皮肤活检可见表皮下囊泡内含有细胞核碎片、中性粒细胞和微小脓肿以及皮乳头顶端的纤维蛋白，类似于疱疹样皮炎的病理变化。本症需与寻常性天疱疮、疱疹性皮炎、大疱性类天疱疮、大疱性表皮松解症、大疱性多形红斑等大疱性皮肤病以及血卟啉症、皮肤迟发性超敏反应、严重感染等疾病进行鉴别。

(10)红斑性天疱疮：1926年Senear等报道了一组同时具有红斑狼疮和天疱疮两种疾病特征的患者，其面部皮损类似红斑狼疮，而胸部、背上部等处皮损则类似于天疱疮，组织病理表现类似于天疱疮（棘层松解）。后经免疫病理研究证实此类患者在真皮-表皮连接处有免疫球蛋白与补体沉积，并检出循环抗核抗体与抗细胞间成分抗体，对未受累的非暴露部位皮肤进行皮肤狼疮带试验亦获得阳性结果。

(11)其他皮肤病变：系统性红斑狼疮还可出现其他一些皮肤病变，如关节周围或上肢伸侧面的类风湿结节样疼痛性皮下结节，后者常与骨膜相连而固定。皮肤萎缩与瘢痕形成常与慢性皮损及长期应用糖皮质激素治疗有关。皮肤黏蛋白沉积症是一种较为罕见的结节性皮肤病变，可能与患者皮肤内粘蛋白增多形成结节样病变有关，分布于躯干以及四肢皮肤，质地坚实，局部无压痛，其上方皮肤正常，与病情活动性有关，病情缓解后部分可自行消退。多形性红斑常发生于寒冷季节，好发于手、足和面部皮肤，初为圆形或类圆形鲜红色丘疹，直径数毫米，后逐渐扩大、融合成轻度压痛的斑块，顶端可出现水疱、瘀点，消退后可遗留有色素沉着。红斑肢痛症表现为患肢皮肤充血，皮温增高，环境温度增高后肢痛加重，降低患肢皮温后肢痛减轻。少数患者还可出现指甲的片状出血、指甲远端明显增厚，有的还可有杵状指等表现。亦有报道系统性红斑狼疮患者可出现上皮细胞瘤、皮肤纤维瘤等病变，并认为与长期应用糖皮质激素有关。患者皮肤易受各种细菌、真菌、病毒及昆虫感染，这与患者免疫力下降有关。此外，系统性红斑狼疮患者还可合并有脂溢性皮炎、湿疹、玫瑰糠疹、鱼鳞病、扁平苔癣、红斑痤疮等皮肤病，这些皮肤病的发生与系统性红斑狼疮的关系尚不清楚。

2.血管性病变

约有半数系统性红斑狼疮患者可出现血管性病变，大部分是由与病情活动性密切相关的小血管和毛细血管炎症所致,亦可由血管痉挛引起。常见血管性病变有血管炎性皮损、雷诺现象、甲周红斑、网状青斑、冻疮样皮损和毛细血管扩张。

(1)血管炎性皮损:Grigor 等报道其发生率为 18%~70%,其表现多种多样,可为出血点、瘀斑,亦可为隆起性紫癜、无瘙痒性荨麻疹,有时还可出现大疱性皮损、结节性红斑、瘀血疼痛性荨麻疹、肢体溃疡和网状青斑等表现,发生于肢端者可表现为手掌和指(趾)端的红色压痛性坚实的斑片。血管炎性皮损与其他病情活动性表现(如低补体血症、血沉增快、蛋白尿等)有关,是病情活动性的重要标志之一。

(2)网状青斑:发生率约为 10%,常由于真皮乳头层下的小动脉升支痉挛,使皮肤血流紊乱,浅层水平静脉血管丛血流增多,引起皮肤表面出现特征性的网状紫红色斑影。多分布在大腿、上肢及关节附近,以膝、踝和肘关节处多见,常于受寒后出现或加重。

(3)萎缩性白斑:为少见血管性病变,常由严重的皮肤血管病变所致。表现为皮肤青斑伴有痛性溃疡,溃疡愈合后病变处色素减退、局部毛细血管扩张,并有萎缩性瘢痕形成。

(4)雷诺现象:发生率为 10%~45%,其中约 2%患者为首发表现。典型的雷诺现象可分为缺血、缺氧淤血与充血 3 个时相。①缺血相系小至中等大小的动脉痉挛引起,可见甲床、手指、足趾苍白,并伴有局部的疼痛。②缺氧淤血相系局部组织缺血缺氧,局部代谢产物积聚,静脉血管有不同程度的扩张引起,上述部位皮肤变为紫色。③充血相系当局部二氧化碳等代谢产物蓄积到一定程度时,引起痉挛的动脉血管扩张,局部供血、供氧增加,原呈紫色的皮肤变为鲜红色,并伴有肢端疼痛。雷诺现象可由寒冷、感染、吸烟以及情绪变化等因素诱发,持续数分钟至数小时不等,如持续时间较长可引起肢端皮肤坏死甚至肢体坏疽。

(5)毛细血管扩张:系统性红斑狼疮患者常并发有局部毛细血管扩张,多见于颊部、大小鱼际、甲周及指(趾)末端。发生于指甲皱襞后部及相邻皮肤的毛细血管扩张常伴有甲周红斑,指尖则多为扁平或多角形的丛状毛细血管扩张,手掌常表现为丘疹性毛细血管扩张。皮肌炎、硬皮病与类风湿性关节炎等自身免疫性疾病亦可引起毛细血管扩张,毛细血管扩张还需与肝硬化引起的面部毛细血管扩张及肝掌进行鉴别。

(6)甲周红斑:甲周红斑为具有一定特异性的系统性红斑狼疮急性皮损,常与病情活动性有关,发生率为 10%~50%,系指甲基底部的血管扩张及血管炎所致。甲床微血管显微镜检查可发现患者的毛细血管袢迂曲、扩张、血流缓慢,部分可有瘀血和出血。

(7)冻疮样皮损:发生率为 10%左右,多分布于四肢末端、面部及耳郭等部位,亦可发生于肘、膝关节、小腿。常表现紫红色或暗红色结节或丘疹,边缘不清,部分皮损可融合成斑块,局部水肿使皮肤紧张发亮,有压痛,并可伴有毛细血管扩张。有的皮损可发生溃疡,愈后遗留有萎缩性瘢痕。

(8)皮肤溃疡与坏疽:与严重的皮肤血管炎有关,常发生于四肢末端、踝关节及小腿。这些患者血清中抗核抗体、抗 DNA 及 IgG 的滴度较高而补体水平下降。直接免疫荧光法可在受累组织周围的血管壁中检出 IgG、补体、纤维蛋白原与纤维蛋白,提示免疫病理损伤参与病变的发生过程。

3.黏膜病变

7%~40%的系统性红斑狼疮患者可出现黏膜病变,可累及全身各处黏膜,但以口腔和鼻腔黏膜溃疡多见。黏膜病变通常与病情活动性有关,是系统性红斑狼疮诊断的主要依据之一。

(1)口腔溃疡:系统性红斑狼疮引起的口腔溃疡以颊部与硬腭黏膜受累最为明显,其次是唇部黏膜。损害初发为小瘀点,逐渐发展成一个直径 10～20 mm 的溃疡,单纯由系统性红斑狼疮引起者一般无明显疼痛,如继发感染,则可出现灰白色分泌物附着,周围有红晕,受刺激后常有明显疼痛。口腔溃疡有时可累及咽部与口唇,引起咽痛、吞咽困难和唇炎。

(2)鼻腔溃疡:约 20%患者发生,溃疡常位于鼻中隔前部,多为双侧性,偶可引起鼻腔出血和鼻中隔穿孔,患者可无症状。

(3)其他黏膜病变:系统性红斑狼疮偶可引起处女膜、外阴部及阴道溃疡,但通常与口腔溃疡同时存在,亦有系统性红斑狼疮患者并发有肛周溃疡、结肠溃疡与上消化道溃疡的报道,但难以排除是否与应用糖皮质激素和非甾体抗炎镇痛药有关。

(五)头颈部表现

1.口腔

干燥综合征(sjögren's syndrome,SS)是一种慢性、伴有淋巴细胞增生的自身免疫性疾病,以唾液腺、泪腺中淋巴细胞和浆细胞进行性浸润为特征,可引起口腔干燥、唾液腺肿大及眼干燥等临床表现。干燥综合征常伴有自身抗体产生(如抗核抗体、类风湿因子、抗 Ro/SSA 抗体及抗 La/SSB 抗体),可引起多系统损害从而发生肺脏、肾脏、神经系统等表现。约 20%的系统性红斑狼疮患者并发干燥综合征,一般发生于系统性红斑狼疮晚期,但也有患者先出现原发性干燥综合征,若干年以后才发生系统性红斑狼疮。

原发性干燥综合征(primary sjögren's syndrome,PSS)与系统性红斑狼疮继发干燥综合征有时很难区别,特别是轻型及早期患者,其起病常隐匿,合并有口、眼干燥症状出现,很少累及肾脏、中枢神经及血液系统,补体水平正常,具有低水平的抗 dsDNA 及抗 Sm 抗体,预后通常较好。抗 Ro/SSA 抗体、抗 La/SSB抗体的阳性率在系统性红斑狼疮患者为 15%～35%,而在原发性干燥综合征患者中可在 40%～90%。α-Fordin抗原在原发性干燥综合征患者中阳性率为 60%～70%,而在系统性红斑狼疮中阳性率很低,此抗体的检测可能为两者的鉴别提供一定的帮助。

2.眼

系统性红斑狼疮患者眼部表现多种多样,轻重程度不等。结膜炎发生率为 10%,可出现在疾病的不同时期,球结膜组织中免疫荧光染色阳性有助于诊断。1%～2%患者并发虹膜炎,儿童常见,还可出现脉络膜及视网膜血管炎,表现为视力下降,眼底检查可发现视网膜血管周围有渗出物,其中视网膜血管炎的发生可能与免疫复合物介导的炎症反应(通常是急性病变)有关,还可能与抗磷脂抗体有关。应该指出的是某些用于治疗红斑狼疮的药物也可引起眼部病变,如抗疟药可导致黄斑变性,糖皮质激素可引起青光眼或白内障。

3.耳

系统性红斑狼疮很少累及听觉器官。

4.喉

系统性红斑狼疮极少累及喉部,其临床表现差异较大,可仅表现为声带轻度溃疡和水肿,但亦可能因为坏死性血管炎而导致上呼吸道严重损害甚至危及生命。某些表现如声音嘶哑、呼吸困难及声带麻痹,用糖皮质激素治疗有效。

(六)免疫器官和血液学表现

1.淋巴结肿大

系统性红斑狼疮患者淋巴结肿大发生率约为 50%,儿童比成人更常见。淋巴结肿大以颈部及腋窝多见,亦可见全身性淋巴结肿大,肺门淋巴结肿大少见。肿大的淋巴结常质地柔软、无粘连、无压痛,可从米粒大小到 3~4 cm。组织病理学检查可发现肿大淋巴结呈弥漫性反应性增生,并可见淋巴滤泡增生及程度不同的坏死区,偶见苏木素小体,免疫组织学特征为淋巴结呈滤泡和类皮质样增殖并伴有坏死区,坏死区内以 CD11b$^+$、CD15$^+$组织细胞和 CD8$^+$、CD3$^+$淋巴细胞为主,无坏死的滤泡间区以 T 细胞为主,而淋巴滤泡内以 B 细胞为主。

2.脾脏

10%~20%的系统性红斑狼疮患者有脾大,常伴有肝大。特征性组织病理学改变是脾滤泡动脉出现同心状胶原纤维硬化环,形成洋葱皮样改变,有时还可见脾梗死和血栓形成。约 5%的系统性红斑狼疮患者伴脾功能低下,可发生肺炎球菌和沙门菌败血症,其机制不清,尸检显示脾脏萎缩,没有血管炎证据。

3.胸腺

纵隔充气造影术显示系统性红斑狼疮患者胸腺萎缩。活动期系统性红斑狼疮患者胸腺激素活性降低。

4.血液学变化

系统性红斑狼疮患者血液学改变常是首发的主要临床表现。

(1)贫血:发生率约为 50%,有报道可达 78%。大多为轻至中等程度的贫血,其轻重、病程长短和病情严重程度有关,通常是正细胞正色素性贫血。系统性红斑狼疮患者的贫血根据其发生机制分为非免疫性贫血和免疫性贫血,以前者常见。①非免疫性贫血:包括慢性病性贫血、缺铁性贫血、铁粒幼细胞性贫血、肾性贫血及药物性贫血等。其中慢性病性贫血最常见,通常进展缓慢,多为正细胞正色素性贫血,血清铁浓度下降,总铁结合力正常或降低,运铁蛋白饱和度减少,骨髓象正常,骨髓铁贮存正常,网织红细胞计数偏低。其发生机制仍不清楚,可能与单核巨噬细胞系统铁释放障碍、对促红细胞生成素反应性降低、铁利用障碍以及白介素对红细胞生成的抑制作用有关。系统性红斑狼疮患者还可并发缺铁性贫血,主要原因是服用非甾体抗炎药及月经量过多。②免疫性贫血:包括自身免疫性溶血性贫血(autoimmune hemolytic anemia,AIHA)、药物引起的溶血性贫血和再生障碍性贫血等,由细胞和血清因素引起的红细胞生成障碍是其最重要的发病机制。自身免疫性溶血性贫血发生率为 7%~15%,可为系统性红斑狼疮首发表现,也可出现在系统性红斑狼疮诊断前几个月或更长时间。自身免疫性溶血性贫血的发生是由于自身抗体和(或)补体结合患者红细胞,导致后者被脾脏巨噬细胞识别、吞噬及破坏。根据自身抗体作用于红细胞所需温度不同分为温抗体型(37 ℃)和冷抗体型(4 ℃),前者较常见,其抗体主要为 IgG。临床表现除有头晕、乏力发热外,还有溶血的证据(包括黄疸和酱油色尿),多进展缓慢,偶见进展迅速发生溶血危象。外周血检查可见红细胞大小不一,严重时可见有核红细胞、多染性红细胞、点彩红细胞和 Howell-Jolly 小体。骨髓增生活跃,网织红细胞计数增加,而血清结合珠蛋白水平下降,Coombs 试验阳性。糖皮质激素治疗常有较好疗效。

(2)血小板异常:系统性红斑狼疮并发血小板减少并不少见,发生率报道不一,为 7%~52%。多为轻度减少,可能是系统性红斑狼疮病情活动的一个指标。一般无明显出血症状,当血小板≤50×10^9/L 时可有自发性出血,表现为皮肤瘀点瘀斑、鼻衄、牙龈出血,女性还可有月经量过多,严重时可发生颅内出血危及生命。实验室检查除血小板减少外,还可有出血时间延长、血块退缩不良、束臂试验阳性。

约 3%的系统性红斑狼疮患者是以特发性血小板减少性紫癜为首发表现。系统性红斑狼疮合并血小板减少常伴有抗 Ro/SSA 阳性,因此对于特发性血小板减少性紫癜伴有高滴度抗核抗体和抗 Ro/SSA 阳性患者应警惕进展为系统性红斑狼疮的可能。免疫性血小板减少的治疗仍主要采用糖皮质激素。极少数系统性红斑狼疮患者可在其病程不同阶段合并血栓性血小板减少性紫癜,其临床特征为发热、肾功能减退、微血管病性溶血性贫血、血小板减少和神经系统异常,常可危及生命。其发病机制不清,主要组织病理学基础是微血管血栓形成,可能与外周血中存在血小板聚集因子、循环免疫复合物、血管内皮损伤、纤溶系统功能障碍等因素有关。另外有学者认为抗血小板抗体及抗磷脂抗体的存在也可能是重要发病机制。治疗方法主要是糖皮质激素和血浆置换。

部分系统性红斑狼疮患者可能存在血小板功能异常,包括血小板黏附、聚集和释放功能的异常。最常见的血小板功能异常是对低浓度胶原无聚集反应,对腺苷二磷酸、肾上腺素则缺乏第二相聚集波,可能与抗血小板抗体或某些药物有关。

(3)白细胞异常:白细胞减少在系统性红斑狼疮患者较常见,发生率可达 50%。一般为轻度减少,白细胞计数常在 $(2.5\sim3.5)\times10^9/L$,少于 $2.0\times10^9/L$ 者少见。白细胞减少多发生在病情活动期,常伴有皮疹、抗 DNA 抗体滴度增高、贫血、乏力、关节炎和血沉增快等表现。外周血白细胞减少的原因较为复杂,可能与药物、骨髓增生减低、抗核抗体及抗中性粒细胞抗体有关。

系统性红斑狼疮伴淋巴细胞减少是最常见的血液学改变,外周淋巴细胞绝对值减少的发生率为 70%～90%,比白细胞减少更常见。其发生机制不清,可能与抗淋巴细胞抗体、淋巴细胞分布及功能异常有关。系统性红斑狼疮伴中性粒细胞减少不如淋巴细胞减少常见,但可有中性粒细胞功能异常,可能有体液和细胞因素参与。

对于外周血白细胞减少的患者,糖皮质激素治疗有效,白细胞多能恢复正常。对于白细胞极度减少的患者,用甲泼尼松静脉注射并皮下注射重组人粒细胞集落刺激因子,可获得满意的疗效。

(4)骨髓异常:系统性红斑狼疮患者骨髓涂片检查常正常。但骨髓在系统性红斑狼疮的发病中也是靶器官,自身抗体和细胞因子对骨髓前体细胞存在抑制作用。系统性红斑狼疮患者极少合并骨髓纤维化。糖皮质激素和免疫抑制剂治疗对部分患者有效,但只有极少数患者纤维化被逆转。

(七)消化系统表现

系统性红斑狼疮患者消化系统表现很常见,既可以是首发表现也可以出现于疾病进展过程中。此外几乎所有治疗狼疮的药物都存在胃肠道不良反应。

1.口腔

Bazin 于 1861 年首次描述了红斑狼疮的口腔症状,系统性红斑狼疮患者中,7%～52%有口腔疾病。口腔溃疡是美国风湿病学会建议修订后的系统性红斑狼疮诊断标准之一。口腔病损大本分为红斑型、铁饼状和溃疡型。口腔黏膜、硬腭以及朱红线是最易受累的部位。铁饼状病灶发生在红斑中央,并有被放射状条纹和体表毛细血管围绕的白斑存在。红斑病灶常伴有硬腭水肿和瘀斑。溃疡易发生于病灶,且不明显,直径通常有 $1\sim2\,cm$,1/3 的患者可蔓延至咽部。三种病灶都可以共存或彼此融合,从而导致水肿和瘀斑。

2.食管

持续性咽喉炎很常见,吞咽困难发生率为 1%～6%,尤其多见于伴有雷诺现象者。雷诺现象与食管蠕动迟缓明显相关,在混合性结缔组织病中,食管蠕动迟缓更常见,系统性红斑狼疮组又有轻度的食管下端括约肌压力下降。食管运动功能障碍可引起弥漫性痉挛,导致胸痛,食管蠕动停止的患者上消化道X摄片可见食管张力缺乏和食管扩张。食管蠕动迟缓或蠕动停止的发生可能与食管肌肉炎症、缺血或是血管炎有关。采用少食多餐、避免饭后平卧、服用抗酸药物及 H_2 受体拮抗剂可缓解症状。

3.胃及肠道

胃肠道症状在系统性红斑狼疮患者中比较常见。

系统性红斑狼疮患者可出现厌食、恶心、呕吐、腹痛,常与服用水杨酸类药物、非甾体抗炎药、抗疟药、糖皮质激素及细胞毒药物有关。消化性溃疡的发生率为 $0.5\%\sim4\%$,严重者可并发出血和穿孔。肠梗阻可能由于抗磷脂综合征引发的潜在脉管炎和高凝性疾病所致。少数系统性红斑狼疮患者合并溃疡性结肠炎,临床表现为持续性腹泻、腹痛和血便,常出现在系统性红斑狼疮确诊前,糖皮质激素治疗有效。极少数患者可出现胶原性肠炎,患者有水样腹泻,但内镜检查及 X线摄片均正常,组织病理学特征是结肠表面上皮有淋巴细胞浸润。

患者若出现严重腹泻和明显的低蛋白血症(<0.8 g/dL)而不伴有蛋白尿,应警惕蛋白丢失性肠病的可能性。本病多见于年轻女性患者,可能为系统性红斑狼疮首发表现。钡剂灌肠可见钡剂呈毛刺样、团块状和节段性分布。组织病理学检查可见明显的绒毛萎缩、炎性细胞浸润以及不伴血管炎的黏膜下水肿。血液检查可见淋巴细胞计数正常,血清胆固醇水平增高,血清补体水平下降,抗 RNP 抗体阳性。粪便中标记的清蛋白排泄量增加是诊断本病最佳指标。蛋白丢失性肠病发病机制不明,可能与血管损伤、细菌过度增殖、脂肪吸收不良、胆盐代谢异常、血栓形成、肠系膜血管炎等有关。

4.腹水和腹膜炎

$8\%\sim11\%$ 的系统性红斑狼疮患者出现腹水,可能是系统性红斑狼疮的首发表现。Schousboe等人将系统性红斑狼疮患者的腹水分为急性和慢性两类,引起急性腹水的原因有狼疮性腹膜炎、梗死、内脏穿孔、胰腺炎和肠系膜血管炎,导致慢性腹水的原因有狼疮性腹膜炎、充血性心力衰竭、心包炎、肾病综合征、肝静脉闭塞综合征、蛋白丢失性肠病、肝硬化和结核等。多数患者腹水量较少,常为渗出性,腹膜组织可有免疫复合物沉积以及炎性细胞浸润,腹水检查可出现抗核抗体、抗 DNA 抗体及补体水平降低。糖皮质激素治疗有效,若合并感染则应使用大剂量抗生素。

5.胰腺炎

胰腺炎是系统性红斑狼疮的一种严重并发症,发生于极少数患者,是病情活动性表现。表现为剧烈上腹疼痛并可放射至背部、恶心呕吐、血淀粉酶水平增高。其原因可能为胰腺血管炎,但也有人认为与噻嗪类利尿药和硫唑嘌呤的联合使用有关。应立即停用可疑药物、禁食、静脉水化疗法,必要时使用抗生素。

6.肠系膜炎和肠血管炎

肠系膜炎或肠血管炎是系统性红斑狼疮最严重的并发症之一,发生率不高但可危及生命,常见于病情活动期。表现为持续性腹部绞痛、呕吐和发热,腹部有广泛性压痛和反跳痛,严重者出现肠梗阻和(或)肠穿孔。实验室检查无特异性。肠系膜血管炎组织病理学改变与结节性多动脉炎相似,最常累及结肠和小肠黏膜下血管,可引起组织缺血、肠黏膜糜烂、溃疡或穿孔。治疗宜选用甲泼尼龙,肠穿孔或肠段坏死者需手术治疗。

7.肝脏

系统性红斑狼疮常累及肝脏,肝大发生率为 $10\%\sim31\%$,尸检发现肝大可达 50%。$1\%\sim$

4%患者可见黄疸,常与溶血性贫血、病毒性肝炎、肝硬化、胆道梗阻和胰腺疾病等有关。肝血管炎罕见,但抗磷脂抗体阳性的患者可有肝静脉血栓形成,发生 Budd-Chiari 综合征。肝功能试验多异常,肝酶水平升高的发生率为 30%~60%。

少数患者可出现自身免疫性肝炎,其组织病理学改变包括门静脉周围组织坏死及大量淋巴细胞和浆细胞浸润,类似于慢性活动性肝炎。通常见于年轻和中年妇女,起病隐匿,开始仅有乏力、厌食、低热,随着病情进展出现肝大、脾大、黄疸、肝硬化和肝功能衰竭,实验室检查可发现肝脏酶学指标增高、γ-球蛋白增加、胆红素增加、清蛋白下降、凝血酶原时间延长,而肝炎病毒检测呈阴性,血清中出现狼疮细胞及抗核抗体,30%患者出现抗线粒体抗体及抗平滑肌抗体。糖皮质激素是治疗免疫性肝炎的主要药物,目前免疫性肝炎的预后已大为改观,但也有进展为肝癌的报道。

8.其他

(1)脂肪吸收不良:系统性红斑狼疮患者常因固体脂肪吸收不良导致腹泻,同时可伴有碳水化合物吸收不良。患者会出现水样便,体重减轻,粪便脂肪含量持续升高,病理学检查可发现免疫复合物。对于此类患者,除使用抗生素、类固醇激素治疗外,还需要低脂、低胆固醇、高脂溶性维生素膳食。

(2)结肠受累:主要特征是厌食、恶心、呕吐、发热、心动过速及下腹部柔韧。腹痛不易定位,肠道穿孔患者中部分可闻及肠鸣音。治疗与处理对那些有肠内脉管炎患者有用。

(3)感染性腹泻:感染已成为导致系统性红斑狼疮患者死亡主要因素,细菌感染是最主要形式之一。早期内镜与典型样品的收集在诊断中有重要意义。放射学对结肠扩充症无特征性诊断意义,区分由系统性红斑狼疮引起的局部缺血性大肠炎和由阿米巴引起的急性大肠炎很重要,以便采取不同的治疗方法。

(4)恶性肿瘤:系统性红斑狼疮会使恶性肿瘤的危险性增加,包括乳腺癌、子宫颈癌和淋巴瘤,在女性人群中乳腺癌的发生率占主要地位。

(5)其他自身免疫性疾病:与正常人群比较,系统性红斑狼疮患者的器官特异性自身免疫性疾病的发生率更高,如自身免疫性甲状腺疾病、1 型糖尿病。

(八)内分泌系统与泌尿生殖系统表现

性激素紊乱在系统性红斑狼疮的发生过程中的作用很大。雌激素参与发病,而雄激素则为一种保护性因子。此外甲状腺功能紊乱、肾上腺皮质功能不全、糖尿病、泌尿生殖系统异常在系统性红斑狼疮中均可出现。

1.性激素异常

雌激素对免疫系统的作用是多方面的,雌激素可以抑制细胞介导的免疫、NK 细胞的功能以及肿瘤细胞的免疫监视,也可抑制 Ts 细胞。理论上 Ts 细胞可提高 Th 细胞的活性、也可促进 B 细胞的成熟,导致免疫球蛋白产生增加。因此性激素紊乱可引起临床多种异常表现。

(1)月经紊乱:系统性红斑狼疮性激素含量的变化表现为睾酮(testosterone,T)降低,卵泡刺激素(follicle-stimulating hormone,FSH)、促黄体生成素(luteinzing Hormone,LH)升高,雌二醇(estradiol,E_2)水平变化不确定,但 E_2/T 比值升高,且活动期患者升高更为明显。卵巢功能紊乱引起 E_2 水平升高,可出现月经紊乱等症状。卵巢功能早衰,则 E_2 水平下降,可出现闭经。

(2)妊娠与疾病活动性:多数研究表明性激素对自身免疫的影响对系统性红斑狼疮患者的妊娠不利。但对妊娠与非妊娠的系统性红斑狼疮患者的疾病严重度、临床表现类型进行对照研究的结果不多见。目前建议处于疾病活动期系统性红斑狼疮患者不宜妊娠。

（3）外源性性激素与血栓形成：外源性性激素与血液高凝状态有关，在口服某些孕激素的患者中并发症增加。明确的高凝状态增加仅见于第三代孕激素如去氧孕烯或孕二烯酮。服用复合剂型口服避孕药（oral contraceptives，OCs）可增加静脉血栓的危险，但静脉血栓的发作类型与心肌梗死发作不相关可能与抗磷脂抗体相关。雌激素和抗磷脂抗体的某些生物学特性与血栓形成相关。动脉系统血栓形成与血小板有关，凝血系统功能紊乱则与静脉系统血栓形成相关。雌激素可以增加凝血因子Ⅶ、Ⅸ、Ⅹ、Ⅻ以及凝血酶原的浓度，降低纤维蛋白原的浓度，雌激素及抗磷脂抗体均可抑制内皮细胞前列环素的形成。合成的雌激素比天然的雌激素更具有促凝活性的作用。雌激素对凝血系统的影响是剂量依赖性的，如低于 $50~\mu g/d$ 的雌二醇几乎不影响凝血活性。尽管有报道称低剂量复合剂型口服避孕药不增加血栓形成危险，但抗磷脂抗体阳性的患者应尽可能避免使用含雌激素复合剂型口服避孕药。

2.高泌乳素血症

20％以上的系统性红斑狼疮患者有高泌乳素血症。许多研究证实活动期系统性红斑狼疮患者血清泌乳素（prolactin，PRL）水平高于静止期，高水平的泌乳素可能是系统性红斑狼疮的活动性指标之一，与疾病的严重程度相关。动物实验表明，给一组雌性 B/W 鼠注射溴隐亭，使泌乳素降低，导致发病延迟，存活时间明显延长；另一组动物植入同基因型的垂体腺组织，使血清泌乳素升高，结果病情较重，病死率增高。系统性红斑狼疮患者泌乳素升高的机制不清，可能与炎症反应对垂体的分泌影响有关。多种细胞因子可以影响垂体激素的释放，也可发现脑脊液中泌乳素与一些细胞因子平行升高。此外部分高泌乳素患者血清中可发现抗泌乳素的自身抗体，且与泌乳素的水平相关，但其致病机理尚待进一步研究。

3.甲状腺疾病

系统性红斑狼疮患者中出现甲状腺功能异常者并不少见。据统计甲状腺功能亢进者占0.9％～2.8％，而甲状腺功能减退者更多见，为 0.9％～23.6％，均远远高于自然人群的发病率。系统性红斑狼疮的免疫功能紊乱导致大量自身抗体，包括抗甲状腺球蛋白抗体、抗甲状腺微粒体抗体，相关抗体作用于甲状腺滤泡细胞引发甲亢或甲减。

系统性红斑狼疮与甲状腺疾病伴发的特点如下：①甲状腺功能亢进可先于系统性红斑狼疮出现，系统性红斑狼疮可由抗甲状腺药物引发，也可有系统性红斑狼疮先于甲状腺疾病出现，疾病进展最终大多表现为甲减。②系统性红斑狼疮患者甲状腺疾病发生率高于普通人群。③甲状腺疾病症状可被红斑狼疮症状所掩盖或混淆。④临床上常忽视甲状腺疾病存在的情况，由于没有检测，实际上促甲状腺激素升高及甲减的情况可能更多。⑤血清甲状腺素水平的降低程度与系统性红斑狼疮疾病严重程度有一定相关性。⑥随着疾病的进展及治疗，系统性红斑狼疮伴发的甲状腺功能异常也随之变化。

4.糖尿病

部分 1 型糖尿病和胰岛素受体抗体阳性者有非典型的无脏器损害的系统性红斑狼疮。

5.肾上腺皮质功能不全

主要因为突然停止了糖皮质激素治疗。另外继发于皮质梗死的肾上腺皮质功能不全也可发生，有时甚至可在抗凝治疗的过程中发生。淀粉样变及肾上腺出血引发的皮质功能不全罕见，未见自身免疫性肾上腺炎合并系统性红斑狼疮的报道。

6.泌尿生殖道

（1）狼疮性膀胱炎：间质性膀胱炎在系统性红斑狼疮中并不常见，可能与免疫复合物介导的膀胱血管炎有关,常伴有吸收不良性腹泻和高滴度的抗核抗体。系统性红斑狼疮膀胱病变常由脊髓病变、炎症性多发性神经病变、使用环磷酰胺等所致。大剂量皮质激素膀胱内滴入疗法可治疗患者单纯性膀胱炎。

(2)不孕和男性性功能障碍:不同种类的抗精子抗体可不同程度地影响女性受孕,在男性输精管结扎术后此类抗体滴度较高。另外也有关于系统性红斑狼疮可出现睾丸或阴茎血管炎的报道。

四、实验室检查及其他检查

(一)一般检查

血沉增快,血清清蛋白降低,α_2球蛋白和γ球蛋白增高,纤维蛋白原增高,冷球蛋白和冷凝集素可增高。

(二)免疫球蛋白检查

活动期 IgG、IgA 和 IgM 均增高,尤以 IgG 增高显著。

(三)狼疮细胞检查

在患者血液、骨髓、浆膜腔积液和脑脊液中可检出狼疮细胞,约 80% 活动性 SLE 患者狼疮细胞呈阳性。其他疾病如约 10% 硬皮病、RA 等也可查见该细胞。

(四)自身抗体检查

(1)抗核抗体:一组对细胞或细胞质内核酸和核蛋白的自身抗体。95% 以上的病例呈阳性反应,但特异性差,仅为 65%。其他结缔组织病也可出现。鉴于正常人和某些疾病中也可能出现低滴度的抗核抗体。因此血清效价 ≥1:80 意义较大。

(2)抗 dsDNA 抗体:特异性高达 95%,阳性率约为 70%。其是诊断 SLE 的标记抗体之一,本抗体滴定度高者常有肾损害,预后差。

(3)抗 Sm 抗体:特异性高达 99%,阳性率约为 30%。其是诊断 SLE 的标记抗体之一。

(4)抗核蛋白抗体、抗蛋白抗体、抗 SSA 抗体、抗 SSB 抗体:均可在 SLE 患者体内出现。

(5)抗磷脂抗体:包括抗心磷脂抗体、狼疮抗凝物等,阳性率为 50%~60%。

(6)类风湿因子:20%~40% 的病例呈阳性。

(五)补体检查

CH_{50}(总补体)、C_3、C_4 减低,尤其在活动期,以 C_3、C_4 减低明显,阳性率为 75%~90%。

(六)皮肤狼疮带试验

用免疫荧光法检测皮肤真皮和表皮交界处是否有免疫球蛋白沉积带。SLE 约 50% 病例的皮肤狼疮带试验呈阳性。

(七)肾活检

对狼疮肾炎的诊断、治疗和估计预后均有价值,尤其对狼疮肾炎的治疗具有重要指导意义。

五、诊断与鉴别诊断

(一)诊断

1.系统性红斑狼疮的诊断标准

系统性红斑狼疮是一种多系统受累的全身性疾病,临床表现复杂,临床诊断较为困难,由于临床医师认识不足造成的误诊现象十分常见。本病的诊断强调对病史、临床表现及实验室检查进行综合分析,分类标准的应用对系统性红斑狼疮的诊断起到了很大的帮助。目前广泛采用美国风湿病学会1997年推荐的分类标准,其敏感性及特异性均在96%左右,对指导临床诊断有较大实用价值。患者出现或先后出现11项中的4项或4项以上者可诊断为系统性红斑狼疮,且特异性随着阳性项目的增加而增大。国内有学者建议低补体血症、狼疮带试验阳性也应作为阳性项目计入。尽管如此仍尚有少数系统性红斑狼疮患者不能满足此分类标准,反之少数其他非系统性红斑狼疮者也可满足此分类标准,因此临床应用分类标准时,仍需结合具体情况综合分析,减少漏诊与误诊。

2.病情活动性评估

系统性红斑狼疮是一种慢性疾病,随着早期诊断及治疗手段的不断改善,10年存活率患者已超过80%,在病程中常存在病情活动与缓解交替的情况,因此如何正确评估系统性红斑狼疮病情活动性,选择合适的时机给予适当的治疗,对控制病情、改善预后十分重要。目前有多种判断系统性红斑狼疮病情活动性的标准,具体应用时应结合情况进行全面综合评估。

3.抗核抗体阴性的系统性红斑狼疮

抗核抗体阳性是系统性红斑狼疮分类标准项中的一项,系统性红斑狼疮患者抗核抗体阳性率可达90%,对系统性红斑狼疮的诊断价值较高,但某些系统性红斑狼疮患者的抗核抗体阳性可延迟出现,少数确诊的系统性红斑狼疮患者也可出现抗核抗体阴性。

抗核抗体阴性的患者可归于以下几类:①疾病早期。②以前抗核抗体阳性治疗后转阴。③抗磷脂抗体综合征。④真正的抗核抗体阴性,这一部分系统性红斑狼疮病例不足2%。

(二)鉴别诊断

1.混合性结缔组织病

混合性结缔组织病被定义为具有硬皮病、系统性红斑狼疮和皮肌炎相交叉的特征,但又不能独立诊断为上述各个疾病。大多数情况下混合性结缔组织病的临床表现介于系统性红斑狼疮与弥散性硬皮病之间,100%患者抗核抗体阳性,肌炎与雷诺征表现较多,儿童混合性结缔组织病肾炎及关节畸形多见,中枢神经系统累及时预后较差。多数人支持混合性结缔组织病为独立的疾病,其与系统性红斑狼疮的鉴别要点如下。

(1)皮肤:多数患者可见手部皮肤硬化,但很少累及腕以上。50%的患者存在狼疮样皮肤改变,包括脱发、色素沉着、毛细血管扩张和皮肤血管炎,85%的患者有雷诺征。70%混合性结缔组织病患者和28%系统性红斑狼疮患皮损可见细胞核斑点型IgG沉积。

(2)关节肌肉:炎性关节多见,约25%的患者可有关节侵蚀的X线表现,45%~88%的患者可见晨起弥漫性手指软组织肿胀。多数患者发病时有类风湿性关节炎样表现,畸形性关节炎比系统性红斑狼疮多见。50%的患者肌酶升高,肌电图及肌活检发现介于系统性红斑狼疮与多发性肌炎之间。

(3)心、肺系统:约1/3的患者存在心包炎,儿童多见,心肌炎在成人患者少见。80%患者肺部受累,间质纤维化、呼吸困难、弥散功能下降常见。

(4)胃肠系统:食管蠕动能力下降常见,有时有吞咽困难。

(5)神经系统:神经系统损害常轻微,发生率为10%~15%,常见三叉神经痛、血管性头痛,部分患者中枢神经系统表现类似于系统性红斑狼疮。

(6)血液系统:中度贫血,白细胞下降常见,血小板下降少见,约10%的患者抗磷脂抗体阳性,溶血性贫血少见。

(7)肾脏:10%~40%成人患者及40%儿童患者存在免疫复合物介导的肾炎,成人患者多为膜型、系膜型。

(8)组织病理学:炎症较系统性红斑狼疮轻,动脉及小动脉内膜增殖,中层肥厚明显。

(9)血清学及免疫学指标:大部分患者抗核抗体为斑点型(抗RNP阳性),如抗Sm阳性应考虑为系统性红斑狼疮,22%~93%患者类风湿因子阳性、12%~100%患者抗dsDNA抗体阳性,3%~39%患者存在低补体血症。

大多数混合性结缔组织病患者对非甾体抗炎药、抗疟药、柳氮磺吡啶等反应较好,但多系统受累时仍需激素治疗。混合性结缔组织病是一个变化的动态综合征,盘状狼疮或特发性雷诺征进展为混合性结缔组织病并不少见。

2.类风湿性关节炎

类风湿性关节炎与系统性红斑狼疮两者有许多共同的临床及血清学指标重叠。当类风湿性关节炎仅有骨破坏、抗核抗体阴性时易于鉴别,而当出现关节外表现、抗核抗体阳性时则难以与系统性红斑狼疮进行鉴别。类风湿性关节炎的关节外表现包括浆膜炎、皮肤血管炎、皮下结节、贫血、干燥综合征等以及其他可见于系统性红斑狼疮的表现。Felty综合征患者抗核抗体阳性、肝大、脾大、关节炎、白细胞下降、皮肤血管炎多见,易误诊为系统性红斑狼疮,鉴别要点为前者常见于中年男性、抗粒细胞抗体阳性、补体升高、抗dsDNA抗体阴性,循环冷球蛋白多阳性,无中枢神经系统及肾脏损害。

3.其他自身免疫性疾病

(1)硬皮病:与系统性红斑狼疮相比,硬皮病家族发病率比较低,临床上多见指端硬化、毛细血管扩张、钙化及伴急性肾衰竭的恶性高血压,多数患者对激素及细胞毒药物反应很差。系统性红斑狼疮与硬皮病较少有同一的表现,两者并存少见,但少数系统性红斑狼疮患者可合并局限性硬皮病、线状硬皮病,少数硬皮病患者可以演变为系统性红斑狼疮。硬皮病伴自身免疫性溶血性贫血、高水平的抗dsDNA抗体、狼疮肾炎以及盘状狼疮均有报道。

(2)多发性肌炎、皮肌炎:与系统性红斑狼疮相比,女性患者较少(66%),多发性皮肌炎患者很少有自身免疫病家族史。临床表现可有特征性皮损(如Gottron征),可合并恶性病变,浆膜炎少见,肾炎、肝炎以及血液系统异常常阙如。部分系统性红斑狼疮患者可存在轻度皮肌炎和高于正常2~3倍的肌酶水平,其对低剂量激素有效(狼疮肌病)。

(3)系统性血管炎。①结节性多动脉炎:较少见,少数误诊为系统性红斑狼疮。结节性多动脉炎多见于男性,各年龄段发病率相近,皮肤血管炎更突出,存在神经系统病变与肠受累、哮喘等。实验室检查有嗜酸性粒细胞增多、抗核抗体阴性、狼疮细胞少见等特点。②变应性血管炎:与早期系统性红斑狼疮很相似,但是病程常有自限过程,抗核抗体阴性,少有严重的内脏受累。③白塞病:常表现为葡萄膜炎、口腔、外阴溃疡、中枢神经系统受累,其滑膜炎表现与系统性红斑狼疮相似,但抗核抗体阴性,有种族差异,有HLA相关性。有人认为抗核抗体阴性的系统性红斑狼疮即为白塞病。④大血管炎:系统性红斑狼疮一般不累及大血管。大动脉炎多见于年轻女性,日本人多见,也见于其他亚裔妇女。

(4)结晶性关节病:29%系统性红斑狼疮患者存在高尿酸血症,且常伴发于肾炎尿毒症、化疗后,但临床痛风少见。

(5)纤维肌痛综合征:约22%的系统性红斑狼疮患者存在纤维肌痛综合征,精神紧张、身体创伤、激素剂量突然改变、疲劳均可诱发,其压痛点疼痛、非恢复性睡眠与狼疮早期发病时的表现很难鉴别,实验室检查无异常发现。

(6)硬化症:系统性红斑狼疮与硬化症都存在高球蛋白血症、皮肤试验反应下降、淋巴细胞反应上升、淋巴细胞数下降、抗体依赖的细胞毒反应缺损、循环免疫复合物上升、冷球蛋白血症及抗淋巴细胞抗体等表现。52%的硬化症患者可有抗核抗体阳性,但很少有两者并存的报道。

(7)淀粉样变:系统性红斑狼疮伴淀粉样变的报道有所增多,两者可并存。

(8)强直性脊柱炎:有强直性脊柱炎和系统性红斑狼疮合并的病例,由于部分系统性红斑狼疮患者也可有骶髂关节炎及 HLA-B27 阳性,所以两者鉴别有时相当困难。

4.感染性疾病

(1)麻风:系统性红斑狼疮患者很少发生,但本病可引起破坏性关节炎、皮疹、神经病变、脱发,使诊断混淆。3%～36%患者可出现抗核抗体阳性或类风湿因子阳性,但未发现其他抗体阳性。

(2)结核:系统性红斑狼疮与结核在肺及中枢神经系统的表现有重叠,均可有发热、失重、不适等症状。约5%的系统性红斑狼疮患者可伴发结核。

(3)病毒感染:病毒感染表现可以与狼疮的极度疲劳、发热等初发症状相似,而系统性红斑狼疮患者也易罹患病毒感染,因此两者可同时存在。病毒感染可引起低滴度的抗核抗体阳性,某些病毒感染常引起一过性亚临床异常自身免疫状态,而出现抗 DNA 抗体、抗淋巴细胞抗体,易与系统性红斑狼疮混淆。

5.其他

(1)吡咯紫质沉着症:与系统性红斑狼疮均可有发热、皮疹、光敏感、白细胞下降、贫血、关节痛、中枢神经系统症状等表现。

(2)血管免疫母细胞淋巴腺病:属一种病因未明的高免疫状态,其 T 淋巴细胞调控失常、T 抑制细胞减少导致 B 淋巴细胞经抗原刺激启动后过度增殖,表现为发热、皮疹、多克隆高球蛋白血症、Coombs 试验阳性的自身免疫性溶血性贫血、肝大、脾大、淋巴结大、药物过敏,可出现干燥综合征、多关节炎、类似系统性红斑狼疮的多种抗核抗体阳性。

(3)肾上腺皮质瘤:可表现为坏死性血管炎、雷诺征、冷球蛋白血症、抗核抗体阳性、梅毒血清学试验假阳性、循环免疫复合物水平上升等,肿瘤切除后病变可逆转。

此外,雷诺症、原发性胆汁性肝硬化、炎性肠病、梅毒、镰状细胞贫血、自身免疫性溶血性贫血、干燥综合征、血栓性血小板减少性紫癜、慢性活动性肝炎、甲状腺炎、重症肌无力、克兰费尔特(Klinerfelter)综合征、天疱疮等也需与系统性红斑狼疮鉴别。慢性肉芽肿性疾病的皮肤损害与盘状损害很相似,也可伴发系统性红斑狼疮;金属铊中毒可导致抗核抗体形成,临床表现很类似于系统性红斑狼疮;唐氏综合征的炎性关节病与系统性红斑狼疮相似;肌萎缩侧索硬化、Hunter综合征、Osler-Weber-Pendu 及 Werner's 综合征伴系统性红斑狼疮也均有报道。

六、治疗

系统性红斑狼疮(systemic lupus erythematosus,SLE)具有多种临床表现,治疗方法因此较为复杂和灵活。为了使治疗更有效,应该掌握一些治疗方法如非甾体抗炎免疫药、抗疟药、糖皮质激素、免疫抑制剂和抗风湿植物药在治疗系统性红斑狼疮中的作用机制、药理效应、临床应用及不良反应;同时要了解该病新的治疗方法和非药物治疗。临床试验证明非甾体抗炎免疫药对系统性红斑狼疮患者的发热、关节痛、浆膜炎有一定疗效;抗疟药对无器官损伤的狼疮患者有较好的疗效;当活动性系统性红斑狼疮累及心脏、肾脏、血液系统和中枢神经系统时需全身性应用糖皮质激素;免疫抑制剂对重症活动性狼疮肾炎有较好疗效。此外治疗系统性红斑狼疮还应遵循个体化原则、标本兼顾原则、早期彻底治疗原则、权衡利弊等原则。

（一）治疗原则

用药应个体化。迄今为止,SLE的治疗尚无固定模式,治疗方案的选定要因人、因何脏器损害、因病变程度而定,SLE治疗的目的主要是维持器官功能,防止脏器损伤。或使脏器的损伤减轻到最小限度,同时预防或延缓活动期的发生。对于无主要器官受累的轻度SLE,常用非甾体抗炎药、抗疟药、糖皮质激素治疗。对于中重度SLE,大部分临床专家认为应先给予一段时间的强化免疫抑制剂诱导治疗,通过抑制免疫反应来终止损伤,恢复脏器功能,缓解病情;再进行长期的低强度维持治疗,采用不良反应小、使用方便的药物巩固疗效,防止复发。

（二）一般疗法和局部处理

临床医师必须对刚确诊为系统性红斑狼疮患者的配偶和家庭成员进行必要的指导。有研究表明,不同的环境会导致系统性红斑狼疮患者不同的治疗结果。患者与医师间要保持长久的联系,定期复诊,按医嘱服药,医师应给予患者及时的医疗服务。对系统性红斑狼疮患者的治疗应制定一项长期个体化的治疗计划,患者如有新的症状或疗效不满意应及时向医师说明,不要轻信广告宣传,随意终止治疗,以免造成疾病复发。

1.一般性治疗

（1）休息和疲倦:至少一半SLE患者表现为疲倦,且其可为最顽固的症状。首先应排除疲倦的可逆因素,如贫血、发热、感染、甲状腺功能低下、激素缺乏、高糖血症和药物并发症等。SLE的疲倦可能与细胞因子功能障碍和炎症有关。过分卧床休息可加重疲倦和骨质疏松与肌肉萎缩的发生。患者应保持一定的活动,也应避免过度活动。

疲倦的治疗:应仔细寻找疲倦的原因。因为食欲低下、月经增多和使用水杨酸制剂、非类固醇抗炎药(NSAIDs)所致的出血,患者常表现有缺铁性贫血。如疲倦由肺实质病变所致,则可予以吸氧;如继发于炎症,可予以消炎药。除皮质类固醇之外,抗疟药阿的平(Atabrine)、氯喹(Plaquenil)也可刺激皮质分泌和减轻轻度狼疮患者的疲倦症状。许多患者虽然SLE活动性得以控制和血液检查正常(除ANA阳性之外),但仍诉很疲倦,应排除抑郁、纤维肌痛、情感压力等原因。

（2）运动、物理治疗和康复:患者应保持体力活动而避免过度卧床休息。运动的目的是强化肌肉、改善耐力。可鼓励患者作游泳、行走、骑车运动。约10%患者有关节变形,可予以运动治疗,以尽可能抑制其加重;与SLE相关的腕管综合征可使用夹板治疗。晚期患者可行外科矫正。

（3）吸烟:吸烟可升高血压和加重雷诺(Raynauds)现象。据报道,吸烟可促使SLE的发生和加重皮肤狼疮活动。因此,患者应禁烟。

（4）天气:大气压力会加重患者有炎症的关节硬化和疼痛。

（5）疼痛处理:SLE患者中,疼痛的处理日趋需要。使用抗炎药物(如水杨酸制剂、NSAIDs、皮质类固醇)处理疼痛较为有效。对无效的某些长期疼痛患者,可采用针刺、经皮电神经刺激、生物反馈、心理咨询、身体治疗等。

（6）压力和创伤作用:许多研究表明,情感压力和创伤会影响免疫系统,如引起淋巴细胞有丝分裂反应、淋巴细胞细胞毒性降低,自然杀伤细胞活性、皮肤同种移植排斥、移植物抗宿主反应增强和超敏反应推迟。研究表明,压力可促使SLE的发病和加重SLE的活动性,但尚有争议,一

227

般认为,减轻情感压力,对 SLE 的处理有帮助。目前尚没有证据表明,身体创伤与 SLE 发病和加重有关。但许多研究认为,DLE 发病部位与既往创伤史有关。

(7)饮食和维生素:SLE 患者饮食应富有营养,每天三餐。有报道,酒和牛奶摄入可降低 SLE 的发病率。服用大量皮质类固醇和血压升高的患者,应限制盐摄入。有肾脏损害的某些患者,应限盐、钾和蛋白质。利尿患者要注意补钾,贫血患者应补铁。服用皮质类固醇能增加血脂水平和诱导药物性糖尿病,如发生这些情况,应考虑低脂肪或糖尿病饮食。可适当补充维生素,但不要过量。维生素 B_{12} 和叶酸能用于治疗特异类型贫血;维生素 E 可改善伤口愈合;维生素 B_6 有利尿作用,并可作为腕管综合征的辅助治疗。对皮质类固醇诱导的骨质疏松症,可补充维生素 D 和钙。

(8)避光和防晒剂:SLE 患者,有一半以上为光敏感。其发生机制尚有争议,可能与紫外线(UV)光对皮肤 DNA 的作用有关,其可增强抗原性,UV 光由三个光谱组成,其中两个光谱与 SLE 有关。UVA 光(320~400 nm)和药物诱导的光敏反应(光敏作用)与推迟晒黑有关,该光谱在白天是恒定的。UVB 光(290~320 nm)在 SLE 中最为重要,其在中午(10:00~15:00)更为明显和易于引起光毒作用。

数百种药物能引起光敏和(或)光毒作用,这些药物最常见为吩噻嗪、四环素、磺胺类、甲氨蝶呤、补骨脂素、苯妥英钠等。某些香水、汞蒸气灯、氙弧光灯、钙碘化物光源、彩色电视机、卤素灯和复印机含有光的化学物质有时亦可引起光敏感或光毒作用。穿长袖和厚质衣服,对防止 UV 放射是可行办法。

虽然 UV 光对狼疮皮损最具损害,但是热度和红外线也可加重狼疮皮损。红外线诱导狼疮活动,表现为短期红斑的显著增加,工作在热炉、烘箱或熔炉附近的一些患者中可观察到。DLE 和 SLE 的一个特征是,皮肤烧伤和烫伤部位常常是 DLE 的定位损伤。

防晒剂能吸收 UV 光的化学试剂,其为乳膏、油、洗剂、酒精或凝胶。这些化学试剂(如氨基苯甲酸酯)能阻滞 UVA 和(或)UVB 的吸收。门诊患者应使用高 SPF 值(至少 15)的防晒剂。在狼疮皮损部位和可能引起烧伤的部位使用防晒剂,并在暴露阳光前 30 分钟使用。美容剂亦可应用于防晒剂表面。司机应注意保护左侧面颊和左臂外侧,可通过保护窗户关闭或有色窗户而得以保护。海拔高度越高,则 UV 放射强度越高,如海拔 5000 米高度的 UV 强度较海平面高出 20%,值得患者注意。多云天气只减弱 UV 强度 20%~40%。

防晒剂阻滞皮肤维生素 D 激活,而需要口服补充。UV 光眼过敏者,可佩戴具保护作用的特别镜片。对 UV 光肯定敏感的红斑患者,出外可戴宽边帽子或遮伞和穿长袖衣服。蝶形红斑常由阳光所加重,可使用防晒剂和抗疟药保护之。

只是短暂暴露阳光,并不一定会加重病损。对限制阳光暴露问题,应因人而异。临床医师应对之作出判断,使患者的生活方式尽可能少被打扰。

抗疟药治疗可增强患者对阳光暴露的耐受性,疾病缓解(自发或药物诱导)也可使患者对阳光敏感得以耐受。因此,须对限制阳光暴露的程度经常重新评估。NSAIDs 甚至也有光保护作用。

2.盘状红斑狼疮和系统性红斑狼疮的局部处理

盘状红斑狼疮或系统性红斑狼疮患者的皮肤病损或顽固性皮损,可采用局部治疗。最有效、安全和瘢痕最少的局部治疗方式,是使用各种类固醇制剂,其可为氟化或非氟化的制剂,分为低、中、高效力。大多数非氟化类固醇包括氢化可的松乳膏或软膏,应用时其含量少于 1%。该类制剂较氟化制剂便宜和效力弱。而氟化制剂刺激性强,可引起皮肤萎缩、色素脱落、条纹、痤疮、毛囊炎和念珠菌双重感染。氟化类固醇一次用于皮肤表面 2 周以上,常会有不良反应。研究发现,0.05％倍他米松乳膏或软膏,是治疗盘状红斑的最有效试剂,与抗疟药合用疗效更佳。这些软膏直接用于皮损之处,每天 3～4 次,通常几天内即有效,但停药后数天至数周可复发。如皮损为老化、硬化和慢性瘢痕,则须合用封闭疗法或皮内注射。对顽固性皮损,开始以中效,而逐步用高效类固醇乳膏或软膏。软膏一般用于干性皮肤,而乳膏用于油性皮肤。对狼疮黏膜损害可使用丙酮曲安西龙软膏,睡前使用,2～3 次/日,可有效。全身性抗疟药对狼疮黏膜损害更为有效。

（三）药物治疗

目前还没有根治的办法,但恰当的治疗可以使大多数患者病情缓解。强调早期诊断和早期治疗,以避免或延缓不可逆的组织脏器的病理损害。SLE 是一种高度异质性的疾病,临床医师应根据病情的轻重程度,掌握好治疗的风险与效益之比。既要清楚药物的不良反应,又要明白药物给患者带来的生机。

1.轻型 SLE 的药物治疗

患者虽有疾病活动,但症状轻微,仅表现为光过敏、皮疹、关节炎或轻度浆膜炎,而无明显内脏损害。药物治疗包括以下几种。

（1）非甾体抗炎药（NSAIDs）:可用于控制关节炎。应注意消化道溃疡、出血,肾和肝功能等方面的不良反应。

（2）抗疟药:可控制皮疹和减轻光过敏,常用氯喹 0.25 g,每天 1 次,或羟氯喹 0.2～0.4 g/d。主要不良反应是眼底病变。用药超过 6 个月者,应每半年检查眼底。有心动过缓或有传导阻滞者禁用抗疟药。

（3）沙利度胺:对抗疟药不敏感的顽固性皮损可选择,常用量 50～100 mg/d,1 年内有生育意向的患者忌用。

（4）小剂量激素:控制关节炎、皮疹、几腔溃疡等,脸部应尽量避免使用强效激素类外用药。

（5）权衡利弊,必要时可用硫唑嘌呤、甲氨蝶呤等免疫抑制剂。应注意轻型 SLE 可因过敏、感染、妊娠生育、治疗不当等而加重病情。

2.对中度活动型 SLE 的治疗

个体化糖皮质激素治疗是必要的,通常泼尼松剂量 0.5～1 mg/(kg·d)。需要联用其他免疫抑制剂。

（1）甲氨蝶呤（MTX）:为二氢叶酸还原酶拮抗剂,通过抑制核酸的合成发挥细胞毒作用。剂量 7.5～15 mg,每周 1 次。主要用于关节炎、肌炎、浆膜炎和皮肤损害为主的 SLE。其不良反应有胃肠道反应、口腔黏膜糜烂、肝功能损害、骨髓抑制,偶见甲氨蝶呤导致的肺炎和肺纤维化。

（2）硫唑嘌呤:为嘌呤类似物,可通过抑制 DNA 合成发挥淋巴细胞的细胞毒作用。用法 1～2.5 mg/(kg·d),常用剂量 50～100 mg/d。不良反应包括骨髓抑制、胃肠道反应、肝功能损害等。少数对硫唑嘌呤极敏感者短期用药就可出现严重脱发和造血危象、引起严重粒细胞和血小板缺乏症,轻者停药后血常规多在 2～3 周内回复正常,重者则需按粒细胞缺乏或急性再生障碍性贫血处理,以后不宜再用。

3.重型 SLE 及狼疮性肾炎（LN）的治疗

治疗主要分 2 个阶段,即诱导缓解和巩固治疗。诱导缓解目的在于迅速控制病情,阻止或逆转内脏损害,力求疾病完全缓解,但应注意过分免疫抑制诱发的并发症,尤其是感染。常用药物包括以下几种。

(1)糖皮质激素:通常是泼尼松 1 mg/kg,每天 1 次,病情稳定后 2 周或疗程 8 周内,开始以每 1～2 周减 10%的速度缓慢减量,减至泼尼松 0.5 mg/(kg·d)后,减药速度按病情适当调慢;如果病情允许,泼尼松维持治疗的剂量尽量<10 mg。在减药过程中,如果病情不稳定,可暂时维持原剂量不变或酌情增加剂量或加用免疫抑制剂联合治疗。可选用的免疫抑制剂如环磷酰胺、硫唑嘌呤、吗替麦考酚酯、甲氨蝶呤等,联合应用以便更快地诱导病情缓解和巩固疗效,并避免长期使用较大剂量激素导致的严重不良反应。SLE 的激素疗程长,避免使用对该病影响较大的地塞米松等长效和超长效激素。激素的不良反应除感染外,还包括高血压、高血糖、高血脂、低钾血症、骨质疏松、无菌性骨坏死、白内障、体重增加、水钠潴留等。

(2)环磷酰胺(CTX):是主要作用于 S 期的细胞周期非特异性烷化剂,通过影响 DNA 合成发挥细胞毒作用。其对体液免疫的抑制作用较强,能抑制 B 细胞增殖和抗体生成,且抑制作用较持久,是治疗重症 SLE 的有效药物之一,尤其是在 LN 和血管炎的患者中,环磷酰胺与激素联合治疗能有效地诱导疾病缓解,阻止和逆转病变的发展,改善远期预后。

目前采用美国国立卫生院(NIH)经典的激素联合 CTX 方案:0.5～1.0 g/m² 体表面积,加入生理盐水 250 mL 中静脉滴注,每 3～4 周 1 次。多数患者 6～12 个月后病情缓解,而在巩固治疗阶段,常需要继续 CTX 冲击治疗,延长用药间歇期至约 3 个月 1 次,维持 1～2 年。欧洲抗风湿病联盟推出的 CTX 小剂量、短程(0.5 g,2 周 1 次)诱导方案,疗效与大剂量冲击相似,但不良反应较少,主要有白细胞减少、性腺抑制(尤其是女性的卵巢功能衰竭)、胃肠道反应、脱发、肝功能损害,少见远期致癌作用(主要是淋巴瘤等血液系统肿瘤)、出血性膀胱炎等。

(3)霉酚酸酯(MMF):为次黄嘌呤单核苷酸脱氢酶抑制剂,可抑制嘌呤从头合成途径,从而抑制淋巴细胞活化。激素联合 MMF 也成为常用的诱导方案之一,治疗 LN 有效。能够有效地控制Ⅳ型 LN 活动;其不良反应总体低于 CTX,但尚不能替代 CTX。其常用剂量为 1～2 g/d,分 2 次口服,也有感染风险。

(4)环孢素:可特异性抑制 T 淋巴细胞产生白细胞介素-2(IL-2),发挥选择性的细胞免疫抑制作用。是一种非细胞毒免疫抑制剂。对 LN(特别是 Ⅴ 型 LN)有效,环孢素剂量 3～5 mg/(kg·d),分 2 次口服。用药期间注意肝肾功能及高血压、高尿酸血症、高血钾等,有条件应监测血药浓度,调整剂量,血肌酐较用药前升高 30%时,需要减药或停药。环孢素对 LN 的总体疗效不如 CTX 冲击疗法,对血液系统累及的治疗有其优势。

LN 诱导缓解的标志为:在治疗 6 个月内尿蛋白定量(24 小时)<1 g 和血清肌酐水平下降至正常;并可预示较好的预后。如诱导治疗效果不理想,应及时调整方案。在维持治疗阶段,有证据显示,由 CTX 换为 MMF 或硫唑嘌呤的序贯治疗方案,在保证巩固疗效的基础上安全性更好,值得推荐。

4.SLE 合并血小板减少性紫癜的治疗

血小板<50×10⁹/L 通常是判定轻重的临界线,血小板>50×10⁹/L 也成为可以接受的治疗目标;临床不宜过分追求血小板的完全正常化。血小板<20×10⁹/L 有自发出血倾向,需要积极治疗。常用激素剂量:1～2 mg/(kg·d)。静脉输注大剂量人静脉用免疫球蛋白(IVIG)对重症血小板减少性紫癜有效,可按 0.4 g/(kg·d)。静脉滴注。连续 3～5 天为一个疗程。值得一提的是,IVIG 一方面对 SLE 本身具有免疫治疗作用,另一方面具有非特异性的抗感染作用,可以对大剂量免疫抑制所致的免疫力挫伤起到一定的保护作用,成为重症狼疮治疗的重要组成部

分。长春新碱(VCR)每周 1~2 mg,静脉滴注,总量一般不超过 6 mg。环孢素由于无明显骨髓抑制作用,是常用的联合治疗药物。无骨髓增生低下者,还可试用 CTX、硫唑嘌呤等其他免疫抑制剂。内科保守治疗无效,可考虑脾切除。

5.SLE 合并肺动脉高压的治疗

SLE 合并肺动脉高压发生率为 5%~14%,是 SLE 严重的并发症。应根据心脏彩色多普勒超声和(或)右心导管肺动脉测压,并结合心功能分级(参照纽约心脏协会的心功能评定标准)和 6 分钟步行距离进行评估。肺动脉高压的定义为平均肺动脉压静息状态>25 mmHg(1 mmHg＝0.133 kPa)或运动状态>30 mmHg,重度肺动脉高压压力>70 mmHg。如合并有明确的其他引起肺动脉高压的疾病,应给予相应处理(改善左心功能、瓣膜手术、氧疗、抗凝、抗感染)。对 SLE 引起的肺动脉高压,除了前述的激素、CTX 等基础治疗外,还可选择使用钙通道阻滞剂、前列环素类似物、内皮素受体阻滞剂、5-磷酸二酯酶抑制剂治疗。

6.狼疮危象的治疗

治疗的目的在于挽救生命、保护受累脏器、防止后遗症。通常需要大剂量甲泼尼龙冲击治疗,针对受累脏器的对症治疗和支持治疗,以帮助患者渡过危象。后续治疗可按照重型 SLE 的原则,继续诱导缓解和维持巩固治疗。大剂量甲泼尼龙冲击治疗通常是指:甲泼尼龙 500~1000 mg,每天 1 次,加入 5%葡萄糖 250 mL 缓慢静脉滴注 1~2 小时,连续 3 天为 1 个疗程,疗程间隔期 5~30 天,间隔期和冲击后需给予泼尼松 0.5~1 mg/(kg·d),疗程和间隔期长短视具体病情而定。甲泼尼龙冲击疗法对狼疮危象常具有立竿见影的效果,疗程多少和间隔期长短应视病情而异。甲泼尼龙冲击疗法只能解决急性期的症状,疗效不能持久,必须与其他免疫抑制剂,如 CTX 冲击疗法配合使用,否则病情容易反复。需强调的是,在大剂量冲击治疗前、中、后应密切观察有无感染发生。

(1)急进性肾小球肾炎:表现为急性进行性少尿、水肿、蛋白尿或血尿、低蛋白血症、贫血、肾功能进行性下降、血压增高、高血钾、代谢性酸中毒等。B 超示肾脏体积常增大,肾脏病理往往呈新月体肾炎。治疗包括纠正水电解质、酸碱平衡紊乱,低蛋白血症,防治感染,纠正高血压、心力衰竭等并发症,保护重要脏器,必要时需要透析支持治疗。在评估 SLE 活动性和全身情况及有无治疗反应指征的同时,应抓住时机行肾脏穿刺,判断病理类型和急慢性指标,制订治疗方案。对明显活动、非肾脏纤维化或硬化等不可逆病变为主的患者,应积极使用激素[泼尼松≥1 mg/(kg·d)],或使用大剂量甲泼尼龙冲击疗法,同时用 CTX 冲击治疗。

(2)神经精神狼疮:必须除外化脓性脑膜炎、结核性脑膜炎、隐球菌性脑膜炎、病毒性脑膜炎等中枢神经系统感染。弥漫性神经精神狼疮在控制 SLE 的基础药物上强调对症治疗,包括抗精神病药物;癫痫大发作或癫痫持续状态时需积极抗癫痫治疗,注意加强护理。抗心磷脂抗体相关神经精神狼疮,应加用抗凝、抗血小板聚集药物。有全身血管炎表现的明显活动证据,应用大剂量甲泼尼龙冲击治疗。中枢狼疮包括横贯性脊髓炎在内,可试用地塞米松 10 mg 或联用甲氨蝶呤 10 mg 鞘内注射,每周 1 次,共 2~3 次。

(四)其他治疗

国内有临床试验提示来氟米特对增生性 LN 有效;国内外的研究进展提示利妥昔(抗 CD20 单克隆抗体)对部分难治性重型 SLE 有效,并可望成为新的 SLE 诱导缓解药物;血浆置换、自体干细胞移植不宜列入 SLE 诊疗常规。应视患者具体情况选择应用。

（五）妊娠生育

妊娠生育曾经被列为 SLE 的禁忌证。而今大多数 SLE 患者在疾病控制后,可以安全地妊娠生育。一般来说,在无重要脏器损害、病情稳定 1 年或 1 年以上,细胞毒免疫抑制剂(环磷酰胺、甲氨蝶呤等)停药半年。激素仅用小剂量维持时(≤10 mg/d)方可怀孕。非缓解期的 SLE 妊娠生育,存在流产、早产、死胎和诱发母体病情恶化的危险。因此病情不稳定时不应怀孕。SLE 患者妊娠后,需要产科和风湿科医师双方共同随访诊治。出现病情活动时,还可以根据病情需要加大激素剂量,泼尼松经过胎盘时被灭活,但是地塞米松和倍他米松可以通过胎盘屏障,影响胎儿,故不宜选用;但在妊娠后期促胎肺成熟时可选用地塞米松。妊娠前 3 个月至妊娠期应用环磷酰胺、甲氨蝶呤等免疫抑制剂,可影响胎儿生长发育,导致畸胎。对于有习惯性流产病史和抗磷脂抗体阳性的孕妇,主张口服低剂量阿司匹林(50~100 mg/d)和(或)小剂量低分子肝素抗凝,防止流产或死胎。

七、预后

SLE 的预后与过去相比已有显著提高,1 年存活率 96%,5 年存活率 90%,10 年存活率已超过 80%。急性期患者的死亡原因主要是 SLE 的多脏器严重损害和感染,尤其是伴有严重神经精神狼疮和急进性 LN 者;慢性肾功能不全和药物(尤其是长期使用大剂量激素)的不良反应,包括冠心病等,是 SLE 远期死亡的主要原因。

（王　宁）

第九章

精神科常见疾病

第一节　双相情感障碍

双相情感障碍是指符合症状学的躁狂或轻躁狂，又有抑郁发作的一种心境障碍。躁狂的核心表现是心境的高涨或易激惹。病情严重者在发作高峰期还可出现幻觉、妄想或紧张性症状等精神病性症状。双相情感障碍一般呈发作性病程，躁狂和抑郁一般呈反复的、循环的或交替性发作。

一、流行病学

欧美等国家 20 世纪 70～80 年代的流行病学调查显示，双相情感障碍终生患病率为 3.0％～3.4％，90 年代上升至 5.5％～7.8％。有报道指出双相Ⅰ型患病率为 1％，双相Ⅰ型与Ⅱ型合并为 3％，若加上环性心境障碍则超过 4％。双相情感障碍发病年龄高峰在 15～19 岁，首次多为抑郁发作，往往在一至数次抑郁发作后出现躁狂或轻躁狂发作。男女的患病率相近。

我国双相情感障碍的发病率与欧美调查结果相比有很大差距，仅以欧美国家双相情感障碍或精神病性抑郁症的时点患病率与我国双相情感障碍的时点患病率相比，要高出我国数十倍。此外，同样是中国汉族人口为主体的中国香港和台湾地区的流行病学数据也非常接近欧美的数据，双相情感障碍患病率比大陆约高 35 倍。我国 12 个地区流行病学调查显示，双相情感障碍的终身患病率为 0.76‰，时点患病率为 0.37‰；城市患病率为 0.73‰，农村患病率为 0.79‰。

二、病因及发病机制

与抑郁症相似，双相情感障碍的病因与某些生物因素和心理社会因素有显著的相关性。相比抑郁症而言，双相情感障碍的遗传度要高得多（约为 80％）；所以应更多地从生物学，尤其分子遗传学角度去研究双相情感障碍的发病机制。

（一）遗传

遗传是双相情感障碍最大的危险因素：①Gershon 对 896 例心境障碍患者 4600 例一级亲属的大样本研究显示，双相情感障碍患者一级亲属的终生患病率为 15％～20％。Mendlewicz 等研究结果表明,双相情感障碍患者一级亲属的发病率为15％,而一般人群一级亲属发病率仅为1％～2％;且双相患者较单相患者一级亲属的患病率更高,提示双相情感障碍的遗传倾向比单相抑郁更明显。②双生子研究:Goodwin和Guze报告双相情感障碍的双生子调查发现,单卵双生子(MZ)的同病率为72％,同性别异卵双生子(DZ)同病率为14％;单相患者MZ的同病率为40％,DZ为11％。③寄养子研究:文献报告双相寄养子的亲生父母精神病患病率高于寄养父母,说明遗传因素的影响比环境因素显著。④连锁研究:某些特定的基因或基因标记与情感障碍有关联,Egeland采用DNA重组技术发现美国宾夕法尼亚州一个Amish家族中的双相情感障碍与位于11号染色体短臂上的基因标记连锁,但以后的扩大家系研究,未能重复验证先前的发现;在荟萃分析中有3个区域与双相情感障碍发生有关:13q32,22q11～13和18号染色体。⑤一些关联分析也发现和定位了一些双相情感障碍的候选基因,如Dysbindin、Neuregulin1、DISC1、COMT、DAOA和BDNF;一个有趣的现象是,这些基因也被发现与精神分裂症相关,与这两种疾病在流行病学、临床表现及病因学的重叠一致。

(二)生物化学及神经内分泌因素

目前研究多集中在单相或双相情感障碍抑郁相的患者。

三、临床表现

(一)躁狂症

典型症状是心境高涨、思维奔逸和精神运动性兴奋,伴思维形式与思维内容障碍,以及活动增多。

1.心境高涨

患者主观体验特别轻松愉快,自我感觉良好,感到生活绚丽多彩,周围的一切事物无比美好,整日兴高采烈,显得非常幸福快乐。患者轻松愉快的外在表现与内心体验协调一致,并有一定的感染力,常能引起周围人的共鸣。部分患者主要表现情绪不稳定、易激惹、暴怒和敌意,并常伴有攻击行为。有的患者易激惹情绪经短暂持续可随即转怒为喜。

2.思维奔逸

表现思维联想过程异常快速,且涉及范围广泛。患者自觉头脑变得特别聪明,反应格外敏捷,思维内容异常丰富,概念接踵而至,甚至感到语言表达跟不上思维的速度,常见患者滔滔不绝或引经据典地高谈阔论。因各种概念不断涌现,有的患者出现音韵联想(音联)和词意联想(意联)。由于联想过程加快而致意念飘忽,患者来不及深思熟虑以至谈话内容流于肤浅,常给人以信口开河之感。思维活动常受周围环境变化的影响,而使话题随境转移。

3.思维内容障碍

在心境高涨的基础上,患者自我评价过高、自命不凡,常有涉及健康、容貌、能力、地位和财富的夸大观念。夸大观念可进一步发展为夸大妄想,内容多与现实接近;在夸大观念或妄想的基础上,还可出现关系妄想和被害妄想,但一般历时短暂。

4.精神运动性兴奋

表现为精力异常旺盛,兴趣范围广泛,活动明显增多,好管闲事,整日忙碌不停,毫无疲倦感。但做事常虎头蛇尾、有始无终、一事无成。病情较轻的患者以愉快、欢乐为主,乐于当众表演、说俏皮话,常博得在场者共鸣而哄堂大笑;病情较重的患者往往自我控制能力下降,对自己的行为缺乏正确判断,如任意挥霍钱财或具有攻击和破坏行为。由于性意向增强,患者常好接近异性、行为轻浮。更严重的患者整天说话不停,思维内容变得不连贯,活动多而缺乏条理,称为急性躁狂症。

5.其他症状

因体力过度消耗,患者多有体重减轻,食欲和性欲一般可增强,睡眠需要减少。自发病初期自知力即可有不同程度损害,极少数患者能认识到自己精神状态异常。躁狂发作极为严重时患者呈重度兴奋状态,表现活动紊乱而毫无目的或指向性,常伴攻击行为,以及意识障碍、错觉、幻觉及思维不连贯等,临床上习称为谵妄性躁狂。

(二)双相情感障碍

双相情感障碍是病程中既有抑郁发作又有躁狂发作。患者有躁狂抑郁发作史,躁狂发作严重者为双相Ⅰ型;有躁狂抑郁发作史,抑郁发作重、躁狂发作轻者为双相Ⅱ型。有时抑郁与躁狂两种症状可在一个患者身上同时存在,称为混合状态。在此状态下患者说话滔滔不绝、活动过多,但常同时有严重的消极观念。若躁狂抑郁交替发作一年3次以上者,称为快速循环型,多见于女性。

四、诊断及鉴别诊断

(一)诊断要点

1.临床特征

以持久的情绪高涨为基本症状,伴有思维联想过程和思维内容障碍,以及活动增强的临床表现。大部分患者的思维及行为异常与高涨的心境协调一致。

2.发病形式

多数患者在青壮年期首次发病。躁狂的发病年龄一般比抑郁早,女性发病又早于男性,平均发病年龄为21岁。病程呈发作性,间歇发作或交替发作,有较明确的缓解期,缓解期精神状态大多正常。躁狂的好发季节常为春末夏初,通常急性或亚急性起病。起病之初可有头痛、失眠和烦躁等前驱症状。抑郁的好发季节多为秋冬季,常缓慢起病,往往先有失眠、食欲减退及各种躯体不适感。

3.家族史

有心境障碍阳性家族史者所占的比例较高。

4.检查诊断

一般无阳性发现。

(二)诊断标准

《中国精神障碍分类与诊断标准》第3版(CCMD-3)有关心境障碍的诊断标准如下。

1.躁狂发作的诊断标准

(1)症状标准:以情绪高涨或易激惹为主要特征,并至少有下列3项症状(若仅为易激惹,至少需4项症状):①注意力不集中或随境转移;②语量增多;③思维奔逸(语速增快、言语急促等)、联想加快或意念飘忽的体验;④自我评价过高或夸大;⑤精力充沛,不感觉疲乏,活动增多,难以安静或不断地改变计划和活动;⑥鲁莽行为如挥霍、不负责任,或不计后果的行为等;⑦睡眠需要减少;⑧性欲亢进。

(2)严重标准:严重损害社会功能,或给别人造成危险或不良后果。

(3)病程标准:①符合症状标准和严重标准至少已持续1周;②可存在某些精神分裂样症状,但不符合精神分裂症的诊断标准。若同时符合精神分裂症的症状标准,在分裂症状缓解后,满足躁狂发作标准至少 1 周。

(4)排除标准:排除器质性精神障碍,或精神活性物质和非成瘾物质所致的躁狂。

2.抑郁发作的诊断标准

(1)症状标准:以心境低落为主要特征,并至少有下列 4 项症状:①兴趣丧失、无愉快感;②精力减退或疲乏感;③精神运动性迟滞或激越;④自我评价过低、自责,或有内疚感;⑤联想困难或自觉思考能力下降;⑥反复出现想死的念头或有自杀、自伤行为;⑦睡眠障碍,如失眠、早醒或睡眠过多;⑧食欲降低或体重明显减轻;⑨性欲减退。

(2)严重标准:社会功能受损,给本人造成痛苦或不良后果。

(3)病程标准:①符合症状标准和严重标准至少已持续 2 周;②可存在某些精神病性症状,但不符合精神分裂症的症状标准。若同时符合精神分裂症的症状标准,在其缓解后,满足抑郁发作标准至少 2 周。

(4)排除标准:排除器质性精神障碍,或精神活性物质和非成瘾物质所致的抑郁。

3.双相情感障碍的诊断标准

目前发作符合躁狂或抑郁发作标准,以前有相反的临床相或混合性发作,如躁狂发作后又有抑郁发作或混合性发作。

(三)鉴别诊断

1.精神分裂症

躁狂急性发作时可见精神运动性兴奋,易与青春型精神分裂症混淆。青春型精神分裂症患者认知、情感和意志活动具有明显的不协调性,表现不协调性精神运动性兴奋。临床表现行为举止荒谬离奇,多具不可预测的冲动性,言语杂乱无章,表情呆板或古怪,情感活动不鲜明;而躁狂发作时患者虽兴奋话多、活动增加,但内容与思维、情感活动增多一致,并与环境密切联系和配合,患者动作增多是有目的性、可以理解的,整个精神活动是协调一致的。

2.躯体疾病所致的精神障碍

肾上腺皮质功能亢进和甲状腺功能亢进等疾病可伴发躁狂症状,但患者的情绪以易激惹、焦虑和紧张为主,欣快感不明显,且自身感觉较差,多有不适主诉;临床有原发的躯体疾病表现或证据;兴奋症状可随原发病的病情波动而变化;实验室检查阳性发现有助于鉴别。脑膜隐球菌病伴有常压力脑积水也可显现躁狂状态,因伴发热及步态不稳,有助于鉴别。

3.药物所致的精神障碍

皮质类固醇、异烟肼、苯丙胺和阿的平等药物可致躁狂发作,观察减少用药剂量或停药后的病情变化,结合患者病前的用药史可资鉴别。

五、治疗

药物治疗是心境障碍最常用和最重要的疗法,是维持治疗的主要措施。

(一)急性期治疗

1.心境稳定剂

(1)碳酸锂:是治疗躁狂发作的首选心境稳定剂,具有肯定的抗躁狂作用,并兼有预防躁狂和抑郁复发的效应,既往认为总有效率可达 80%,但美国系统的研究(STEP-BD)认为,碳酸锂总有效率不足 50%。碳酸锂起效时间较慢,一般需 1 周以上才能发挥抗躁狂作用,对急性躁狂兴奋冲动明显者,或伴精神病性症状的躁狂宜选用口服或肌内注射氟哌啶醇或氯丙嗪等抗精神病药,待兴奋症状和精神病性症状控制后，改用碳酸锂治疗；或用抗精神病药加锂盐合并治疗，但合用时锂盐用量不宜过大，待急性躁狂症状减轻后缓慢撤除抗精神病药，单用碳酸锂继续治疗。对于双相循环型情感障碍，无论是躁狂期或抑郁期均可以锂盐作为主要治疗药物，同时合用抗抑郁药治疗。

急性躁狂发作时，碳酸锂治疗剂量一般为 1000～2000 mg/d 口服，2～3 次/日分服，开始用小量，逐渐增量，3～5 日可加至治疗剂量，待病情控制后应酌情减至维持量。维持量通常为500～1200 mg/d，抑郁症的维持量可略小于躁狂症。值得注意的是，因碳酸锂治疗量与中毒剂量比较接近，除治疗期间应密切观察病情变化和治疗反应，应监测血锂浓度。急性期治疗血锂浓度应维持在 0.8～1.2 mmol/L，维持治疗的血锂浓度为 0.5～0.8 mmol/L，以 1.4 mmol/L 为有效治疗的上限，超过此值易出现药物中毒。此外需注意，血锂盐检测是在最后一次服用碳酸锂12 小时采血，因目前公布的血锂浓度是最后一次服用碳酸锂 12 小时的参考值。

锂盐的毒副作用包括肾脏（口渴、少尿），神经系统（震颤、记忆丧失），代谢（体重增加），胃肠道（腹泻），皮肤（痤疮、银屑病），甲状腺（肿大、黏液性肿）等，无疑限制了该药的使用范围。锂盐的严重不良反应包括轻度至严重的肾小管功能障碍，肾病综合征则十分少见；5%～10% 的长期服锂盐者可出现非毒性甲状腺肿和甲状腺功能低下，因此需严密监测患者的肾功能和甲状腺功能。由于个体对锂盐的耐受性差异较大，部分患者尤其年老或体弱者，当血锂浓度还在治疗范围以下时即可显效，有些患者血锂浓度虽在正常范围内却出现了中毒症状。因此，在治疗过程中宜将治疗反应与血锂浓度结合考虑，以恰当地调整药物剂量。使用碳酸锂缓释片，因缓慢吸收与代谢有助于减少毒副作用。

(2)卡马西平：研究表明，抗惊厥药卡马西平和丙戊酸钠可治疗躁狂发作和预防躁狂、抑郁发作，可归于心境稳定剂范畴，也可作为治疗躁狂症的首选药物，或作为锂盐的辅助用药，用于对锂盐不敏感或不能耐受不良反应的患者。卡马西平初始剂量为 200～600 mg/d，根据疗效和不良反应每 5 天加量 1 次，治疗剂量为 600～1200 mg/d，分 2～3 次口服，治疗血药浓度以 4～15 μg/mL 为宜。维持此浓度 1～2 周后开始出现临床疗效。预防剂量为 300～600 mg/d，血药浓度为 6 μg/mL。最常见的不良反应是眩晕、共济失调、嗜睡、恶心、视物模糊和头痛等。如从小剂量开始可将不良反应减至最低程度；皮疹发生率为 10%，可不作为终止治疗的指征，但出现变态反应，如出血、发热及关节疼痛时应终止治疗，偶见粒细胞减少症、血小板减少症、剥脱性皮炎及再生障碍性贫血等严重不良反应，因此从用药早期即应做必要的实验室检查。应注意在躁狂初发阶段应合用较强的镇静药，可选氯硝西泮 2 mg/4～6 h、劳拉西泮 2 mg/4～6 h 或氟哌啶醇 5 mg/2～4 h。躁狂发作初期过后应撤去镇静药，卡马西平或丙戊酸盐随即显示疗效。

(3)丙戊酸钠：可用于急性躁狂症治疗，以及双相情感障碍的治疗与预防。该药对情感障碍的作用可能与边缘系统的稳定作用有关。许多患者对该药耐受性比锂盐和卡马西平好，可用于锂盐或卡马西平治疗无效的双相情感障碍患者，也可与锂盐联合治疗。初始剂量为 400～600 mg/d，分 3 次口服，每 2～3 日增加 200 mg，治疗剂量通常为 800～1800 mg/d，鉴于个体差异大可参考血药浓度调整剂量。治疗血药浓度为 50～100 μg/mL，患者症状在达到上述浓度1 周后可望改善。丙戊酸钠相对安全，可引起胃肠道症状、震颤、脱发、体重增加及电解质紊乱等；偶见粒细胞减少症、血小板减少症，以及中毒性肝炎、胰腺炎等。用药期间需常规进行肝脏和血液功能监测。

2.抗精神病药物

在治疗心境障碍中可起到非常重要的作用。在美国,奥氮平、利培酮、喹硫平、齐拉西酮、阿立哌唑和氯丙嗪被用于双相情感障碍的维持治疗,其中奥氮平和喹硫平适用于急性双相抑郁发作。几乎所有的抗精神病药对急性躁狂都有效。研究显示,第二代抗精神病药与心境稳定剂合用可加大躁狂治疗的速度和力度。

(二)维持治疗

随访调查显示,药物治疗痊愈的患者停药后一年内复发率较高,双相情感障碍年复发率为45%～58%,明显高于单相障碍的36%～47%,与坚持服药者均有显著差异。多数临床研究提示,双相患者若每年发作一次以上,且连续2年发作应长期服用锂盐预防性治疗。锂盐具有双相治疗作用,可有效防止躁狂或抑郁复发,有效率可达50%。维持阶段用药剂量因人而异,若服药期间血锂浓度保持在 $0.4\sim0.8\ mmol/L$ 范围内,通常可获得较满意的疗效。也有学者提出,有过1次以上发作的双相情感障碍或有过2次以上单相抑郁复发者应终生用药。对急性躁狂发作的患者,改良的电抽搐治疗常是重要的有效治疗手段。

(李志鹏)

第二节　惊恐障碍

惊恐障碍于1980年首次作为独立诊断出现在 DSM-Ⅲ 之中,是一种以反复出现的突如其来的惊恐体验为特征的急性焦虑障碍。惊恐障碍的起始症状往往是患者自我感受到的表现,患者在某些情况下突然感到惊恐、失控感、发疯感、崩溃感、好像死亡将要来临,同时伴有严重的自主功能失调。该障碍起病快,终止也快,表现为持续数分钟到几十分钟的急性症状,发作呈自限性。其核心特点是惊恐发作的出现,即突然发作以躯体症状为主的焦虑,同时伴有将要发生严重后果的强烈担心。

一、流行病学

根据 DSM-Ⅲ 中诊断统计惊恐障碍的人群发病率发现:惊恐障碍1个月、6个月和终身患病率分别为0.5%、0.8%和1.6%。女性的惊恐障碍发病率要高于男性,约是男性患者的两倍;最近的流行病学调查显示惊恐障碍的一年和终身患病率分别为2.1%和5.1%。惊恐障碍常发生于年轻成年人,30岁年龄段尤其多见,少数可以在老年期发病。

二、临床表现

(一)惊恐发作

典型惊恐发作往往发生在日常活动时(例如吃饭、看电视、逛街等),患者体验到突然发作的不可抗拒的害怕、恐惧、忧虑和一种厄运将至的感觉。其主要症状包括气促和窒息感、哽噎感、心悸和心率增加、胸部不适或疼痛、出汗、眩晕、失去平衡感或要昏厥、恶心或腹部不适、人格解体或现实解体、麻木或针刺感、潮热或发冷、震颤或发抖、害怕即将死亡、害怕发疯或失去控制。临床上患者不会同时出现上述所有症状,而是仅出现其中的某一种或某几种。每次发作通常持续5～

20 分钟,很少长至 1 小时。惊恐发作的突出特点为突然产生的焦虑,反应严重且担心会有灾难性的后果,有些患者有惊恐障碍性的过度换气,这可使症状进一步加重。

（二）预期焦虑与回避行为

多数患者在首次惊恐发作后和两次发作的间歇期,常表现为反复担心再次出现相似发作,因而惶惶不可终日,有时出现自主神经功能亢进。因担忧再次发作时会发生危险,常寻求他人陪伴,或回避一些自认为可能再次出现惊恐发作的活动和场合,如:不愿独自外出,不愿去人多拥挤的场所;或者外出必须有人陪伴。

三、诊断与鉴别诊断

（一）诊断

当患者反复出现意外的惊恐发作,且伴有持续的预期性焦虑或与发作相关的显著行为变化达 1 个月以上,且此类障碍并非由物质或躯体疾病所导致,也不能由其他精神类疾病所解释,则可诊断为惊恐障碍（诊断标准如下）。

（1）反复出现不可预期的惊恐发作:一次惊恐发作是突然发生强烈的害怕或强烈的不适感,并在几分钟内达到高峰,发作期间出现下列 4 项及以上症状（这种突然发生的惊恐可以出现在平静状态或焦虑状态）:①心悸、心慌或心率加速;②出汗;③震颤或发抖;④气短或窒息感;⑤哽咽感;⑥胸痛或胸部不适;⑦恶心或腹部不适;⑧感到头昏、脚步不稳、头重脚轻或昏厥;⑨发冷或发热感;⑩感觉异常（麻木或针刺感）;⑪现实解体（感觉不真实）或人格解体（感觉脱离了自己）;⑫害怕失去控制或"发疯";⑬濒死感。

可能观察到与特定文化有关的症状（例如,耳鸣、颈部酸痛、头疼、无法控制的尖叫或哭喊）,此类症状不可作为诊断所需的 4 个症状之一。

（2）至少在 1 次发作之后,出现下列症状中的 1~2 种,且持续 1 个月（或更长）时间。①持续地担忧或担心再次的惊恐发作或其结果（例如,失去控制、心肌梗死、"发疯"）;②在与惊恐发作相关的行为方面出现显著的不良变化（例如,设计某些行为以回避惊恐发作,如回避锻炼或回避不熟悉的情况）。

（3）这种障碍不能归因于某种物质（例如,滥用毒品、药物）的生理效应,或其他躯体疾病（例如,甲状腺功能亢进、心肺疾病）。

（4）这种障碍不能用其他精神障碍来更好地解释（例如,像未特定的焦虑障碍中,惊恐发作不又仅出现于对害怕的社交情况的反应;像特定恐怖症中,惊恐发作不仅仅出现于对有限的恐惧对象或情况的反应;像强迫症中,惊恐发作不仅仅出现于对强迫思维的反应;像创伤后应激障碍中,惊恐发作不仅仅出现于对创伤事件的提示物的反应;或像分离焦虑障碍中,惊恐发作不仅仅出现于对与依恋对象分离的反应）。

（二）鉴别诊断

惊恐障碍的核心症状是惊恐发作,但惊恐发作并非该病所特有的症状,可出现于任一种焦虑障碍的背景下,也可出现于其他精神障碍（例如,抑郁障碍、创伤后应激障碍、物质使用障碍）中以及某些躯体疾病（例如,心脏的、呼吸系统的、前庭的、胃肠的）之中。当惊恐发作被确认后,应该被记录为标注（例如,"创伤后应激障碍伴惊恐发作"）而不单独诊断惊恐障碍。

临床上在做出惊恐障碍的诊断前,应首先排除前述的精神障碍和躯体疾病。在与其他精神障碍的鉴别中需要特别注意与广泛性焦虑障碍伴惊恐发作、抑郁症伴惊恐发作、躯体形式障碍的鉴别。惊恐障碍患者随着病程的延长可以出现继发的慢性广泛性的焦虑情绪和典型抑郁症状，此时应仔细询问症状发生发展的时间顺序。躯体形式障碍的患者可表现出显著的自主神经亢进症状或类似于急性焦虑症状，但往往症状是持续存在，而非发作性。躯体疾病需要鉴别的有甲状腺功能亢进、甲状腺功能减退、心律失常、冠状动脉供血不足、二尖瓣脱垂、低血糖等。其中特别容易混淆的是二尖瓣脱垂，该病也可突然发生心悸、胸痛、气急、头昏及濒死感、失控感等症状，借助超声心动图可鉴别。

四、病程和预后

(一)自然病程

一般而言，惊恐障碍若不做治疗，病程是非常多变的。目前没有可靠的方法了解病程的发展。病程中可能出现自发的痊愈，但是几个月或几年之后却又再度爆发，甚至有患者几年或几十年不能离家的情况存在。惊恐障碍长期频繁发作后也可能发展成真正的心血管疾病。有结果显示，惊恐障碍患者大约33%痊愈，50%伴有限的功能损害，20%或更少的患者有较重的功能损害。

(二)预后

由于惊恐障碍发展不稳定，因此预后也较不稳定。研究发现大多数社会功能良好，而伴焦虑或抑郁的患者则不稳定。预后较差的危险因子包括更严重的初始惊恐发作、更严重的初始广场恐惧、疾病持续时间较长、共病抑郁、曾经与父母分离、人际敏感性高、单身等。

五、病因和发病机制研究

(一)生物学因素

惊恐障碍的生物学病因假说包括：蓝斑过度反应、5-羟色胺系统功能紊乱、γ-氨基丁酸(GABA)-苯二氮䓬受体复合体结合力下降、脑干二氧化碳(CO_2)化学受体敏感性增高、乳酸钠水平的异常、下丘脑-垂体-肾上腺轴系统异常等。神经影像学研究认为惊恐障碍与以杏仁核为基础的恐惧网络有关；研究显示与健康对照相比，惊恐障碍者静止状态下双侧杏仁核、海马、丘脑、中脑、脑桥、延髓和小脑的葡萄糖吸收明显增高。目前的临床药物研究结果也支持5-羟色胺系统在惊恐障治疗中的重要作用。

(二)心理因素

行为理论及学习理论的学者认为焦虑是以对某些环境刺激的恐惧为条件的。因此惊恐障碍的形成与条件反射密不可分。认知理论则认为惊恐发作的患者更为担心严重的躯体或精神疾病的出现。当代精神分析理论中依然以焦虑的内在冲突模型作为主要原则，但是缺乏证据以及无法解释器质性因素的作用使得精神分析理论在解释惊恐障碍存在很多不确定因素。也有研究发现儿童时期严重的创伤事件和父母的不良态度与惊恐障碍有关。

六、治疗

惊恐障碍的治疗目标为控制急性发作，减轻发作间歇期的焦虑症状，减少回避行为，预防再次发作。

(一)药物治疗

1.抗抑郁剂

选择性5-羟色胺再摄取抑制剂(SSRIs)、5-羟色胺-去甲肾上腺素再摄取抑制剂(SNRIs)等抗抑郁剂是目前治疗惊恐障碍的首选药物。但需要注意此类药物起效较慢,在用药初期,可能需要合并使用苯二氮䓬类药物 2.苯二氮䓬类

尽管抗抑郁剂成为惊恐障碍的一线治疗,苯二氮䓬类的高效能在急性期治疗中非常有效,并且不良反应较小、容易耐受。首选为阿普唑仑、氯硝西泮。

2.其他药物

目前临床上使用并证明有效的药物还包括丁螺环酮、可乐定、吲哚洛尔、丙戊酸钠以及非典型抗精神病药物等。

(二)心理治疗

1.认知行为治疗

可减轻对焦虑的躯体反应的害怕,而这种害怕被认为是此病的基础。并且能帮助个体面对恐惧性场景,并成功减少回避行为。当前较为主流的方法包括:内观暴露、情景暴露、认知重构、呼吸控制、应用放松训练。

2.支持性心理治疗

向患者解释疾病的性质及预后,以减轻患者的心理负担和发作间歇期的焦虑情绪,同时可鼓励患者坚持治疗计划。

3.精神动力学治疗

传统精神动力学治疗可能对那些缺乏独立和自信的患者有所帮助,对某些患者来说是一种有用的辅助治疗,但不适合急性期使用。

七、预防和康复

(一)预防

惊恐障碍的影响因素较多,因此需要从以下多方面进行预防。包括平时注意锻炼身体,因为惊恐障碍主要与担心躯体状况有关;关注儿童的幼年早期发育,有研究发现惊恐障碍与童年创伤有关;降低不确定性,更多了解各种可能发生的情况,以降低焦虑。

(二)康复

惊恐障碍的康复不仅需要适当的药物和心理治疗,也需要社会系统的支持,比如亲人的关心和支持以及陪伴。

(李志鹏)

第三节　社交焦虑障碍

社交焦虑障碍也称社交恐惧症,是对社交或公开场合感到强烈恐惧或忧虑,并因而尽力回避的一种心理疾病。其核心特征是显著而持续地害怕在社交场合、公众面前可能出丑或陷入尴尬的场景。

一、流行病学

根据 DSM-Ⅲ-R 诊断标准的研究发现社交焦虑障碍的终生患病率为 13.3%,年发病率为

7.9％,月发病率为4.5％,并且女性较男性更为常见(15.5％vs.11.1％)。根据DSM-Ⅳ进行的流行病学调查显示社交焦虑障碍的一年和终生患病率分别为2.8％和5.0％。

二、临床表现

社交焦虑障碍患者在处于被关注并可能被评论的情境下可产生不恰当的焦虑。患者有回避这些场景的倾向,且不完全的融入其中,如他们回避交谈或坐在最不显眼的地方。甚至只是想象可能遇到的物体或场景也会引起严重的焦虑。社交恐惧者常有会被别人挑剔的先占观念,尽管他们也知道这种想法是毫无根据的。不同患者表现均不相同,需要指出的是排尿恐惧和呕吐恐惧也是社交恐惧的一种。

三、诊断与鉴别诊断

(一)诊断

社交焦虑障碍的诊断要点为有明显的害怕或回避会暴露于陌生人的场景,或者害怕尴尬、害怕丢脸的行为举止;患者会意识到害怕是过分的或不合理的,影响功能或引起明显的痛苦并且不是由其他疾病引起的(诊断标准如下)。

(1)个体由于面对可能被他人审视的一种或多种社交情况时而产生显著的害怕或焦虑。例如,社交互动(对话、会见陌生人),被观看(吃、喝的时候),以及在他人面前表演(演讲时)。儿童的这种焦虑必须出现在于同伴交往时,而不仅仅是与成人互动时。

(2)个体害怕自己的言行或呈现的焦虑症状会导致负性的评价(即:被羞辱或尴尬;导致被拒绝或冒犯他人)。

(3)社交情况几乎总是能够促发害怕或焦虑(儿童的害怕或焦虑也可能表现为哭闹、发脾气、惊呆、依恋他人、畏缩或不敢在社交情况中讲话)。

(4)主动回避社交情况,或是带着强烈的害怕或焦虑去忍受。

(5)这种害怕或焦虑与社交情况和社会文化环境所造成的实际威胁不相称。

(6)这种害怕、焦虑或回避通常持续至少6个月。

(7)这种害怕、焦虑或回避引起有临床意义的痛苦,或导致社交、职业或其他重要功能方面的损害。

(8)这种害怕、焦虑或回避不能归因于某种物质(例如,滥用的毒品、药物)的生理效应,或其他躯体疾病。

(9)这种害怕、焦虑或回避不能用其他精神障碍的症状来更好地解释,例如惊恐障碍、躯体变形障碍或孤独症(自闭症)谱系障碍。

(10)如果其他躯体疾病(例如,帕金森病、肥胖症、烧伤或外伤造成的畸形)存在,则这种害怕、焦虑或回避是明确与其不相关或是过度的。

(二)鉴别诊断

1.回避型人格障碍

两者之间在回避行为上有类似之处,回避型人格障碍的核心恐惧也是他人的拒绝、嘲笑或羞辱,但是人格障碍的患者所针对的场景更为广泛,社交焦虑障碍患者则相对局限,且能认识到这种焦虑或担忧是过度的和不合理的。

2.抑郁症

两者都可出现社交行为的减少,但抑郁症患者系因情绪低落和动力不足所致,且除回避社交外,还有抑郁症的其他核心症状;本病患者则主要由于为避免社交场合的预期焦虑而采取回避的行为。

3.广场恐惧症

两种均存在对人多场合的恐惧和回避,但广场恐惧症患者所担忧的是在人多拥挤的场合出现危险是无法及时逃脱,即两者之间的主要区别在于焦虑的对象不同。

四、病程和预后

（一）自然病程

通常起病于17～30岁,平均发病年龄为15岁,主要是青少年期和成人早期,且疾病的病程常呈慢性,约80%的人从未接受治疗。社交焦虑障碍通常隐匿起病,没有明显的诱因,第一次发作是在公共场所,以后则在类似的场所出现焦虑;也有少数患者在一次出丑的社交经历之后急性起病。该病的病程呈慢性化,且发作逐渐加重,回避性也逐渐增强。

（二）预后

由于病程较长,因此该障碍的痊愈常常较晚,一般在发病25年后痊愈。社交焦虑障碍常常与其他疾病共病,尤其情绪障碍多见;该病患者发生抑郁障碍的风险增加3～6倍。社交焦虑障碍是一种高度致残的精神障碍,它对社会功能和生活质量的影响在过去很大程度上被低估了。因此,如不能获得及时有效的治疗,患者的生活治疗将受到极大的影响。

五、病因和发病机制研究

（一）生物学因素

社交焦虑的生物学病因目前并未明确,许多研究的重复性较差。可能的机制包括去甲肾上腺素系统的功能亢进、5-HT系统敏感性升高、HPA轴过度反应等。影像学研究提示以杏仁核为核心的条件性恐惧网络超敏可能与该病的发生有关。也有研究提示遗传因素也是可能的病因之一。

（二）社会心理因素

过分关注和在意别人的评价是该障碍的基本认知因素。成年前的一些负性经历可能会导致社交恐惧的发生,例如:父母婚姻冲突、父母过度保护或抛弃、儿童期虐待、儿童期缺乏与成人的亲近关系、儿童期频繁搬迁、学校表现差等因素均可能导致社交焦虑障碍。

六、治疗

（一）药物治疗

研究证实多种类型的药物对社交焦虑障碍有明确的疗效,临床常用的药物包括:SSRIs类抗抑郁剂、苯二氮䓬类,也可使用β-阻滞剂、单胺氧化酶抑制剂、5-羟色胺和去甲肾上腺素再摄取抑制剂(SNRI)、去甲肾上腺素及特异性5-羟色胺能抗抑郁剂(NaSSA)等。

1.选择性五羟色胺再摄取抑制剂(SSRIs)

SSRIs是社交恐惧的一线用药;疗效及耐受性好;每天一次用药;对共病抑郁、惊恐、广泛性焦虑障碍或强迫症均有效。

2.其他新型抗抑郁剂

文拉法辛、米氮平等也有一定疗效。

3.苯二氮䓬类

临床上广泛应用并在开放性试验中被报道有效;一般耐受良好;在某些患者中使用时要考虑药物依赖的可能及撤药反应(常用药物:氯硝西泮、阿普唑仑)。

4.β受体阻滞剂

对于表演前焦虑高度有效,可以在表演事件前 1 小时左右按需服用。对于广泛性社交焦虑障碍的患者大部分没有帮助(常用药物:普萘洛尔、阿替洛尔)。

5.单胺氧化酶抑制剂(MAOIs)

研究中显示出高度有效性;但耐受性较差,且需要饮食限制;对一些共病抑郁、社交恐惧和惊恐等有效;对于难治的患者可以尝试。

6.其他药物

加巴喷丁、丁螺环酮、安非他酮、托吡酯、普瑞巴林、非典型抗精神病药等均有研究报道有效。D-环丝氨酸被认为与暴露疗法联合使用有效。

(二)心理治疗

1.认知行为治疗

该疗法是目前最为常用的社交焦虑障碍的心理治疗方法,包括 3 种主要的认知行为技术:暴露疗法、认知重建和社交技能训练。暴露疗法应从较低焦虑的场景开始,包括想象暴露与真实暴露两种形式;认知重建主要针对自我概念差、害怕别人负性评价的患者,与暴露疗法联合使用效果会更好;社交技能训练主要采用模仿、角色表演和指定练习等方式,帮助患者学会适当的社交行为,减轻在既往恐惧的社交场合的焦虑。

最近,虚拟现实技术的发展为社交焦虑障碍的治疗提供了新的暴露治疗途径,这种计算机模拟技术提高了暴露场景的真实感和可操作性。

2.动力性心理治疗

虽然随着药物治疗和认知行为治疗的发展,该疗法不再像以前受欢迎和受关注,但动力性心理治疗能够识别出那些与社交焦虑和回避行为相关的潜意识冲突,通过对这些冲突的探索将使患者长期获益。

(三)联合治疗

药物与心理治疗的联合对于急性期的治疗并没有显著优势,但对于长期预后可能有一定帮助。近些年来,N-甲基-D-天冬氨酸受体激动剂 D-环丝氨酸与暴露疗法联合治疗社交焦虑获得了初步成功,被认为是一种有前途的联合治疗方法。

七、预防和康复

(一)预防

由于社交焦虑障碍的发病年龄较早,且患者往往存在一定的个性基础,因此该病的预防重点在于青春期前的心理教育,以及对于敏感人群的早期识别。对可能引起社交焦虑的因素有所意识,并针对性地进行社交技能的练习,指导某些社交技能欠佳的个体对某些重要场合的活动事先进行必要的准备,减少预期的紧张。

（二）康复

由于社交焦虑病程较长，因此康复需要的时间也较长，此时不仅是继续接受常规的治疗，还需要家人和社会的帮助、鼓励和包容，带其在实践中克服因恐惧担心产生的焦虑以及因此带来的回避行为，只有回归到日常的工作生活中，该病才能真正的康复。

（李志鹏）

第四节　广泛性焦虑障碍

广泛性焦虑障碍是以持续的显著紧张不安，伴有自主神经功能兴奋和过分警觉为特征的一种慢性焦虑障碍。该障碍是在没有惊恐障碍的情况下，表现出的显著的慢性焦虑。与其他焦虑障碍不同，广泛性焦虑障碍不受任何特定环境的限制或因环境而持续加重。通常患者具有特征性的表情，并且表现出坐立不安，甚至有颤抖、皮肤苍白，手心、脚心以及腋窝汗水淋漓。该病通常始于儿童或青少年期，但也可以在任何年龄开始。广泛性焦虑障碍与正常人"焦虑"的区别在于，该病的担忧是明确过度的、普遍且难以控制的，且伴有明显的痛苦和社会功能损害。

一、流行病学

美国的一项调查发现广泛性焦虑障碍的年患病率为1.5%，亚临床广泛性焦虑障碍的年患病率为3.6%，在女性（2.7%）和老年（2.2%）人中患病率更高。Blazer等的报告显示其终生患病率为4.1%～6.6%，女性两倍于男性。同时，广泛性焦虑障碍与其他精神障碍有较高的共病率，如59%与抑郁症共病，56%与其他焦虑障碍共病。

二、临床表现

广泛性焦虑障碍的症状具有持续性，而且对患者而言带来持续性的伤害和痛苦。主要表现为经常或持续的，无明确对象或固定内容的紧张不安，或对现实生活中的某些问题过分担心和烦恼。这种紧张担心与现实很不相称，使患者感到难以忍受，但又无法摆脱；常伴有自主神经功能亢进、运动型紧张和过分警惕。也可以出现抑郁症状、强迫症状和人格解体，但不是主要临床表现。

（一）焦虑体验

表现为对未来可能发生的、难以预料的某种危险或不幸事件的持续、过度担心。担心的内容可以是一些明确的非现实的威胁或可能发生的不幸事件，如亲人是否会发生意外，自己的钱财是否会意外损失；也可以是无法明确描述的对象或内容，而只是一种莫名的提心吊胆或惶恐不安。这种焦虑与惊恐障碍、广场恐惧症等疾病中出现的"预期焦虑"不同，后者是对现实中将要发生的某种情景提前出现的焦虑体验；如惊恐障碍是对再次惊恐发作的担忧，广场恐惧症是要进入恐惧环境前出现的担忧。

（二）运动不安

表现为坐立不安、来回走动、面部表情不自然、四肢的轻微震颤，肌肉紧张，有时出现肌肉抽动或动作僵硬，患者常感到疲乏。

（三）自主神经功能亢进

常有心悸、心慌、气急、胸闷、头昏、头痛,多汗、面赤、口干、胃部不适、腹泻、尿频、尿急等症状。

（四）警觉性增高

主要表现为易激惹、易惊吓、入睡困难、易惊醒,惊跳反应亢进、注意力难以集中等。

三、诊断与鉴别诊断

（一）诊断

广泛性焦虑障碍的诊断要点包括:持续 6 个月以上的慢性焦虑,没有固定内容的过分的担心和紧张不安,给患者带来明显的痛苦和功能损害,且这些症状并非继发于其他精神障碍或躯体疾病。广泛性焦虑障碍一直存在诊断扩大化的担忧和争论,因此需要特别区分个体的表现属于正常"焦虑"反应还是广泛性焦虑的症状。除了焦虑"持续 6 个月以上"的时间限定外,在做出诊断之前还需要仔细判断焦虑表现是否是合理的、是否其他个体在面临相似情景时也会出现相同的表现,以及焦虑现象是否给个体带来了痛苦体验及对其社会功能造成严重影响。需要特别注意的是,当某些特殊的不良刺激因素持续存在时,一些个体的"正常焦虑"也会带来痛苦体验及功能影响,且持续时间超过 6 个月。广泛性焦虑障碍诊断标准如下。

（1）在至少 6 个月的多数日子里,对于诸多事件或活动(例如工作或学校表现)表现出过分的焦虑和担心(焦虑性期待)。

（2）个体难以控制这种担心。

（3）这种焦虑和担心与下列 6 种症状中至少 3 种有关(在过去 6 个月中,至少一些症状在多数日子里存在),儿童只需 1 项:①坐立不安或感到激动或紧张。②容易疲倦。③注意力难以集中或头脑一片空白。④易怒。⑤肌肉紧张。⑥睡眠障碍(难以入睡或保持睡眠状态,或休息不充分、质量不满意的睡眠)。⑦这种焦虑、担心或躯体症状引起有临床意义的痛苦,或导致社交、职业或其他重要功能方面的损害。⑧这种障碍不能归因于某种物质(例如,滥用的毒品、药物)的生理效应,或其他躯体疾病(例如,甲状腺功能亢进)。⑨这种障碍不能用其他精神障碍来更好地解释[例如,像惊恐障碍中的焦虑或担心发生惊恐发作,像社交焦虑障碍(社交恐怖症)中的负性评价,像强迫症中的被污染或其他强迫思维,像分离焦虑障碍中的依恋对象的离别,像创伤后应激障碍中的创伤性事件的提示物,像神经性厌食症中的体重增加,像躯体症状障碍中的躯体不适,像躯体变形障碍中的感到外貌存在瑕疵,像疾病焦虑障碍中的感到有严重的疾病或像精神分裂症或妄想障碍中的妄想信念的内容]。

（二）鉴别诊断

1.抑郁障碍

抑郁症常常伴有一定的焦虑症状,尤其老年抑郁症患者焦虑症状或激动不安非常多见,广泛性焦虑障碍患者由于长期的紧张不安也可以出现不愉快、自责等抑郁症状。但广泛性焦虑障碍患者通常先有焦虑症状,随着病程的迁延才出现抑郁症状,且无昼重夜轻的规律,失眠以入睡困难多见,早醒较少;且食欲通常不受影响,也较少出现兴趣缺乏等症状。

2.惊恐障碍

该病以惊恐发作为核心症状,是急性焦虑障碍,症状更为剧烈,并且持续时间常常较短,与广泛性焦虑障碍相反。其发作间歇期的担忧往往为预期焦虑,有明确的担忧对象,很少泛化。

3.躯体疾病

有些躯体疾病可能具有会被误认为是焦虑障碍的症状。所有的案例在做出该诊断前都应该考虑到躯体疾病的可能性。此外,许多患者处于对躯体疾病预后的过分担心,可以出现典型的广泛性焦虑障碍的表现,当符合该病的诊断标准后仍可做出该病的诊断。

四、病程和预后

(一)自然病程

广泛性焦虑障碍起病缓慢,病程多迁延数年之久,较惊恐障碍的病程更为漫长。往往无明显诱因。许多患者常记不起何时开始出现症状,认为从小就是如此;在其一生中从来就没有不焦虑的时候。起病年龄越早,焦虑症状越重,社会功能也较多受到损害。

一般而言,由于广泛性焦虑障碍不存在特定的对象,这类患者似乎只是随着病程的不断延长才逐渐认识到他们的慢性紧张、反应增高、担忧和焦虑体验是过度的、不合理的,或者认识到需要治疗。这些患者常常觉得生命之中时时刻刻都处于焦虑之中。

(二)预后

该病自行缓解较少,甚至可能随着病程迁延愈发严重影响到正常的生活和社会功能。有关预后的研究结论大相径庭,有研究认为痊愈和好转率占75%,有的认为占50%以下。然而,尽管慌张症状常迁延不愈,但通常不会导致明显的精神残疾和社会功能丧失。但若发展为重性抑郁障碍则需要特别关注。

五、病因和发病机制研究

(一)生物学因素

1.遗传

双生子研究显示本病的遗传度约为30%,Noyes等则报告广泛性焦虑障碍患者的亲属中本病的患病风险为19.5%,而正常对照组该风险为3.5%。有关该病的分子遗传学研究较少,仅有的研究提示该病可能与多巴胺 D_2 受体基因、5-羟色胺转运体基因、多巴胺转运体基因存在关联。

2.神经生化

基于苯二氮䓬类药物对焦虑的良好疗效,研究发现 γ-氨基丁酸(GABA)——苯二氮䓬受体系统是广泛性焦虑的发病基础之一;5-HT$_{1A}$激动剂治疗焦虑有效,提示 5-羟色胺系统在该病的发生中也有重要作用;也有研究提示 GAD 患者存在去甲肾上腺素能调节紊乱,如:与健康对照相比,GAD 患者血浆去甲肾上腺素及其代谢产物水平升高。

3.神经影像

研究显示 GAD 患者表现出杏仁核体积增加,功能磁共振研究发现 GAD 患者表现出前额叶皮质活动增强及基底神经节活动降低。

(二)心理因素

1.精神动力性理论

弗洛伊德认为焦虑是一种生理的紧张状态,起源于未获得解决的潜意识冲突。该理论认为当外部世界、本我和超我对自我造成压抑,而自我不能运用有效的防御机制时,便会出现病理性焦虑。在广泛性焦虑障碍中,焦虑通过未经修饰的防御机制而被直接地体验到。

2.认知行为理论

Aeron Beck 的认知理论认为焦虑是个体面临危险的一种反应,信息处理的持久歪曲导致对危险的误解和焦虑体验,如果个体具有自主神经系统过度反应的遗传素质,且对以前的神经刺激的焦虑条件化的广泛反应,则会出现广泛性焦虑障碍。

此外,约 1/3 的广泛性焦虑患者伴有人格障碍,如依赖型人格障碍、回避性人格障碍患者等,也与焦虑人格特质有关。

六、治疗

(一)药物治疗

目前临床上对于广泛性焦虑障碍的药物治疗主要有选择 5-羟色胺再摄取抑制剂、5-羟色胺和去甲肾上腺素再摄取抑制剂、苯二氮䓬类、丁螺环酮、三环类抗抑郁剂等。

1.5-羟色胺和去甲肾上腺素再摄取抑制剂(SNRI)

一线治疗;文拉法辛缓释剂和度洛西汀被 FDA 批准用于 GAD 的治疗,其疗效在大型对照试验中得到证实;每天一次用药;文拉法辛推荐起始剂量 75 mg/d,这个剂量可能对一些患者已经足够;度洛西汀推荐剂量为 60 mg/d。

2.选择性五羟色胺再摄取抑制剂(SSRIs)

一线治疗;帕罗西汀被 FDA 批准;总体上耐受性良好;每天一次用药;推荐起始剂量 20 mg/d,这个剂量可能对许多患者已经足够;其他 SSRIs 也有效。

3.苯二氮䓬类

该类药物对 GAD 的疗效众所周知并被广泛使用;似乎都有相似的效果;部分患者有依赖和撤药反应问题;可能对广泛性焦虑障碍的躯体症状比认知症状更为有效。

4.丁螺环酮

耐受性好;与苯二氮䓬类相比,起效时间较长;最近曾使用苯二氮䓬类治疗者可能疗效和依从性较差。

5.三环类抗抑郁药(TCAs)

很少试验证明其疗效;比苯二氮䓬类、丁螺环酮和新型抗抑郁药更多不良反应;与苯二氮䓬类相比起效延迟;可能对焦虑的认知比对躯体症状更有效。

6.其他药物

(1)曲唑酮:治疗本病有效,剂量 150~300 mg/d,不良反应较苯二氮䓬类和丁螺环酮多。

(2)普萘洛尔:在有明显心悸和颤抖的患者中加用可能有效。

(二)心理治疗

与其他焦虑障碍相比,对广泛性焦虑障碍心理治疗的研究较少,因此目前没有足够循证医学证据证明心理治疗对于治疗该病的有效性。但是根据现有的研究结果和临床实践的经验治疗发现心理治疗对 GAD 有较明确的疗效。

1.支持性心理治疗

通过心理教育向患者解释有关疾病的知识,降低患者对疾病的继发焦虑,通过倾听、鼓励、支持等技巧向患者传递积极情绪,增进治疗依从性。

2.认知行为治疗

目前普遍认为认知行为疗法是治疗广泛性焦虑障碍的最优选择。根据前文描述的广泛性焦虑障碍认知特点,这一疾病的许多方面都可作为 CBT 干预的焦点。包括对威胁感知升高的倾向;对于可能灾难性后果的预期;面对矛盾或模棱两可情景时解决问题困难;担忧的核心特征及焦虑的躯体症状。针对广泛性焦虑障碍已发展出多种治疗,包括认知重构;行为焦虑处理,例如放松和再呼吸技巧;伴或不伴认知成分的暴露疗法。有研究提示单纯的行为治疗疗效欠佳,而单纯的认知治疗可有效改善患者症状。

3.生物反馈治疗

运用生物反馈信息指导和训练患者进行放松练习,可减轻焦虑,对广泛性焦虑的治疗有效。

七、预防和康复

目前对于广泛性焦虑障碍成因的机制尚未明确,因此无法有针对性有效地对其进行预防。但是在日常生活中做好放松、保持积极的心态依然是针对焦虑障碍的有效方法。除了常规的药物和心理治疗之外,仍然需要强调亲人朋友的支持和鼓励。

(李志鹏)

第五节 分离焦虑障碍

分离焦虑障碍是指当与生活中重要的依恋对象分离或预期分离时所出现的不恰当的、过度的恐惧、害怕或焦虑。长期以来该病一直作为儿童情绪障碍的一种,而在成人中没有该诊断。但越来越多的证据显示,这种焦虑障碍并非儿童所特有,成人也可以有类似的临床症状。因此,在 DSM-5 中分离焦虑障碍被作为焦虑障碍的一个亚型单独列出。

一、流行病学

早年的研究数据多来自儿童,研究发现分离焦虑障碍在青春期之前的发病率为 3.5%～4.1%。而女童发病率约为男童两倍。近年来的研究发现成年人分离焦虑的患病率达 6.6%,且其中 77.5% 起病于成年之后。

二、临床表现

通常分离焦虑障碍表现为患者因分离而出现的过度焦虑、抑郁以及一些不安行为,如哭泣,躯体不适、逃避或是采取能获得安全的行为。常见的临床表现为坐立不安、避免目光接触、小声说话、拒绝工作(求学)、与分离相关的噩梦及躯体症状等。这些症状往往造成患者个人的痛苦,并对其社会功能有显著影响,且对成年人的影响远大于儿童。

三、诊断与鉴别诊断

(一)诊断

分离焦虑障碍的诊断要点包括:在与重要的依恋对象分离时产生过度焦虑、恐惧等情绪反应和回避行为,症状持续 6 个月(儿童为 4 周)以上无法改善,对生活造成严重影响,且不是由其他精神障碍所导致的(诊断标准如下)。

（1）个体与其依恋对象离别时，会产生与其发育阶段不相称的、过度的害怕或焦虑，至少符合以下表现中的3种：①当预期或经历与家庭或与主要依恋对象离别时，产生反复的、过度的痛苦。②持续性和过度地担心会失去主要依恋对象，或担心他们可能受到诸如疾病、受伤、灾难或死亡的伤害。③持续的、过度地担心会经历导致与主要依恋对象离别的不幸事件（例如，走失、被绑架、事故、生病）。④因害怕离别，持续表现不愿或拒绝出门、离开家、去上学、去工作或去其他地方。⑤持续和过度地害怕或不愿独处或不愿在家或其他场所与主要依恋对象不在一起。⑥持续性地不愿或拒绝在家以外的地方睡觉或不愿在家或其主要依恋对象不在身边时睡觉。⑦反复做内容与离别有关的噩梦。⑧当与主要依恋对象离别或预期离别时，反复地抱怨躯体性症状（例如，头疼、胃疼、恶心、呕吐）。

（2）这种害怕、焦虑或回避是持续性的，儿童和青少年至少持续4周，成人则至少持续6个月。

（3）这种障碍引起有临床意义的痛苦，或导致社交、学业、职业或其他重要功能方面的损害。

（4）这种障碍不能用其他精神障碍来更好地解释，例如，像孤独症（自闭症）谱系障碍中的因不愿过度改变而导致拒绝离家，像精神病性障碍中的因妄想或幻觉而忧虑分别，像广场恐怖症中的因没有一个信任的同伴陪伴而拒绝出门，像广泛性焦虑障碍中的担心疾病或伤害会降临到其他重要的人身上，或像疾病焦虑障碍中的担心会患病。

（二）鉴别诊断

分离焦虑障碍的主要特点在于由现实的或预期的分离所引起，导致焦虑以及各种为了缓解焦虑伴发的症状。需要与以下疾病鉴别。

1.社交焦虑障碍

该病患者常为了回避社交场合而不愿离开家，与重要依恋对象的出现或缺失没有相关性；而分离焦虑障碍患者只要依恋对象存在，通常在社交场合并不出现严重的焦虑或担忧。

2.惊恐障碍

该病主要表现为急性焦虑发作，患者常由于担心惊恐发作而要求亲人陪伴，但其核心的担忧并非亲人的离开，而是惊恐发作时无法自我救助，而其所要求的陪伴者往往不具有不可替代性。但需要注意，分离焦虑障碍患者在依恋对象突然离开时也可出现惊恐发作。

四、病程和预后

一般认为，婴儿在7～24个月的时候是分离焦虑最明显的时候，随着孩子慢慢成长，尤其是到学前期，分离焦虑逐渐减弱。儿童分离焦虑是必然出现的，但是如果其表现异乎寻常或是过于强烈则可能形成分离焦虑障碍。儿童分离焦虑障碍的预后较为良好，接受治疗的儿童青少年患者通常能顺利度过该阶段，即使未予治疗，80%～95%的儿童青少年患者会自行缓解。但部分可能在青少年早期再次出现并可能持续到成年，影响到正常的工作和生活。成人分离焦虑障碍患者约2/3起病于成年后，通常接受治疗后症状缓解较好，但长期预后尚缺乏相关数据。

五、病因和发病机制研究

分离焦虑障碍的病因主要与家庭教育和养育方式有关，与家庭中重要客体的依恋关系相关，一般而言，父母的过度保护和焦虑可能是产生分离焦虑障碍的影响因素之一。同时遗传易感性也在该病的发生中扮演重要角色，但是尚缺乏相关证据。总体而言，该病的病因和发病机制研究仍不足,其具体病因尚不明确。

六、治疗

(一)认知行为治疗

认知行为治疗被认为是治疗分离焦虑的最好方法,目前比较流行的方法有交感互动疗法,改变父母(重要依恋对象)与患者之间的互动方式,从而减少分离焦虑行为、增强自控同时减少依恋对象的焦虑。成年分离焦虑患者可采用逐级暴露疗法,提高患者对于分离所产生的焦虑的耐受度和控制能力。

(二)家庭治疗

目前认为分离焦虑障碍的关键在于家庭结构模式,因此家庭治疗也是治疗分离焦虑的最佳方法之一,从家庭角色的视角出发改善家庭关系。家庭治疗对成年患者同样有效。

(三)药物治疗

对于恐惧、焦虑症状严重者,也可采用药物治疗缓解期焦虑症状,所用药物以 SSRIs、SNRIs 为主,某些情况下也可短期使用苯二氮䓬类药物。

七、预防和康复

分离焦虑障碍的预防关键在于患者的依恋对象。对儿童而言,父母担心分离造成的焦虑往往会遗传给孩子;因此,父母学会如何在保护好孩子的前提下又适当地使其自然成长非常重要。分离焦虑的预后良好,但是要完全康复依然需要患者的依恋对象对自己曾经的照顾或相处方式有所认识和改变,形成新的家庭结构并将其稳定。

(李志鹏)

第十章

老年科常见疾病

第一节　老年心律失常

老年心律失常（ECA）是一种常见的疾病，主要有各种期前收缩（又称早搏）、心动过速、心房颤动与扑动、各种房室传导阻滞及病态窦房结构综合征等。1990 年 Manyari 等报道，无心脏疾病的 60 岁以上老年人中，74％有房性心律失常，64％有室性心律失常。同时，老年人各种心血管疾病的发生率增高，更易发生致命性心律失常，其中室性心律失常最常见。

一、期前收缩

期前收缩是在心脏基本节律中出现一个或几个期外收缩，按其起源可以分为室上性（房性与交界性）与室性期前收缩。

（一）病因

（1）期前收缩可发生于无器质性心脏病的正常老年人，称之功能性早搏。

（2）期前收缩常见于冠心病、高血压性心脏病、风湿性心脏病、肺源性心脏病、心肌病与心肌炎等器质性心脏病以及嗜铬细胞瘤、甲状腺功能亢进等疾病。老年人以冠心病、高血压最常见。

（3）可见于电解质紊乱，如低血钾。

（4）药物作用或中毒，如洋地黄、奎尼丁、肾上腺素等。

（5）心导管检查与心脏手术等机械性刺激。

（二）分型

1.室上性期前收缩

（1）概述：房性早搏 P 波提前出现，形态异于窦性 P 波，QRS 形态多正常，有时伴室内差异性传导，房室交界性早搏 QRS 提前出现，形态多为正常，P 波多掩盖于 QRS 中，或出现在 QRS 前PR 间期小于0.12秒，在Ⅱ、Ⅲ、AVF 导联 P 波倒置，此即逆行性 P 波，或出现在 QRS 之后，PR<0.12秒。老年人室上性早搏较常见。部分患者发展成房性心动过速和心房颤动。

（2）治疗：①室上性早搏无明显症状且对患者血流动力学影响甚微者，可以不治疗。②由于情绪激动及烟酒过度引起的早搏，应去除诱因，口服地西泮等镇静剂。③患者症状明显，心功能尚可,可以口服维拉帕米(异搏定)40～80 mg,每天 3 次,或口服 β_1 受体阻滞剂如美托洛尔(倍他乐克)12.5～50 mg,每天1次。严密观察心律,酌情减量。④如果患者心功能不良,口服地高辛0.25 mg,每天 1 次,或酌情调整剂量。

2.室性期前收缩

(1)概述:室性早搏 QRS 波群宽大畸形并提前出现。其前无相关 P 波。其后常有完全性代偿间歇期。室性早搏可以单个出现。也可以成对出现。或呈二联律、三联律及并行心律形式出现。

(2)治疗:①无明显症状的功能性早搏不必治疗。②室性早搏引起心悸、胸闷等临床症状者。可以口服美西律(慢心律)0.1～0.2 g,每天 3 次,或普罗帕酮(心律平)0.15 g,每天 3 次,或胺碘酮0.2 g,每天3次,达到总量 5 g 后减量维持。③洋地黄过量引起的室性早搏,应立即停用洋地黄,可用氯化钾2～3 g加入 5%葡萄糖中滴注,同时口服氯化钾溶液,必要时缓慢推注苯妥英钠125 mg。④下述室性早搏对血流动力学影响较大,因为可能发展成室性心动过速或心室颤动,故应予以高度重视,严重器质性心脏病,尤其是患急性心肌梗死,严重心脏病瓣膜病患者;心功能不良,射血分数低于 40%者;临床症状明显,有眩晕、黑矇或晕厥者;心电图:室性早搏呈 Lown3 级以上表现者(多源、成对、连续 3 个以上或有 R-on-T 现象);心肺复苏后出现室性早搏者;心电图伴有 QT 间期延长者。

紧急控制室性早搏可以推注利多卡因 50～100 mg。有效后以 1～4 mg/min 速度维持滴注。或将普罗帕酮 70 mg 加入 50%葡萄糖 20 mL 中滴注。或缓慢静脉注射 10%硫酸镁 10～20 mL。

二、心动过速

(一)窦性心动过速

1.概述

窦性心律超过 100 次/分钟者称之为窦性心动过速,最高可 180 次/分钟。窦性心动过速时症状轻重不一,一般只有心率超过 140 次/分钟才需治疗,但二尖瓣狭窄及冠心病患者轻度窦性心动过速就可以引起明显症状,应及早治疗。再则健康老年人,最好心率随着年龄的增大而降低,平均心率在老年人也有下降的趋势,因此老年人出现窦性心动过速时,常比年轻人的症状更明显,常需要处理。

2.治疗

(1)若无明显的心肺功能不全,首选 β 受体阻滞剂,如阿替洛尔每次使用 6.25～12.5 mg。每天 1～2 次。

(2)心力衰竭引起的窦性心动过速,口服地高辛 0.25 mg,每天 1 次,或者静脉注射毛花苷C 0.2～0.4 mg。

(二)阵发性室上性心动过速

1.概述

阵发性室上性心动过速(PSVT)心率 150～250 次/分钟。节律齐整。QRS 一般不增宽。偶尔合并束支阻滞。PSVT 包括以下 7 种类型。

(1)窦房结折返性心动过速(SNRT)。

(2)心房内折返性心动过速(LART)。

（3）心房自律性心动过速（AAT）。

（4）房室结折返性心动过速（AVNRT）慢快型。

（5）房室结折返性心动过速（AVNRT）快慢型。

（6）预激综合征房室折返性心动过速（AVRT）顺向型。

（7）预激综合征房室折返性心动过速（AVRT）逆向型。

2.病因

PSVT 常见于无器质性心脏病患者，近年认为预激综合征及房室结双通道是 PSVT 常见原因，少数情况下 PSVT 可合并先天性心脏病，风湿性心脏病或冠心病。心房自律性心动过速可见于冠心病及洋地黄中毒等情况，在老年人较多见。

3.治疗

（1）终止 PSVT 发作：①刺激迷走神经的方法仍为首选措施，但老年人应以刺激咽部为宜，不宜按压颈动脉窦及眼球，否则可能导致心跳、呼吸停止。②如上述方法无效。患者无心力衰竭及低血压。可首选维拉帕米 5～10 mg 加入 50％葡萄糖 20 mL 中，缓慢静脉注射，或用普罗帕酮 70～150 mg 加入 50％葡萄糖 20 mL 中，静脉注射。③如患者有心力衰竭。可用毛花苷 C 0.4～0.8 mg加入 50％葡萄糖 20 mL 静脉推注，但是预激综合征合并心房颤动者。禁用毛花苷 C 和维拉帕米。④如果血压低，可用去氧肾上腺素（新福林）5 mg 或甲氧明 10 mg 加入 5％葡萄糖 100 mL 中静脉滴注，使血压升至 17.3～20.0 kPa，反射性刺激迷走神经而使 PSVT 终止。但应慎用。⑤对于血压低心功能不良的 PSVT 患者。或预激综合征合并逆向 AVRT 心房颤动患者。可用直流电转复。

（2）防止 PSVT 复发：①患者本人应掌握 1～2 种兴奋迷走神经而终止发作的方法，如刺激咽喉催吐、憋气等。②频繁发作期间可以口服维拉帕米（异搏定）40～80 mg，每天 3 次，或普罗帕酮 0.15 g。每天3 次，以防止发作。③近年来，电消融治疗各型 PSVT 效果良好，成功率可达 90％，并发症少，已迅速推广普及。

三、室性心动过速

（一）概述

老年人室性心动过速有随年龄增高的趋势。据报告，健康老年人的室性早搏的发生率在 64％～90％。其中 62％～80％为多源性。

室性心动过速是危险性心律失常，可致血流动力学严重障碍，心排血量减少，从而出现心力衰竭或休克，或者转变成心室颤动而致命。

室性心动过速可分为单形性与多形性两种。单形性室速是 3～6 个室性早搏连续出现。QRS 宽大畸形，但形态基本一致，在其中可见融合波与窦性夺获，使 QRS 波不整。房室传导大多数呈分离状态，多形性室速 QRS 形态多，围绕等电位线扭转，多伴有 QT 间期延长。称之尖端扭转型室速。

（二）病因

（1）老年人恶性心律失常，多见于器质性心脏病。75％死于冠心病，10％死于心肌病，10％于心脏瓣膜病以及高血压性心脏病、心肌炎等。

（2）药物中毒或药物作用：洋地黄、奎尼丁与锑剂中毒等。

（3）心脏内操作机械刺激，见于心导管检查、心脏造影与心脏手术等。

(4)有些室速患者无器质性心脏病,称之为特发性室速,如起源于右心室流出道与左心室心尖部的室速等,对血流动力学影响较小。

(三)治疗

(1)终止单形性室速发作:①静脉推注利多卡因 50～100 mg。必要时 5～10 分钟后重复。但20 分钟内总量不超过 250 mg 为宜。有效后以 1～4 mg/min 滴速维持。②普罗帕酮70～150 mg加入 50% 葡萄糖 20 mL 中静脉注。③如果药物治疗无效。可用 100～200 J 直流电转复。

(2)预防复发:①可以口服美西律 0.1～0.2 g。每天 3 次。②如美西律无效,可选用普罗帕酮片0.15 g。每天 3 次或口服胺碘酮 0.2 g,每天 3 次,7 天后减量。长期口服注意其不良反应,胺碘酮的主要不良反应有皮疹、甲状腺功能紊乱、角膜后沉着物、肺硬化及视力障碍等,普罗帕酮的主要不良反应有眩晕、恶心、呕吐,并可引起其他心律失常。③某些类型特发性室速与单源性室速可试用电消融或外科治疗。④消除不利因素。注意可能存在的低钾血症和(或)低镁血症、洋地黄中毒等。应予以纠正或消除;有无抗心律失常药物本身所诱发或加重的心律失常。如普托帕酮长期使用的老年人。促心律失常的发生率超过 10%;有无心肌梗死或失代偿的心功能不全;对有明显的左冠状动脉主干或三支冠状动脉病变者。应考虑作冠状动脉搭桥术。

(3)尖端扭转型室速的治疗:①去除诱因,由药物引起者,停用奎尼丁、胺碘酮等致心律失常药物,低血钾者补充氯化钾,家族性 Q-T 延长综合征用 β 受体阻滞剂治疗。②给予 10% 硫酸镁20 mL 加入 50% 葡萄糖 20 mL 缓慢静脉注射,有效后用 8 mg/min 速度滴注维持。③点滴异丙肾上腺素。1 mg 加 5% 葡萄糖500 mL 中。滴速从 1 mL/min 开始渐增,使心律维持在 100～120 次/分钟。改善心肌传导。缩短 QT 间期。可以终止室速,或者心脏起搏治疗。④禁用 I A、I C 及 III 类抗心律失常药物。因为这些药物会延长 QT 间期,使尖端扭转型室速恶化。

四、颤动与扑动

(一)心房颤动

1.概述

心房失去协调收缩,呈快速乱颤,称之为心房颤动。心房频率为 350 次/分钟左右,心室率快且极不整齐,为 100～160 次/分钟。临床检查可见心音强弱不等、有脉搏短绌等。心房颤动可呈阵发性,也可呈持续性,轻者无症状,重者可致心悸、气短及胸闷等。二尖瓣狭窄合并快速房颤可致肺水肿。心房颤动是老年人常见的心律失常,约占老年人心律失常的 20%。

2.病因

(1)常见于心脏及传导系统退行性病变(约占 60%)。

(2)肺源性心脏病引起的心房颤动约占 20%,若肺功能较差,则呼吸功能改善后可使心房颤动自然消失,否则即使复律,则心房颤动也极易复发。

(3)高血压心脏病(约占 10%)。

(4)冠心病、甲状腺功能亢进症、预激综合征等。

(5)由风湿性心脏病引起的心房颤动,若心脏明显扩大,并有心功能不全者,心房颤动不宜复律。

(6)无明显原因的特发性心房颤动。

3.治疗

(1)减慢心室律:①口服地高辛,使心室率降至 100 次/分钟以下,其中 8％患者可以转成窦性心律。由于房颤时心排血量减少,具有正性肌力作用的洋地黄制剂常为首选。②心功能较好者可以口服维拉帕米 40～80 mg,或阿替洛尔 25 mg,或美托洛尔 50 mg,每天 3 次。

(2)转复成窦性心律:①药物心律转复法对发病时间 72 小时以内,超声心动图证实无二尖瓣疾病和左心衰竭者,可用氟卡尼 2.0 mg/kg,静脉注射 1 次。不低于 15 分钟完成。成功后口服索他洛尔 80 mg,每天 2 次,维持窦性心律,或交替口服氟卡尼 50～100 mg,和胺碘酮200 mg,每天 1 次。如用胺碘酮,按每公斤体重 5 mg 给药,一般先用 150 mg 加入 5％葡萄糖50～100 mL中静脉点滴,若未复律,再加150 mg。据报道,每公斤体重 5 mg 给药不致心肌收缩力的抑制,而每公斤体重 10 mg 可致心功能减退。若有奎尼丁,则剂量宜小,以每天 0.4～0.6 g 为宜,无效时不必再加大剂量。老年人对奎尼丁的毒性作用较为敏感,使用时应慎重。②直流电心律转复对发病时间小于 12 个月。经超声心动图,甲状腺功能试验和胸部X线检查,证实无明显瓣膜疾病、左心室功能无严重障碍、左心房直径小于 50 mm 者,可选取进行一个月的抗凝治疗,然后用100～150 J电量进行直流电击,成功后,再按前述方法口服抗心律失常药物,随访 2 年。

(3)抗凝治疗:心房颤动不论是否伴有二尖瓣狭窄均易致动脉栓塞,尤其是脑动脉栓塞。动脉栓塞常见于房颤发生的数日至数周以及转复后,据报道,有卒中危险因素而未经抗凝治疗者,每年至少有4％～5％的人发生卒中。因老年房颤患者发生卒中的脑损害较重,约有半数以上患者致死或遗留严重残疾,故抗凝治疗用以预防房颤患者的卒中已成定论,抗凝剂可选用阿司匹林50～300 mg,每天 1 次口服。如果发生了动脉栓塞,急性期可以滴注肝素,恢复期常用醋硝香豆素或华法林等药物口服,使凝血酶原时间长至对照值的 2 倍。

(二)心房扑动

1.概述

心房扑动时 P 波消失,代之以规整的扑动波(F 波)频率 250～350 次/分钟,房室传导比例不等,从2∶1至 4∶1,心室率125～175 次/分钟,QRS 不增宽,药物治疗后室率可减慢,心房扑动常不稳定,有时可以转变成心房颤动。

2.病因

同心房颤动。

3.治疗

(1)减慢心室律,改善血液循环:主要使用延缓房室传导的药物。通常首选洋地黄制剂。如地高辛0.25 mg每天 1～2 次。或者静脉注射毛花苷 C 0.4～0.8 mg。如果患者心功能尚好。也可使用维拉帕米口服或静脉注射。

(2)将心房扑动转变为窦性心律:给予较大剂量的洋地黄,地高辛首剂 0.5 mg,以后每 4 小时 0.25 mg,直至总量达 3 mg,或者毛花苷 C 静脉注射,1 天总量可达 1.2 mg,可使部分心房扑动转变成窦性心律,但要谨防洋地黄中毒,心功能较好者,可以口服或静脉注射维拉帕米,或给予奎尼丁 0.2 g,3 次/天,最有效的转复方法是电转复律,可用 20～40 J 小量直流电同步转复,成功率达90％以上。

(3)防止复发:转复成功后,要长期口服地高辛维持,0.125～0.25 mg。1 次/天,或口服奎尼丁0.2 g,3 次/天,防止复发的根本方法是去除病因,例如手术治疗风湿性心脏瓣膜病,顽固性心房扑动引起血流动力学障碍者可试用电消融治疗。

（三）心室扑动与颤动

1.概述

心室扑动与颤动均为致命性心律失常，多见于严重心脏病、中毒与临终状态，发作时血压迅速降至 0。继而意识丧失，应分秒必争进行抢救，心室扑动时，心电图 QRS-T 波消失，变成正弦样波形，每分钟150～250 次，心室颤动是心电图变成振幅不等、大小不一的颤动波，每分钟150～300次。

2.治疗

（1）现场急救：立即去除病因。及早进行心肺功能复苏及直流电非同步除颤。使用能量300～400 J。

（2）预防复发：可长期口服有效抗心律失常药物，如胺碘酮，或者安装心脏自动转复除颤器（AICD 与 PCD）。

五、窦性过缓性心律失常

窦性过缓性心律失常包括窦性心动过缓、窦性停搏、窦房传导阻滞与病态窦房结合征，在老年人中多见。

（一）窦性心动过缓

窦性心律每分钟低于 60 次。称之为窦性心动过缓（窦缓）。心电图 P 波形态正常。

1.病因

（1）生理性：心脏窦房结构中的起搏细胞随着年龄的增大而减少，故正常老年人的心率随着年龄增大而呈降低的趋势，老年人的心脏传导系统也发生退行性改变，60 岁时，左束支纤维束紧保留不到一半，代之以纤维组织增长，并且可见微小钙化。

（2）药物性：受体阻滞剂、维拉帕米、胺碘酮、利血平、吗啡、洋地黄、可乐定等药物可致窦缓。

（3）病理性：某些心肌梗死及缺血性心脏病、心肌病（如心肌淀粉样变）、病态窦房结综合征、颅内压升高、流感或伤寒等传染病，以及阻塞性黄疸等。

2.治疗

（1）无症状者不必治疗老年人心率在 55 次/分钟以上时常无症状，但心率降到 40 次/分钟时即引起眩晕，进一步降低时可致晕厥。

（2）阿托品口服 0.3 mg，或氨茶碱 0.1 g，每天 3 次，必要时静脉注射阿托品 0.5 mg，无心肌缺血时，滴注异丙基肾上腺素，滴速 1～2 μg/min，效果更好。

（3）烟酰胺：烟酰胺可增加呼吸链的逆氢作用，从而促进线粒体中能量的产生，有助于恢复窦房结和传导系统的功能，一般开始每天用 400 mg 静脉点滴，无不良反应后 600～1000 mg/d 滴注。

（二）窦性停搏

窦性心律中有一段停顿，停搏时间不是 P-P 间期的倍数。见于某些心肌梗死、心肌纤维化及退行性变、洋地黄中毒，或者迷走神经张力亢进等情况，治疗上与窦性心动过缓相同。

（三）窦房传导阻滞

窦性心律中有一段停顿，其间期恰好是基础 P-P 间期的整数倍，即为窦房传导阻滞。窦房传导阻滞分为一度、二度与三度，在体表心电图上，只能诊断出二度窦房传导阻滞，对一度与三度窦房传导阻滞不能诊断。二度Ⅰ型窦房传导阻滞表现 P-P 间期逐渐缩短,之后出现间歇,间歇期小于两个 P-P 间期之和,窦房传导阻滞的原因与治疗与窦性心动过缓相同。

(四)病态窦房结综合征

1.概述

病态窦房结综合征系因窦房结与其周围心房肌器质性病变使窦房结功能障碍所致,迷走神经功能亢进加重窦房结功能失常。主要表现:①为持续性心动过缓,每分钟心率低于 50 次。②窦房阻滞与窦性停搏。③严重窦性心动过缓。窦性停搏或窦房传导阻滞与房性心动过速、心房颤动或扑动交替出现,即快慢综合征。上述异常可通过心电图、动态心电图进行诊断,有些病例在运动试验或静脉注射阿托品 1～2 mg 后,心率不能达到 90 次,必要时,进行食管心房调搏,测定窦房结恢复时间>2 秒,均可以诊断为病态窦房结综合征。

2.治疗

(1)药物治疗:阿托品 0.3 mg,溴丙胺太林 15 mg,麻黄碱 30 mg,氨茶碱 0.1 g,均每天 3 次,可以暂时加快心率,缓解症状。必要时滴注异丙基肾上腺素,每分钟 1～2 μg,效果更好,但上述药物长期应用不良反应大,患者难以耐受。

(2)起搏治疗:出现下述情况者应考虑安装人工心脏起搏器:①严重心动过缓窦性停搏,以致出现阿斯综合征,威胁患者生命者。②严重心动过缓(心率小于 40 次/分钟)而致心力衰竭、晕厥等症状,药物治疗无效者。③慢性病窦综合征患者药物治疗困难者,因为加速心率的药物常易诱发房性心动过速,安装人工心脏起搏器后可使生活质量改善。

六、房室传导阻滞

(一)概述

当房室交界未处于不应期时心房激动向心室传导延缓或完全不能下传称房室传导阻滞。房室传导阻滞分为一度、二度与三度。一度房室传导阻滞心房激动向心室传导延缓。P-R 间期超过 0.20 秒,二度房室传导阻滞有两种类型,Ⅰ型又称文氏阻滞,特点是 P-R 间期逐渐延长至脱落,R-P 间期逐渐缩短。Ⅱ型又称莫氏Ⅱ型阻滞,P 波突然脱落,其前 P-R 间期固定,二度Ⅰ型阻滞通常是良性的,很少进展到高度房室传导阻滞、二度Ⅱ型则容易发展成严重房室传导阻滞。三度房室传导阻滞又称完全房室传导阻滞,心房激动完全不能导入心室,因此房室分离,心室由交界区或室内异位自律节奏点控制,心室率 30～60 次/分钟不等。异位起搏点位置越低,心率越慢,常发生心绞痛、晕厥等严重症状,甚至猝死。

(二)病因

(1)迷走神经张力升高。

(2)器质性心脏病,如冠心病(尤为心肌梗死)、心肌炎、心肌病等。

(3)心脏传导系统非特异纤维化。

(4)药物中毒或不良反应,例如洋地黄、β受体阻滞剂等。

(5)心脏手术或心内操作(电消融、导管检查等)。

(三)治疗

1.药物治疗

(1)异丙肾上腺素 5～10 mg,每天 4～6 次口服,或 1～2 mg 加入 5%葡萄糖 500 mL 中静脉点滴,滴速 1～2 μg/min。

（2）阿托品 0.3～0.6 mg。每天 4～6 次,口服,或 0.5～1 mg 肌内注射或静脉注射,每天 4～6 次。

（3）麻黄碱 25 mg,每天 3 次。

（4）肾上腺皮质激素适于急性心肌炎、急性心肌梗死或心脏手术后的高度房室传导阻滞,可选用泼尼松 10～20 mg,每天 3 次。或地塞米松 10～20 mg,静脉滴注。

（5）克分子乳酸钠 10～20 mg 100 mL 静脉注射,适于高血钾及酸中毒所致三度房室传导阻。

但是,药物治疗完全性房室传导阻滞的价值有限,由于药物作用时间短暂,不良反应大,往往不能长期使用,在特殊情况下,如下壁心肌梗死伴有完全房室传导阻滞者,可以用药物治疗。或在安装人工心脏起搏器前。用药物治疗作为应急处理。

2.安装人工起搏器

对于二度Ⅱ型房室传导阻滞与阻滞点位于希氏束以下的三度房室传导阻滞,以及三束支阻滞造成的完全性房室传导阻滞,安装人工心脏起搏器是确实可靠的治疗方法。

（苏 婷）

第二节 老年冠心病

一、病理生理学特点

(一)血管

动脉壁结构组分随着年龄的增长而改变,中心动脉的顺应性随着老龄将会降低。一方面老年人动脉壁的胶原纤维数量增加,并由于晚期糖化终产物（AGE）作用胶原纤维间相互连接更加稳定,另一方面年龄相关的弹力蛋白酶活性上调,使中心动脉的弹力纤维处于低水平,最终导致血管的弹性回缩力和血管膨胀能力降低。除了血管结构的改变,血管内皮功能也和年龄的增加相关,如一氧化氮（NO）生成减少,依赖于 NO 的血管扩张下降。其他分子生物学的变化包括特殊的基质金属蛋白酶、转化生长因子-β_1,血管紧张素Ⅱ等增加,也导致到内皮功能失调。

血管弹性和顺应性的降低,临床常常表现为单纯的收缩性高血压。其特点是收缩压增高而舒张压降低,脉压增大。老龄化血管不能很好地缓冲心脏收缩期射血产生的脉冲波,这种能量使通过主动脉和中心动脉的血流速度增加。增快的血流速度使得脉搏波提前反射回到心脏,在收缩期即可影响到心脏,心脏的后负荷增加。而正常情况下脉搏波反射回心脏往往在舒张期,协助冠状动脉充盈。老年人失去了这种冠脉灌注的帮助,再加上心脏后负荷的增加,即使没有严重的动脉粥样硬化病变、没有心肌需氧的增加、没有左心室肥厚或供氧能力的降低如贫血,也可以造成心肌的缺血。

(二)心脏

老年人的心肌质量往往是增加的。即使没有后负荷增加如高血压或主动脉瓣狭窄,中心型左心室肥厚仍然存在。由于心肌细胞的凋亡和坏死,心肌的数量减少,剩余的心肌细胞代偿性扩大。心肌肥厚可能和上述所说的动脉硬化致后负荷增加相关,也和长期的动脉压力负荷相关。

成纤维细胞活性也影响老化心脏的功能。一方面成纤维细胞有益于心室重塑,连接剩余的心肌细胞,改善心排量,但过度的纤维化降低心室的顺应性,导致心功能障碍。舒张性功能不全是正常的心脏老化的生理改变。但进一步的舒张功能的受损将导致心力衰竭综合征。正常老化心脏的左心室射血分数可仍然保持不变。另一个常见的老年人影像学改变是室间隔和主动脉根部的成角现象,即所谓的"sigmoid septum"。有时可伴有室间隔基底部的局限性明显肥厚。这一结构改变是否可引起左心室流出道的梗阻,一直存在争议。在静息状态下,往往不会造成左心室至主动脉的压力阶差,但在负荷状态或心室容量降低(如血容量不足)时可产生压力阶差,可能引起梗阻症状。

主动脉瓣膜硬化是老年人常常伴有的情况。主动脉瓣瓣叶增厚,但并没有血流受阻。在年龄大于75岁者,主动脉瓣硬化发生率可达40%。因主动脉瓣硬化并不造成左心室流出道的梗阻,主动脉瓣硬化本身并不是病理性的。然而研究发现经超声心动证实的主动脉瓣的硬化是不良的心血管预后风险增加的标记。少数的主动脉瓣硬化可进一步进展发展成为主动脉瓣狭窄。

关于心血管生理功能衰老的另一重要概念是心室和血管的耦合性。这一理论认为老年人血管和左心室的僵硬度均增加,使得在静息状态下有稳定的心排血量。但是这种变化在一定程度上损害了心血管系统功能,以适应压力的增加,如减少了心脏的储备功能。在老年人静息状态下的心排血量和心排指数是正常的,但在运动或负荷状态下不能像年轻人一样随需要而增加,这和多方面的机制有关,如β肾上腺素能兴奋性的降低、最大心排血量的下降而使最大摄氧量减少(VO_2 max)、心脏收缩力降低、舒张和收缩加速能力降低、组织获取氧气减少。

心脏传导系统随着心脏老化而逐步发生纤维化。在一个75岁的老人,估计窦房结中原有的起搏细胞功能正常的仅剩10%。正常的系统退化使得交感神经和副交感神经反应性降低,因而老年人的静息心率减慢,运动后的最大心率也减慢。

(三)其他相关器官的老化

在老年人,肾脏系统对心血管系统的影响最为直接。肾脏的老化,排钠能力下降;肾素-血管紧张素-醛固酮系统的改变,致钠重吸收障碍,临床出现水钠潴留。因此老年人较年轻人的容量变化更加明显。压力感受器反应性的降低,使体位改变引起的血压波动更为明显。

正常的老化还影响老年人的认知功能,即使未患有痴呆症或认知损伤者,仍可有此相关的问题。年龄相关的认知能力降低包括记忆、处理问题速度等。其原因尚不完全清楚,可能的假设如氧化应激、端粒缩短、免疫功能降低等等。心脏病患者是年龄相关的认知损伤的高危人群。步态不稳和移动不能在老年人非常常见,85岁以上老人的发生率可达82%。据报道50%以上的大于80岁的老年患者每年摔倒至少一次。移动不能和久坐不动的生活方式可影响其他系统的生理功能。精神神经系统方面的用药可增加跌倒的风险。老年人的运动训练可有效地改善系统功能和生活质量,减少跌倒的风险。

老年人的虚弱症常见,源于各种生理功能和生理储备能力的降低,使得全身生理性应激能力下降,而疾病的易感性增加。典型的虚弱患者有无意中的体重下降、活动减少和认知能力降低,并且是独立性丧失、残疾、住院和死亡的独立预测因子。

(四)老化和药理学

老年人的药代动力学和药效学均有明显改变。由于老年人容量分布的减少及肌酐清除率降低明显影响药物的浓度和作用。老年人易造成药物过量,药物的不良反应可更加明显。例如抗凝药物合并出血的风险增加。老年人的肌肉质量下降,血清肌酐水平减低,而实际的肾功能水平也低于同一肌酐水平的非老年人。所有老年人均应根据克罗夫特方程计算其肾小球滤过率,指导经肾脏代谢药物的剂量调整。另一方面,老年人往往罹患疾病多种,看多科的医师,同时使用多种药物。在处方时需要关注药物的相互作用,避免药物不良反应发生的概率。

二、冠心病的流行病学

根据 2011 年国家统计局公布的数据,我国 2010 年城市居民心脏病死亡率为 154.75/10 万,占疾病死亡的 20.88%,位居第 2;农村居民心脏病死亡率为 163.08/10 万,占疾病死亡的 17.86%,位居第 3。根据美国循环杂志 2012 年的报道美国 2008 年心血管疾病死亡244.8/10 万,占死亡人数的 32.8%。而冠心病的死亡人数为 405 309 人,即每 6 个死亡者中有 1 人死于冠心病。美国每年约有 78.5 万例新发的冠心病事件,约 47 万例再发心脏事件,几乎每分钟都有人死于冠心病。但是近 50 年来,随着对冠心病病因研究的深入,冠心病诊断技术、治疗方法的发展及冠心病预防工作的重视,冠心病的死亡率下降,患者的生命得以延长。由此,冠心病的流行病学出现两个特征,即急性心肌梗死死亡率的下降和冠心病种类的变化。ST 段抬高心肌梗死(STEMI)发生率呈逐年下降的趋势,而非 ST 段抬高心肌梗死(NSTEMI)逐年上升。心力衰竭患者的发病率和住院比率逐年上升。这和多方面的因素相关,如 STEMI 死亡率下降、药物的规范化使用、血肌钙蛋白在临床广泛使用,以及人口的老龄化等。冠心病的流行病学特点和老龄密切,即随着年龄增加,冠心病的发病率和死亡率增加。据相关报道,每年因冠心病死亡者中,80% 以上大于 65 岁(图 10-1)。日本的 MIYAGI-AMI 注册研究提示近年心肌梗死随年龄增长的变迁,心肌梗死患者的年龄呈增长趋势,在女性更加明显。美国的报道提示冠心病发病率和死亡率均随年龄增加而明显增加。我国已经入老龄化社会,人口老龄化将会伴随一系列的心血管疾病的增加,老年心血管病的研究将是我们面临的重要课题。

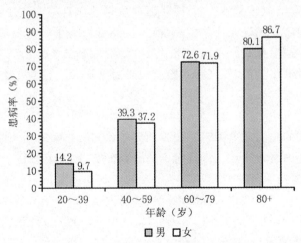

图 10-1　不同年龄和性别的 20 岁以上成年人心血管疾病的患病率

多项流行病学研究已证实冠心病的危险因素包括有年龄、性别、冠心病家族史、高血压病、糖尿病、血脂紊乱和吸烟史。其中吸烟、高血压、糖尿病、血脂异常等和动脉硬化、冠心病的发生和发展密切相关,并且有协同的致病作用。其他的冠心病相关危险因素还包括体力活动减少、肥胖、高同型半胱氨酸血症、外周动脉性疾病、肾脏疾病、凝血因子功能异常及精神因素等等。对于老年人,往往合并有多项危险因素和(或)合并有多种疾病、多脏器功能受损,因而老年人群的总体危险评估取决于多种危险因素及严重程度的总和。危险因素的确定和评估将为临床诊断和处理将提供有意义的参考。

（一）高血压

老年高血压是全球的公共卫生问题。Framingham 流行病学研究显示高血压患病率随年龄增长而增加。在年龄 <60 岁的人群中，高血压的患病率为 27%；但在 >80 岁的老年人群中，高血压的患病率高达 90%。我国老年高血压患者总数已达 8 346 万，约占老年人群的一半，位居全球之首。高血压可以导致动脉粥样硬化，造成心、脑、肾和血管等靶器官的损害，约 80% 的老年高血压患者合并临床相关性疾病。高血压患者常常伴有冠心病、心脏舒张或收缩功能不全、左心室肥厚、老年退行性瓣膜钙化等。根据 Shep 和 Hyvet 的研究，降压治疗能够明显降低心血管事件及脑卒中的发病率及死亡率。单纯收缩期高血压是老年人最常见的类型，并常常伴随脉压的升高。收缩压的增高和脉压的加大都和心脑血管事件的发生相关，尤其后者是心脑血管并发症的重要预测因子。舒张压的过度降低也会带来不利的结果。2009 年，Messerli 总结了 1987 年以来 20 多个研究结果，结果显示过低舒张压带来临床终点事件的增加，主要与缺血性心脏病相关。因此，老年人的合理降压是必要的。目前中国高血压指南推荐：老年人高血压的标准是 20.0 kPa(150 mmHg)。

（二）糖尿病

糖尿病发病率逐年增加，全球目前有超过 1.5 亿糖尿病患者，其中 2 型糖尿病占约 90%。美国估计有 1400 万人患糖尿病，我国成人糖尿病患病率超过 10%，约为 1 600 万人。Framingham 研究显示糖尿病是冠脉硬化和周围血管疾病的明确危险因素，相对危险性平均男性增加 2 倍，女性增加 3 倍。糖尿病是冠心病等危症的观点已为大家所接受。糖尿病患者粥样硬化发生较早，其大血管并发症包括冠心病、脑血管病和周围动脉疾病，心脏微血管病变可导致冠脉血流自主调节和血管紧张度受损，影响冠脉储备功能；同时糖尿病可致血管结构改变，造成中膜、内膜增生、血管纤维化等。临床更容易出现无症状性心肌缺血、心肌纤维化和左心功能异常。糖尿病与其他冠心病的危险因子常同时存在。中国数据显示 2 型糖尿病患者，40%～55% 同时伴发高血压；合并血脂异常主要是甘油三酯升高，高密度脂蛋白胆固醇降低。老年患者血糖控制也是获益的，这类患者需进行综合治疗。

（三）血脂异常

血脂异常是冠心病的独立危险因素。高胆固醇血症和冠心病的相关性最为明显。血脂水平发生变化是随年龄变化的生理特点。流行病学的研究证实，在增龄过程中，总胆固醇(TC)、甘油三酯(TG)和低密度脂蛋白胆固醇(LDL-C)随年龄的增加而升高，但在 70 岁以后逐渐下降。高密度脂蛋白胆固醇相对稳定。老年人群的流行病学研究提示，老年人的总死亡率和心血管病死亡率与 LDL-C 水平呈 U 形关系，LDL-C 过低(<2 mmol/L)或过高(>5 mg/L)时，总死亡率和心血管病死亡率均升高，而在 3～4 mmol/L 时死亡率相对较低。多项临床研究证实了他汀类药物治疗的益处。他汀类药物除降低胆固醇，同时降低老年人的心血管疾病的发病率和死亡率，尤其对有多项危险因素者，效果更加明显。对于已患有冠心病的老年人，无论是稳定型冠心病或急性冠脉综合征患者，多项研究均提示他汀类药物治疗有益。对老年人血脂异常的诊断应注意排除继发因素，尤其是伴有多种疾病、服用多种药物的老年人。

（四）吸烟

吸烟通过多种途径增加冠心病的发病风险，ARIC)研究显示，吸烟(包括主动吸烟及被动吸烟)可导致动脉粥样硬化加重及不可逆转的进展,且吸烟可以促进血栓形成以致急性冠脉事件,这在吸烟相关死亡中起主要作用。根据 The Interheart Study 的研究结果,吸烟和血脂异常是导致急性心肌梗死的两个最重要的危险因素,而且吸烟与心肌梗死风险强相关性存在剂量-风险关系,吸烟大于 40 支/日人群患心肌梗死的相对危险是不吸烟者的 9.16 倍。而 Framingham 心脏研究表明每吸烟 10 支/日,心血管病死亡率增加 31%。吸烟导致动脉硬化发生和发展的机制涉及多个方面:烟雾中含有氧化氮及许多种类的自由基使内源性抗氧化剂损耗,损伤内皮功能;吸烟可使血脂紊乱,使 HDL-C 降低而 LDL-C 升高;烟雾中的一氧化碳和血红蛋白结合,使氧合曲线右移,降低各种组织尤其是心肌细胞的氧供,加重心肌缺血、缺氧;吸烟者循环中组织因子活性明显高于非吸烟者,血栓形成风险增加。吸烟和冠心病的发病明确。多项临床研究提示老年人的吸烟人数少于非老年。

(五)其他

肥胖、体力活动减少、进食蔬菜和水果少、精神因素等,也和冠心病的发病相关。这些危险因素通过直接或间接的作用,促进动脉硬化的发生和发展。如肥胖可加重高血压、胰岛素抵抗等;体力活动减少不利于血压、血脂、血糖的控制等等。同时,老年人往往合并多种疾病,伴有多个脏器功能减退,如慢性肾病、左心室肥厚、外周血管疾病等,这些危险因素增加了冠心病事件的发生。

四、冠心病的临床表现

老年冠心病分型与非老年相同,包括慢性心肌缺血综合征、急性冠状动脉综合征和冠状动脉疾病的其他表现形式。临床上老年冠心病的症状多不典型,如急性心肌梗死的临床表现尤其是胸痛症状往往不明显。在 NRMI 研究中,小于 65 岁组的 ACS 患者 77% 以胸痛为发病症状,而大于 85 岁组的仅有 40%。其他不典型主述症状包括气短(49%)、大汗(26%)、恶心、呕吐(19%)等等。由此造成 NRMI 研究中的老年人群中仅有一半 MI 的患者被诊断出。Framingham 的研究同样提示无症状性心肌梗死或心肌梗死误诊的发生在老年人中更为常见。在整个人群中无症状的或误诊的心肌梗死数可达 25%,在老年人可高达 60%。老年人的 ACS 常常伴发于其他急症,或加重并发症病情,如肺炎、COPD、晕厥等。其原因和供养-需氧的不匹配相关,即当各种因素使心肌需氧增加、血流动力学负荷增加,而由于动脉粥样硬化,供氧不能相应增加所致。因此非特异的临床症状及并发症的表现使患者的主诉模糊不清,治疗受到延误,进而影响预后。老年人非特异性临床表现的病理生理机制有多种,如表 10-1 所示。

(一)急性冠状动脉综合征

急性冠脉综合征(ACS)包括急性 ST 段抬高性心肌梗死、急性非 ST 段抬高性心肌梗死和不稳定型心绞痛,是威胁老年人生命的最常见病因之一。老年 ACS 的特点包括:①病史,首发症状往往不典型,部分表现为胸痛或胸部不适,但常表现为气短。患者可有陈旧性心肌梗死病史,临床合并多种疾病。老年人中非 ST 段抬高的心肌梗死发病比例高于非老年,65 岁以下患者不足 40%,但 85 岁以上老年人占 55%。②心电图:心电图改变不典型或合并心脏传导阻滞,较多的老年人无法根据其心电图明确诊断。在 NRMI 研究中,NSTE ACS 患者<65 岁者,23% 的人心电图改变无诊断意义,>85 岁者 43% 无诊断意义。③常常合并收缩性或单纯舒张性心功能不全,使得老年 ACS 的危险进一步增高。④由于老年人 ACS 常和其他急症相伴,或加重并发症病情,如肺炎、COPD、晕厥等,非特异的临床症状及并发症的表现使患者的主诉模糊不清,治疗受到延误,进而影响预后。

表 10-1　老年人非典型心肌梗死临床表现病理生理

主要症状	可能的机制
气短	心肌缺血致左室压力短暂升高
	急性左室收缩功能异常
	年龄依赖性肺部改变
	肺相关疾病
非典型症状	合并其他情况,疼痛注意力分散
无/非典型胸痛	疼痛感知改变:
	内源性阿片类水平增加
	阿片受体敏感性增加
	外周或中枢自主神经功能受损
	感觉神经病变
	缺血预适应
	缺血反复发作的发生率高
	合并糖尿病者多
	合并多支血管病变者多
	侧支循环形成者多
	症状的回忆、表达能力受损
神经系统症状(晕厥、卒中、急性思维紊乱)	相关的脑血管疾病
	急性中枢神经系统血供减少
	相关的并发症(栓塞、脑出血)

国际上包括老年人 ACS 的注册研究主要有三个。

(1)the National Registry of Myocardial Infarction NRMI。

(2)the Global Registry of Acute Coronary Events GRACE。

(3)Can Rapid risk stratification of Unstable angina patients Suppress Adverse outcome with Early implementation of ACC/AHA guidelines CRUSADE。

另外,Vigour 汇总了 5 个 NSTEACS 临床研究的结果(Virtual Coordinating Center for Global Collaborative Cardiovascular Research)(表 10-2)。根据这些研究的结论,美国心脏病学会临床心脏病分会和老年心脏病协会联合提出专业保健指导意见。

表 10-2　老年 ACS 的主要研究

研究简称	开始时间	人数	研究地区	年龄≥75 岁	研究
NRMI	1994	1 076 796	美国	38.3	NSTE MI 注册研究
GRACE	1999	11 968	14 个国家	31.6	NSTE ACS 注册研究
CRUSADE	2001	56 963	美国	39.9	NSTE ACS 注册研究
VIGOUR	1994	34 266	国际合作	18.1	NSTE ACS 研究

（二）慢性心肌缺血综合征

慢性心肌缺血综合征包括稳定型心绞痛、隐匿型冠心病和缺血性心肌病。目前常用的心绞痛分级为加拿大心血管协会的分级。和非老年相比，老年患者的体力活动受限，其心绞痛症状部分为劳力性，还有部分为非劳力型。在休息和情绪激动时也可发生症状。老年患者的症状多为不典型心绞痛，由于部分患者的痛觉减退或记忆力减退，对疼痛持续时间、疼痛部位等描述往往不清楚。而非疼痛症状描述较多，如呼吸困难、胸闷、乏力、颈部、背部或腹部疼痛等等。无症状性心肌缺血的发生据报道甚至可达50%，即心电图或其他负荷试验有心肌缺血的证据而患者无症状。这种无症状心肌缺血在合并糖尿病患者中更为多见。缺血性心肌病往往发生在反复的心肌缺血、缺氧导致的心肌细胞减少、坏死、心肌纤维化、心肌瘢痕形成的情况下。临床表现为心脏增大、心力衰竭和各种心律失常，往往为冠心病的晚期。在老年人群，除了冠心病之外，还应注意患者的基本健康状况，其他和年龄相关的状况如贫血、体弱、肾脏疾病、行动不便和认知障碍等老年的特殊性均应加以注意。

五、冠心病的辅助检查

（一）心电图检查

心电图检查作为最简单、常用的心脏辅助检查在诊断冠心病时有重要的作用。心电图检查包括静息态检查、负荷态检查、24小时或48小时动态检查和心电监护等。是发现和诊断心肌缺血的重要方法。静息心电图在稳定的冠心病患者可以是正常的，常见的异常有水平型或下斜型ST段和T波的改变，尤其在冠心病的随访时可进行前后比较。异常Q波提示陈旧心肌梗死、出现左束支传导阻滞等心律失常对诊断上也有一定意义。但ST-T的改变可出现在多种情况，如高血压、心肌肥厚、电解质紊乱或一些药物的使用等，需密切结合临床实际情况。心电图负荷检查对冠心病诊断有重要意义，特异性高于静息心电图，负荷量和时间有助于对病情严重程度的判断。但因老年人体力或活动能力受多方面影响，实际应用较非老年少。心电监护和动态心电图检查对于病情观察和诊断无症状性心肌缺血有重要意义。

（二）心肌酶学检查

心肌梗死的特异性生物标记物为肌钙蛋白（cTn），肌钙蛋白包括肌钙蛋白T（cTnT）和肌钙蛋白I（cTnI）。cTn的出现和升高表明心肌出现坏死，在老年人当临床症状和心电图不典型时，cTn的升高在鉴别不稳定型心绞痛和NSTEMI时有重要意义。当cTn的升高超过正常值的三倍，可考虑NSTEMI的诊断。cTn也是急性冠脉综合征危险分层的重要参考指标。cTn水平升高程度和预后相关。cTn水平在心肌坏死3～4小时开始升高，数天达高峰，可持续1～2周。cTn的动态变化过程与MI发生的时间、MI梗死的范围、再灌注治疗等因素有关。在SIEMI综合临床症状、心电图动态改变、肌钙蛋白升高或影像学表现新的心肌缺失，提示急性心肌梗死的发生。cTn具有良好的临床敏感性和特异性，可重复性好。其他常用的酶学改变包括肌酸磷酸激酶（CK）、肌酸磷酸激酶同工酶（CK-MB）、门冬氨酸氨基转移酶（AST或GOT）、乳酸脱氢酶（LDH）及同工酶和血肌红蛋白等。其中CK/CKMB升高诊断急性MI的敏感性和特异性均较好，在MI早期既可上升，也呈动态变化趋势，升高程度和梗死范围及预后相关。在准确性方便略低于cTn，且持续升高的时间略短。AST、LDH诊断MI的特异性低，目前不再推荐采用。肌红蛋白在心肌梗死极早期即可升高，但其特异性差，临床常用来作为胸痛的筛查。由于cTn的敏感性很高，临床常常会遇到非MI的cTn升高情况。表10-3列举了各种可能的原因，以利于鉴别诊断。

(三)超声心动图检查

超声心动图检查可以观察心脏各腔室的大小,室壁厚度、室壁运动和左室收缩和舒张功能等。在心肌梗死患者,超声心动图表现为室壁变薄,室壁节段性运动异常。通过超声检查可以发现室壁瘤、附壁血栓、瓣膜反流、心肌腱索断裂、心包积液等。对于是否存在心肌缺血可通过负荷超声来进行。负荷超声心动图检查分为运动负荷和药物负荷,后者常用的有多巴酚丁胺负荷检查(DSE)。负荷超声对评价心肌缺血的敏感性和特异性都较高,应用组织多普勒技术,可进一步提高其精确性。根据北京医院的资料,以冠脉造影作为参照,DSE 诊断老年冠心病的敏感性为 71%,特异性为 75%,应用多普勒技术,敏感性和特异性可达到 80%。

表 10-3 非急性心肌梗死肌钙蛋白升高病因

疾病	肌钙蛋白释放机制
充血性心力衰竭	非血栓性心脏组织损伤
	细胞因子释放
	收缩蛋白降解
	左心室肥厚
	全心的室壁牵张
	血流动力学功能损伤
	合并肾脏疾病
冠状动脉痉挛	可逆/非可逆的组织损伤
	膜通透性瞬间改变
心源性创伤	肌细胞损伤
	肌细胞完整性损伤
	冠状动脉创伤
心肌炎/心包炎	肌钙蛋白从坏死心肌细胞溢出
	外层心肌损伤
肺栓塞	右心室扩张,压力改变
心脏手术后/消融术后	长时低血压和低氧状态
心脏电转复、心脏复苏后	电和机械性损伤
败血症/危重症患者	细胞因子、活性氧离子释放
	细菌内毒素直接释放
	合并有心肌炎
	长时低血压状态
	冠状动脉自主调节功能不全
终末期肾病	肾清除率下降
	尿毒症心肌/心包炎
	充血性心力衰竭
	左心室肥大
	透析后血液浓缩

续表

疾病	肌钙蛋白释放机制
心律失常(心动过速/过缓)	血流动力学受损
	可逆性心肌损伤
卒中	神经介导的肌细胞损伤
癫痫发作	神经介导的肌细胞损伤
	骨骼肌强制收缩,后负荷增加,致短暂氧供需不匹配
	肌钙蛋白检测假阳性
嗜异性抗体、类风湿因子、循环抗体检测	检测误差

（四）心肌核素显像

心肌血流量、代谢与功能活动之间保持着密切的关系,核素心肌灌注检查是一种无创性的诊断冠心病的方法。通过负荷态和静息态心肌灌注断层显像比较,能准确诊断 CAD,是一项非常敏感的检查方法。心肌负荷的增加使心肌耗氧量增加。当存在血管狭窄病变时,冠脉血流不能相应增加,心肌需氧-供氧的失平衡加重,造成缺血,此时通过核素灌注显像,可以反映出缺血的部位、范围和严重程度,从而达到诊断目的。负荷心肌灌注断层显像包括运动负荷试验和药物负荷试验。前者简单易行,但是不适于年老体弱或肢体运动功能障碍者,药物负荷可以作为运动负荷的一种有效的替代方法。目前作为负荷剂药物可分为两大类:血管扩张剂和心肌正性肌力药。常用药物有多巴酚丁胺、双嘧达莫、腺苷等。在临床上,这些药物各有其明显的局限性,例如:多巴酚丁胺作为一种合成的儿茶酚胺类药物,通过兴奋 β_1 受体增加心脏的兴奋性、传导性和心肌收缩力,从而增加心肌的耗氧,诱发心肌缺血。显然这种负荷剂不适于严重高血压、肥厚梗阻性心肌病、瓣膜病以及存在心律失常的患者。双嘧达莫的作用原理是通过抑制内源性腺苷的降解,使血管平滑肌松弛,血管扩张。而狭窄的血管不能相应的扩张,甚至产生"窃血"现象,使正常冠脉的心肌和有病变冠脉的心肌血流灌注差别扩大,此刻给予心肌灌注显像剂,正常心肌和缺血心肌之间显像剂摄取量差异显著,从而显示出心肌缺血部位、范围、程度。双嘧达莫不适于有传导阻滞、低血压、哮喘、COPD 等患者。因其作用时间较长,一旦出现并发症缓解较为困难。腺苷是近年来较为常用的负荷剂,它通过平滑肌上的腺苷 α_2 受体结合,使血管平滑肌松弛使血管扩张,而病变血管区域的心肌缺血更加明显,同时因其半衰期极短,一旦出现并发症,停药后 1 分钟左右即可迅速缓解。北京医院早年的资料提示 ATP 介入心肌灌注断层显像诊断冠心病的敏感性和特异性分别为 97.1% 和 82.4%。长期临床实践证实心肌核素显像的有效性和安全性,有助于老年冠心病的诊断,确定病变部位、病变范围、严重程度;在冠心病患者的术前评估、冠心病不同台疗的疗效随访、预后评估诸方面有其特殊的作用。

（五）冠状动脉 CT 检查

冠状动脉 CT 造影(CTA)通过无创的方法观察冠状动脉的解剖形态、分布走形、直径大小、内径改变以及冠脉壁的斑块,为临床的冠心病形态学诊断提供大量的信息。CTA 早期的研究以冠脉造影标准,比较 CTA 诊断的敏感性和特异性,结果显示二者符合率高。但是在冠脉功能的诊断方面,相比较其他的负荷检查,例如心电图、心脏超声和心脏核医学,通过观察负荷前后的心肌供血状态或局限性室壁运动的改变可以反映心肌缺血的严重程度、代偿状况等,CTA 的影像学检查,不能满足对这些信息的需求。一系列的研究显示,64 排的 CTA 对稳定型冠心病血管狭窄的敏感性可达 98％,特异性达 88％,阳性预测值为 93％,阴性预测值达到 96％。CTA 在急性冠脉综合征的应用往往是在急性胸痛的鉴别诊断时,不同的研究由于纳入患者疾病种类不同,其诊断冠心病比例相差较大。CTA 还可用于心脏移植的前后,作为冠心病的筛查和临床随访。在冠脉旁路术(CABG)后,应用 CAT 检查的主要目的包括:①桥血管的血流情况;②桥血管的狭窄病变情况;③桥血管近端和远端吻合口状态;④原冠脉病变及血流状况(来自原动脉或桥血管)。CABG 后 CAT 诊断要困难许多,其精确程度也降低。对于乳内动脉影像分析,常常受到手术中所用金属物造成的伪差影响。对于 CABG 患者,为获得高质量结果,从技术角度上需要的对比剂剂量大些,X 线剂量大些,憋气时间长些。CTA 用于冠脉支架术后患者,诊断的难度明显大于无支架者。首先,冠脉支架所造成的不同伪差,如随心脏运支架所产生的移动伪差,这一作用加重支架在不确定血管部位的伪差;其次是支架金属结构导致的硬化伪差,支架的金属成分所吸收的 X 线能量不同于周围软组织,使得本身的结构体积增大,影响管腔的观察;诊断中的诸多限制因素如今已较为广泛地用于冠心病的诊断。钙化和支架等高密度物质导致硬化伪影,夸大了其本身的体积,遮挡了管腔的观察。再者是"部分容积平均"伪差,可以影响图像的空间分辨率,在进行小血管分析时,将会影响较大。目前发表的研究提示支架后的 CTA 其诊断的精确性降低。部分学者和美国的专家共识建议对置入多枚支架、临床判断有支架内再狭窄可能者,直接行心脏介入检查。一般来说冠状动脉的钙化程度会随着年纪的增加而加重,严重钙化将影响病变部位和病变程度的判断,在一定程度上使诊断的准确性受到影响。其次,由于老年人的肾脏代偿能力降低,使用对比剂需注意对比剂肾病的发生。尤其是合并有糖尿病、高血压或已存在肾功能不全者,应注意适当检查之前的水化或检查之后的肾功能检查。对于在短期内重复使用对比剂者,要注意间隔时间以保证安全。

(六)心脏核磁检查

心脏磁共振(cardiac magnetic resonance,CMR)显像技术近年来发展迅速,主要由于 CMR 的分辨率高,一次检查可完成心脏结构、功能、室壁运动、心肌灌注、冠状动脉显影及血流评估等多项内容,被称为心脏的"一站式"(one-stop shop)检查方法,并越来越广泛地应用于临床。另一方面不接触 X 线放射性,不需应用碘造影剂,不影响肾功能,在老年患者有一定的优势。CMR 常用的扫描方法如下。

1.电影磁共振成像

可清楚显示心内膜界限等特点。因测量准确性和重复性高,近年来被公认为是测定心脏射血分数、心室容量和重量的金标准。常规检查需获取从二尖瓣平面到心尖部的一系列短轴切面,以及两腔、三腔、四腔长轴切面。

2.负荷/静态灌注显像

对比负荷前后心肌各节段供血的变化,确定有无可逆的心肌缺血。缺血心肌在应用负荷剂后表现为灌注缺损的低信号区,而在静态显像中灌注正常。

3.延迟增强

正常的心肌细胞连接致密,肌纤维膜完整,对比剂很难进入。当心肌坏死后,肌纤维膜破坏对比剂(Gd-DTPA)进入坏死细胞及瘢痕组织中,排出延迟,在 T_1 加权像上表现为高信号,即延迟增强(DE),这样在正常和坏死心肌组织就产生明显对比。对比剂注射 15 分钟后,可以清晰显示急性或陈旧心肌梗死的部位、范围,尤其是心内膜下的梗死。延迟增强 CMI 在诊断非缺血性心肌病变,如心肌炎、肥厚型心肌病、扩张型心肌病、结节病、心肌淀粉样变中也具有重要价值。

4.冠状动脉磁共振成像

这是另外一种冠脉成像方法,目前其图像的清晰程度、采集图像时间等还需改进。但因不接触 X 线放射性,不需应用碘造影剂的特点,随着 CMI 技术的进一步发展,会显示出它在一部分人群中的优势。以上各种方法,对检测冠心病患者心肌缺血状况、判断存活心肌和梗死心肌、急性冠脉综合征患者的危险分层和心功能的诊断有着不同的意义。

（七）介入检查

冠心病的介入检查即冠状动脉造影检查,目前仍是识别冠脉狭窄情况的"金标准",为患者选择冠心病治疗方法,如单纯药物治疗,或加以导管介入治疗或冠脉旁路移植术提供最可靠的依据。老年人的冠脉介入检查有一定的特点:①老年人常常合并不同程度的心功能、肾功能不全,需注意对液体和造影剂量的掌握。老年人造影剂肾病较非老年为多见,应注意造影术前的水化及术后的适当补液,密切观察临床生命体征。②老年人常伴有多系统、多方面的疾病,对问题的表述较差,临床表现不典型,术后的神志、精神状态、进食、两便等都应注意观察。注意合并用药的情况。③老年人的外周动脉性疾病和大动脉疾病增加,血管常有明显的钙化,容易出现血管并发症。血管介入的进路及需加以选择,术后需注意防止穿刺血管的并发症,如出血、假性动脉瘤、动静脉瘘的形成。介入检查除了冠状动脉造影,其他技术如冠脉内超声、光学相干断层显像、冠脉内压力导丝检查等及作为冠脉内治疗的旋磨技术等,老年人对于这些检查或治疗方法没有特殊的禁忌,但临床医师应根据老年人的特点全面考虑。

六、冠心病的诊断与鉴别诊断

临床各种相关的危险因素、临床症状、体征和辅助检查等有助于诊断和鉴别诊断,也有助于进行临床危险分层。对 ACS 患者危险分层,对早期识别高危患者,积极予以干预,减少严重事件的发生,改善预后有着重要的意义。

（一）诊断

对于慢性缺血综合征,包括稳定型心绞痛、隐匿型冠心病和慢性心功能不全。稳定型心绞痛中,根据心绞痛的严重程度及其对体力活动的影响,临床常常采用加拿大心血管学会（CCS）的分类方法将其分为四级（表 10-4）。

由于老年人的临床症状不典型,合并疾病较多,常常为其他的主诉,或临床为无症状性心肌缺血,给诊断带来一定的难度。因此对老年患者需详细地询问病史,了解既往各种冠心病危险因素和合并的其他疾病,往往还需要的更多的辅助检查,如心电图、超声心动图、心肌核素显像、冠脉 CT 造影或直接进行冠状动脉造影检查,进行综合分析、判断。

表 10-4 稳定型心绞痛的 CCS 分级

	稳定型心绞痛的 CCS 分级
Ⅰ级	日常体力活动不会引起心绞痛,如步行、上楼梯等。工作或娱乐中激烈、快速或长时间劳累可致心绞痛发作
Ⅱ级	日常活动轻度受限,可诱发心绞痛情况包括爬坡,快步行走或上楼梯,饱餐、寒冷、迎风、情绪激动时或睡醒后很短时间内步行或上楼。一般情况下,常速平地步行超过 2 个街区,或在普通楼梯上 1 层楼以上时可诱发心绞痛
Ⅲ级	日常体力活动明显受限。一般情况下,常速平地步行 1～2 个街区,或在普通楼梯上 1 层楼时可诱发心绞痛
Ⅳ级	从事任何体力劳动均有不适症状出现。休息时亦有出现心绞痛表现

急性冠脉综合征是内科的急症,老年人的症状同样不典型,就诊较晚,预后较差。不稳定型心绞痛和非ST段抬高心肌梗死(NSTEMI)的症状和心绞痛类似,但程度更重、持续时间更长、可在休息时发作,或是新近发生心绞痛症状。有相当比例的老年人以胸闷气短就诊。不稳定型心绞痛严重程度分级一般采用Braunwald分级方法(表10-5),其和预后相关急性ST段抬高心肌梗死(STEMI)在老年人,根据症状、ECG改变可以做出诊断。但对于症状不典型者,诊断有一定难度。STEMI除伴有心脏相关症状,还可有全身症状。当合并心力衰竭或心律失常时,需要及时判断,掌握治疗时机。临床体征大多无特殊,当出现并发症时,往往合并相应的体征。并发症可分为机械性、缺血性、栓塞性和炎症性。严重的并发症主要有以下几种。

表10-5 不稳定型冠心病严重程度分级(Braunwald分级)

	定义	一年内死亡率或心肌梗死率
严重程度		
Ⅰ级	严重的初发型或恶化型心绞痛,无静息时痛	7.3%
Ⅱ级	亚急性静息型心绞痛(就诊前一个月发生),但近8小时内无发作	10.3%
Ⅲ级	急性静息型心绞痛,在48小时内有发作	10.8%
临床环境		
A级	继发性UA,在冠状动脉狭窄的基础上,存在加重心肌缺血的冠脉以外的诱发因素:①增加心肌耗氧的因素,甲状腺功能亢进或快速性减少冠状脉血流的因素,如低血压;②血液携氧能力下降,如贫血和低氧血症	14.1%
B级	原发性UA,无引起或加重心绞痛发作的心脏以外的因素,是UA最常见类型	8.5%
C级	MI后心绞痛,发生于MI后2周内的UA	18.5%

(1)严重心律失常:可表现为快速心房颤动、室速、心室颤动、心动过缓、房室传导阻滞等。这些均可引起血流动力学障碍,影响血压、神志等。

(2)急性乳头肌功能不全甚或乳头肌断裂:发生率较高。可以是严重缺血引起二尖瓣功能性障碍,亦可是机械性的断裂导致急性二尖瓣关闭不全。临床伴有收缩中晚期喀啦音和吹风样收缩期杂音。二尖瓣的反流可引起左室心排血量减少、左房压力增加,造成左心衰竭。

(3)心脏破裂:心肌的缺血和坏死可导致室间隔穿孔或心室游离壁的破裂,一般发生在心肌梗死后的3~5天。可造成急性左心衰竭。心室游离壁破裂可导致急性心脏压塞、迅速发生循环衰竭、猝死。心电图出现房室分离现象。

(4)栓塞:心肌梗死后室壁运动减弱处易形成附壁血栓,可造成体循环的脑、肾、脾等内脏或肢体动脉栓塞;心肌梗死后也可致下肢血栓形成,造成肺栓塞。

(5)心肌梗死后综合征:为炎症性并发症。表现为心肌梗死后数周至数月内发生心包炎、胸膜炎等,可伴有发热、胸痛、白细胞增高等。

急性心肌梗死后的心功能分级多采用Killip分级方法。

Ⅰ级:无明显心功能损害证据。

Ⅱ级:轻、中度心功能不全,查体肺底可闻及啰音,范围小于50%肺野,听诊有S3,或胸片有上肺淤血表现。

Ⅲ级:重度心功能不全(肺水肿)查体听诊啰音大于50%肺野。

Ⅳ级:合并心源性休克。

（二）鉴别诊断

由于老年人临床症状不典型，合并其他疾病多，常有表述障碍等，在行诊断和鉴别诊断时，需充分考虑这些特点。临床需要和慢性稳定型心绞痛相鉴别的胸痛原因见表10-6。

表 10-6　胸痛原因鉴别诊断

心源性胸痛	肺部疾病	消化道疾病	神经肌肉疾病	精神性疾病
主动性夹层	胸膜炎	胃食管反流	肋间神经痛	焦虑症
心包炎	肺栓塞	食管痉挛	肋骨肋软骨病	抑郁症
心肌病	肺炎	食管裂孔疝	带状疱疹	躯体性精神病
心肌神经症	纵隔肿瘤	消化性溃疡	颈椎病	思维型精神病
心肌梗死	气胸	胰腺炎		
X 综合征		胆囊炎		
		胆囊结石		

七、冠心病的治疗

由于多种因素老年冠心病患者的症状较非老年更加不易识别。老年人的生活方式往往较为安静，缺少活动诱发的不适症状。但是冠心病患者的胸部不适仍然是最常见的主诉。

（一）稳定型心绞痛的治疗

近年来关于稳定型心绞痛的治疗策略一直存在着争议。有研究显示，合适的药物治疗（Optimal Medical Therapy，OMT）与药物治疗加介入治疗（OMT＋PCI）相比，重要心脏事件的发生率没有区别。分析其中 904 位年龄大于 65 岁的老年人，显示 OMT 组和 OMT＋PCI 组的预后，包括主要心脏事件和无心绞痛率，没有明显差别。另一个老年的相关研究也证实这一结论。该研究提示在稳定型心绞痛的患者，无论是 PCI 或 OMT，对患者的生活质量和生存率没有区别。对于慢性稳定性冠心病，OMT 包括抗血小板治疗、调脂治疗、降压治疗和抗心绞痛治疗诸方面。

1.抗血小板治疗

抗血小板治疗在一级预防和二级预防中的作用已被证实，对老年人也同样。根据荟萃分析结果，阿司匹林可以明显降低心血管死亡、心肌梗死和卒中。ACC/AHA 指南建议的剂量是每天 75～162 mg。除了有阿司匹林禁忌证，在稳定的慢性冠心病患者都应当使用。阿司匹林的不良反应主要有胃肠道的反应，老年人尤其应当注意阿司匹林相关的消化道出血。对确实不能服用者，可以噻吩吡啶类药物替代。

2.β受体阻滞剂

β受体阻滞剂为慢性心绞痛的一类推荐用药。其作用机制包括负性收缩和负性传导。通过降低静息心率和降低运动负荷增加时心率反应减少心肌的需氧，进而减少缺血事件。同时延长舒张期冠脉灌注的时间和降低心肌收缩力同样减少心肌的缺血。但是在老年人群的应用尤其要避免β受体阻滞剂的不良反应。在已存在心脏传导系统疾病患者，如窦房结功能障碍、房室传导阻滞等需慎用，并注意剂量。在合并严重气道堵塞性疾病如哮喘或慢性阻塞性肺疾病（COPD）患者，要选用高度受体选择性制剂，小剂量开始，避免气道阻力增加。

3.RAAS 阻滞剂

ACEI 类药物已被证实在冠心病的不同阶段均有明显的益处。它可通过降低心脏后负荷而减少心脏做功。HOPE(the Heart Outcomes Prevention Evaluation)研究纳入 2755 例年龄大于 70 岁的老年人,其中 58.1% 为稳定型心绞痛。与对照组相比,服用雷米普利的治疗组心血管死亡、心肌梗死的发生率明显降低。EUROPA 研究(the European Trial on Reduction of Cardiac Events with Stable Coronary Artery Disease)包括了 12 000 位患者,其中 31% 为年龄大于 65 周岁者,大部分无心绞痛症状,应用培多普利治疗者其一级终点事件(心血管死亡、心肌梗死或心脏骤停)的相对风险减少了 20%。第三个主要临床研究为 PEACE 研究(Prevention of Events with Angiotensin Converting Enzyme Inhibition),该研究纳入了 8290 位慢性冠心病患者,平均年龄 64 岁,其中 11% 年龄大于 75 岁。患者随机给予群多普利或安慰剂。综合的一级终点,包括心源性死亡、心肌梗死和再血管化治疗,两组之间没有明显差异。以上三个研究的荟萃分析显示使用 ACEI 可以明显降低全因死亡、心血管死亡、非致死性心肌梗死的发生和卒中的发生。最新版的 ACC/AHA 指南,将 ACEI 作为稳定型冠心病中危或高危患者的一类推荐,低危患者的 ⅡA 类推荐。不能耐受 ACEI 者以 ARB 替代。对于心功能不全(LVEF 小于 40%)或合并高血压、糖尿病或慢性肾病者有明确的使用指征。

4.抗心绞痛药物

主要包括硝酸酯类、钙通道阻滞剂及其他可缓解冠心病心绞痛症状类药物。硝酸甘油自 1878 年即开始用于临床,它可以在 1～3 分钟内迅速缓解心绞痛症状。长效硝酸酯类药物如单硝酸或二硝酸异山梨酯也常用于慢性心绞痛的治疗,但其缓解心绞痛的作用逊于口含硝酸甘油,同时应当注意产生硝酸酯类耐受性。硝酸酯类主要用于缓解症状,并不能改善冠心病患者的生存率。钙通道阻滞剂通过扩张冠状动脉和减轻心肌收缩力可以治疗心绞痛,二氢吡啶类钙通道阻滞剂如氨氯地平、硝苯地平、非洛地平,较非二氢吡啶类钙通道阻滞剂如维拉帕米、地尔硫䓬对心肌收缩力的影响要小。后者同时对心脏传导有抑制作用。对有心功能不全者,二氢吡啶类钙通道阻滞剂更加安全。存在心脏传导异常者,非二氢吡啶类药物应避免使用。对于合并高血压者,长效硝苯地平对缓解心绞痛有效而安全,但短效硝苯地平应尽量避免使用。雷诺嗪为一类新的抗心绞痛药物,可以减轻心绞痛症状而不伴有血流动力学的影响,临床资料显示老年亚组和非老年相同,不增加严重不良事件。临床实践中多种中成药亦可缓解心绞痛的症状。

(二)不稳定型心绞痛和非 ST 段抬高心肌梗死治疗

老年人的非 ST 段抬高性急性冠脉综合征(NSTEACS)常见,而且常常伴有各种并发症,介入治疗的风险相对较高,但这一人群的临床治疗尚缺少循证医学证据,需要根据临床实际作出正确的选择。

1.抗血小板药物

阿司匹林是冠心病抗血小板治疗的基石。即使在老年人,阿司匹林也可明显降低不良事件发生率。氯吡格雷也是有效的抗血小板药物,在 CURE 研究中,老年人的亚组分析显示老年同非老年一样,氯吡格雷可降低非致死性心肌梗死、心源性死亡及卒中的发生。双联抗血小板治疗中,每天服用阿司匹林75～150 mg,治疗效果同大剂量,而消化道出血的风险降低。治疗指南建议在所有高危患者包括老年人采用双重抗血小板治疗。数种新型、更有效的抗血小板药物正在临床研究之中,但对于老年人效果如何,有待于更多的临床研究数据。静脉抗血小板药物主要是指血小板糖蛋白Ⅱb/Ⅲa(GPⅡb/Ⅲa)受体拮抗剂,我国市场销售的有替罗非班等。临床研究显示这类药物用于不稳定患者,在 7 天随访时明显受益,但在老年人群中的疗效不确定,其出血的风险明显增加。GPⅡb/Ⅲa 受体拮抗剂在介入治疗时显现一定优势,但对于老年人实施非介入治疗策略时,考虑到其疗效不确定但出血风险可能增加,不建议常规使用。当临床需要使用时应当考虑老年患者的体重和肾功能状况,予以剂量的校正。

2.抗凝治疗

肝素类药物已广泛用于临床。当和GPⅡb/Ⅲa受体拮抗剂共同使用时,需特别重视调整剂量。Ⅹa因子抑制剂磺达肝癸钠是近年用于临床较新的药物,其在老年NSTEACS中的疗效仍有争议,但出血并发症减少。比伐芦丁为凝血酶抑制剂,当用于NSTEACS患者介入治疗时,其疗效同其他抗凝药物,但出血风险降低。这对于老年患者尤其有优势。

3.早期介入治疗策略的选择

在老年NSTEACS的早期,选择介入治疗还是单纯药物治疗是一个重要的研究课题。早期的研究对老年患者偏向选择较为保守的治疗对策,但较近期的研究结果提示积极干预有助于预后的改善。ACTICS-TIMI 18研究(In the Treat Angina with Aggrastat and Determine Cost of Therapy with an Invasive or Conservative Strategy-Thrombolysis in Myocardial Infarction)中,共入选2 220例平均年龄为62岁患者,其中44%患者年龄大于65岁。患者接受阿司匹林、肝素和替罗非班治疗,随机入选早期非介入和早期介入组。早期介入组在随机后48小时之内进行冠脉造影;早期非介入组仅在负荷试验提示高危或住院期间再发严重缺血症状或之后的随访提示缺血者进行冠脉造影。最终早期介入组64%患者在住院或6个月的随访之中行冠脉介入治疗,早期非介入组共45%行冠脉干预。结果提示6个月的死亡、心肌梗死、因再次ACS住院等综合终点早期介入组低于非介入组(15.9%比19.4%,$P=0.025$)。亚组分析提示,年龄在75岁或以上者早期介入获益更大。但是老年介入治疗者的出血风险增加(16.6%比6.5%,$P=0.009$)。2010年发表的荟萃分析,对4个相关的临床研究结果进行分析,5年的临床随访提示,较选择性介入治疗,常规介入治疗策略可以明显减少高危患者死亡和心肌梗死发生;中危患者的获益稍弱,但仍具有统计学的意义。2011年发表的ACC/AHA更新指南提出建议:根据TIMI或GRACE评分,NSTEACS患者中高危的或预后差者(包括老年),除非有禁忌证,应该采用早期介入治疗策略。

(三)ST段抬高型心肌梗死的治疗

ST段抬高型心肌梗死(STEMI)早期再灌注治疗除了常规的药物治疗,主要是静脉溶栓治疗和急诊冠脉介入治疗。由于老年人的临床状况变化大,并发症多,大部分的溶栓治疗临床研究未包括年龄大于75岁者。2007美国心脏协会和老年协会参考相关的荟萃分析结果,认为在无已知的禁忌证时,溶栓治疗对老年人有效。老年的溶栓适应证同非老年,但禁忌证的掌握更严格。溶栓的纯获益首先和年龄的增长相关,其绝对死亡率随年龄增长而显著增加;其次是严重并发症的发生率,如左心室游离壁破裂和颅内出血。有研究提示老年接受溶栓治疗者左室游离壁破裂的发生较未接受再灌注治疗和直接PCI患者有明显增加。颅内出血的发生率虽然很低,但因对生活质量和死亡率的严重影响,受到大家的关注。颅内出血的发生率同样随年龄增加而增加,在大于85岁者的发生率约为2.9%。老年人选用的溶栓剂种类可能和其相关,如有研究提示替奈普酶较组织型纤溶酶原激活剂(tissue plasminogen activator rt-PA)的颅内出血并发症明显降低。辅助的肝素或低分子肝素类抗凝药物的种类和剂量,对获益和出血并发症在不同的研究有不同的结果。一般来说,在老年人更应注意剂量的调整,尤其注意肾功能的影响。鉴于老年人溶栓治疗增加严重出血风险,而在NSTEMI的高危老年人中介入治疗明显有效,因而假设在STEMI的老年人,急诊介入治疗优于溶栓治疗。但实际上很难有随机大规模临床研究验证此设想。尽管如此,现有的资料仍然支持这一假设。一项较早期的随机临床研究,将 75 岁以上 STEMI 患者随机采用急诊介入治疗或用链激酶行溶栓治疗。虽然只入选 87 位患者,但由于直接介入治疗较溶栓治疗的明显优势,30 天联合终点的风险降低 20%($P=0.01$)该试验提前终止。另一项大于 70 岁老年 STEM 直接介入治疗的荟萃研究同样得出结果,30 天时直接介入治疗组受益更明显,风险降低(13.3% 比 23.6%,$P<0.05$);并且年龄高者的受益更加明显,其死亡率的降低在大于 85 岁人群为 6.9%,相比 66 岁以下者为 1%。基于以上的研究结果,老年人在发生急性 STEMI 时,建议首先选择直接介入治疗。除非有明确的禁忌或行急诊介入时间已过久,可以选择静脉的溶栓治疗。

八、冠心病的预防

我国已进入老龄化社会,而冠心病是老年人群的最主要死因,冠心病的预防不仅对改善老年人的生活质量有重要意义,而且对家庭、对社会都有重要意义。无论是冠心病的一级预防或二级预防,首先建议采取健康的生活方式,如控制吸烟、控制体重、坚持体力活动等等。尽管改变生活方式往往比较困难,但仍然是预防冠心病的基础。药物预防是另一重要方面,但是近年来尝试用叶酸及 B 族维生素预防心脏病的研究,得出的结果为阴性。血脂紊乱仍然是冠心病发病的重要关注点,他汀类药物是降低心血管风险的重要措施。多个研究已证实他汀类药物在抗动脉粥样硬化,冠心病一级预防和二级预防中的作用。近年公布的 JUPITER 研究对不同亚组人群如女性、老年、合并慢性肾病患者等进行了分析,各亚组的结果和整个人群相似,但是目前存在着一些争议诸如糖尿病的发病在一些研究提示有升高的趋势,尤其在绝经期妇女,但综合分析,他汀类药物的益处是明显的。对其他危险因素的控制也是重要的方面,坚持如血压和血脂的常规检查和药物治疗也是非常必要的。

(苏 婷)

第三节 老年血脂紊乱

血脂紊乱是脂质代谢障碍的表现,属于代谢性疾病,是指血浆中一种或多种脂质成分的增高或降低、脂蛋白量和(或)质的改变。血脂紊乱被公认为心血管系统最重要的危险因素之一,大规模临床试验及荟萃分析结果表明,积极治疗血脂紊乱是老年人心血管疾病防治的重要组成部分。

一、老年人血脂代谢特点

血脂是血浆中胆固醇(TC)、甘油三酯(TG)和类脂(如磷脂等)的总称。血脂水平发生变化是老年人的生理特点,基因和环境因素与衰老过程中的脂代谢变化密切相关。根据美国胆固醇教育计划第 3 版成人治疗指南(NCEP ATPⅢ),随着年龄增加,高胆固醇血症患者显著增多[>65 岁的人群中 TC>5.2 mmol/L(200 mg/dL),男性占 60%、女性占 77%]。我国的流行病学调查显示,男性在 65 岁以前,TC、LDL-C 和 TG 水平随年龄增加逐渐升高,以后随年龄增加逐渐降低;中青年女性 TC 水平低于男性,女性绝经后 TC 水平较同年龄男性高。在增龄过程中,HDL-C 水平相对稳定;与欧美国家相比,我国老年人的 TC、LDL-C 和 TG 水平低于西方人群,以轻中度增高为主。

人们提出了许多机制用来说明与年龄相关的血脂蛋白浓度的变化,尤其是 LDL-C 的浓度变化。这些机制包括与年龄相关的进食油脂增加、肥胖、体育锻炼减少,健康状况下降以及肝细胞上 LDL 受体数量随年龄增长而逐渐减少、功能减退。血脂紊乱是心脑血管疾病的独立危险因素,随着年龄增长,动脉粥样硬化发生率增加,老年人是发生心脑血管事件的高危人群。

二、病因

血脂紊乱的发生是由于脂蛋白生成加速或者降解减少,抑或两者同时存在。原发的血脂紊乱可能是由于单基因突变所致的生物化学缺陷,也可能是多基因或者多因子所致。继发的血脂紊乱在老年人中更常见,是由于肥胖、糖尿病、甲状腺功能减退以及肝、肾疾病等系统性疾病所致。此外,某些药物,如利尿剂、β 受体阻滞剂、糖皮质激素等也可能引起继发性血脂升高。

三、临床表现

多数血脂紊乱的老年患者无任何症状和体征,常于血液常规生化检查时被发现。脂质在血管内皮沉积可引起动脉粥样硬化,由此引起心脑血管和周围血管病变,因此血脂紊乱的首发症状往往与心血管疾病症状相关。

TG 水平中度升高会导致脂肪肝和胰腺炎,如果 TG 水平继续升高则会在背部、肘部、臀部、膝部、手足等部位出现黄色瘤。严重的高甘油三酯血症[TC>5.2 mmol/L(200 mg/dL)]会导致视网膜的动静脉呈白乳状,形成脂血症视网膜炎。某些形式的高脂血症可以导致肝脾增大,从而出现上腹不适感或者压痛,而患有罕见的 β 脂蛋白不良血症的患者则可能出现手掌黄斑和结节状的黄色瘤。

四、诊断

鉴于目前老年人群的研究数据缺乏,建议老年人血脂紊乱的分类和合适的血脂水平参考2007 年《中国成人血脂异常防治指南》制定的标准,诊断老年人血脂异常时应重视全身系统性疾病,如肥胖、糖尿病、甲状腺功能减退、梗阻性肝病、肾病综合征、慢性肾衰竭等和部分药物,如利尿剂、β 受体阻滞剂、糖皮质激素等以及酒精摄入、吸烟引起的继发性血脂异常。对老年患者而言,检测甲状腺功能十分重要,因为无临床症状的甲状腺功能减退与继发性血脂异常相关。

然而,国内外大规模前瞻性流行病学调查结果一致显示,患有心血管疾病的危险性不仅取决于个体具有某一危险因素的严重程度,更取决于个体同时具有危险因素的数目,而仅依靠血脂检查结果并不能真实反映出被检查者的血脂健康水平。当前,根据心血管疾病发病的综合危险大小来决定血脂干预的强度,已成为国内外相关指南所共同采纳的原则。

因此,2011 年 ESC/EAS 血脂指南取消了“血脂合适范围”的描述,更加强调根据危险分层指导治疗策略,建议采用 SCORE 系统将患者的心血管风险分为很高危、高危、中危或低危,以此指导治疗策略的制订。我国仍然采用 2007 年《中国成人血脂异常防治指南》血脂异常危险分层方案,按照有无冠心病及其等危症、有无高血压、其他心血管危险因素的多少,结合血脂水平来综合评估心血管病发病危险,将人群进行危险性分类,此种分类也可用于指导临床开展血脂异常的干预。

五、治疗

(一)老年人降脂治疗的现状

对老年人群的流行病学研究显示,老年人总死亡率及心血管疾病病死率与LDL-C水平呈U形关系,LDL-C<2 mmol/L(77 mg/dL)或>5 mmol/L(193 mg/dL)时,总死亡率及心血管疾病病死率升高;LDL-C在3~4 mmol/L(115~154 mg/dL)时总死亡率及心血管疾病病死率最低。老年人TC与心脑血管疾病关系的研究为矛盾结果,多年来人们担心降低TC水平对老年人可能存在不利影响,严重影响了调脂药物的临床应用。大量循证医学证据显示,他汀类药物显著减少老年人心血管事件和心血管死亡,强化降脂治疗对老年患者非常有益。另外近年研究显示,血脂异常患者即使经过大剂量他汀类药物强化降胆固醇治疗后仍面临很高的心血管剩余风险,而在2型糖尿病、肥胖、代谢综合征和(或)心血管病患者中,TG升高和HDL-C降低是构成心血管剩余风险的主要血脂异常表型。因此,在关注高胆固醇血症的危害性以及强调他汀类药物在心血管疾病防治中基石地位的同时,亦应充分重视对TG增高等其他类型血脂异常的筛查和干预。

(二)血脂紊乱的治疗

1.老年人血脂紊乱治疗的目标水平

基于循证医学证据,结合我国近10~20年随访结果,2007年《中国成人血脂异常防治指南》指出,调脂治疗防治冠心病的临床益处不受年龄影响,对于老年心血管危险人群同样应进行积极调脂治疗。推荐参考2007年《中国成人血脂异常防治指南》,根据老年患者的血脂水平和合并的危险因素确定治疗策略及血脂的目标水平。

2.治疗性生活方式的干预

2011年ESC/EAS指南与我国血脂管理指南一致强调治疗性生活方式改变(TLC)是控制血脂异常的基本和首要措施。国际动脉粥样硬化学会于2013年7月发布的《全球血脂异常诊治建议》也指出生活方式干预的主要目的是降低LDL-C和非HDL-C,其次是减少其他危险因素。提倡用富含纤维的碳水化合物或不饱和脂肪酸代替过多的饱和脂肪酸。提倡减轻体重、规律进行有氧运动,并采取针对其他心血管病危险因素的措施,如戒烟、限盐以降低血压等。

3.药物治疗

对许多患有血脂紊乱存在冠心病风险的老年人而言,治疗性生活方式干预不能有效降低LDL-C水平以达到控制目标,需要在健康生活方式改变的基础上开始个体化的调脂药物治疗。临床上供选用的调脂药物主要有他汀类、贝特类、烟酸类、树脂类药物和胆固醇吸收抑制剂,以及其他具有调脂作用的药物,以下做简单介绍。

(1)他汀类:在肝脏合成胆固醇的过程中,羟甲基戊二酰辅酶A(HMG-CoA)还原酶催化其中的限速反应,他汀类药物可以抑制HMG-CoA还原酶,从而减少胆固醇的生成。这类药物有如下作用:上调肝细胞的LDL受体,从而使含有ApoE和ApoB的脂蛋白从循环中清除增多,还使肝脏合成、分泌的脂蛋白减少。他汀类药物降低LDL-C水平、增加其清除,并减少极低密度脂蛋白和中等密度脂蛋白(非HDL-C)等残存颗粒的分泌。所以他汀类药物对LDL-C和TG水平升高的患者是有效的。临床常用制剂有阿托伐他汀、辛伐他汀、洛伐他汀、氟伐他汀、瑞舒伐他汀、匹伐他汀等。他汀类药物是目前临床上最重要、应用最广的降脂药。现有的临床证据表明,他汀类药物治疗可显著减少老年人心脑血管事件。

（2）贝特类：贝特类药物降低 VLDL 的产生、增加富含 TG 的脂蛋白的清除。后者是通过过氧化物酶体增殖物激活受体（PPAR）α 以及增强脂蛋白脂肪酶的脂解活性来实现的。贝特类药物还能升高 HDL-C 和 ApoA I 的水平，适用于 TG 高、HDL-C 低的患者。临床常用制剂有非诺贝特、苯扎贝特、吉非贝齐等。

（3）烟酸类：烟酸抑制脂蛋白的合成，减少肝脏产生 VLDL，且抑制游离脂肪酸的外周代谢，从而减少肝脏产生 TG、分泌 VLDL，并减少 LDL 颗粒。烟酸促进 ApoA I 产生增多，因此可以升高 HDL-C 的水平。临床常用制剂有烟酸、阿昔莫司等。AIM-HIGH 研究结果显示，烟酸缓释制剂虽然提高了 HDL-C 水平、降低 TG 水平，但并未减少心脏病发作、卒中或其他的心血管事件。临床试验结果的公布对烟酸类药物在心血管病防治中的地位产生较大影响。

（4）树脂类：树脂类药物一般作为治疗高胆固醇血症的二线用药。胆汁酸多价螯合剂在肠道中结合胆汁酸，从而减少了胆汁酸的肝肠循环。这类药上调 7-α 羟化酶促使肝细胞中更多的胆固醇转变成胆汁酸，从而肝细胞中 TC 的含量下降、LDL 受体表达增多，LDL 和 VLDL 残粒从循环中的清除增加。同时，胆汁酸多价螯合剂使肝脏胆固醇合成增加，从一定程度上否定了螯合剂的降 LDL-C 的作用。TG 水平高的患者应用树脂类药物需要注意该类药物会使肝脏产生更多的 VLDL 而致 TG 升高。临床常用制剂有考来烯胺、考来替哌等。

（5）胆固醇吸收抑制剂：胆固醇吸收抑制剂依折麦布抑制肠道吸收胆固醇，使胆汁及食物中运送至肝脏的胆固醇减少，且减少致动脉粥样硬化的残余颗粒中 VLDL、LDL 胆固醇的含量。肠道向肝脏运输的胆固醇减少使得肝细胞 LDL 受体活性增强，从而导致循环中 LDL 的清除增多。

（6）其他调脂药物：普罗布考可以通过渗入到脂蛋白颗粒中影响脂蛋白代谢，降低 TC、LDL-C，也可降低 HDL-C，可用于高胆固醇血症的治疗。n-3 脂肪酸制剂是深海鱼油的主要成分，可降低 TG 和轻度升高 HDL-C。一类全新的降低 LDL-C 药物——人类前蛋白转化酶枯草溶菌素 9（PCSK9）抑制剂，临床研究提示该药能显著降低 LDL-C 水平，有望用于不能耐受他汀类药物或者他汀类药物治疗不能达标的患者。

综上，老年人群同样应该遵循 2007 年《中国成人血脂异常防治指南》，根据患者心脑血管疾病的危险分层及个体特点选择调脂药物，如无特殊原因或禁忌证，应鼓励具有多种心脑血管疾病危险因素的老年人使用他汀类药物。当最大剂量他汀类药物治疗未能达到 LDL-C 目标或不耐受大剂量他汀类药物，可联合使用依折麦布。如果 LDL-C 达标，而非 HDL-C 和 TG 水平明显升高，可加用贝特类药物、烟酸或高剂量的 n-3 脂肪酸，TG 明显升高的患者，需要及时干预，预防急性胰腺炎的发生。

4.老年人药物治疗的安全性

降脂药物较为常见的不良反应是胃肠道不适，少数的不良反应为肝功能异常和肌病，肾损伤、周围神经病变等也曾有报道。总体而言，随着老年人降脂治疗研究的深入，已经证明老年人使用降脂药物是安全有效的；但是无论是血脂紊乱还是药动学、药效学，老年人均有其独特特点，老年人的降脂治疗应在遵循一般原则的前提下，进行个体化治疗，建议应从小剂量开始，并充分考虑到药物相关不良反应，尽可能单药调脂，以避免药物相关肌病的发生，同时密切监测相关症状和生化指标，从而使调脂治疗的获益最大化。

六、关于老年人血脂紊乱有待解决的问题

目前,血脂异常防治指南已经深入临床实际,但关于他汀类药物治疗的观察与思考仍未停止。60 岁以上老年人的他汀类药物治疗,无论是一级预防还是二级预防,总体是获益的。但对于 80 岁以上老年人存在是否还要进一步分层、制订新的他汀类药物治疗目标及剂量选择的问题。目前已经公布的关于降脂治疗的临床试验缺乏 80 岁以上人群研究的结果,缺乏专为高龄老年人设计的前瞻、随机、对照、大规模临床试验。

在血脂研究领域,针对 LDL-C 降脂达标是老年人血脂紊乱治疗的主要目标,升高 HDL-C 和综合降脂治疗对老年人预后的影响是未来应关注的热点,期待更多专为老年人群设计的大规模随机临床试验,以解决老年人降脂治疗中存在的问题。

（苏　婷）

第十一章

中西医结合治疗消化内科疾病

第一节　反流性食管炎

反流性食管炎(reflux esophagitis,RE)是由胃、十二指肠内容物反流入食管引起的食管炎症性病变,内镜下表现为食管黏膜的破损,即食管糜烂和(或)食管溃疡。反流性食管炎可发生于任何年龄的人群,成人发病率随年龄增长而升高。西方国家的发病率高,而亚洲地区发病率低。这种地域性差异可能与遗传和环境因素有关。但近20年全球的发病率都有上升趋势。中老年人、肥胖、吸烟、饮酒及精神压力大者是反流性食管炎的高发人群。中医学认为本病的发病原因多为饮食不节、情志失调,以致脾胃损伤,痰、气、湿、热蕴结、气机阻塞、气失和降而致本病。本病属中医的"反胃""吐酸"等病证范畴。

一、病因

引起反流性食管炎的先决条件是胃内容物越过下食管括约肌(lower esophageal sphincter, LES)反流至食管内,而食管本身不能将反流物尽快地清除,造成胃内容物在食管内的长时间滞留,胃内容物中的损伤因素如胃酸、胆汁酸、胃蛋白酶等对食管黏膜的损伤而导致反流性食管炎。

二、发病机制

反流性食管炎发病的病理生理基础是食管胃运动动力障碍,包括食管体部的运动功能、LES功能及胃运动功能障碍。引起这些功能障碍的原因除了解剖结构的异常(如食管裂孔疝)外,某些疾病(如糖尿病)、药物(如平滑肌松弛药)和食物(如高脂食物、巧克力、咖啡)都可能导致LES功能障碍,引起反流。

三、临床表现

胸骨后烧灼感或疼痛:为本病的主要症状。症状多在食后1小时左右发生,半卧位、躯体前屈或剧烈运动可诱发,在服抗酸药后多可消失,而过热、过酸食物则可使之加重。胃酸缺乏者,烧灼感主要由胆汁反流所致,则服抗酸药的效果不著。烧灼感的严重程度不一定与病变的轻重一致。严重食管炎尤其在瘢痕形成者,可无或仅有轻微烧灼感。

(一)胃食管反流

每于餐后、身体前屈或夜间卧床睡觉时,有酸性液体或食物从胃、食管反流至咽部或口腔。此症状多在胸骨后烧灼感或烧灼痛发生前出现。

(二)咽下困难

初期常可因食管炎引起继发性食管痉挛而出现间歇性咽下困难。后期则可由于食管瘢痕形成狭窄,烧灼感和烧灼痛逐渐减轻而为永久性咽下困难所替代,进食固体食物时可在剑突处引起堵塞感或疼痛。

(三)出血及贫血

严重食管炎者可出现食管黏膜糜烂而致出血,多为慢性少量出血。长期或大量出血均可导致缺铁性贫血。

四、并发症

本病除可致食管狭窄、出血、溃疡等并发症外,反流的胃液尚可侵蚀咽部、声带和气管而引起慢性咽炎、慢性声带炎和气管炎,临床上称之为 Delahunty 综合征。胃液反流和吸入呼吸道尚可致吸入性肺炎。近年来的研究已表明胃食管反流与部分反复发作的哮喘、咳嗽、夜间呼吸暂停、心绞痛样胸痛有关。

五、病理改变

(1)肉眼可见食管黏膜充血、水肿,脆而易出血。

(2)急性食管炎时黏膜上皮坏死脱落,形成糜烂和浅表溃疡。严重者整个上皮层均可脱落,但一般不超过黏膜肌层。

(3)慢性食管炎时,黏膜糜烂后可发生纤维化,并可越过黏膜肌层而累及整个食管壁。

(4)食管黏膜糜烂、溃疡和纤维化的反复形成,则可发生食管瘢痕性狭窄。显微镜下可见鳞状上皮的基底细胞增生,延伸至上皮的表面层,并伴有血管增生,固有层有中性粒细胞浸润。

(5)在食管狭窄者,黏膜下或肌层均有瘢痕形成。严重食管炎者,则黏膜上皮的基底被破坏,且因溃疡过大,溃疡边缘的鳞状上皮细胞无法通过上皮化生修复溃疡,而呈柱状上皮化生,称为 Barrett 食管。发生于 Barrett 上皮的溃疡称为 Barrett 溃疡。

六、诊断与鉴别诊断

(一)钡餐检查

可见食管黏膜皱襞粗乱、不光滑,食管蠕动减弱,运动不协调或不规则收缩。头低位时可能显示胃内钡剂向食管反流。卧位时吞咽小剂量硫酸钡可显示食管体部和 LES 排钡延缓。重症或晚期患者有食管龛影或管腔狭窄。

(二)内镜检查

可显示不同程度的反流性食管炎。食管黏膜可见充血、水肿、脆而易出血,或有渗出、糜烂或溃疡、狭窄。齿状线常模糊不清,食管下段毛细血管增生。

(三)食管 pH 测定

可了解食管内 pH 情况。24 小时 食管 pH 监测有助于了解生理活动状态下有无过多的反流及阐明胸痛和酸反流的关系。

（四）核素胃食管反流检查

用同位素（放射性核素）标记液体可显示在平卧位及腹部加压时有无过多的胃食管反流。

（五）食管测压

正常人 LES 压力与胃腔内压力之比应＞1，胃食管反流者，上述之比则≤1。

虽然反流性食管炎的症状有其特点，临床上仍应与其他病因的食管病变（如真菌性食管炎、药物性食管炎、食管癌和食管贲门失弛缓症等）、消化性溃疡、胆道疾病等相鉴别。胸痛为主要表现者，应与心源性胸痛及其他原因引起的非心源性胸痛进行鉴别。还应注意与功能性疾病如功能性胃灼热、功能性胸痛、功能性消化不良做鉴别。

七、疾病分级

依据内镜下食管黏膜损伤的程度，将反流性食管炎分为 A、B、C、D 四级。

A：1 处或 1 处以上食管黏膜破损，长径小于 5 mm。

B：1 处或 1 处以上食管黏膜破损，长径大于 5 mm，但没有融合性病变。

C：有黏膜破损和融合，但不超过食管环周的 75％。

D：有黏膜破损和融合，至少超过食管环周的 75％。

八、治疗

反流性食管炎治疗的目的是愈合食管炎、快速缓解症状、减少复发、提高生命质量。

（一）一般治疗

生活习惯的改变是反流性食管炎治疗的基础，少食，每餐吃八成饱。抬高床头 15～20 cm 可减少卧位及夜间反流，睡前不宜进食，白天进餐后不宜立即卧床。以下措施可减少反流：戒烟、禁酒、降低腹压、避免系紧身腰带、肥胖者减轻体重，避免进食高脂肪、巧克力、咖啡、刺激性食品等。避免使用减低胃食管动力的药物，如抗胆碱能药、三环类抗抑郁药、多巴胺受体激动药、钙离子拮抗药、茶碱、β_2 肾上腺素能受体激动药等。

（二）西医治疗

1.抗酸治疗

反流性食管炎根本上是动力障碍性疾病，阻止胃内容物反流是治疗的关键，但迄今为止，抗反流的促动力药物疗效不尽如人意，而质子泵抑制剂（proton pump inhibitor，PPI）能迅速缓解症状，治愈食管炎，因而抗酸治疗是目前治疗反流性食管炎的最主要方法。常规用 H_2 受体拮抗药（H_2-receptor antagonist，H_2RA）对空腹和夜间胃酸分泌抑制明显，可缓解多数患者的症状，但对 C 级以上的 RE 愈合率差。该类药物对餐后酸分泌抑制作用弱，且有快速抗药反应，故仅用于 A/B 级食管炎患者。强力抗酸药 PPI 可产生显著而持久的抗酸效果，缓解症状快，食管炎愈合率高，可用于所有的反流性食管炎的患者。常用的药物有奥美拉唑（40 mg/d），雷贝拉唑（20 mg/d），兰索拉唑（40 mg/d）等。反流性食管炎患者需用 PPI 的剂量为消化性溃疡治疗量的 2 倍，疗程至少 8～12 周。PPI 治疗食管炎 8 周的愈合率约为 90％。治疗8周后需要复查胃镜，了解食管炎的愈合情况，如食管炎未完全愈合，则疗程要延长至 12 周。

2.促动力药

促动力药有一定的治疗作用，但单独使用疗效差，其不良反应也限制了它们的应用。

3.维持治疗

PPI 几乎可以愈合所有的食管炎,但停药 6 个月后的复发率达 80%,反流性食管炎必须进行维持治疗。PPI 维持治疗的效果优于 H_2RA 和促动力药,维持治疗药物用量无统一标准,多用常规剂量的 PPI。按需服药,即出现症状后患者自己服药至症状被控制是不错的选择,能减少患者的用药量并节省费用,应选用起效快的 PPI。

4.内镜治疗

不少患者停药后复发,需要长期服药。内镜治疗获得令人鼓舞的效果,但长期疗效和并发症还需进一步随访观察,方法包括:射频能量输入法、注射法和折叠法,适应证为需要大剂量维持的患者,禁忌证有 C 级或 D 级食管炎、Barrett 食管、>2 cm 的食管裂孔疝、食管体部蠕动障碍等。

5.预防

(1)忌酒戒烟:由于烟草中含尼古丁,可降低食管下段括约肌压力,使其处于松弛状态,加重反流;酒的主要成分为酒精,不仅能刺激胃酸分泌,还能使食管下段括约肌松弛,是引起胃食管反流的原因之一。

(2)注意少量多餐,吃低脂饮食,可减少进食后反流症状的频率。相反,高脂肪饮食可促进小肠黏膜释放胆囊收缩素,易导致胃肠内容物反流。

(3)晚餐不宜吃得过饱,避免餐后立刻平卧。

(4)肥胖者应该减轻体重。因为过度肥胖者腹腔压力增高,可促进胃液反流,特别是平卧位更严重,应积极减轻体重以改善反流症状。

(5)保持心情舒畅,增加适宜的体育锻炼。

(6)就寝时床头整体宜抬高 10~15 cm,对减轻夜间反流是个行之有效的办法。

(7)尽量减少增加腹内压的活动,如过度弯腰、穿紧身衣裤、扎紧腰带等。

(8)应在医师指导下用药,避免乱服药物产生不良反应。

(三)中医治疗

1.辨证用药

(1)肝胃不和型:胸脘、胸膈灼痛,吞咽哽噎,脘闷反酸,苔薄腻或黄厚,脉弦。

治则:舒肝和胃,降逆止膈。

方药:柴胡 9 g,枳实 9 g,白芍 12 g,半夏 12 g,乌贼骨 30 g,白及 25 g,延胡索 15 g,代赭石 15 g,蒲公英 30 g,甘草 6 g。

(2)痰气交阻型:吞咽哽噎,胸骨后灼痛,胸膈痞满,口燥咽干,苔薄腻,脉弦细而数。

治则:化痰降气,开郁润燥。

方药:丹参 15 g,郁金 12 g,沙参 12 g,川贝 12 g,茯苓 12 g,瓜蒌 15 g,青陈皮各 12 g,苏梗 12 g,佛手 10 g,砂仁 6 g。

(3)胸膈郁热型:胸骨后灼痛,饮食下咽则剧,或有口渴,喜冷饮,舌红苔薄黄,脉细数。

治则:清热除烦,和胃降气。

方药:栀子 10 g,豆豉 10 g,黄连 3 g,半夏 10 g,公英 30 g,乌贼骨 15 g,瓦楞子 15 g,厚朴 12 g,木香 6 g,丹皮 12 g,延胡索 15 g,白及 20 g。

(4)胃虚痰阻型:胸脘痞闷,嗳气频作,或反胃呕恶,食少纳呆,舌淡苔白,脉弱。

治则:益气和胃,降逆化痰。

方药:党参 15 g,白术 15 g,茯苓 15 g,陈皮 10 g,半夏 10 g,代赭石 15 g,旋覆花 10 g,砂仁 10 g。

（四）中成药

1.香砂养胃丸

功能温中和胃,理气化痰,适于本病脾胃虚寒夹气滞、痰滞者,每次 6 g,每日 3 次,温开水送服。

2.健胃消炎颗粒

主要成分:党参、白术、茯苓、木香、青黛等。功能清热、和胃、止痛,适于本病胃热口苦者,每次 1 袋,每日二次口服。

3.左金丸

功能清肝泻火、降逆止呕。每次 6 g,每日 2 次,口服。

4.温胃舒冲剂

主要成分:党参、白术、山楂、黄芪、肉苁蓉。功能扶正固本、行气止痛。每次 1 袋,每日 2 次,口服。

5.胃苏冲剂

主要成分:紫苏梗、香附、陈皮、佛手。功能理气消胀,解痉止痛。每次 15 g,每日 3 次,口服。

6.锡类散

清热解毒,消肿止痛。用于各种热证之食管炎。每日 3 次,每次吞服 1 小瓶,服药前后分别咽入甘油或食油少许。药后 1 小时禁止饮食。

7.香砂六君子丸

健脾和胃,理气止痛。用于脾虚湿阻之食管炎。每次 6～9 g,每日服 3 次,温开水送下。

8.六味地黄丸

滋阴补肝肾,润燥。用于阴虚燥结之食管炎。每次 9～15 g,每日服 3 次,温开水研化,徐徐咽下。

（王旭东）

第二节　上消化道出血

一、概述

急性上消化道出血是指屈氏韧带以上的消化道,包括食管、胃、十二指肠、胆管和胰管等病变引起的出血。根据出血的病因分为非静脉曲张性出血和静脉曲张性出血两类。在所有引起急性上消化道出血的病因中,十二指肠溃疡、胃溃疡和食管静脉曲张占前三位。

急性非静脉曲张性上消化道出血（acute nonvariceal upper gastrointestinal bleeding,ANVU GIB）是指屈氏韧带以上的消化道的非静脉曲张性疾病引起的出血,包括胰管或胆管的出血和胃空肠吻合术后吻合口附近疾病引起的出血,年发病率为(50～150)/10 万,病死率为 6%～10%。

食管胃静脉曲张出血（esophageal and gastric varicealbleeding,EGVB）是指由于肝硬化等病

变引起的门静脉高压,致使食管和(或)胃壁静脉曲张,在压力升高或静脉壁发生损伤时,曲张静脉发生破裂出血,临床上主要表现为呕血、黑便、便血和周围循环衰竭征象。EGVB的病因可见于所有引起门静脉高压的疾病,在我国以肝硬化最为常见。

本病在中医归属于"吐血""便血"范畴。

二、病因病理

(一)饮食不节,脾胃失和

暴饮暴食,饮酒过度,过食辛辣,胃有积热,脾胃失和,迫血外溢而吐血。或脾胃失和,酿湿生痰,痰火扰动胃络也可引起吐血。

(二)七情所伤

郁怒伤肝,气郁化火,肝火犯胃,损伤胃络,或素有胃热,复因肝火扰动而致出血。

(三)劳倦内伤

劳倦内伤,损伤脾气,脾虚则失统摄之权,使血无所归。上溢下渗。

总之,出血病变主要在胃,并与肝、脾功能失常有关,气郁火热多为实,脾虚气弱每呈虚。血出之后,气随血脱,可致气血大亏,甚可出现血竭气脱阳亡之危证,危及生命。

三、诊断

(一)临床表现

上消化道出血的临床表现主要取决于出血量和出血速度,典型的临床表现为呕血、黑便或血便,常伴失血性周围循环衰竭。

1.呕血——上消化道出血的特征性症状

呕吐物的颜色主要取决于是否经过胃酸的作用。出血量小,在胃内停留时间较长,呕吐物多棕褐色呈咖啡渣样;出血量大、出血速度快、在胃内停留时间短,呕吐物呈鲜红或有血凝块。

有呕血者一般都伴有黑便,有黑便者不一定伴有呕血。通常幽门以上大量出血表现为呕血,若出血量较少、速度慢亦可无呕血,而仅见黑便。反之,如果幽门以下出血如出血量大,速度快,可因血反流入胃腔引起恶心、呕吐而表现为呕血。

2.黑便或便血——上、下消化道出血均可表现为黑便

黑便色泽受血液在肠道内停留时间长短的影响。通常黑便或柏油样便是血红蛋白的铁经肠内硫化物作用形成硫化铁所致;出血量大、速度快、肠蠕动亢进时,粪便可呈黯红色甚至鲜红色,类似下消化道出血。

3.失血性周围循环衰竭

症状和出血量、速度和患者身体情况有关。出血量大、出血速度快时,由于循环血容量迅速减少而导致周围循环衰竭,出现不同程度的头晕、乏力、心悸、出汗、口渴、尿少、肢体冷感,严重者呈休克状态。少数患者就诊时仅有低血容量性周围循环衰竭症状,而无显性呕血或黑便,需注意避免漏诊。

4.贫血和血象变化

急性大量出血后均有失血性贫血,但在出血早期,血红蛋白浓度、红细胞计数与血细胞比容可无明显变化,一般需经3~4小时以上才出现贫血、出血后24~72小时血液稀释到最大程度。出血后24小时网织红细胞即见升高,4~7天可在5%~15%,以后逐渐下降,可作为出血是否停

止的判断。

5.其他临床表现

发热:上消化道大量出血后,多数患者在 24 小时内出现低热,持续数日至 1 周。引起发热的原因尚不清楚,可能与血分解产物吸收,体内蛋白质破坏,周围循环衰竭,导致体温调节中枢的功能障碍等因素有关。

氮质血症:上消化道大量出血后,由于大量血液分解产物被肠道吸收,引起血尿素氮浓度增高,称为肠源性氮质血症。由于出血致使循环衰竭,使肾血流量下降则引起肾前性氮质血症;持久和严重的休克可造成急性肾衰竭引起肾性氮质血症。前两者是一过性的,出血停止,循环衰竭纠正后即恢复正常,后者持续时间长。

(二)诊断流程

上消化道出血的急诊诊治过程分为三个阶段,分别是紧急治疗期、病因诊断期和加强治疗期,见图 11-1。

紧急治疗期:患者入院 6~48 小时,治疗目标是控制急性出血、维持患者生命体征平稳并针对患者病情做出初步诊断及评估,治疗手段以药物治疗为主(PPI、生长抑素和抗菌药物联合用药)。

病因诊断期:入院 48 小时内,急性出血得到控制,患者血流动力学稳定的情况下,行急诊内镜检查以明确病因并进行相应的内镜下治疗。无法行内镜检查的患者,可根据情况进行经验性诊断、评估和治疗。

加强治疗期:入院后 3~7 天,治疗目标是病因治疗,预防早期再出血的发生。病因明确后,可根据不同病因采取不同的治疗手段。

(三)病情评估

1.出血程度的评估

出血量>5 mL 粪便潜血试验阳性,50~70 mL 出现黑便,250~300 mL 出现呕血,<400 mL 多无明显症状,>500 mL 可有头晕乏力、心悸、心动过速和血压偏低,大量出血引起周围循环衰竭,失血性贫血和氮质血症。

2.病情严重程度的评估

根据血容量减少导致周围循环的改变来判断失血量,休克指数(心率/收缩压)是判断失血量的重要指标,见表 11-1。

3.出血是否停止的评估

临床上出现下列情况考虑有活动性出血。

(1)呕血或黑便次数增多,呕吐物呈鲜红色或排出黯红血便,或伴有肠鸣音活跃。

(2)经快速输液输血,周围循环衰竭的表现未见明显改善,或虽暂时好转而又再恶化,中心静脉压仍有波动,稍稳定又再下降。

(3)红细胞计数、血红蛋白测定与血细胞比容继续下降,网织红细胞计数持续增高。

(4)补液与尿量足够的情况下,血尿素氮持续或再次增高。

(5)胃管抽出物有较多新鲜血。

4.出血预后的评估

临床上多采用 Rockall 评分系统来进行急性上消化道出血患者再出血和死亡危险性的评估。该评分系统将患者分为高危、中危或低危人群,积分≥5 分为高危,3~4 分为中危,0~2 分为低危,见表 11-2。

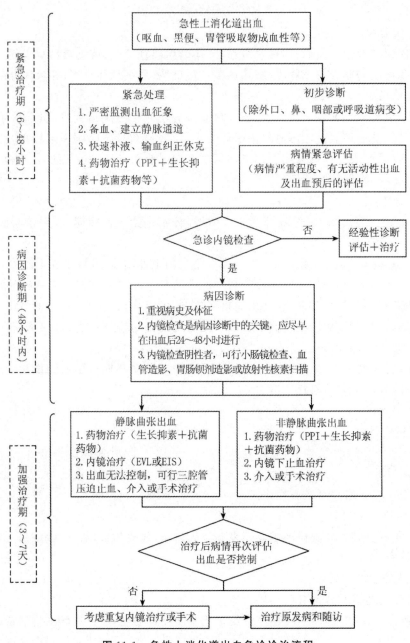

图 11-1　急性上消化道出血急诊诊治流程

PPI：质子泵抑制剂；EVL：内镜套扎；EIS：内镜硬化术

表 11-1　上消化道出血病情严重程度分级

分级	失血量(mL)	血压(mmHg)	心率(次/分钟)	血红蛋白(g/L)	症状	休克指数
轻度	<500	基本正常	正常	无变化	头晕	0.5
中度	500~1000	下降	>100	70~100	晕厥、口渴、少尿	1.0
重度	>1500	收缩压<80	>120	<70	肢冷、少尿、意识模糊	>1.5

表 11-2　Rockall 再出血和死亡危险性评分系统

变量	评分			
	0	1	2	3
年龄(岁)	<60	60~79	≥80	—
休克状况	无休克ᵃ	心动过速ᵇ	低血压ᶜ	—
伴发病	无	—	心力衰竭、缺血性心脏病和其他重要伴发病	肝衰竭、肾衰竭和癌肿播散
内镜诊断	无病变,Mallory-Weiss综合征	溃疡等其他病变	上消化道恶性疾病	—
内镜下出血征象	无或有黑斑	—	上消化道血液潴留,黏附血凝块,血管显露或喷血	—

a:收缩压>100 mmHg(1 mmHg=0.133 kPa),心率<100 次/分钟;b:收缩压>100 mmHg,心率>100 次/分钟;c:收缩压<100 mmHg,心率>100 次/分钟;积分≥5 分为高危,3~4 分为中危,0~2 分为低危

四、鉴别诊断

(一)呼吸道出血

血色鲜红,常混有痰液和气泡,伴咳嗽、喉痒,多伴有呼吸疾病史,一般无黑便。

(二)下消化道出血

下消化道出血主要为便血,黯红或鲜红血便,小肠出血如时间长也可呈黑便,动脉造影检查可明确。

(三)全身其他疾病及其他因素所致出血

口腔、鼻、咽、支气管、肺脏等部位出血如吞咽后由肛门排出,大便隐血试验可呈阳性。便血伴有皮肤、黏膜及其他器官出血,须考虑血液病、急性传染病、重型肝炎,尿毒症,维生素 A 缺乏症。当食用过多肉类、猪肝、动物血、大便黯褐色,隐血试验阳性。

(四)口服某些药物

如炭剂、铁剂、铋剂,大便呈黑色,但隐血试验阴性。

五、中医证治枢要

(一)要辨清寒热

呕血多由于热邪所致,火热升动,阳络受损,治疗以降逆泄火、凉血止血为大法。便血多由于脾胃虚弱,气虚不能统摄,阴络损伤所致,治疗重在益气以摄血。

(二)要辨其虚实

实证为气火亢盛、血热妄行;虚证或为阴虚,虚火妄动,灼伤血络,或为气不摄血。阴虚、气虚既为导致出血的病因,又可成为出血的后果。临床出血一证,属热属实者多,属虚属寒者少。即使虚性寒性失血,在应用大队益气补阳固脱药的同时,加用凉血止血药亦属必要。

(三)出血论治要辨其标本

大出血首当治标,或逆折其火,或急固其脱,待血止后再议治本。对中小量出血,则可标本兼顾,止血之外,针对原发病,根治出血之缘由。

六、辨证施治

（一）胃热伤络

主症：吐血量多，血色鲜赤或呈紫黯，胃脘灼热而痛，恶心，口干苦，喜凉饮，口泛秽臭，大便干结或解黑便，小溲短赤，舌红苔黄燥，脉滑数。

治法：清胃泻火，凉血止血。

处方：大黄、黄连泻心汤加味。生大黄9 g，黄连6 g，黄芩9 g，生地15～30 g，茜根炭15 g，白及12 g，大小蓟各12 g。

阐述：胃火灼伤血络，血热妄行，或胃内积血瘀结而生内热，瘀热蕴结，引起胃火上逆，气机壅塞。方中以大黄、黄连、黄芩泻火清胃；生地、茜根炭、白及、大小蓟清热凉血而止血。灼热感明显者，加栀子；疼痛甚者加延胡索、木香；吐酸者加瓦楞子、左金丸。

（二）肝火犯胃

主症：吐血鲜红量多，来势急迫，口苦胁痛，心烦善怒，寐少梦多，烦躁不安。舌质红绛，脉弦数。

治法：清肝泻火，和胃止血。

处方：丹栀逍遥散加减。丹皮9 g，栀子9 g，当归9 g，白芍9 g，柴胡6 g，茯苓9 g，黄芩9 g，生地15 g，龙胆草9 g，赤芍9 g，青黛9 g（包煎）。

阐述：肝气郁结，蕴而化火，肝火上炎，克伐中土，灼伤胃络而血溢。方中龙胆草、栀子、黄芩清肝泻火；当归、柴胡疏肝解郁；丹皮、青黛、生地、赤芍、白及凉血止血；茯苓健脾和胃。

呕血不止，乃肝热盛极，血络不宁，加用生大黄粉3～5 g以通腑清肝，泄热止血；大便干结者加用生军粉3～5 g，玄参15～30 g；烦躁不安者加用水牛角30 g，并服牛黄清心丸1丸，日2次。

（三）脾气虚弱

主症：黑便，或久延不愈，或便血量多而色淡，伴体倦神疲，面色无华，心悸，头晕。舌苔淡白，脉沉细无力。

治法：益气健脾，养血止血。

处方：归脾汤加减。党参12 g，黄芪15～30 g，白术9 g，茯苓9 g，当归12 g，白芍9 g，山药12 g，熟地炭12 g，白及9 g，仙鹤草12 g，阿胶10 g，黄芩10 g，伏龙肝30 g。

阐述：上消化道出血后，血少气虚，致脾气虚弱。方中党参、黄芪、茯苓、白术、山药益气健脾；当归、白芍、熟地养血敛阴；白及、阿胶、仙鹤草收敛止血。少佐黄芩清热，以伏龙肝温阳摄血。诸药合用，共奏益气养血而止血的功效。出血量多者，可加地榆炭、侧柏叶、血余炭等；脾胃虚寒，加熟附片、炮姜炭。

（四）气虚血脱

主症：出血暴急量多，盈盆盈碗，或呕血便血并见。伴面色苍白，出冷汗，手足冷，精神萎靡，或表情淡漠。舌淡白，脉微细难以触摸，或细数无力。

治法：益气固脱

处方：独参汤或参附龙牡救逆汤。别直参10～20 g（另煎），熟附片10～15 g，煅龙骨30 g（先煎），煅牡蛎30 g（先煎），伏龙肝30 g，炙黄芪30～60 g。

阐述：此证见于上消化道出血伴急性循环衰竭者，由于出血过快过多，形成气脱阳亡之危证。应积极配合西医药治疗。中药味宜少，量宜大，浓煎灌服或鼻饲给药。如气脱汗多，加山萸肉

15～30 g;出血仍不止,一般不加止血药,固脱即可,应积极配合西医抢救措施。

七、特色经验探要

(一)关于止血三要诀

消化道出血,多因予火热熏灼,热邪迫血妄行而发,与肝、胃关系密切,或胃中积热、阳络受灼,或肝气郁结化火,横逆犯胃,均成本病。缪希雍的止血三要诀对认识和治疗本病,有着较好的参考价值,即"宜行血不宜止血,宜补肝不宜伐肝,宜降气不宜降火"。肝体虚弱不能藏血,补养肝体可令血有所归,独安其宅;气有余便是火,气火上逆,迫血妄行,气降则上逆之血随之可降,故降气有助于降火,火热一去,气火下潜,出血自可停止;过用止血药常致留瘀,此为不少血证止血而血出难净的一个重要原因,适当结合止血活血药物即可无此弊端。可见对血证,不能专事止血,否则往往欲止不能,应切实根据辨证,洞悉病机,紧扣出血与气、火间的关系,灵活把握之,方可取得好的止血效果。常用的养肝药有女贞子、白芍、生地、桑椹子等,常用的降气止血药有大黄、代赭石等,常用的止血活血药有田七、花蕊石、丹皮、茜草等。

(二)关于单味药大黄的运用

以单味大黄治疗上消化道出血,尤其是治疗消化性溃疡及胃黏膜病变引起的出血,疗效肯定,止血有效率通常可达95%。大黄味苦大寒,功擅泄热凉血,降气下行,既入血分,又入气分,破积滞,散瘀血,止血不留瘀,推陈致新。对证属肝胃积热,迫血妄行者,止血迅速,即使对于虚象明显者,用之亦多有效,故可放胆用之。对肝硬化引起的食管胃底静脉曲张破裂出血,配合应用大黄粉,既可止血,又可通过泻下清除肠道积血,一则降低门脉压力,二则降低肠道蛋白分解产物以减少氨的吸收,有助于预防肝昏迷的发生。

临床上运用大黄,一般选用生大黄粉剂止血效果更好,常用量每次3 g,每日3～4次,应注意不宜使用过大剂量。对部分体质壮实或病情痼重,积热极盛者,可稍增药量,每次可用至6 g左右,而对于体质羸弱,气虚明显者,则应减少药量,每次以不超过2 g为宜,服药后的大便次数,以控制在4～6次/日为度,便次过于频繁每于病情不利。一般在大便泻下4～6次后,出血即可趋于停止。

八、西医治疗

应针对病情选用个体化治疗,约80%的消化性溃疡出血可自行止血,不需特殊治疗,而食管-胃底静脉曲张出血一般难以止血,各病因出血治疗对策应有区别。

(一)诊断明确前的处理与治疗

1.急救处理

患者去枕平卧,头偏向一侧,保持呼吸道通畅,避免呕血时血液吸入引起窒息,必要时吸氧,烦躁不安者肌内注射地西泮10 mg。

2.监测出血征象

(1)记录呕血、黑便和便血的频度、颜色、性质、次数和总量。

(2)定期复查血细胞比容、血红蛋白、红细胞计数、血尿素氮等。

(3)观察意识状态、血压、脉搏、肢体温度、皮肤和甲床色泽、周围静脉充盈情况、尿量等。意识障碍和排尿困难者需留置尿管。危重大出血者必要时进行中心静脉压、血清乳酸测定,老年患者常需心电、血氧饱和度和呼吸监护。

（4）对活动性出血或重度非静脉曲张出血患者应插入胃管，以观察出血停止与否。可用冰盐水洗胃帮助止血，每次胃管注入冰水 250 mL，然后缓慢吸出，总量可达 10 L，一般洗 20～30 分钟，抽出液清亮为止。

3.液体复苏

（1）备血、建立静脉通道：选择较粗静脉以备输血，最好留置导管。根据失血的多少在短时间内输入足量液体，纠正血循环量的不足。危重大出血和老年患者应建立中心静脉通道，便于快速补液输血。

（2）快速补液、输血纠正休克。①通常主张先输液，存在以下情况考虑输血：收缩压＜90 mmHg，或较基础收缩压降低幅度＞30 mmHg；血红蛋白＜50～70 g/L，血细胞比容＜25%；心率增快（＞120 次/分钟）。②病情危重、紧急时，输液、输血同时进行。不宜单独输血而不输液，因患者急性失血后血液浓缩，此时输血并不能有效地改善微循环的缺血、缺氧状态。输注库存血较多时，每 600 mL 血应静脉补充葡萄糖酸钙 10 mL。对肝硬化或急性胃黏膜损害的患者，尽可能采用新鲜血。③对高龄、伴心肺肾疾病患者，应防止输液量过多，以免引起急性肺水肿。对于急性大量出血者，应尽可能施行中心静脉压监测，以指导液体的输入量。④血容量充足的指征：收缩压 90～120 mmHg；脉搏＜100 次/分钟；尿量＞40 mL/h，血 Na^+＜140 mmol/L；神志清楚或好转，无明显脱水貌。

（3）血管活性药物的使用：合并失血性休克时运用血管活性药物：在补足液体的前提下，血压仍不稳定，适当地选用血管活性药物［多巴胺 5～10 $\mu g/(kg \cdot min)$，并根据血压情况适当加大剂量］以改善重要脏器的血液灌注。

4.其他药物治疗

在明确病因诊断前推荐经验性使用 PPI＋生长抑素＋抗菌药物＋血管活性药物联合用药，以迅速控制不同病因引起的上消化道出血，尽可能降低严重并发症发生率及病死率。

5.急诊内镜

急诊胃镜检查指在出血后 48 小时内进行，在明确临床病因及病变性质的同时，可行内镜治疗，且无并发症，还可降低病死率。为上消化道出血的首选诊断方法。

（二）诊断明确后的处理与治疗

1.急性非静脉曲张性上消化道出血的治疗

药物与内镜联合治疗是目前首选的治疗方式。推荐一线使用质子泵抑制剂（PPI）、生长抑素和抗菌药物的联合用药方法。

（1）内镜下止血：内镜检查如见有活动性出血或暴露血管的溃疡应进行内镜止血，镜下止血起效迅速、疗效确切，应作为首选。目前常用的内镜止血方法有药物喷洒法（去甲肾上腺素、孟氏液、凝血酶等）、局部注射法（肾上腺素、无水酒精、乙氧硬化醇等）、热凝固法（高频电凝、高频氩气刀、激光、微波等）和机械止血法（钛夹、皮圈结扎等）。

目前国内外的研究焦点指向联合治疗和机械止血治疗。2 种内镜止血方法的联合应用，经大量实验证明，较单一内镜方法治疗或药物治疗能够更明显的控制首次出血及降低再出血发生率。主要推荐注射止血法与热凝固法或机械止血法的联合应用，尤其适于出血严重者，相对单一治疗效果更佳。

（2）抑酸药物止血：抑酸药能提高胃内 pH，既可促进血小板聚集和纤维蛋白凝块的形成，避免血凝块过早溶解，有利于止血和预防再出血，又可治疗消化性溃疡。临床常用的制酸剂主要包括质子泵抑制剂(PPI)和组胺 H_2 受体拮抗剂(H_2-RA)。①PPI 治疗。奥美拉唑 80 mg 静脉推注后,以 8 mg/h 输注持续 72 小时,实验证明,相对 H_2-RA 和安慰剂,PPI 对再出血发生的预防效果显著。②H_2-RA。常用药物包括西咪替丁、雷尼替丁、法莫替丁等,口服或静脉滴注,可用于低危患者。

(3)止血药物:止血药物对 ANVU GIB 的确切效果未能证实,不作为一线药物使用。对有凝血功能障碍者,可静脉注射维生素 K_1。为防止继发性纤溶,可使用氨甲苯酸等抗纤溶药。云南白药等中药也有一定疗效。对插入胃管者可灌注硫糖铝混悬液或冰冻去甲肾上腺素溶液(去甲肾上腺素 8 mg,加入冰生理盐水 100~200 mL),应避免滥用止血药。

(4)选择性血管造影及栓塞治疗:选择性胃左动脉、胃十二指肠动脉、脾动脉或胰十二指肠动脉血管造影,针对造影剂外溢或病变部位经血管导管滴注血管升压素或去甲肾上腺素,导致小动脉和毛细血管收缩,使出血停止。无效者可用吸收性明胶海绵栓塞。

(5)手术治疗:诊断明确但药物和介入治疗无效者;以及诊断不明确、但无禁忌证者,可考虑手术结合术中内镜止血治疗。应根据出血部位、年龄以及一般状况决定手术方式。

(6)原发病的治疗:对出血的病因比较明确者,如幽门螺杆菌阳性的消化性溃疡患者,应予抗幽门螺杆菌治疗及抗溃疡治疗。需要长期服用非甾体抗炎药者一般推荐同时服用 PPI 或黏膜保护剂。

2.急性食管胃静脉曲张性上消化道出血的治疗

安全的血管活性药物联合内镜治疗是静脉曲张出血治疗的金标准。其中血管活性药物主要包括生长抑素及其类似物和血管升压素及其类似物。不同治疗措施对门静脉血流量、血流阻力及门静脉压力的影响见表 11-3。

表 11-3 不同治疗措施对门静脉血流量、血流阻力及门静脉压力的影响

治疗	门静脉血流量	门静脉血流阻力	门静脉压力
血管收缩药(包括 α 受体阻滞剂)	↓↓		↓
内镜下套扎或硬化治疗	—	—	—
TIPS 分流手术	↑↓	↓↓↓	↓↓↓

(1)内镜治疗:内镜治疗止血方法主要有内镜下静脉曲张套扎治疗(EVL)和内镜下静脉曲张硬化治疗(EIS),是控制活动性出血和预防再出血的主要措施,但二者通常不联合使用,但由于出血过于广泛而无法辨别单支血管时,则先进行硬化剂注射控制出血,并使视野足够清晰,再进行套扎。内镜下注射组织胶(如氰基丙烯酸盐)、TH 胶(如 α_2 氰基丙烯酸酯)等,也可以有效地止血,但有心、肺和脑血管栓塞等并发症,其效果及安全性尚待进一步评估,目前不推荐用于食管静脉曲张的治疗。

(2)血管活性药物:适用于无法施行内镜治疗或止血失败者,或与内镜治疗联合应用。其他止血药物如巴曲酶、凝血酶、制酸剂、甲氧氯普胺、多潘立酮等尚无循证医学证据支持。各种凝血因子、新鲜血小板和维生素 K 可用于肝硬化凝血机制障碍者,但效果未明。

生长抑素及其类似物。①机制:生长抑素通过抑制胰高血糖素等扩血管激素的释放,间接收缩内脏血管,减少门静脉血流和压力、奇静脉血流和曲张静脉内压力。因不改变全身血流动力学,故对食管-胃底静脉曲张出血时有效、安全的药物,短期应用不良反应较少。②常用药物:奥曲肽,半衰期长 70~90 分钟,首剂 50 μg 静脉推注,后以 25~50 μg/h 静脉维持;持续应用 3~

5 天;生长抑素,半衰期短 3～5 分钟,首剂 250 μg 静推后,以 250 μg/h 静脉维持 3 天,如仍有出血,可增加剂量至 500 μg/h 维持。生长抑素或奥曲肽与 EVL 或 EIS 联合应用,效果优于单一药物或内镜治疗。

血管升压素。①机制:收缩内脏血管,减少门脉血流量、门体侧支循环血流量和曲张静脉压力,但有明显的增加外周阻力、减少心排出量和冠脉血流量等不良反应,止血率 60%～80%,不降低再出血率和病死率。②常用药物:血管升压素 0.4 U/kg 静推后,以每分钟 0.4～1.0 U/kg 持续静脉滴注,联合硝酸甘油 10～50 μg/min 静脉滴注。国内仍可用垂体后叶素替代血管升压素。

特利升压素(三甘氨酰-赖氨酸-升压素)。①血管升压素的合成类似物,注射后门静脉药理效应持久,其止血效果优于血管升压素,与生长抑素、血管升压素联用硝酸甘油、气囊压迫和内镜治疗相当;与 EIS 联合应用可提高疗效。②剂量:首剂 2 mg 缓慢静脉注射后,每 4 小时静脉注射 1 mg,持续 24～36 小时或直至出血被控制。

非选择性 β 受体阻滞剂(普萘洛尔和纳多洛尔)。①机制:收缩内脏血管和减少心排出量,降低门静脉压力梯度、减少奇静脉血流及曲张静脉压力,是预防曲张静脉出血首选的措施,可有效地预防和延缓曲张静脉初次出血和 EGVB 的病死率。早期应用普萘洛尔可延缓食管细小曲张静脉的增长速度。②常用药物:普萘洛尔,10～20 mg,每日 2～3 次,口服,必要时增至 80 mg/d,也可应用长效普萘洛尔制剂以提高患者依从性。③使用注意:服用普萘洛尔过程中不宜骤然停药,有诱发出血的危险性,临床可以根据患者心率是否降低 25% 作为剂量有效指标,当心率降至 55 次/分应考虑停药。

(3)气囊压塞:对控制急性出血成功率高,但气囊放气后再出血率高,部分患者有并发食管溃疡和吸入性肺炎的危险。故该方法目前仅作为临时性急救措施。

(4)放射介入:放射介入疗法如经颈内静脉肝内门体静脉分流术(TIPS)可有效地控制出血,适用于对药物和内镜治疗难以控制的曲张静脉出血和等待肝移植的患者,但明显增加肝性脑病的危险。临床推荐等待介入治疗期间持续静脉滴注生长抑素以控制出血,提高介入治疗成功率,降低再出血发生率。TIPS 对急诊静脉曲张破裂出血的即刻止血成功率在 90%～99%,但其中远期(≥1 年)疗效尚不十分满意。影响疗效主要因素是术后分流道狭窄或闭塞。

其他介入治疗包括经球囊导管阻塞下逆行闭塞静脉曲张术(BORTO)、脾动脉栓塞术、经皮经肝曲张静脉栓塞术(PTVE)等。

(5)外科手术:急诊外科手术控制曲张静脉出血和预防再出血的效果确实,但围手术期病死率高,术后肝性脑病发生率高。仅在药物和内镜治疗无效、无法施行 TIPS 的情况下方可使用。临床推荐等待外科手术治疗期间持续静脉滴注生长抑素以控制出血,提高手术治疗成功率,降低再出血发生率。肝静脉压力梯度(HVPG)>20 mmHg(出血 24 小时内测量)但 Child-pugh A 级者行急诊分流手术有可能挽救患者生命;Child-pugh B 级者多考虑实施急诊断流手术;Child-pugh C 级肝硬化患者不宜施行急诊外科手术(病死率≥50%)。必要时可考虑肝移植。

(6)预防并发症:积极采取措施保护气道,预防感染,预防肝性脑病,保护肾脏功能,防治水电解质、代谢紊乱等并发症的发生。

(7)原发病治疗:肝硬化静脉曲张出血的患者应针对其病因如病毒性肝炎、酒精性、胆汁淤积性、自身免疫性、遗传代谢及药物性肝病等进行相应治疗。

九、中西医优化选择

(一)尽快明确病因病位

本病以消化性溃疡引起者占首位,其次为肝硬化或其他原因的门脉高压所引起的食管静脉曲张破裂出血。近年来随着急症内镜的应用,急性黏膜病变(包括急性出血性胃炎、应激性溃疡、食管贲门撕裂症等)的诊断率明显上升,占据了本病病因的相当比例,有报道达 36%,仅次于消化性溃疡。其他原因有胆道出血、上消化道肿瘤等。应详细询问病史,迅速进行周密全面的体格检查,以及必要的实验室检查。对大出血者应边抢救边检查,对危重患者宜在病情初步稳定后再作必要检查。只有迅速而准确地查明病因病位,才能有的放矢,进行有效的对应治疗。

(二)估计失血量

较准确估计失血量之多少,直接影响对病情预后的判断以及所采取的治疗措施。一般情况下,大便潜血阳性提示出血量每日超过 5 mL,出现柏油样便提示出血量超过 60 mL/d,少于 60 mL 出血不会产生黑便。胃内储血量在 250～300 mL 时可出现呕血。一次出血量小于 400 mL 时可不致出现全身症状,若在 60 分钟内出血量达 1000 mL 时,则出现周围循环衰竭的临床征象。此时血压、心率很有诊断价值,当心率>120 次/分钟、SBP<10.4 kPa(80 mmHg),或须卧床方不觉头晕,甚则出现晕厥时,均提示机体大量失血,可危及生命,须紧急输血、抗休克治疗。须引起警惕的是,少数患者大量出血,血液滞留于胃肠腔内未能排出,此时出现急性周围循环衰竭表现,易引起误诊,耽误宝贵的抢救时间。应及时作肛门指检或低压盐水灌肠,观察指套上有无血迹,或灌洗液中有无血性液体,对诊断甚有价值。

(三)止血

上消化道出血,尤其是大量出血,来势凶猛,可在短时间内导致休克、危及生命,紧急抗休克、止血为当务之急。抗休克以西医疗法见长,中医药可起辅助性作用,如回阳救逆、益气止血等治法,以枳实注射液、参附注射液及四逆注射液、生脉注射液静脉输入,独参汤、四逆汤等辨证论治方药煎液口服或自胃管注入。止血方法亦以西医为多,如用三腔二囊管充填压迫止血、高浓度去甲肾上腺素液灌胃,尤其是经胃镜下喷药、注射硬化剂,以及采用激光、电凝、微波等最新技术直接作用于出血部位,即刻止血效果相当好。中医药治疗血证历史悠久,治法众多。近 10 余年,中医界采用以大黄制剂为首的多种药物,发挥了很好的止血效果。如单味大黄粉剂和复方煎剂用于上消化道出血,特别是溃疡病与胃黏膜病变出血,有着良好止血效果,至今相当部分医疗单位(主要为中医及中西医结合部门)采用大黄为主的制剂治疗抢救上消化道出血患者已成常规。常用的其他复方剂还有:Ⅱ号止血粉(紫珠草、茜草、白及)、止血Ⅱ号方(白及、小苏打)、止血粉(蒲黄、白及、土大黄、甘草)、地榆黄连汤(地榆、黄连)、儿茶合剂(儿茶、明矾)、紫白合剂(紫珠草、白及、乌贼骨粉、延胡索、木香、甘草)及乌粉(白及、乌贼骨粉)等等,均发挥了较好的疗效。

采用西医疗法,尤其是激光、电凝、微波等,需昂贵的设备,要一定的准备时间,且有一定的局限性,在广大基层单位不易展开。中医药随时可以取用,有相当疗效,尤其对轻中度出血效果好,且疗效常能持久,其特点是治本为主,标本兼顾。采用中西医两法配合,取长补短,有助于提高疗效。

(四)止血后的治疗

恢复期治疗血止之后,机体处于恢复期,应稳定病情,防止再出血,恢复体力。此期治疗为中医药所擅长。血出之后,气随血出,多表现为气虚血弱,化源不足,宜适时选用大补气血之品,如人参、黄芪、当归、枸杞子等,结合对原发疾病的辨证施治,补偏救弊,重视对中焦脾胃功能的调理,常可取得较好疗效。

十、饮食调护

上消化道出血患者,平时的饮食应以保护上消化道免受刺激损伤,维护其功能为原则,避免进用辛辣、动火等。刺激性食物、生冷、黏腻、油炸、坚硬等伤胃食物亦在所禁忌。急性出血期应禁食,血止后给予流质,少吃多餐。恢复期多进食蔬菜、水果等富含维生素食物。如能配合具有健脾养胃保护黏膜功用的饮食疗法则更佳。可供选用的有:

（一）白及羹

取红枣 10 枚加水煮烂,调入白及粉 10 g 煮熟制成羹。

（二）三七莲子粥

粳米 30 g、莲子肉 10 g 加水熬粥,调入三七粉 1 g。

（三）当归蜜茶饮

当归 6 g、薏仁米 12 g,水煮去渣留汁,加蜂蜜适量饮服。

（王旭东）

第三节　消化性溃疡

消化性溃疡(pepticulcer,PU)是一种常见的慢性胃肠道疾病,简称为溃疡病,通常指发生在胃或十二指肠球部的溃疡,分别称为胃溃疡和十二指肠溃疡。实际上本病可发生在所有的可能与胃酸接触的部位,包括食管下端、胃肠吻合术后的吻合口及其附近的肠袢,以及含有异位胃黏膜的 Meckel 憩室,严重病例甚至可出现于食管的中上段、咽喉或十二指肠降部黏膜。所以,溃疡病的发生与胃酸和胃蛋白酶关系密切,自从 1985 年澳大利亚医学家 Marshall 和 Warren 发现幽门螺杆菌(HP)并获得 2005 年的诺贝尔医学奖以来,HP 在消化性溃疡的发病中所起的作用已经得到公认。但依然有学者认为,对黏膜的直接损伤导致溃疡的出现还是依靠胃酸和胃蛋白酶的作用,HP 仅在消化性溃疡发病的初起和复发中起到重要的作用,故认为"无酸无溃疡"的说法依然是正确的。本病在中医归于"胃脘痛"范畴。

目前已知胃溃疡和十二指肠溃疡是两种不同的疾病,它们在发病原因、机制等方面均有明显的区别。

一、病因病机

中医认为,胃在中焦,与脾互为表里,胃主受纳,脾主运化,胃以降浊,脾以升清,共同起到吸收营养、化生气血以供养全身的重要作用,同时,脾胃的功能受肝胆的调节,肝胆疏泄正常,脾胃也能很好地吸收运化水谷精微;而一旦肝气不舒,极易横逆克脾,导致脾胃升降失常,从而出现呕吐、口苦、腹胀、泄泻的症状。脾胃又是一个水谷受纳之所,贵为娇脏,易损而不易平复,饮食不节、烟酒无度、饥饱失常必将伤及脾胃,长期反复戕害刺激,脾胃不能修复,极易导致溃烂出血之症。

（一）情志所伤

多因忧思恼怒，久郁不解，伤及于肝，肝气不舒，横逆犯胃，胃失和降而致腹痛或胃痛。肝气犯胃，若迁延不愈，可以转化为下述几种情况。

（1）肝气不舒，郁而化火，火热移于胃，耗伤胃阴，胃失润降则胃脘灼痛、口干口苦，胃火炽盛，迫血妄行则呕血、便黑。

（2）肝失疏泄，横逆犯胃，中焦气滞，胃失和降，而见胃痛、吐酸等症。

（3）肝气郁滞，胃络瘀阻，病久迁延，"久痛入络"，脉络失和，气血瘀滞，故痛有定处而拒按，甚则脉络破裂而出现呕血、便血。

（4）肝气侮脾，脾失运化，湿浊内生，或湿浊化热，湿热胶结，中焦气阻，脾胃失和，胃气不降而出现痞满、腹痛等症。

（5）病久迁延，伤及脾阳，中阳不振，寒气内生，中焦失于温煦而脾不能运化，胃不能受纳则见纳呆、腹部隐痛、四肢不温等症。

（二）饮食不节

包括嗜食肥甘、辛辣、烟酒，或饮食不洁，或饥饱失调等。

（1）损伤脾胃，脾不运化，胃失和降，气机阻滞则见腹痛、腹胀。

（2）脾不运化，湿浊内生，湿郁化热，则见口苦、恶心、纳呆、腹痛。

（3）脾阳虚衰，中焦寒凝，胃络失温而见胃痛、反酸等症。白天属阳，夜间属阴，阳虚寒凝夜间为重，故有夜间痛甚之症。

（4）胃火内炽，胃液亏虚，或因老年之体，胃阴自亏，皆致胃火内盛，灼伤胃液，胃体失养，生机不荣，失其润降，而见胃痛等症。

（5）若腹痛经久不愈，脾胃虚弱，中气不足，脾不统血，血渗脉外，则吐血、便血、气短、消瘦。

二、发病机制

人体正常的胃和十二指肠黏膜具有很好的自我保护功能，黏膜上皮的黏膜屏障——黏液屏障，黏膜下层的血流量，细胞更新及前列腺素等多种因素构成一道强有力的防线，使得黏膜能够抵御高浓度的胃酸、胃蛋白酶的侵袭。有的时候，药物、微生物或其他有害物质也会对胃、十二指肠黏膜造成损害，只有在黏膜的自我保护功能下降和（或）胃酸-胃蛋白酶侵袭作用增强超过胃黏膜的修复功能，溃疡病才会发生。一般认为，胃溃疡的发生是因为胃黏膜受到损伤，例如胃黏膜的炎症不能得到及时的修复而出现，也就是防御或修复功能下降而致；十二指肠溃疡的发生则是在胃酸-胃蛋白酶的浓度过高，超过了胃黏膜的正常修复能力的基础上出现的，也就是侵袭因素增强所致。

（一）损害因素

1.胃酸的致病作用

正常情况下胃液 pH 为 1.5～2.5，由于胃黏膜屏障的保护，这种强酸环境并不造成胃黏膜损害。在下述情况下，胃酸可造成黏膜损害。

（1）胃酸分泌过多：当胃酸分泌过多，胃内 pH＜1.3 时可对胃黏膜造成损害。当 pH 降低时，胃蛋白酶可加重黏膜损害，甚至造成黏膜自身消化，故过高的胃酸是溃疡病发病的病理生理基础。

（2）胃酸相对增多：以胃酸为主的攻击因子与保护因子的动态平衡被破坏，有时虽胃酸分泌正常甚至偏低,但因保护因子的明显削弱,不能维持二者的平衡,相对高的胃酸仍可致病,故临床上治疗仍以抑酸为主。

(3)胃酸的大量异位:食管黏膜的细胞间连接较松,不具备黏膜屏障功能,胃酸过多地反流入食管,就容易通过细胞连接渗入黏膜引起症状或黏膜损伤。

(4)胃内氢离子即$[H^+]$通透性增加:尽管胃酸的分泌量正常,但某些致病因素如幽门螺杆菌(HP)和反流入胃的胆盐等可增加$[H^+]$的通透性而损伤黏膜。

2.胃泌素和胃窦部功能障碍

胃窦部运动障碍可使食物在此处滞留,刺激 G 细胞分泌胃泌素,促进胃酸分泌而导致胃溃疡形成。

3.饮食不当和情绪应激

粗糙食物不易被胃液消化,使胃黏膜发生物理性损伤,酸辣食物可致化学性损伤,烈酒可直接损伤黏膜,还能促进胃酸分泌,咖啡也可刺激胃酸分泌,这些均是消化性溃疡发病和复发的因素。情绪应激和心理不平衡对消化性溃疡的发病作用有争议,但目前多数学者认为有部分患者与之有关,情绪波动可影响胃的分泌和运动功能。这主要通过两个途径影响胃的功能:①迷走神经反射学说,迷走神经功能亢进使胃酸分泌增多,胃运动加强,交感神经兴奋剂使胃黏膜血管收缩而缺血,胃运动减弱。②内分泌学说,通过下丘脑-垂体-肾上腺轴而使皮质酮释放,促进胃酸分泌并减少胃黏液分泌。

4.药物性损伤

最常见的药物有阿司匹林、布洛芬、吲哚美辛等非甾体类抗炎药(NSAID),其不但能直接损伤胃黏膜,还可抑制前列腺素合成,损伤黏膜的保护作用。肾上腺皮质酮可致上消化道出血,该药能促进胃酸分泌,使黏液分泌减少,蛋白质分解可能影响黏膜的修复。

(二)削弱黏膜的因素

1.黏膜-黏液屏障作用被破坏

正常的胃黏膜被其上皮分泌的黏液覆盖,黏液与正常的上皮细胞间紧密连接形成一屏障线称为"黏液-黏膜屏障",它具有以下主要功能:滑润黏膜不受食物的机械磨损;阻碍胃腔内$[H^+]$反弥散入黏膜;上皮细胞的碳酸氢根即$[HCO_3^-]$可扩散黏液层中,中和胃液中$[H^+]$,从而使黏膜表面之 pH 保持在 7 左右,维持胃腔与黏膜间酸度阶差;保持黏膜内外电位差。过多的胃酸、酒精、阿司匹林等药物,十二指肠反流液可破坏这种黏膜屏障,使$[H^+]$反渗入黏膜内,引起上皮细胞破坏及黏膜炎症,为溃疡形成创造条件;十二指肠球部黏膜也有这种屏障,Brunner 腺主要分泌黏液和$[HCO_3^-]$,当十二指肠发生溃疡时这种分泌减少,且胆汁和胰液中$[HCO_3^-]$也减少,因此由胃腔内进入十二指肠的胃酸不能充分被中和,导致十二指肠溃疡形成。

2.前列腺素缺乏

前列腺素具有促进黏膜上皮细胞分泌黏液与$[HCO_3^-]$、加强黏膜血运循环和促进蛋白合成等作用,是增强黏膜上皮细胞更新、维持黏膜完整性的一个重要保护因素。前列腺素缺乏,可能是溃疡形成的原因之一。NSAID 能抑制前列腺素的合成,认为是该类药物引起黏膜损害的机制之一。

3.胃及十二指肠炎症

炎症可破坏黏液-黏膜屏障,上皮细胞分泌$[HCO_3^-]$能力降低,$[H^+]$反弥散加剧,削弱了黏膜的抗酸能力,为溃疡形成创造条件。消化性溃疡常发生在胃及十二指肠炎的基础上,约 50%

溃疡患者有胃窦炎。

4.幽门螺杆菌感染

近年来认为溃疡与 HP 感染有关,在胃溃疡的周围黏膜约 85% 可检测到 HP,十二指肠溃疡周围也常检出 HP,HP 虽无直接形成溃疡的证据,但可致黏膜炎症,可能间接参与溃疡的发生。

HP 定植于人体胃黏膜表面与黏液层之间,通过黏附、毒力因子对黏膜细胞的直接损伤,以及机体对细菌的免疫反应等机制而引起黏膜损伤和溃疡、慢性胃炎、胃癌、胃 MALT 淋巴瘤。HP 作为消化性溃疡的主要致病因素已无争议,HP 感染人群中有 10%～20% 患消化性溃疡,危险率是不感染人群的 3～4 倍。十二指肠溃疡患者 HP 感染率达 90%。致病作用的相关因素包括尿素酶、鞭毛、黏附素、蛋白酶、磷脂酶、细胞空泡毒素和细胞毒素相关蛋白等。另外,感染诱导宿主的免疫 HP 反应,特别是 $CD4^+$ T 细胞亚群中 Th_1 介导的细胞免疫反应,通过 INF-γ 导致黏膜炎症损伤,在消化性溃疡的发生中起重要作用。由于 HP 在人群中的感染率为 50%～80%,感染者可持续带菌数十年甚至终生,但 10%～15% 的感染者发生消化性溃疡等胃、十二指肠疾病,因此,不同基因和(或)表型特征的 HP 菌株和所具有的毒性被认为与其致病性相关。

5.黏膜的上皮细胞更新及血循环

胃及十二指肠黏膜层有丰富的微循环网,以清除代谢废物及提供必要的营养物质,以保证上皮细胞更新,从而保持黏膜的完整性。正常的胃、十二指肠黏膜细胞更新很快,3～5 天可全部更新一次。若血液循环障碍,黏膜缺血坏死而细胞的再生更新差,在胃酸-胃蛋白酶的作用下即有可能形成溃疡。

吸烟能引起血管收缩,降低胰液和胆汁中的 $[HCO_3^-]$ 含量,还能加剧十二指肠液反流,亦为削弱黏膜的重要保护因素。持续抽烟还不利于溃疡的愈合,且可引起复发。

三、临床表现

(一)症状和体征

1.症状

上腹部可有烧灼痛、隐痛、钝痛的不同,有节律性和复发性的特点;春秋季节多发。胃溃疡疼痛部位常在剑突下或偏左,多在餐后 0.5～2 小时发作,经 1～2 小时胃排空后缓解,规律是进食-疼痛-缓解;十二指肠溃疡疼痛部位常在剑突下或偏右,多在空腹和夜间发作,进餐或饮水后缓解,规律是疼痛-进食缓解-饥饿疼痛。二者起病多缓慢,病程可长达数年或数十年,往往伴有嗳气、反酸、流涎等症状。对于胃底贲门区溃疡、幽门管溃疡、巨大溃疡、多发性溃疡等特殊类型溃疡的患者,疼痛往往不典型。

2.体征

缓解期多无明显体征,发作时仅上腹部有压痛,胃溃疡压痛点常在中上腹或偏左处。十二指肠溃疡压痛点常在中上腹或偏右处,后壁穿透性溃疡在背部第 11～12 胸椎两旁常有压痛。

(二)辅助检查

1.胃液分析

先插胃管抽取空腹胃液计算基础胃酸(BAO),再用五肽胃泌素肌内注射以刺激胃酸分泌,抽取一定时间内全部胃液计算最大胃酸分泌(MAO)。胃溃疡患者的胃液分泌正常或稍低于正常,十二指肠溃疡患者约半数增高,以 BAO 和夜间分泌更明显。由于操作复杂和耗时较久,对鉴别良恶性溃疡也无明显价值,现已少用。

2.粪便隐血试验

此试验阳性,提示活动性溃疡,应用单克隆法可以鉴别是否为人体来源的血红蛋白,故不必经素食准备。

3.腹部超声

高分辨率的超声仪器可将胃壁分为 5 层结构,表现为强回声和低回声相向排列。正常人胃壁厚度范围为 2～5 mm,平均值 3.7 mm。十二指肠球部一般仅能显示 3 层结构,厚度测量一般为 3 mm。发生溃疡性病变时,局部可见黏膜局限增厚,增厚区中央可见溃疡,但超声检查对溃疡的诊断只能作为临床参考,特别是对浅表及小范围溃疡显示较困难,对显示有胃溃疡或十二指肠壶腹部溃疡还是建议做胃镜检查,以免漏诊恶性溃疡。但常规超声对胃壁层次受损情况及邻近脏器观察是其优势,对恶性溃疡、胃癌可以观察浸润范围和深度,对年老体弱、小儿、孕妇,胃超声可作为腹部疾病的初选手段。

胃溃疡:胃壁局限增厚,厚度＜15 mm,回声低,溃疡直径多在 10 mm,增厚区中央可出现 3～8 mm 深度的凹陷,边缘隆起为溃疡面周围黏膜圈集现象,称"黏膜纠集征"。如胃壁结构不清,有较高回声自黏膜穿过浆膜面向外隆起,提示胃溃疡并发胃穿孔。幽门管壁厚,管腔狭窄,内容物通过困难,空腹 8 小时胃内容物＞200 mL,提示幽门梗阻、胃潴留。

十二指肠球部局限增厚,厚度一般＜10 mm,溃疡病变周围呈低回声,球部形态不整或变形,管腔变小或充盈欠佳,常伴有激惹或痉挛现象,较大溃疡可见凹陷,凹陷表面可探及强回声团。

4.X 线钡剂检查

气钡双重造影有较好的诊断价值,直接征象可见龛影,但对一些浅小溃疡或胃底贲门区溃疡则不易发现。间接征象可见溃疡对侧有痉挛性切迹。

5.胃镜检查和活组织检查

胃镜不仅可以看到一些浅小溃疡,而且对溃疡的严重程度以及鉴别其良、恶性有很大价值。镜下可有溃疡呈圆形或椭圆形,边缘充血、水肿,底部有白苔,有时可见皱襞向溃疡集中,镜下可根据所见分为活动期(A_1、A_2)、愈合期(H_1、H_2)、瘢痕期(S_1、S_2),同时可直视下取活检做病理检查。也可经内镜取活组织作 HP 检查,诊断其溃疡是否与 HP 感染有关。

活动期的镜下表现是:溃疡的基底部覆盖有白色或黄白色厚苔或陈旧性出血斑块,边缘光整,四周黏膜充血水肿,有时见出血。一旦水肿消退,则黏膜纹向溃疡集中。溃疡周围常见红晕环绕。

愈合期的镜下表现是:溃疡缩小变浅,四周水肿消退,基底出现薄苔。薄苔是愈合期的标志。

瘢痕期的镜下表现是:溃疡基底部的白苔消失,遗下红色瘢痕(即红瘢期,S_1 期)。最后红色瘢痕转变为白色瘢痕,四周有黏膜纹辐射(白瘢期,S_2 期),表示溃疡已完全愈合。由于溃疡与胃酸有关,故多出现在泌酸区,如果在胃底或胃体上段的非泌酸区见到溃疡要特别引起注意,应防外恶性溃疡。

因胃镜的广泛应用,能熟练进行胃镜操作的医师很多,并且已有经鼻胃镜的引进,检查时的恶心等不适明显减轻,故提倡将胃镜检查作为胃部疾病的首选,以免遗漏早期的恶性疾病。

6.HP 检测

按检测方法分为侵入性和非侵入性两大类。前者需通过胃镜检查取胃黏膜活组织进行检测,主要包括快速尿素酶试验、组织学检查、HP 培养和聚合酶链反应等;后者主要有^{13}C 或 ^{14}C-尿素呼气试验(^{13}C 或 ^{14}C-UBT)、粪便 HP 抗原检测及血清学 HP 抗体检查。

（三）并发症

1.出血

消化性溃疡是上消化道出血最常见的病因（约占所有病因的 50%）。并发于十二指肠溃疡者多于胃溃疡,球后溃疡更为多见。小量出血仅表现为粪便隐血,大量出血表现为呕血和（或）黑便。

2.穿孔

溃疡病灶向深部发展穿透浆膜层则并发穿孔。溃疡穿孔临床上可分为急性、亚急性和慢性3 种类型,以第一种常见。急性穿孔的溃疡常位于十二指肠前壁或胃前壁,出现急性腹膜炎体征。十二指肠或胃后壁的溃疡深至浆膜层时已与邻近的组织或器官发生粘连,穿孔时胃肠内容物不流入腹腔,称为慢性穿孔,表现为腹痛规律改变,变得顽固而持续,疼痛常放射至背部。邻近后壁的穿孔或穿孔较小时,只引起局限性腹膜炎时称亚急性穿孔,症状较急性穿孔轻而体征较局限。

3.幽门梗阻

可见恶心、厌食、上腹胀,呕吐出隔顿或隔天食物,上腹部可见胃型和蠕动波。

4.癌变

胃溃疡癌变的发生率为 1‰～2‰,十二指肠溃疡则少有癌变者。出现癌变者,可逐渐出现面色苍白、厌食、消瘦,对既往治疗疗效下降等表现。有的患者症状如上腹部疼痛等可在 H_2RAs 或 PPIs 治疗后得到暂时缓解,故不能以治疗是否有效来作为良、恶性疾病的判断。

5.特殊类型溃疡

如穿透性溃疡、无症状型溃疡、幽门管溃疡、多发性溃疡、胃及十二指肠复合性溃疡、球后溃疡、巨大溃疡、老年人消化性溃疡、儿童期消化性溃疡、胃泌素瘤、应激性溃疡以及类固醇性溃疡等。特殊类型的溃疡常不具备典型溃疡的疼痛特点,往往缺乏节律性。胃泌素瘤多有顽固性症状和多发性难治性溃疡,手术后近期多复发,有的伴有水泻和脂肪泻。

四、诊断标准

（1）长期反复发作的周期性、节律性上腹部疼痛,应用制酸和碱性药物可缓解。

（2）上腹部有局限性压痛。

（3）胃镜检查可见到溃疡,并经活组织病理检查排除恶性溃疡。

（4）X 线钡餐造影见溃疡龛影。

五、鉴别诊断

（一）慢性胃炎

有慢性上腹不适或疼痛,部分有胃黏膜糜烂性病变者可有近似消化性溃疡的症状,但周期性与节律性一般不明显。胃镜检查是二者主要的鉴别方法,组织病理学可见胃黏膜慢性炎症、萎缩以及肠上皮化生、不典型增生等改变。

（二）功能性消化不良

有慢性上腹不适或疼痛,溃疡型可有近似消化性溃疡的临床表现,但多以早饱、腹胀为主要症状,但无明显消化系统器质性疾病。上消化道 X 线钡餐或胃镜无溃疡表现。

（三）胃癌

胃溃疡必须鉴别是良性溃疡还是恶性溃疡。溃疡型早期胃癌单凭内镜所见很难与良性溃疡鉴别，必须依靠直视下取活组织检查鉴别。胃癌如属进展期，内镜下与胃溃疡鉴别一般困难不大，恶性溃疡的内镜特点为：①溃疡形状不规则，一般较大。②底部凹凸不平、苔污秽。③边缘呈结节状隆起。④周围黏膜皱襞中断。⑤胃壁僵硬、蠕动减弱。活组织病理学检查发现肿瘤细胞是确诊胃癌的金标准。怀疑恶性溃疡而一次活检阴性者，必须在短期内复查胃镜进行再次活检；即使内镜下诊断为良性溃疡且活检阴性，仍有漏诊恶性溃疡的可能，因此对初诊为胃溃疡者，必须在完成正规治疗的疗程后进行胃镜复查。胃镜复查溃疡愈合不是鉴别良、恶性溃疡的可靠依据，必须重复活检加以证实，胃黏膜染色和放大胃镜可以提高活检的准确性。对黏膜下弥漫浸润型胃癌，胃镜检查除可见黏膜僵硬外不易发现有明显隆起或溃疡性病变，活组织检查也不容易取到病变部位，容易漏诊，对高度怀疑该疾病者，要做病变同一部位的深部取材。

（四）慢性胆囊炎和胆石症

多见于中年女性，常呈间歇性、发作性右上腹痛，常放射至右肩胛区，多与进食油腻食物或饮酒有关，发作时可有右上腹疼痛、发热、黄疸、莫菲征阳性，有的患者可以引起胆源性胰腺炎，出现左上腹和左侧腰背部疼痛，血、尿淀粉酶增高，B超、上腹部CT和MRCP检查常可发现胆道结石征象。有些发作不典型者，可仅表现为上腹不适、隐痛、饱胀，可长期作为慢性胃炎治疗而疗效不稳定，对这些患者应该行肝胆胰B超检查以除外慢性胆囊炎和胆石症。

（五）胃泌素瘤

亦称Zollinger-Ellson综合征，胃、十二指肠球部和不典型部位（十二指肠降段、横段甚或空肠近端）发生顽固、多发性溃疡，且具难治性特点，多伴有不明原因的腹泻和消瘦。有过高胃酸分泌（BAO明显升高，可＞15 mEq/h，给予五肽胃泌素刺激后，MAO无明显增加，使BAO/MAO＞60%）及高空腹血清胃泌素（＞1000 pg/mL）。

六、治疗

（一）辨证论治

1.辨证要点

消化性溃疡属于中医的胃脘痛范畴，其辨证要点是：一是要辨别邪气的偏盛；二是要辨别病证的虚实。临床上病因都有长期情志不舒和饮食不节的情况，故无论因何致病都有本虚的因素在先，而后或因气滞，或因湿热，或因寒凝，或因阴液不足而致病者都有本虚标实的情况，只是虚实多少和外邪不同。肝气郁滞，侵犯胃腑，起病较急，以实证为主；遇寒而痛，反复发作，是外寒入内加重阳虚内寒，虚实俱病；嗜食肥甘、辛辣、烟酒或饥饱失常而致病者，多是脾胃虚弱为主。

2.分证论治

（1）肝气犯胃证。

证候特点：胃脘疼痛或痞满，胃灼热反酸，两胁胀痛，走窜不定，每因情志不舒加重，伴见嗳气呃逆，嘈杂不适，善太息，急躁易怒，大便不爽，舌质暗，苔薄白，脉弦。

治法：疏肝理气，和胃止痛。

方药：柴胡疏肝散加减。柴胡、郁金、川楝子、丹参、黄芩、百合、白芍、香附。

（2）脾胃湿热证。

证候特点：胃脘痞满，疼痛，纳呆乏力，口苦而黏，恶心欲呕，口干不欲饮水，肢体困重，烦躁身热,大便黏腻而不爽,小便赤黄,舌质红,苔黄腻,脉濡数或滑数。

治法:清热化湿,健脾和胃。

方药:温胆汤加减。黄芩、茯苓、滑石、枳壳、白术、三棱、生大黄、鸡内金、煅瓦楞、清半夏、陈皮、竹茹。

(3)脾胃阳虚证。

证候特点:胃脘疼痛,痛势绵绵,喜温喜按,饥饿或劳累后加剧,食后痛缓,泛吐清涎,形寒肢冷,倦怠乏力,面色萎黄或苍白,大便溏薄,或下利清谷,舌质淡胖而嫩,苔白或滑,脉沉细无力,或沉细而迟。

治法:温阳健脾,暖胃散寒。

方药:黄芪建中汤加味。黄芪、白芍、桂枝、甘草、饴糖、白及。

(4)胃阴亏损证。

证候特点:胃脘隐隐灼痛,嘈杂似饥而不欲饮食,胃灼热反酸,口舌咽喉干燥,烦渴思饮,或干呕呃逆,形体消瘦,面色干枯,大便秘结,舌质红少津或有裂纹,苔少或苔花剥,脉细数。

治法:养阴益胃,滋阴清热。

方药:一贯煎加减。沙参、麦冬、生地、枸杞子、当归、川楝子。

(5)脾胃虚弱证。

证候特点:脘腹痞满,食后为甚,或胃脘隐隐,反复发作,神疲乏力,少气懒言,纳少不食,胃灼热反酸,面色萎黄或苍白,大便溏薄,舌质淡嫩,苔薄白,脉细弱无力。

治法:益气健脾,制酸和胃。

方药:香砂六君子汤加减。党参、白术、茯苓、陈皮、木香、甘草、半夏、砂仁。

(6)瘀血阻滞证。

证候特点:腹痛持续,如针如刺,夜间较重,按压更甚,胃灼热反酸,面黯便黑,舌暗或见瘀斑,苔薄白,脉弦涩。

治法:活血化瘀,理气止痛。

方药:膈下逐瘀汤加减。五灵脂、川芎、丹皮、赤芍、乌药、延胡索、当归、桃仁、红花、甘草、香附、枳壳。

3.常用中成药

(1)舒肝和胃丸:适用于肝气犯胃型,每次6 g,每日3次。

(2)舒肝止痛丸:适用于肝气犯胃疼痛较重者,每次6 g,每日3次。

(3)附子理中丸:适用于脾胃阳虚型,每次9 g,每日2~3次。

(4)虚寒胃痛颗粒:适用于脾胃阳虚型患者,每次1袋(5 g),每日3次。

(5)胃气止痛丸:适用于胃寒较甚,疼痛较明显的患者,每次6 g,每日3次。

(6)大补阴丸:适用于胃阴亏虚兼有肝火者,每次6 g,每日3次。

(7)养胃舒胶囊:适用于胃阴亏虚,口苦较重者,每次2~3粒,每日2~3次。

(8)参苓白术散:适用于脾胃虚弱,湿邪较重,每次6 g,每日3次。

(9)气滞胃痛颗粒:适用于腹胀胃痛患者,每次1袋(5 g),每日3次。

(二)西医治疗

1.治疗原则

(1)胃溃疡:抑酸+保护胃黏膜。

(2)十二指肠溃疡:抑酸。

不论是胃溃疡或十二指肠溃疡,凡是合并 HP 感染者,都要进行 HP 根治。

2.抑制胃酸

(1)中和胃酸药。复方氢氧化铝每次 2～3 片,每日 3～4 次,嚼碎后服用较好。碳酸氢钠每次 2～3 片,每日 3～4 次,嚼碎后服用较好。

(2)抑制胃酸分泌药有以下几种。①H_2 受体阻断剂(H_2RAs):西咪替丁每日 3 次,每次 200 mg,或者每晚 1 次,每次 400 mg;雷尼替丁每日 2 次,每次 150 mg,或每晚 1 次,每次 300 mg;法莫替丁每日 2 次,每次 20 mg;尼扎替丁每日 2 次,每次 150 mg,或每晚 1 次,每晚 300 mg。②质子泵抑制剂(PPIs):奥美拉唑每日 2 次,每次20 mg;兰索拉唑每日 2 次,每次 30 mg;泮托拉唑每日 2 次,每次40 mg;雷贝拉唑每日2 次,每次 10 mg;埃索美拉唑每日 2 次,每次 20 mg。

疗程:十二指肠溃疡 4～6 周,胃溃疡 6～8 周。

特别提示:对诊断不明确者,特别是不能排除有恶性溃疡者尽量不用 PPIs,以免掩盖病情。

3.黏膜保护剂

(1)硫糖铝:每日 3～4 次,每次 1 g,本品系抗胃蛋白酶抑制药,具有细胞保护活性,能增加胃黏液分泌,并促进黏膜前列腺素的合成,不仅对胃、十二指肠溃疡疗效显著,亦能显著抑制复发,两餐之间、空腹口服效果较好。除便秘外,偶有腹泻、恶心、皮疹、胃部不适、眩晕、背痛等不良反应,需停药者罕见。本品不能与 H_2RAs、四环素等同时应用,如需联用应间隔 2 小时,否则会影响生物利用度,因为本品要求在酸性环境下激活。

(2)替普瑞酮(Teprenone,商品名施维舒):每次 50 mg,每日 3 次,饭后 30 分钟内服用。可增加黏液、黏膜中的糖蛋白含量及疏水层磷脂的含量,促进胃黏膜损伤的修复,促进内源性前列腺素的合成,改善胃黏膜血流,促进胃黏膜再生,主要用于治疗胃溃疡。服用本品可能出现便秘、腹泻、口渴、恶心、食欲缺乏、腹痛等一过性消化道症状,肝酶可以一过性增高、头痛、变态反应、胆固醇升高等,总的来说不良反应少,安全性高。

4.对症治疗

(1)腹胀:多潘立酮每日 3 次,每次 10～20 mg,饭前服用;莫沙必利每日 3 次,每次 5～10 mg,饭前服用;伊托必利每日 3 次,每次 50 mg,饭前服用。

(2)腹痛:山莨菪碱每次每日 3 次,每次 10 mg;颠茄每日 3 次,每次 5～10 mg。

(3)出血。①使用 H_2RAs 或 PPIs 抑制胃酸即可达到止血目的,出血量较少,可以按常规剂量口服 H_2RAs 或 PPIs,出血量较大时可以用 H_2RAs 或 PPIs 的静脉制剂,如:法莫替丁 20 mg＋5％葡萄糖生理盐水 250 mL 静脉滴注,每日 2 次;或奥美拉唑 40 mg 或泮托拉唑 40 mg＋5％葡萄糖生理盐水 250 mL 静脉滴注,必要时,可以重复使用。②云南白药:每日 3 次,每次2 g。③生大黄粉每日 2～3 次,每次 2～3 g,不但可以止血,还可以促进胃肠道的瘀血排出,减轻腹胀等吸收反应。

（王旭东）

第四节　急性胃炎

急性胃炎是由各种原因引起的胃黏膜以及胃壁的急性炎症,可局限于胃窦、胃体或弥漫分布于全胃。临床可分为单纯性、糜烂性、腐蚀性,其中以充血、水肿等非特异性炎症为主要表现的称为急性单纯性胃炎,最为多见;以糜烂出血为主要表现者称为急性糜烂性胃炎,包括急性胃溃疡、应激性溃疡。急性胃炎多起病急骤,以上腹部疼痛、饱胀、恶心、呕吐、食欲减退为主要症状,可伴有腹泻、发热,严重时可出现上消化道出血、脱水、酸中毒和休克。本病是一种短暂的自限性疾病,病程短,去除致病因素后可以自愈,但既往有慢性胃炎而急性发作的患者病程持续时间较长,消化道大出血或反复出血者可危及生命。本病可发于任何年龄,但以青壮年多发。急性胃炎属中医"胃痛""呕吐"范畴。

一、病因病机

本病是在脾胃虚弱的基础上诸邪犯胃所致,临床表现为本虚标实,急性起病或慢性胃炎急性发作时以标实为主,体弱患者或反复发作者多为虚实夹杂。病因有寒邪客胃、肝气犯胃、饮食及毒物伤胃、湿热中阻、脾胃虚弱等,病机主要为诸邪阻滞胃部或胃虚络脉失养。

(一)寒邪客胃

外感寒邪,内客于胃,或过食生冷,寒积胃中,寒性收引,致胃的气血凝滞不通而痛,此即《素问·举痛论》所言:"寒邪客于肠胃之间,膜原之下,血不得散,小络引急,故痛……寒气客于肠胃,厥逆上出,故痛而呕也。"其临床特点是胃脘部暴痛,有凉感,遇冷痛重,喜热饮食,呕吐。

(二)肝气犯胃

肝为刚脏,喜条达,主疏泄,若忧思恼怒,情志不畅,则肝失疏泄,肝气郁结,横逆犯胃,乘土侮金,致气机阻滞不通而成胃痛,如《沈氏尊生书·胃痛》曰:"胃痛,邪干胃脘病也……唯肝气相乘为尤甚,以木性暴,且正克也。"其临床特点为胃脘胀痛,走蹿游移,攻撑连胁,情志刺激则加重,常伴嗳气频频,大便不实。肝郁气滞日久可致瘀血阻络,则胃痛更甚,呈固定刺痛。

(三)饮食及毒物伤胃

饮食不节或不洁,恣食生冷海鲜、暴饮烈酒酸酪,损伤脾胃,胃失和降,不能腐熟水谷,脾失升清,不能传输精微,正如《医学正传·胃脘痛》中指出:"致病之由,多由纵恣口腹,复好辛酸,恣饮热酒煎熬,复餐寒凉生冷,朝伤暮损,日积月损深……故胃脘疼痛。"其次误食有毒、腐败变质、不洁、有毒食物,致使邪毒秽浊之气阻遏中焦,脾胃升降失常,或"饮酒过多,酒毒渍于肠胃……令人烦毒昏乱,呕吐无度"(《诸病源候论·饮酒大醉连日不解候》),或服用损伤胃黏膜的药物以及腐蚀性药品,使胃络失养,胃痛骤然发作。饮食伤胃者临床特点是有饮食不节或误食史,出现急性上腹胀痛拒按,厌食恶心,呕吐酸腐食物,嗳气如败卵气臭,腹泻,矢气酸臭。毒物伤胃者一般起病急,多为实证,随食物或药物毒力的大小和病者正气的强弱不同,病情有轻重之别。轻者脘腹胀痛,恶心呕吐,腹泻稀水或脓血便,重者昏迷、脱水、肢厥抽搐、脉微欲脱甚至死亡。《金匮要略·禽兽鱼虫禁忌并治》指出:"秽饭、馁肉、臭鱼,食之皆伤人……六畜自死,皆疫死,则有毒";另外野生有毒的蕈、菌、菇类,误食亦可中毒伤脾胃,如《诸病源候论·食诸菜蕈菌中毒候》所云:"但蕈菌等物,皆是草木变化所生,出于树木为蕈,生于地者为菌,并是郁蒸湿气,变化所生,故或有毒者。人食遇此毒,多致死,甚疾速;其不死者,犹能令烦闷吐利,良久始醒。"

(四)湿热中阻

居潮湿炎热之地,感受湿热或暑湿之邪,或偏食肥腻、辛辣、甘甜食物或饮酒,以及素蕴湿浊化热,引起湿热蕴阻肠胃,胃肠气机郁滞。由外感所致者,其临床表现如薛生白《湿热论》所云:"暑月乘凉饮冷,阳气为阴寒所伤……头痛头重自汗烦渴,或腹痛吐泻。"由饮食所生者其特点是胃部疼痛伴有灼热、胃灼热感,口苦口黏,脘腹痞满,泄泻急迫、泻而不爽、肛门灼热,舌苔黄腻。内外湿邪常相互关联,外湿困脾,必致脾失健运,内湿停滞,又常易招致外湿侵袭,正如章虚谷所云:"湿土之邪,同气相召,故湿热之邪,始虽外受,终归脾胃。"

(五)脾胃虚弱

脾胃为仓廪之官,主受纳腐熟水谷和转输精微,若素禀脾胃虚弱,或后天失养,热病伤阴、久服香燥之品,损伤脾胃,每因过劳过饮、过饱过饥、情志刺激而诱发胃痛,或因脾阳过弱,寒自内生,因食生冷寒凉食物或药物,或他脏邪气所干,使中焦虚寒,胃络失于温养,络脉拘急而作痛。如《证治汇补·心痛》曰:"服寒药过多,致脾胃虚弱,胃脘作痛。"其临床特点是胃痛反复发作,胃脘隐痛,绵绵不休,劳累后加重,若胃阴亏虚者胃脘呈灼痛,口燥咽干,手足心热,似饥不食,舌红少津;以脾胃虚寒为主者胃痛呈冷痛,喜温喜按,得食则缓,伴食少便溏,呕吐嗳腐。此即叶天士所论:"脾胃有病,升降失常,脾之清气不升为飧泄,胃之浊气上逆为呕吐嗳腐,或脾不健运为中满腹胀,胃失通降而胸满痞闷。"

总之,急性胃炎的病因病机主要是脾胃亏虚、寒邪客胃、肝气犯胃、饮食及毒物伤胃、湿热中阻,致邪滞胃络或胃虚失养。上述病因可单独为患,或合并出现,但总而言之是一种本虚标实之证,正气亏虚为病之本,寒邪湿热、食积毒损气滞为病之标,其病理过程是以正虚为基础,因虚致实,感邪之后,邪毒伤正,或木旺克土,耗伤正气,成虚实夹杂之势,若病情反复发作,可转为慢性胃炎,更呈缠绵难愈之复杂病势。病变脏腑关键在胃,肝脾在发病中有重要作用。

二、发病机制

西医学认为急性胃炎的发病是由多种原因引起的胃黏膜急性非特异性炎症。

(一)发病原因

常由一种或多种内源性或外源性因素引起。凡经口进入胃内引起胃炎的致病因子称为外源性病因,包括细菌、病毒、药物食物中毒等,凡经血液循环到胃引起胃炎的有害因子称为内源性因素,如尿毒症、肝硬化、肺心病、急性传染病合并胃炎、应激性胃炎、变应性胃炎等均为内因性胃炎。

(二)发病机制

1.胃黏膜上皮损害,屏障破坏

外源性因素(理化因素、生物因素等)均可直接损害胃黏膜,破坏黏膜的屏障作用,胃酸增加、黏膜水肿、糜烂、出血,伴有细菌感染者可致炎性细胞浸润,黏膜血管充血及小的间质出血,严重者黏膜下层水肿、充血。

2.内源性刺激致神经递质释放,损伤胃黏膜

如严重创伤、应激状态、手术、休克等致交感神经及迷走神经兴奋,前者使胃黏膜血管痉挛收

缩,血流量减少,后者则导致黏膜下动静脉短路开放,使黏膜缺血缺氧,上皮损害,发生糜烂出血。休克及应激损伤时 5-羟色胺、组胺大量释放,使胃壁细胞释放溶酶体,并增加胃蛋白酶及胃酸分泌,而前列腺素合成不足,黏液分泌减少,致胃黏膜糜烂、溃疡、出血。

三、临床表现

(一)症状

多数急性起病。症状轻重不一。主要表现为上腹饱胀、隐痛、食欲减退、嗳气、恶心、呕吐,严重者呕吐物略带血性。由沙门菌或金黄色葡萄球菌及其毒素致病者,常于进食数小时或 24 小时内发病,多伴有腹泻、发热,严重者有脱水、酸中毒或休克等。

由药物、腐蚀剂或应激反应引起的可出现突发上消化道出血,表现为呕血、黑便、上腹痛、晕厥、贫血或休克,由腐蚀剂所致者可伴有上腹部剧烈疼痛、咽下困难、恶心呕吐、口腔及咽喉黏膜灼痂。

(二)辅助检查

检查周围血白细胞数增加,中性白细胞增多。X 线检查见病变黏膜粗糙,局部压痛、激惹。胃镜检查见胃黏膜充血、水肿,表面有片状渗出和黏液、斑点状出血、糜烂或小脓肿等。应激性胃糜烂大多数散布于全胃,但以胃底和胃窦部居多。

四、诊断标准

一般根据病史、临床表现和呕吐物及大便化验即可诊断。须排除急性阑尾炎、急性胆囊炎、急性胰腺炎等疾病。胃出血的病因诊断有赖急诊纤维胃镜检查,一般应在出血后 24~48 小时进行。

五、鉴别诊断

应注意和早期急性阑尾炎、急性胆囊炎、急性胰腺炎相鉴别,内镜检查有助于诊断和鉴别诊断。

(一)急性阑尾炎

早期的上腹痛或脐周痛是因内脏神经反射引起,最后转移到右下腹呈固定而明显的疼痛是其特点,同时可出现右下腹壁肌紧张和麦氏点反跳痛,可伴有腹泻,但程度轻,与急性胃肠炎的腹泻不同。腹平片检查可见到盲肠胀气,或有液平面,右侧腰大肌影消失或显示阑尾粪石。

(二)急性胆囊炎

其腹痛常位于右上腹胆囊区,疼痛剧烈而持久,可向右肩放射,常于饱餐后尤其是进食油腻食物之后发作,莫菲征阳性,B超检查可发现胆囊壁增厚和内壁粗糙或胆囊结石。

(三)急性胰腺炎

本病和急性胃炎均可出现上腹痛和呕吐,但急性胰腺炎以 20~40 岁女性多见,腹痛多位于中上腹部,其次是左上腹,疼痛以仰卧位为甚,坐位和前倾位可减轻疼痛,呈持续性钝痛、钻痛或绞痛,常伴阵发性加剧,疼痛程度较剧烈,严重者可发生休克。腹部检查可发现中上腹或左上腹压痛、反跳痛与肌紧张,化验血清和尿淀粉酶升高。

六、治疗

（一）辨证论治

1.寒邪客胃证

证候特点：胃脘部暴痛，恶寒喜暖，遇冷痛重，得温痛减，喜热饮食，脘闷呕吐，或大便泄泻，苔白或白腻，脉弦紧。

治法：散寒止痛。

方药：良附丸加味。良姜，香附，陈皮，吴茱萸，藿香，紫苏。

加减：痛甚者加木香、延胡索、炒白芍、香橼以理气止痛；如兼见形寒、身热等风寒表证者可加香苏散或藿香正气丸；兼嗳气脘闷、呕吐厌食者为寒夹食滞，可加焦神曲、鸡内金、焦麦芽、枳壳、半夏以消食和胃导滞。

2.肝气犯胃证

证候特点：胃脘胀满，攻撑作痛，脘痛连胁，胸闷嗳气，大便不畅，每遇烦恼郁怒则痛作或痛甚，苔薄白，脉弦。

治法：疏肝理气，和胃止痛。

方药：柴胡疏肝散加味。柴胡，白芍，川芎，醋香附，陈皮，枳壳，甘草，白及，佛手。

加减：若疼痛较甚者可加炒川楝子、延胡索、蒲黄；胸胁胀闷，嗳气频繁者加降香、沉香、旋覆花、郁金、绿萼梅以降气散郁，理气和胃；肝郁化热，恼怒口苦，灼痛反酸者加山栀子、黄连、蒲公英、煅瓦楞子以清肝泄热，制酸护胃；胃酸多者加乌贼骨、煅瓦楞、煅牡蛎、五灵脂以制酸和胃；若兼呕血黑便，胃痛拒按，夜间痛甚者，为伴瘀血阻络，可加五灵脂、三七、蒲黄炭、藕节炭以活血止血。

3.饮食伤胃证

证候特点：胃痛，胃脘饱胀，厌食拒按，嗳腐酸臭，恶心呕吐，吐出不消化食物，吐后痛减，大便不爽，矢气酸臭，舌苔厚腻，脉弦滑。

治法：消食导滞，和胃止痛。

方药：保和丸加味。焦山楂，焦神曲，炒莱菔子，半夏，陈皮，茯苓，连翘，鸡内金，枳实。

加减：若脘腹气多胀满者，可加槟榔、厚朴、砂仁以行气消滞。若胃痛急剧而拒按，伴见便秘及舌苔黄燥者，为食积化热，可合用大黄甘草汤加黄连、白芍以清热通腑，缓急止痛；若因误食药物或毒物致胃痛急剧，恶心呕吐，腹泻稀水或脓血便甚至昏迷者，须急救，监护、并根据中毒物之不同，给予解毒药物静脉滴注。

4.湿热中阻证

证候特点：胃脘热痛，胸脘痞闷，口苦口黏，头身重浊，泄泻急迫、泻而不爽、肛门灼热，舌苔黄腻，脉滑数。

治法：清化湿热，理气和胃。

方药：连朴饮合六一散化裁。黄连，厚朴，山栀子，清半夏，藿香，滑石，甘草，白蔻仁。

加减：若偏热者，加黄芩、蒲公英以增清热泻火之力；偏湿者加薏苡仁、佩兰、荷叶、茯苓以增芳香化湿之功；若寒热互结，干噫食臭，心下痞硬者，可用半夏泻心汤；热重呕血、吐血者用三黄泻心汤。

5.脾胃虚弱证

证候特点:胃痛反复发作,绵绵不休,劳累后加重,若胃阴亏虚者胃脘呈灼痛,口燥咽干,手足心热,似饥不食,舌红少津,脉细;以脾胃虚寒为主者胃痛呈冷痛,喜温喜按,得食则缓,伴食少便溏,呕吐嗳腐,舌淡苔薄白,脉沉细。

治法:胃阴亏虚者治宜益胃养阴止痛;脾胃虚寒者治宜健脾温中止痛。

方药:胃阴亏虚者用益胃汤合芍药甘草汤。北沙参,麦冬,生地,玉竹,淡竹叶,白芍,生甘草;伴灼痛嘈杂者加黄连、吴茱萸。脾胃虚寒者用黄芪建中汤加味:黄芪,党参,干姜,桂枝,甘草,白芍,延胡索,乌药;若泛吐清水痰涎者加姜半夏、吴茱萸、陈皮;内寒偏甚加熟附子、川椒、小茴香。

(二)治疗胃黏膜损伤的常用中药

1.白及粉

味甘、苦,性凉。归肺、胃经。功能收敛止血,消肿生肌。是治疗急性胃炎、胃溃疡、胃及十二指肠出血常用中药。本品质极黏腻,性极收涩,研末内服,可封填破损,愈合溃疡,止血生肌。《本经》记载其"主痈肿恶疮败疽,伤阴死肌,胃中邪气,贼风……",药理研究表明白及胶浆能促进家兔创面肉芽生长及愈合,能明显减轻由盐酸引起的大鼠胃黏膜损伤,其可能的机制是刺激胃黏膜合成和释放内源性前列腺素;白及能显著缩短凝血时间及凝血酶原时间,加速红细胞沉降率,可抑制纤维蛋白溶解,并能增加血小板因子Ⅲ。本品有止血、保护胃黏膜、增加其在胃壁的吸附作用用,是一味对炎症、溃疡、出血具有良好功用的药物。如出血明显,可合用三七粉、生大黄粉;反酸明显,可合用海螵蛸粉、制大黄粉冲服,入汤剂白及剂量可用至 20 g。

2.大黄

大黄味苦性寒,归胃、大肠、脾、肝经,走气分,兼入血分,功能攻下导滞,泻火解毒,祛瘀止血;生用功擅泻下解毒,酒制善清上焦血分之热,活血作用增强,熟大黄清利湿热功胜,泻下力缓;生大黄有抗胃溃疡作用,可防止和减轻胃溃疡的发生、发展。对大黄止血不留瘀的特点,清·唐容川云:"大黄一味,既是气药,又是血药,止血不留瘀,瘀血祛则血得归经,如出则虽不止血,血必自止。"治大量吐血,可以炒用甚至炒炭用,以减少快利之性而发挥其止血之功。通过适当配伍,则温清、消补皆宜,温用配炮姜炭、肉桂,凉用配黄连、生地炭,补用可配人参、甘草。动物实验研究表明大黄及其炮制品对大鼠黏膜糜烂性胃出血有良好的止血作用,止血机制与其改善毛细血管脆性、促进骨髓制造血小板、缩短凝血时间、促进血小板聚集及降低纤溶活性有关。大黄还有抗病原微生物、抑制幽门螺杆菌的作用,煎剂可抑制多种消化酶,但对胃蛋白酶无影响。生大黄单用即可治疗急性上消化道出血,疗效确切,安全无毒,多用粉剂,每次 3～5 g,每日 4 次温水调服;或将大黄粉与白及粉、三七粉按1∶1∶0.5的比例混合,调成糊状,温开水冲服或灌胃,每次3～5 g,每日 4 次。有报道用大黄炭、乌贼骨、苎麻根煎汤灌胃治疗上消化道出血 85 例,有效率98.8%。对急性胃炎、胃溃疡、胃出血属于胃热型者可用泻心汤(生大黄、黄连、黄芩)以泄热凉血,或配合白及、乌贼骨,止血、制酸、护胃作用更强。

3.珠黄散

主要成分为珍珠、牛黄、冰片等。珍珠、牛黄有清热解毒、收效生肌作用,冰片内用清热止痛,外用防腐止痒。散剂内服或鼻饲给药,对胃黏膜的溃疡、糜烂、出血均有较好疗效。

4.乌贝散

乌贝散由乌贼骨、贝母组成,按 1∶0.8 比例研成粉末,每次 3～6 g,每日 3 次,凉水吞服,治疗急性出血性胃炎有明显疗效。乌贝散有收敛止血、收缩血管、促进血凝,保护胃黏膜的作用。

（三）西医治疗

1.一般治疗

首先去除外因，即停止一切对胃有刺激的饮食和药物，酌情短期禁食，或进流质饮食。急性腐蚀性胃炎除禁食外，应积极组织抢救休克，同时在静脉输液中应用西咪替丁或雷尼替丁，并肌内注射卡巴克洛、酚磺乙胺等止血药，有继发感染者应用抗生素治疗。为保护胃黏膜，中和酸、碱类化学品可饮用蛋清、牛奶、豆浆类食品，严禁进水、进食和洗胃，禁催吐，要即积极治疗诱发病，有食管和胃穿孔等急腹症患者，应立刻请外科会诊。

2.抗菌治疗

急性单纯性胃炎有严重细菌感染，特别是伴有腹泻者可用抗菌治疗。常用药：小檗碱 0.3 g 口服，每日 3 次；诺氟沙星 0.1～0.2 g 口服，每日 3 次；奈替米星 5 万～10 万 U，肌内注射，每日 2 次。急性感染性胃炎可根据全身感染的情况，选择敏感的抗生素以控制感染。急性化脓性胃炎，应予足量广谱抗生素，急性腐蚀性胃炎亦可选用抗生素以控制感染。

3.纠正水、电解质紊乱

对于吐泻严重、脱水患者，应当鼓励患者多饮水或静脉补液等。

4.止血治疗

急性胃炎导致的消化道出血属危重病证，可予冷盐水洗胃，或冷盐水 150 mL 加去甲肾上腺素 1～8 mg 洗胃，适用于血压平稳，休克纠正者。保护胃黏膜可静脉滴注 H_2 受体拮抗剂如西咪替丁、雷尼替丁、法莫替丁；质子泵抑制剂如奥美拉唑等维持胃内 pH＞4 可明显减少出血。小动脉出血者可在胃镜直视下用电凝、激光、冷凝、喷洒药物等方法，迅速止血。前列腺素制剂能预防应激性溃疡的发生。如经上述治疗仍未能控制的大出血可考虑手术治疗。

5.对症治疗

腹痛者给予解痉剂。如颠茄 8 mg，或普鲁苯辛 15 mg，每日 3 次。恶心呕吐者，用甲氧氯普胺5～10 mg，或多潘立酮 10 mg，每日 3 次。

（王旭东）

第五节　慢性胃炎

慢性胃炎系指不同病因引起的胃黏膜的慢性炎症或萎缩性病变，其实质是胃黏膜上皮遭受反复损害后，由于黏膜特异的再生能力，以致黏膜发生改建，最终导致不可逆的固有胃腺体的萎缩，甚至消失。国际上对本病分类方法较多、较复杂，悉尼标准分为 7 大类，2000 年我国慢性胃炎研讨会共识意见将本病分为慢性浅表性胃炎和慢性萎缩性胃炎（CAG），后者又根据病变部位分为胃窦胃炎和胃体胃炎。本病病程迁延，大多数患者无特异性症状，而有程度不等的上腹隐痛、食欲减退、餐后饱胀、反酸、呕吐等症状，萎缩性胃炎患者可有贫血、消瘦、舌炎、腹泻等。黏膜糜烂者上腹痛较明显，可有出血。本病十分常见，占胃镜检查患者的 80%～90%，男性多于女性，随年龄增长发病率逐渐增高，特别是 40 岁以上的患者更为多见。慢性胃炎可归属于中医文献中的"胃脘痛""胃痛""痞满""胃痞""嘈杂"等病证范畴。

一、病因病机

本病病因复杂,既有素体禀赋不足,脾胃虚弱,又有感受外邪、内伤饮食、情志失调、劳倦过度、药物所伤等因素,早期多由外邪、饮食、情志所伤,多为实证,后期常见脾虚、胃虚、肾虚等正虚证候,且实邪之间、虚实之间均可兼夹转化,形成虚实错杂之证,最终导致胃气失和,气机不利,胃失濡养,胃络瘀阻,这是慢性胃炎的基本病机。

(一)肝气犯胃

忧思恼怒,情志不遂,肝失疏泄,气机阻滞,横逆犯胃,胃失和降,而发胃痛;肝郁日久化火,致肝胃郁热,而胃脘灼痛,气滞日久,血行瘀滞,或久病入络,致瘀血阻络而发生胃痛,其痛如针刺、似刀割,痛有定处,入夜尤甚。如《临证指南医案·胃脘痛》:"胃痛久而屡发,必有凝痰聚瘀。"

(二)寒气客胃

外感寒邪,脘腹受凉,寒邪内客于胃;过食生冷,寒积胃中,寒性收引,致胃的气机凝滞不通,胃气不和收引作痛,此即《素问·举痛论》所言:"寒邪客于肠胃之间,膜原之下,血不得散,小络引急,故痛。"

(三)饮食伤胃

饮食不节,暴饮恣食,损伤脾胃,内生食滞,胃失和降,不能腐熟水谷,脾失升清,不能转输精微;或五味过极,辛辣无度,肥甘厚味,饮酒如浆,则蕴湿生热,伤脾碍胃,气机壅滞,脘闷胀痛。

(四)脾胃虚弱

素体不足,脾肾阳虚,失于温煦,或劳倦过度,或饮食所伤,或久病脾胃受损,或过服寒凉药物伤及脾胃之阳,均可引起脾胃虚弱,中焦虚寒,胃失温养而痛;或热病伤及胃阴,或久服香燥之品,耗伤胃阴,胃失濡养,亦致胃痛。

总之,慢性胃炎的病因病机主要是肝气犯胃、湿热中阻,寒邪客胃、瘀血停滞、脾胃虚弱,导致邪滞胃络或胃失濡润,各病因可单独为患,或合并致病。慢性胃炎是一种本虚标实之证,脾胃亏虚为病之本,寒邪、气滞、湿热、血瘀、食积为病之标,其病理过程是以正虚为基础,因虚致实,或感邪之后,邪气伤正,或木旺克土,耗伤正气,损伤脾阳,成虚实夹杂之势。本病大多病情缠绵难愈。病位在胃,主要与肝脾有关,可涉及胆、肾,而脾胃气机升降失常,尤其胃失和降是发病的最直接原因。

二、发病机制

(一)发病原因

西医学对该病的病因尚未完全阐明,一般认为与周围环境的有害因素及易感体质有关,物理的、化学的、生物的有害因素长期作用于易感人体即可引起本病,病因持续存在或反复发生即可形成慢性病变,目前认为与下列多种因素有关。

1.物理因素

食用对胃黏膜有刺激的烈酒、浓茶、咖啡、泡菜,过烫或过冷饮食,使胃黏膜损伤。

2.化学因素

长期服用非甾体类药物如阿司匹林、吲哚美辛等可抑制胃黏膜前列腺素的合成,破坏黏膜的屏障作用;过度吸烟,烟草中的尼古丁可影响胃黏膜的血液循环,还可导致幽门括约肌功能失调,胆汁反流,破坏胃黏膜。各种原因引起的胆汁反流,如胃大部切除术后、胃手术后幽门受损、十二指肠溃疡愈合后或修补后挛缩变形等,破坏或改变胃内环境,幽门括约肌功能失常,而导致胆汁反流,胃黏膜受损,胃黏膜屏障功能减退,使大量 H^+ 反弥散,H^+ 流出量减少,胃腔内 pH 上升。胃酸缺乏,使细菌易于在胃内繁殖,造成恶性循环。

3.生物因素

细菌感染尤其是幽门螺杆菌(helicobacter pylori,HP)感染与慢性胃炎密切相关,HP 既可以通过鞭毛运动直接侵袭胃黏膜,又可以产生多种酶、细胞毒素及代谢产物破坏胃黏膜,使细胞空泡变性。另外 HP 抗体可造成自身免疫损伤。

4.免疫因素

在某些萎缩性胃炎的患者血清中可测得壁细胞抗体(PCA)和(或)内因子抗体(IFA)。1973 年Strickland 等根据病变好发部位及血清中壁细胞抗体的存在与否将 CAG 分为 A 型和 B 型,即病变在胃体,血清壁细胞抗体(PCA)呈阳性,血中胃泌素高,有内因子抗体,缺乏胃酸分泌,与免疫因素有关者为 A 型;而病变位于胃窦,PCA 阴性,胃泌素正常,无内因子抗体,胃酸分泌正常或稍偏低者为 B 型。壁细胞抗原和 PCA 形成的免疫复合物在补体的参与下,破坏壁细胞,造成胃酸分泌缺乏,IFA 与内因子结合后阻滞维生素 B_{12} 与内因子的结合,导致恶性贫血。

5.其他

急性胃炎治疗不彻底后致慢性胃炎反复发作,日久不愈;鼻、口、咽喉等局部病灶的细菌或其病毒,吞入胃内长期对胃造成刺激;营养不良,长期缺乏蛋白质、B 族维生素;心力衰竭或门脉高压,使胃长期处于瘀血和缺氧状态;遗传因素,根据 Varies 调查,慢性萎缩性胃炎患者的第一代亲属间,慢性萎缩性胃炎的发病率明显增高,恶性贫血的遗传因素也很明显,有亲戚关系的发病率比对照组大20 倍;糖尿病、甲状腺病、慢性肾上腺皮质功能减退和干燥综合征患者同时伴有萎缩性胃炎的较多见,其他疾病如胃息肉、胃溃疡等也常合并慢性萎缩性胃炎。

(二)发病机制

1.发生于黏膜层至腺区的慢性炎症、萎缩、破坏

疾病初期,慢性胃炎表现为浅表性黏膜炎症,胃小凹和胃黏膜固有层的表层甚至全黏膜层中有浆细胞、淋巴细胞的浸润,在胃炎活动期,还出现中性粒细胞的浸润,黏膜上皮出现变形、脱落、水肿、充血,而腺体尚保持完整。当炎症进一步发展,扩展到深部,会造成黏膜腺体的破坏、萎缩、消失,腺体数量减少,黏膜变薄,胃黏膜表现为萎缩、分泌功能减退。

2.胃黏膜发生不完全再生、不典型增生

慢性炎症的持续存在,致胃腺逐渐转变成肠腺样,即肠腺化生,近幽门部的黏膜腺体转化为幽门腺的形态,称为假性幽门腺化生,增生的上皮和肠化的上皮可发生细胞形态和功能的异常,形成不典型增生,中重度的不典型增生被认为是癌前病变。

三、临床表现

(一)症状和体征

慢性胃炎起病隐匿,临床表现缺乏特异性,一般多见于以下情况。

(1)胃脘部疼痛,呈隐痛、胀痛、钝痛,急性发作时也可见剧痛或绞痛,有的胃脘不适或胃脘部

难受无可名状。疼痛可出现在胁部、背部、腹部或胸部,可局部压痛或深压不适感。

(2)上腹部胀满、痞闷、嗳气,胃脘胀或腹部、胁部、胸部胀满,或见胃脘堵塞感。痞闷症状较上腹疼痛顽固。嗳气频繁发作,有持续而声音响亮者,或间断而声低者。

(3)食欲减退甚至无食欲,或虽有食欲,但进食后或进食过量,或进食生冷后即感胃脘部胀满不适或消化不良。

(4)大便秘结,数日1次,或便溏,肠鸣音亢进。

(5)反酸胃灼热或嘈杂不适。

(6)睡眠障碍。

(7)日久可见虚弱诸症,身体疲乏无力、神情倦怠、精神萎靡等。伴胆汁反流者,可出现口苦、口干、胁痛、恶心等,胃大部切除术后萎缩性残胃炎者还可出现消瘦、头晕、乏力;伴恶性贫血者,头晕、乏力、睑结膜色淡、甲床色淡或苍白、面色萎黄。

慢性胃炎除了上腹有轻压痛外,一般无明显的腹部体征,伴贫血者可有消瘦、贫血貌。多数患者有黄、白厚腻舌苔。

(二)实验室检查

1.胃液分析

正常胃内容物的 pH 为 1.3~1.8,如刺激后,最大分泌时的 pH＞6.0 则可诊断为真正胃酸缺乏。A 型萎缩性胃炎患者无酸或低酸,提示壁细胞数量显著减少;B 型萎缩性胃炎患者大多为正常或正常值低限,但一般不会泛酸。浅表性胃炎一般为正常,少数呈高酸,也可以为低酸,低酸可能是由于 H^+ 逆弥散进入炎性胃黏膜所致。

2.血清学检查

(1)血清胃泌素:空腹血清胃泌素正常值 30~120 pg/mL(多数人认为 100 pg/mL),浅表性胃炎患者此值正常或偏低,CAG 患者空腹血清胃泌素正常或偏高,因为胃酸缺乏,胃窦部黏膜的 G 细胞数量不减少,反馈性高分泌胃泌素;伴发恶性贫血时血清胃泌素水平可升高数倍至数十倍,维生素 B_{12} 水平则下降;而 B 型患者胃窦黏膜萎缩,直接影响 G 细胞分泌胃泌素功能,血清胃泌素低于正常。

(2)内因子(IF)检查:IF 对萎缩性胃炎、胃萎缩及恶性贫血的诊断有帮助,CAG 患者尤其以体部病变明显者则明显降低;病变严重而伴有恶性贫血者,内因子阙如或降至微量。

(3)血清 PCA 和胃泌素细胞抗体(GCA):这些抗体存在于萎缩性胃炎的血清中,A 型萎缩性胃炎的发病机制与壁细胞抗体有关,而 B 型萎缩性胃炎则可能与胃泌素细胞抗体有关。我国以胃窦部 CAG 居多,血清中存在 PCA 的患者较少。

3.HP 测定及其抗体测定

伴有活动性胃炎时,此检查常呈阳性。检测方法有血清 HP 抗体测定和 ^{13}C 或 ^{14}C-尿素呼气试验。

4.伴恶性贫血

伴恶性贫血者,其贫血性质为巨幼红细胞性贫血,可见 Howell-Jolly 小体,网织红细胞增高,部分患者白细胞及血小板计数轻度低下。骨髓象显示有核细胞增生,以红细胞系增生为特征,红细胞呈巨幼型改变。

5.胃蛋白酶原测定

在胃液、血液、尿液中均可以测得,其水平高低基本与胃酸平行,浅表性胃炎时常属正常水平

[尿中为(575±471)U/24 h;胃液中为 40～60 U/mL];而萎缩性胃炎常呈低水平分泌。

6.微量元素的测定

CAG 患者血清锌、铜、铁、锰等元素随萎缩性病变的加重而增加,在重度 CAG 时,则与胃癌值相近。

7.X 线检查

浅表性胃炎的 X 线无阳性表现,气钡造影下重度慢性萎缩性胃炎可显示黏膜皱襞细小或消失,由于其特异性和敏感性均不如胃镜,已很少使用。

8.胃镜检查

胃镜检查是诊断慢性胃炎的最可靠的方法,按悉尼标准,慢性胃炎的胃镜表现可分类为:充血渗出性胃炎、平坦糜烂性胃炎、隆起糜烂性胃炎、萎缩性胃炎、出血性胃炎、反流性胃炎、皱襞增生性胃炎 7 种。

(1)浅表性胃炎表现:黏膜充血与水肿混杂出现,镜下呈红白相间,以红为主,表面附着灰白色分泌物,可见局限性出血点和糜烂。

(2)CAG 表现:黏膜呈灰白、灰黄、灰色或灰绿色;同一部位的黏膜深浅不一致,红色强的地方也带灰白色,一般灰黄、灰白色的地方也有略隆起的小红点或红斑存在,萎缩黏膜的范围可以是弥漫的,也可以是局部的,甚至呈小灶状,黏膜变薄而凹陷,境界常不明显。萎缩初期可见到黏膜内小血管,重者可见到黏膜下的大血管如树枝状,暗红色,有时犹如在黏膜表面上,易与皱襞相混;胃底贲门的血管正常时也可见到。

CAG 也可合并浅表性胃炎:腺体萎缩后腺窝可增生延长或有肠上皮化生,黏膜层变厚,此时不能看到黏膜下血管,只见黏膜表面粗糙不平,颗粒或结节僵硬感,光泽也有变化。

镜下黏膜活检有助于病变的病理分型和鉴别诊断。

四、鉴别诊断

(一)与消化性溃疡相鉴别

消化性溃疡常表现为规律性上腹部疼痛,胃溃疡多饭后发作,而十二指肠溃疡常空腹发作,进食则缓解。消化性溃疡常反复发作,在活动期 X 线检查可发现溃疡壁龛。但在十二指肠球部溃疡较表浅或呈巨型十二指肠溃疡以及十二指肠球内瘢痕变形时,X 线则不易发现活动性溃疡,此时要借助于纤维胃镜作出诊断。

(二)与胃癌相鉴别

胃癌患者临床表现缺乏特异性,因此常常在查体时意外发现。癌肿位于胃底部或邻近贲门时,可出现吞咽困难,位于幽门区者可有幽门梗阻症状。X 线检查可见胃内钡剂充盈缺损,肿瘤表面有溃疡时可见龛影。X 线检查较难鉴别良、恶性肿瘤,应行纤维胃镜检查,经活组织检查可确诊。

(三)与慢性胆道疾病鉴别

慢性胆道疾病与本病的消化道症状易混淆,但前者上腹疼痛部位偏右上腹,常向右肩胛和后背部放射,莫菲征阳性,呕吐、厌油腻症状突出,疼痛多为持续性,常伴有发热,行十二指肠引流、胆道造影、胆囊 B 超和胃镜检查可以鉴别。

五、治疗

(一)辨证论治

1.辨证要点

(1)辨寒热虚实:寒性收引凝滞,故寒邪犯胃的胃痛,多疼痛较剧而拒按,喜暖恶寒,或呈绞痛,有胃脘部难以名状的堵塞痞闷感,苔白,脉弦紧;虚寒证者多呈隐痛、痞满,遇冷加重,喜温喜按,不能食或食少不化,大便通利,舌淡苔白,脉虚大无力或弦或涩;湿热阻滞或肝郁化热之胃痛,多为灼痛、胀痛、痞塞不通感,遇情志刺激则加重,苔黄腻或黄燥,舌红,脉滑数或弦滑。

(2)辨脏腑气血:初病在气,久痛在血,在气者胃胀且痛,伴胀满痞塞、上逆嗳气、矢气可缓,揉按气散可缓,时发时止,痛处走蹿,或连及胁、背、胸;病属血分者,持续刺痛,痛有定处,持续疼痛,而夜间尤重,按之疼剧,或有吐血黑便,舌质紫暗。本病病位在胃,涉及脾、肝、胆,如肝气犯胃,肝胃郁热,则常兼见胸胁胀满,心烦易怒,嗳气频作,发病与情志有关等肝气郁滞的表现;而脾气虚弱,中阳不振,则见神疲乏力,大便溏薄,食少纳呆等脾胃虚寒之征象。另外本病与胆、肾等脏腑有关,当随证辨之。

2.治疗要点

本病病机关键是中焦气机阻滞,升降失和,病机有邪滞中焦之实和脾胃虚弱之虚,且常虚实夹杂,治疗原则以通为用,以降为顺,补虚泻实,和胃为主,兼顾各相关脏腑,理气为要。当随病邪性质而施治,"通则不痛""六腑以通为顺",理气通导之剂实属必要,只是不可过用香燥,以免耗津伤液,对于虚证,尤当慎重。

3.分证论治

(1)肝胃不和证。

证候特点:胃脘胀满疼痛,痛蹿两胁,嗳气频繁,嘈杂反酸,每因恼怒等情志刺激而发病,或有胃脘灼痛,口苦口干,烦躁易怒,大便干燥,舌质红,苔薄白或黄,脉弦或弦数。

治法:疏肝泄热,理气和胃。

方药:柴胡疏肝散加味。柴胡,芍药,香附,川芎,陈皮,甘草,山栀子,青皮。

加减:若见胃脘灼痛,口苦口干,烦躁易怒,大便干燥,舌质红等肝胃郁热证候,可合用丹栀逍遥散或化肝煎,或在上药基础上加黄连、丹皮、黄芩、当归。反酸嘈杂明显加乌贼骨、连翘、旋覆花、清半夏、苏梗。胁痛脘痛明显加延胡索、川楝子、制乳香、香橼、荔枝核理气通络止痛。

(2)脾胃湿热证。

证候特点:胃脘痞满胀痛或灼热,口苦口黏,纳呆恶心,大便黏滞不爽,肛门灼热。舌质红,苔黄厚或厚腻,脉滑或濡数。

治法:清热化湿,通降气机。

方药:半夏泻心汤加减。清半夏,黄连,黄芩,干姜,党参,甘草,蒲公英,茵陈,厚朴。

加减:若恶心呕吐者加竹茹、苏梗、枳实、藿香、生姜以化湿和胃降逆;兼表湿者加香薷、藿香以解表化湿;食欲缺乏明显者加佩兰、鸡内金、炒神曲、焦麦芽以消食导滞;嗳气者加菖蒲、郁金、苏梗理气化浊降逆。本型若湿重热轻者可用三仁汤(《温病条辨》)加减,或用连朴饮加味。有低热者,加金银花、柴胡化湿清热;胃黏膜充血、糜烂者加地榆、仙鹤草、旱莲草;HP感染者加白花蛇舌草。

（3）胃络瘀阻证。

证候特点：胃脘刺痛或刀割样痛，痛处固定、拒按，或见吐血、黑便、面色晦暗。舌质紫暗或有瘀点瘀斑，舌下脉络瘀血或扩张，脉细涩或弦细。

治法：活血化瘀，通络止痛。

方药：血府逐瘀汤合失笑散加减。当归，生地，桃仁，红花，赤芍，柴胡，川芎，桔梗，川牛膝，蒲黄，五灵脂。

加减：若见吐血黑便，加三七粉、白及粉、大黄粉或云南白药粉吞服，出血量较大者宜配合现代医学手段先止血；胃脘疼痛较剧者加延胡索、炒蒲黄、三七；兼有气虚加黄芪、黄精以益气；兼有血虚加熟地、阿胶以补血。

（4）脾胃虚弱证。

证候特点：胃脘痞闷，食后胀甚，食少纳呆，胃脘发堵，倦怠乏力，面色萎黄，泛吐清水，大便溏薄，舌质淡或胖淡，苔薄白，脉沉弱。

治法：补中益气。

方药：香砂六君子汤加味。党参，白术，茯苓，木香，砂仁，陈皮，炙甘草，半夏，炒麦芽，干姜。

加减：若夹食滞者加莱菔子、神曲、鸡内金以消食导滞，气血两虚者加当归、黄芪、熟地以益气补血；兼出血者加生三七、白及以化瘀止血；胃脘冷痛，泛吐清水明显者加吴茱萸、桂枝、乌药；肠上皮化生或异型增生者加败酱草、莪术、薏苡仁，薏苡仁有化湿健脾、防癌之功效。

（5）胃阴不足证。

证候特点：胃脘隐痛或灼痛，饥不欲食，口干舌燥，或有手足心热，大便干燥，舌红少苔或有裂纹，或花剥苔，脉细数。

治法：养阴清热，益胃生津。

方药：麦门冬汤加味。麦冬，党参，半夏，大枣，沙参，生地，百合，乌药，八月札，白梅花。

加减：夹湿者加茵陈、黄芩以清热化湿；阴虚内热重加山栀子、黄连、知母；饥不欲食者加焦三仙、鸡内金、白术；伴肠上皮化生者加败酱草、白花蛇舌草、仙鹤草，仙鹤草有保护细胞免疫功能及免疫调节作用；疼痛较重者加九香虫、白芍、木香；胃酸缺乏者加用石斛、天花粉、乌梅；兼血虚者加当归、女贞子、熟地、川芎养血活血。

4.治疗慢性胃炎常用中成药

（1）胃苏冲剂（颗粒）：由香附、陈皮、紫苏梗、香橼、佛手、鸡内金等组成，是在香苏散基础上与董建华验方结合而成。香苏散出自《太平惠民和剂局方》，由香附、陈皮、紫苏叶、炙甘草组成，共为细末，冲服或水煎服，主治四时瘟疫、伤寒，现代多用此方与良附丸配合治疗寒邪客胃之胃脘痛。与董氏验方结合研制成的中药新药胃苏冲剂，具有疏肝理气、和胃健脾之功效，成为最常用的治疗慢性胃炎的中成药，方中香附、陈皮、苏梗有理气和胃、解痉止痛之功效，且能抗菌消炎、修复胃黏膜；佛手、香橼、鸡内金等可以消胀和胃，健脾，助消化。现代医学研究表明胃苏冲剂可抑制胃分泌，降低胃蛋白酶活性，促进黏膜炎症消退和溃疡愈合，还可增强胃肠蠕动。

（2）胃复春片：由菱角、三七、枳壳等组成。功能：健脾益气，活血解毒，用于慢性胃炎、胃癌前病变及肠上皮不典型增生、胃癌术后辅助治疗。药理研究证明本品可抑制幽门螺杆菌作用，提高人体血浆 cAMP 含量，改善胃黏膜病变，使肠上皮不典型增生逆转，抑瘤作用达到30％。

（3）摩罗丹及摩罗丹浓缩丸：由百合、泽泻、茯苓、三七、地榆、川芎、九节菖蒲、麦冬、乌药、茵陈、玄参、蒲黄、白芍、鸡内金、石斛、当归、延胡索、白术18味中药组成，具有和胃降逆、健脾消胀、通络定痛的功效,用于慢性萎缩性胃炎及胃痛、胀满、痞闷、纳呆、嗳气、胃灼热等症。

(4)血府逐瘀胶囊:由桃仁、红花、当归、生地、赤芍、川芎等组成,具有活血化瘀、行气止痛的功效,用于治疗瘀血内阻所致的头痛、胸痛、失眠、急躁等症,也常用于消化系统多种疾病,如慢性肝炎、慢性肥厚性胃炎、十二指肠球部溃疡、顽固性呃逆等。

(5)香砂六君子汤由人参(党参)、白术、茯苓、甘草、陈皮、半夏、砂仁、生姜、木香等组成,功效:健脾和胃,理气止痛。用于脾胃气虚,寒湿滞于中焦所致的纳呆、嗳气、胃脘胀满或疼痛、呕吐、泄泻等症。药理研究表明本品能改善消化系统功能,增加机体免疫力,调节内分泌及环核苷酸代谢。

5.并发症治疗

(1)合并溃疡性结肠炎:少数慢性胃炎可合并溃疡性结肠炎,刘玉东报道了 57 例此类患者,并进行了中医辨证治疗,57 例患者均以脘腹部胀痛不适、大便稀烂或黏液血便为主症。

(2)合并胆石症:晏珍元等报道了对 112 例慢性胃炎合并胆石症患者的临床观察,全部病例均经 B 超和纤维胃镜确诊。

(二)西医治疗

1.抗酸药

多为弱碱性药物,口服能中和胃酸,保护胃黏膜,缓解胃灼热、吐酸等症状。再舒平 2~4 片,每日 3 次,胃得乐,2~4 片,每日 3 次,复方铝酸铋 1~2 片,每日 3 次。

2.黏膜保护剂

如硫糖铝,每次 1 g,3 次/天。可保护胃黏膜及黏膜屏障,组织学证实硫糖铝能促使黏膜增殖、再生和血管新生。铋剂如枸橼酸铋钾、果胶铋等,也可服维酶素片 6 片,3 次/天,麦滋林 0.67 g,3 次/天,硫糖铝 1 g,3 次/天。

3.抑酸剂

(1)H_2 受体拮抗剂:西咪替丁 0.2~0.3 g,每日 3 次,雷尼替丁 150 mg,每日 2 次,法莫替丁 20 mg,每日 2 次。

(2)质子泵抑制剂:奥美拉唑 10~20 mg,每日 1 次,兰索拉唑 30 mg,每日 1 次。

4.解痉剂

用于疼痛明显者,如颠茄 8 mg,或普鲁苯辛 15 mg,每日 3 次;山莨菪碱 5~10 mg,每日 1~2 次,肌内注射;颠茄合剂,每次 0.3~0.6 mL 或颠茄片每次 4~8 mg,口服。

5.抗 HP 药

常用的有以下几种方案。

(1)铋剂标准剂量＋阿莫西林 500 mg＋甲硝唑 400 mg,均每日 2 次,连用 2 周。

(2)铋剂标准剂量＋克拉霉素 250 mg＋甲硝唑 400 mg,均每日 2 次,连用 2 周。

(3)质子泵抑制剂标准剂量＋克拉霉素 500 mg＋阿莫西林 1000 mg,均每日 2 次,连用 1 周。

(4)质子泵抑制剂标准剂量＋克拉霉素 250 mg＋甲硝唑400 mg,均每日 2 次,连用 1 周。

(5)质子泵抑制剂标准剂量＋阿莫西林 1000 mg＋甲硝唑400 mg,均每日 2 次,连用 1 周。

(6)雷尼替丁枸橼酸铋 400 mg 替代上述方案中的质子泵抑制剂。

(7)H_2 受体拮抗剂或质子泵抑制剂＋上述方案(1)或(2),组成四联疗法。

6.促动力剂

用于胃动力弱、胀满嗳气、恶心者,多潘立酮 10 mg,每日 3 次,西沙必利 5 mg,每日 3 次,甲氧氯普胺 5～10 mg,每日 3 次。

7.健胃药

用于胃酸偏低及术后残胃萎缩性胃炎者,稀盐酸 0.5～2 mL,每日 3 次;胃蛋白酶 0.5～1 g,每日 3 次;乳酶生 0.3～1 g,每日 3 次;或胃蛋白酶合剂,每次 10 mL,3 次/天。

8.抗贫血药

伴贫血者可根据病情服用或肌内注射铁剂或维生素 B_{12} 或口服叶酸。

(李忠娥)

第六节　功能性消化不良

功能性消化不良(functional dyspepsia,FD),是一组上消化道症状的汇合,如上腹疼痛或不适、胀气、餐后饱胀、早饱、嗳气、胃灼热、反酸、食欲减退、恶心和呕吐等。本病发病率高,在美国消化不良就诊的人数占了总就诊人数的 5%,占消化科门诊的 40%～70%,欧美消化不良的发病率在 40%～70%,其中器质性消化不良和 FD 各占 50%。国内初步统计,发现消化不良占总调查人数的 23.9%,以消化不良为主诉的患者占普通内科门诊的 11.05%,占消化专科门诊的 52.85%。在消化不良中,器质性消化不良和 FD 的发病率也不同,其中年龄是个独立的影响因素,40 岁以下器质性消化不良的发病率较低,国内王星等对陕西关中地区 2623 例消化不良分析中有 50.5% 的患者为 FD,39.3% 为良性器质性消化不良,10.2% 为恶性器质性消化不良。大多国内的调查均提示患病率女性高于男性,FD 患者伴发肠预激综合征发生率显著高于无症状者,这与国外学者报道结果一致,具体原因不详。文献上对本病曾用过多种名词,如"非溃疡性消化不良"等,现统一归纳为功能性消化不良。本病属于中医"嘈杂""呃逆""胃痛""痞证"范畴。

一、病因病机

中医认为,FD 多由情志不畅,肝气郁结;内伤外感,湿热中阻;饮食不节,食滞胃腑;禀赋不足,脾胃虚弱;日久失治,寒热错杂;水湿不行,痰火滞胃;久病迁延,脾胃虚寒等多种原因所致。

(一)情志不畅,肝气郁结

情志久郁不伸,肝气不得疏泄,势必克犯脾胃,脾胃虚弱,气机不畅,脾不升清,胃失和降,而出现嗳气、痞满等症。

(二)内伤外感,湿热中阻

多因外感湿热,或嗜食辛燥,或脾胃素有湿热阻滞,皆可致湿遏胃阳,久郁化热,壅滞胃腑,胃失和降,出现痞满、胃灼热等症。

(三)饮食不节,食滞胃脘,脾胃素弱,食滞难化

或老年体弱,脾胃自衰,或暴饮暴食,反复伤胃,食阻肠胃,难以克化,阻滞气机,升降失常而见痞满、吐酸、打呃等症。

（四）禀赋不足，脾胃虚弱

先天禀赋不足，脾虚胃弱，或劳伤过度，损伤脾胃，或大病久病，延及脾胃而致中气亏乏，食入不化，升降失司，浊气滞留胃脘，出现上腹隐痛、胀满、纳呆等症。

（五）日久失治，寒热错杂

胃病素虚，多食辛辣，或火热体质，暴生冷食，均可化热化寒，寒热互结，阻遏中焦，升降失司，而致胃脘隐痛、反酸、口苦与便溏并现。

（六）水湿不行，伤碍脾胃

痰湿内盛之体，复因嗜食酒烟，损伤脾胃，水湿内停，或脾胃久病，津液布散转输失常，水湿内聚，或过食肥甘厚味，致脾胃气机壅滞，水湿滞留，聚湿生痰，阻滞胃肠，而致嘈杂、恶心、反酸等症。

（七）病久迁延，脾胃虚寒

久病伤身，或过食寒凉，中阳不振，虚寒内生，脾失运化，胃不受纳而出现胃脘疼痛、食后胀满等症。

二、发病机制

目前认为，FD 的发病原因可能与饮食习惯、精神因素等有关。发病机制不甚清楚，可能与胃运动障碍、胃电异常、胃窦及十二指肠移行性复合运动 MMC Ⅲ期缺失、内脏神经敏感性增强、迷走神经功能异常、胃肠激素紊乱、幽门螺杆菌感染、心理异常等有关。

（一）慢性胃炎及慢性十二指肠炎

大多数学者认为慢性胃炎伴有胃黏膜活动性炎症时常出现消化不良的症状，经治疗胃黏膜炎症减轻后，症状也随之消失或缓解，所以慢性胃炎伴有活动性炎症，特别是中性粒细胞浸润是FD 的病因之一。也有学者认为 FD 的胃炎可能是胃潴留的结果，而不是胃炎引起的胃潴留。

（二）HP 感染

HP 是从胃窦黏膜检出的一种革兰氏阴性杆菌，大多数研究证实幽门螺杆菌与胃黏膜活动性炎症有关，约半数 FD 的患者可检出 HP。也有学者认为炎症浸润程度与 FD 的症状无明显关联，而 HP 感染本身则与腹胀、嗳气有关，可能由于该细菌产生大量尿素酶，分解胃黏膜中的尿素，产生氨和二氧化碳所致。

（三）胃运动功能障碍

对 FD 的患者进行胃运动功能检查证实有胃排空及胃收缩活动的异常，主要表现为固体食物的排空延缓，尤其在女性患者中明显，提示女性激素与动力障碍可能有关。闪烁扫描和超声检查也发现 FD 患者近端胃功能受损，胃窦幽门协调收缩频率和胃底-胃体交界处液体半排空速率较正常人明显下降。胃容受性功能异常，属于胃体功能失调，是 FD 发生的主要病理、生理机制之一，表现为餐后舒张容积减小，舒张持续时间也缩短，认为与早饱症状有关，但机制尚不清楚。

（四）肠运动功能障碍

由于胃肠动力学检查仪器的不断改进以及学者们对胃肠功能性疾病的深入研究，证实 FD的患者不仅有胃动力学障碍，而且有肠运动功能障碍。

（五）对脏器内在感觉反应性增高

许多文献已经清楚地认识到 FD 患者对胃扩张敏感性增加，而空腹状态的敏感性是不增高的。胃感觉高敏感性与严重的餐后 FD 症状如餐后疼痛、呃逆和体重减轻有关，对胃酸刺激反应性也有所增高。FD患者伴有十二指肠酸暴露增加会有严重的消化不良症状。有研究显示,FD患者十二指肠对酸的动力反应减低,导致清除能力下降。

（六）精神障碍及应激

由于消化系统的运动、分泌功能受自主神经系统和内分泌系统的调整,而这两个系统的中枢与情感中枢的皮质下整合中心处于同一解剖部位,故其易受内外环境刺激及情感因素的影响,是心身相关最敏感的器官。

（七）激素异常

FD患者血浆胃泌素水平可升高,胃动素水平下降。也有人提出多种胃肠肽可能为调节胃肠动力的候补介质,如阿片样多肽可抑制肠蠕动,延迟胃排空;鸦片可引起胃肌电的节律紊乱;胰高糖素可引起胃排空延迟及胃节律紊乱;神经升压素类似胃泌素,可能抑制胃收缩及排空功能。

三、临床表现

（一）症状

患者常表现为中上腹疼痛、饱胀或不适,餐后加重,可伴有早饱、胃灼热、嗳气、恶心、呕吐。起病缓慢,病程较长。部分患者有饮食、精神等诱发因素。

（二）体征

部分患者可有中上腹压痛,但绝大多数患者无特殊体征。

（三）辅助检查

(1)胃镜及活组织病理检查,胃和十二指肠仅见慢性非活动性炎症。

(2)消化道钡餐造影未见明显异常。

(3)B超未见肝、胆、胰、脾等脏器有异常改变。

(4)胃动力检查,有50%左右的FD患者存在胃动力过缓。

不透X线标志物胃排空试验:在试餐中加入不透X线的小钡条20根,一定时间后腹部X线摄片观察胃内存留的钡条数。目前认为,胃排空率在50%以上为正常,50%以下为胃动力延缓。

^{99m}Tc-EHIDA胃闪烁显影:胃闪烁显影是无创诊断方法,符合胃肠生理过程,可很好地了解胃排空的状况,因费用较高,所以在临床上未能得到广泛的使用。检查的主要指标有:①$T_{1/2}$,排出50%试餐所需要的时间。②排出百分率,在某一时间占排出的百分比。③排空曲线的形态和延迟相的时限。目前认为,$T_{1/2}=20\sim40$分钟,胃排空正常;$T_{1/2}>40$分钟,排空延迟;$T_{1/2}<20$分钟,排空过快。

胃腔内压力测定和胃频谱检查,可见到胃动力学障碍的波形,对本病诊断有一定辅助价值。

(5)幽门螺杆菌(HP)检查,约半数FD的患者可检出幽门螺杆菌。

四、诊断标准

参照2006年世界胃肠疾病会议确定的FD的罗马Ⅲ标准,具体如下。

(1)症状出现至少6个月,近3个月症状持续。

(2)集中在上腹部的疼痛或不适、餐后饱胀、早饱、胃灼热、嗳气、恶心、呕吐等。

(3)缺乏可解释症状的器质性疾病存在的证据。

FD是根据主诉和排除了器质疾病而诊断的,分为餐后不适综合征和上腹疼痛综合征2个亚型。

（一）餐后不适综合征

必须包括以下1条或2条：①进食正常食量后出现餐后饱胀不适感，每周至少发生数次；②早饱感，抑制了正常进食，每周至少发生数次。

支持诊断的标准：①上腹部胀气或餐后恶心或过度打嗝；②可能同时存在上腹疼痛综合征。

（二）上腹疼痛综合征

必须包括以下所有条件：①中等程度以上的上腹部疼痛或烧灼感，每周至少1次；②间断性疼痛；③不是全腹痛，不位于腹部其他部位或胸部；④排便或排气后不能缓解；⑤不符合胆囊或Oddi's括约肌疾病的诊断标准。

支持诊断的标准：①疼痛可能为烧灼样但不包括胸骨后疼痛；②疼痛通常由进食诱发或缓解，但也可能在禁食时发生。

对于出现"报警症状和体征"的患者要立即进行必要的检查，排除器质性消化不良。"报警症状和体征"有：①45岁以上近期出现症状；②消瘦、体重下降＞3 kg；③贫血、呕血或黑便；④黄疸；⑤发热；⑥吞咽困难；⑦腹部肿块；⑧症状进行性加重；⑨内科治疗无效。

排除器质性疾病的一线检查有：血常规、血沉、大便潜血试验、上消化道内镜、肝胆胰超声。可选择的检查有肝肾功能、血糖、甲状腺功能、胸部X线检查等。要注意的是，在循证医学的今天，在消化不良患者的诊断中使用上消化道内镜检查有很重要的意义。

五、鉴别诊断

（一）继发性消化不良

慢性活动性胃炎、胃黏膜脱垂、消化性溃疡、胃肠道肿瘤、慢性肝炎、慢性胆囊炎、慢性胰腺炎、糖尿病、结缔组织病等，均可出现消化不良症状，需做胃镜、上消化道钡餐造影、B超、血糖、免疫生化等方面检查以除外。

（二）肠易激综合征

腹痛或腹部不适伴有大便次数及性状的改变，并与之密切相关。

六、治疗

（一）辨证论治

1.辨证要点

FD依据其临床表现属于中医学"痞证""胃痛""呃逆"等范畴，其临床主要症状为胃胀、胃痛、早饱、恶心、呕吐、胃灼热、反酸、嘈杂、嗳气、呃逆等，其病因主要有热、食、湿、痰、气、虚等，病机有虚实寒热之分，且常虚实夹杂，病变部位在胃，涉及肝脾两脏，以中焦气机不利、升降失常为基本病机。根据损伤脾胃的因素不同，临床上又有不同的临床特点。

（1）肝气犯胃者有闷胀不舒，胀及两胁，心烦急躁，脉弦或细弦，多因情志不遂所致或加重。

（2）湿热滞胃者以头身沉重，肢软乏力，口苦，二便不利，舌红苔黄厚或黄腻，脉濡数或细数。

（3）食滞伤胃者多有暴食伤食的前因，继有胃脘痞满，食甚吐减，厌食嗳腐，矢气臭秽，大便黏腻不爽，舌苔垢腻，脉弦滑。

（4）脾胃虚弱者胃脘痞满胀闷，多在食后或劳累后加重，纳少乏力，口淡不渴，面色萎黄，舌质淡，苔白腻，脉细弱或虚缓。

（5）寒热错杂者胃脘嘈杂，口干口苦，进冷食则较舒，但又畏寒肢冷，肠鸣便溏，遇冷症重等寒热并现。

(6)脾虚痰阻是脾胃虚弱和痰湿困顿的表现兼而有之,故以胸脘痞塞,头晕目眩,呕吐痰涎,大便黏滞不爽,身重倦怠,舌苔白腻,脉细滑为特点。

(7)脾胃虚寒较易识别,是脾胃虚弱兼有寒象,如胃脘不舒,喜温喜按,遇冷症重等表现。

2.分证论治

治疗宜补不足、祛有余,标本同治,通补兼施,寒热并用。使肝气得以疏泄,脾气得以健运,胃气得以通降,气机得以舒畅,升降得以恢复正常。临床上常以健脾理气法为基本治法,辨证而施以不同治疗方法。

(1)肝气犯胃证。

证候特点:胃脘痞满,闷胀不舒,胀及两胁,嗳气反酸,口干口苦,或心烦急躁,两胁气蹿走痛,舌质暗红,苔薄白或白厚,脉弦或细弦。

治法:理气解郁,和胃降逆。

方药:柴胡疏肝散。

方中柴胡、枳壳疏肝解郁,一升一降,气机通畅;川芎、香附理气和血;芍药、甘草缓急止痛,舒肝和中;陈皮和胃理气。诸药合用有理气和胃、疏肝解郁之功。

加减:苔腻湿甚者,加茯苓、薏苡仁以淡渗利湿;胸脘满闷甚者,加厚朴、槟榔以理气消胀;气郁化火,口苦心烦轻者加山栀子、黄芩,重者加龙胆草、川楝子以清肝泻火;痰多者,加法半夏、枳实、胆南星以燥湿化痰。

(2)湿热滞胃证。

证候特点:多见于长期嗜酒烟者,胃脘痞满,胀闷纳少,头身沉重,肢软乏力,口苦吞酸,大便不爽而滞,小便黄赤,舌红苔黄厚或黄腻,脉濡数或细数。

治法:清热化湿,理气和胃。

方药:三仁汤加味。

方中以薏仁、杏仁、蔻仁通治三焦之湿;辅以半夏、厚朴辛开苦降,行气散满,除湿消痞;配以通草、滑石、淡竹叶淡渗利湿清热,诸药合用有清化湿热、和胃止呕之功。

加减:胃胀明显者,加槟榔、厚朴以理气消胀;嗳气呃逆明显者,加苏梗、柿蒂、旋覆花以降气平逆;心烦易怒者,加香附、山栀以舒肝解郁,清肝泻火;舌苔厚腻者,加藿香、佩兰以化湿祛浊;胸脘满闷甚者,加瓜蒌、枳壳以宽中行气;恶心呕吐加竹茹、枇杷叶以降逆止呕。

(3)食滞伤胃证。

证候特点:多有伤食病史,胃脘痞满,食后尤甚,厌食嗳腐,恶心呕吐,吐后症减,矢气臭秽,大便黏腻不爽,舌苔垢腻,脉弦滑。

治法:健脾和胃,消食导滞。

方药:保和丸加味。

方中用山楂、神曲、莱菔子消食导积;半夏、陈皮、茯苓和胃化湿;连翘散结清热,诸药合用,有和胃消食导滞之功。

加减:胃胀明显,加槟榔、三棱以理气和胃消胀;厌食明显,加砂仁、枳实以行气开胃;呕吐明显者,加旋覆花、代赭石以降逆止呕;腹胀便秘者,加芒硝、熟大黄以导滞通便;舌苔厚腻者,加苍术、菖蒲以健脾燥湿。

（4）脾胃虚弱证。

证候特点：胃脘痞满，胀闷不舒，按之柔软，食后或劳累则加重，纳少乏力，呃逆嗳气，口淡不渴，面色萎黄，舌质淡，苔白腻，脉细弱或虚缓。

治法：补中益气，和胃健脾。

方药：补中益气汤加味。

方中党参、黄芪、白术、甘草补中益气，健脾温中；柴胡，升麻、陈皮升阳行气；当归活血补血，助参、芪益气之功，诸药合用，有补中益气之效。

加减：脘腹胀痛明显者，加延胡索、川楝子以理气止痛；胸脘满闷甚者，加瓜蒌皮、薤白以宽胸理气。

（5）寒热错杂证。

证候特点：胃脘嘈杂，满闷不舒，喜进冷饮，口干口苦，心烦燥热，畏寒肢冷，肠鸣便溏，遇冷症重，舌质淡红或红赤，苔白滑腻或黄厚，脉弦数。

治法：清热散寒，和中消痞。

方药：半夏泻心汤。

方中用黄连、黄芩苦降清热以和阳；干姜、半夏辛热散寒以和阴；党参、甘草、大枣补脾和中，诸药合用有寒热并用、调和阴阳之功。

加减：胃中灼热明显者，加知母、黄檗以清热泻火；嘈杂吞酸明显者，加煅瓦楞、浙贝母收敛制酸；脘痞腹胀较甚者，加枳壳、厚朴以行气除满；呕吐明显者，加旋覆花、代赭石降逆止呕；畏寒腹痛者，加制附子以温经散寒；脘闷纳差者，加神曲、焦山楂以消食导滞。

（6）脾虚痰阻证。

证候特点：胃部胀满或疼痛，胸脘痞塞，满闷不舒，呃逆嗳气，头晕目眩，呕吐痰涎，大便黏滞不爽，身重倦怠，疲乏无力，舌苔白腻，脉象细滑。

治法：健脾益气，祛湿化痰。

方药：香砂六君子汤加减。

方中党参、白术、茯苓、炙甘草健脾益气；陈皮、法半夏、厚朴、木香、砂仁行气燥湿化痰；炒莱菔子、焦三仙消食理气，诸药合用有健脾祛湿、理气化痰的作用。

加减：脘腹胀满甚者，加枳实、苏子以降气除痰，消痞除胀；胸脘满闷明显者，加瓜蒌、薤白、丹参以行气化瘀；疲乏无力明显者，加生黄芪、黄精以补脾益气，滋阴养血；痰多者，加葶苈子、白芥子以降气散结，温肺化痰。

（7）脾胃虚寒证。

证候特点：胃脘痞满或隐痛，喜温喜按，食后加重，畏寒肢冷，食少纳呆，神疲乏力，肠鸣便溏，遇冷症重，舌淡胖苔白，脉沉迟。

治法：健脾益气，温中散寒。

方药：黄芪建中汤加减。

方中黄芪益气补中，桂枝、生姜、炒白芍、大枣、炙甘草、饴糖温脾散寒，缓急止痛，与黄芪合用，有益气健脾、散寒温中的作用。

加减：反酸者加吴茱萸暖肝温胃以制酸，另可加瓦楞子；泛吐清水较多者，可加干姜、陈皮、半夏、茯苓等以温胃化饮，再加椒目、防己则化饮之功更大。

3.常用中成药

(1)沉香舒气丸:每次 9 g,每天 3 次,用治肝胃不和型患者,以上腹饱胀、呃逆、大便不爽者较佳。

(2)加味逍遥丸:每次 6 g,每天 3 次,用治肝胃不和,以烦躁不眠,两胁不舒表现较重者。

(3)枫蓼肠胃康:每次 1 袋,每日 3 次,用治脾胃湿热型患者,以腹部不适、肠鸣便溏者为佳。

(4)藿香正气水或口服液:每次 1 支,每日 3 次,用治脾胃湿热型患者,以表现舌苔厚腻,腹部不舒者较好。

(5)加味保和丸:每次 6 g,每日 2 次,用治食滞伤胃者。

(6)健胃消食片:每次 3 片,每日 3 次,用治食滞患者,偏重米面食用较多者。

(7)大山楂丸:每次 1 丸,每日 3 次,用治食滞伤胃者,偏重肉食较多者。

(8)胃苏冲剂:每次 5 g,每日 3 次,用治脾虚气滞兼寒较重者。

(9)气滞胃痛冲剂:每次 5 g,每日 3 次,用治脾虚气滞型,以腹部胀痛较甚者。

(10)香砂养胃丸:每次 6 g,每日 3 次,用治脾胃虚弱兼有痰湿者。

(11)附子理中丸:每次 1 丸,每日 2 次,用治脾胃虚寒型患者。

(12)虚寒胃痛冲剂:每次 5 g,每日 3 次,用治胃寒胃痛兼有气滞者。

(13)温胃舒胶囊:每次 4 粒,每日 3 次,用治脾胃虚寒者。

(二)西医治疗

1.一般治疗

包括精神安慰,消除紧张状态,避免食物及药物的刺激,戒饮浓茶和浓咖啡,戒烟酒。

2.抗酸治疗

尽管 FD 并无高酸状态,但抗酸治疗仍然有效,尤其对表现为胃痛的患者,可选用 H_2 受体阻滞剂或质子泵抑制剂(PPIs)进行治疗,质子泵抑制剂抑酸作用要明显强于 H_2 受体阻断剂,疗效维持时间也较长。也可选用选择性抗胆碱药物哌仑西平(哌吡氮平),使胃液分泌减少,还能明显降低空腹、试餐刺激后血清促胰液素水平,对胃黏膜细胞也有保护作用,对腹痛、胃灼热症状的消除有较好效果。

(1)H_2 受体阻断剂:①西咪替丁每次 200 mg,每天 3 次。②雷尼替丁每次 150 mg,每天 2 次。③法莫替丁每次 20 mg,每天 2 次。④尼扎替丁每次 150 mg,每天 2 次。

(2)质子泵抑制剂:①奥美拉唑每次 10~20 mg,每天 2 次。②泮托拉唑每次 40 mg,每天 1 次。③兰索拉唑每次 15 mg,每天 2 次。④雷贝拉唑每次 10 mg,每天 2 次。⑤埃索美拉唑每次 20~40 mg,每天 1 次。

(3)选择性抗胆碱药:哌吡氮平每次 50 mg,每天 2 次。

3.促胃肠动力药的应用

(1)多巴胺受体拮抗剂临床常用的主要为甲氧氯普胺,又称胃复安,具有中枢性和外周性抗多巴胺效应,兼具有促动力和止吐性能,可增加食管下括约肌张力,促进胃排空和肠蠕动,对以上腹饱胀为主要症状的胃轻瘫和 FD 患者均有疗效。多潘立酮,又称吗丁啉,对 FD 也有较好的疗效,且尤其适用于伴有恶心、呕吐的 FD 的患者,并且其毒副作用低于甲氧氯普胺。①甲氧氯普胺每次 5~10 mg,每天 3 次,饭前服用。②多潘立酮每次 10~20 mg,每天 3 次,饭前服用。

(2)5-羟色胺 4(5-HT_4)受体激动剂替加色罗(Tegaserod,商品名泽马可),系部分 5-HT_4 受体激动剂,能通过激活肌间神经丛的胆碱能神经元 5-HT_4 受体,促进全胃肠道动力;同时,替加色罗也参与调节内脏敏感性,是一种胃肠道重要的感觉动力调节剂,广泛用于女性便秘型 IBS 和慢性便秘,目前已有不少研究发现它可缓解上消化道症状,能增加胃的排空和顺应性,但不影响对胃扩张的感觉,可改善消化不良的症状。

(3)大环内酯类:红霉素(Erythomycin,EM)是该类代表药物。目前认为,EM 是胃动素受体激动剂,可阻断细胞外钙离子内流,同时细胞内钙离子外流增加,因而可能钙离子介导了 EM 结合胃动素受体后所产生的促动力效应。Sturn 等对 514 例胃轻瘫应用促动力药物治疗效果进行分析发现,EM 在改善胃排空及其症状方面均优于西沙必利、多潘立酮和甲氧氯普胺。但是,EM 的毒副作用频率较高,如恶心、呕吐、腹泻等,因此已经较少使用。

4.抗幽门螺杆菌(HP)治疗

在体外,HP 对大多数抗菌药物敏感,如对红霉素、四环素、氨苄青霉素、庆大霉素、先锋霉素Ⅰ、氯林可霉素、铵盐、呋喃唑酮(痢特灵)、甲硝唑(灭滴灵)等敏感,但有些在体内治疗效果却很差,可能为抗菌药物的活性在体内受到多种因素的影响所致,如药物局部活性、在不同 pH 及低氧压力下的稳定性、胃腺凹所达到的药物有效浓度、通过黏液的弥散程度及对胃黏膜的吸附能力等。目前临床常用的抗幽门螺杆菌药有三钾二枸橼铬合铋(TDB 或 De-N 01)、克拉霉素、阿莫西林、呋喃唑酮(痢特灵)、庆大霉素、甲硝唑等。

5.抗抑郁药

近年的研究表明,心理与社会因素在 FD 的发病过程中起重要作用。有人认为 FD 与心理疾病的神经症区别不大,是性质相类似而临床上各具特征的功能性疾病,归类于同一综合征更合适。近年国内研究结果表明 FD 合并抑郁、焦虑症为 32.3%~7.8%,并且证实抑酸或胃肠动力药物加用抗抑郁、焦虑药物治疗,疗效明显高于单纯使用抑酸或胃肠动力药物。黛力新是新型三环类抗焦虑、抑郁合剂,含有小剂量氟哌噻吨和美利曲辛,可提高脑内突触间隙多巴胺、去甲肾上腺素及 5-羟色胺(5-HT)等多种神经递质的含量,起到抗抑郁、抗焦虑的作用。氟西汀(Fluoxetine,商品名百优解)是选择性 5-HT 再摄取抑制剂,可特异性地抑制 5-HT 的再摄取,增加突触间隙的 5-HT 浓度,从而起到抗抑郁的作用,并对去甲肾上腺素或多巴胺再摄取也有抑制作用,对抗副交感神经和抗组胺有一定作用。

(李忠娥)

第十二章

中西医结合治疗神经内科疾病

第一节 癫 痫

癫痫是一组反复发作的神经元异常放电所致的暂时性中枢神经系统功能失常的慢性综合征。我国癫痫发病率为 1‰ 左右,患病率为 0.5% ～1%。

癫痫可发生于任何年龄,临床因神经元部位的不同及放电扩散的大小不同可表现为运动、感觉、意识、行为、自主神经等不同方面的障碍。

本病相当于中医学的"痫病"。

一、病因病机

(一)西医病因

1.原发性癫痫

原发性癫痫是指脑内未发现明显病理变化或代谢异常的癫痫。临床发病率较低。

2.症状

(1)先天性疾病:如染色体异常、遗传代谢障碍、脑畸形、先天性脑积水、脑血管瘤、结节性硬化症。

(2)外伤:颅脑损伤和产伤后遗癫痫。

(3)高热惊厥后遗症:严重和持久的高热惊厥可致神经元缺失和胶质增生等脑损害,病位主在颞叶内侧面,尤其在海马体。

(4)感染:见于各种细菌性、病毒性、真菌性及脑寄生虫感染等的颅内感染。

(5)心脑血管病:如阿-斯综合征、脑血管畸形、蛛网膜下腔出血、脑卒中、高血压病等均可致癫痫。

(6)中毒:铅、汞、一氧化碳、乙醇、士的宁、异烟肼中毒,以及全身性疾病如妊娠高血压综合征(子痫)、尿毒症等。

(7)颅内肿瘤:幕上肿瘤,尤其是生长于额叶及中央回皮质附近的胶质瘤、脑膜瘤、星形细胞瘤和转移性癌肿。

(8)脱髓鞘疾病：多发性硬化等。

(9)营养代谢性疾病：儿童佝偻病可致癫痫。或人胰岛细胞瘤所致的低血糖、糖尿病；甲状腺功能亢进症、甲状腺功能减退症、维生素 B_6 缺乏等均可引发本病。

(10)变性疾病：阿尔茨海默病（AD）和 Pick's 病也常伴有癫痫。

(二)病理病机

1.西医病理

癫痫发病机制十分复杂，目前尚未完全明了。近年认为神经细胞元之间结构改变、神经细胞膜电位改变、神经递质异常及电解质紊乱等，均与癫痫发作有一定的关系。癫痫可导致病灶中的部分神经元坏死、缺失而邻近部位呈神经元群结构紊乱、胶质增生、血供障碍。受损神经元的树突缩短，其分支和棘突减少。

2.中医病因病机

中医学认为，本病多因先天遗传、七情失调、饮食不节、劳累过度等造成脏腑失调，痰浊阻滞，气机逆乱，风阳内动所致。其中痰邪作祟最为重要。以上诸因均可致脏腑受损，积痰内伏，一遇劳作过度，生活起居失于调摄，遂致气机逆乱而触动积痰，痰浊上扰，闭塞心窍，壅阻经络而发为痫病。因此心肝脾肾损伤是癫痫的主要病理基础，而风阳痰浊，蒙闭心窍，流窜经络则为造成癫痫发作的基本病理因素。此外，脑部外伤、中毒、外感时疫或虫积脑络，也可直接损伤脑窍发为痫病。而痰浊内结，气机逆乱，上行巅顶，聚而不散，则致癫痫持续状态。

二、诊断要点

(一)临床表现

1.病史

可见于任何年龄，在胎儿期时，母亲曾患风疹等传染病，或有照射 X 线史，或为早产儿，或有难产、产伤以及产时窒息史；或出生后发生过新生儿出血、发热、黄疸、窒息、腹泻、败血症等；或有脑外伤史；或有颅内感染、脑寄生虫病、脑-面血管瘤、脑血管畸形和脑肿瘤等病史；或有多发性硬化、中风、帕金森病、脑萎缩等病史；或有家族史。

2.症状与体征

癫痫发作表现为多种形式。原发性癫痫患者在不发作时如同正常人，一般也无神经系统阳性体征；继发性癫痫可有相应的神经系统局灶性损害的症状和体征。

癫痫可见于任何年龄发病，由于致病因素不同，本病可以多种形式发作，并可出现不同的症状和体征，临床大体分为 6 种类型。

(1)全身性强直-阵挛性发作（大发作）。此型以意识丧失为特征。临床上分为抽搐期和抽搐后期。①先兆期：发作之初皮质局部兴奋，先兆有肢体部分麻木，有幻听、幻视、无目的狂奔。发病前数小时可能有头痛、腹痛、脸色苍白或潮红等，也可有淡漠、压抑、易激惹等。②抽搐期（强直-阵挛期）：先喉部痉挛发出叫声，两眼上翻，口吐白沫，突然倒地，全身肌肉强直性收缩（强直期），之后转为全身肌肉弛张交替性抽搐（阵挛期，此期持续 0.5～1 分钟）。此期出现心率增快，血压升高，汗、唾液和支气管分泌物增多，瞳孔扩大等自主神经症状。瞳孔对光反射、深浅反射、划跖反射均消失。③抽搐后期（惊厥后期）：阵挛停止后肌肉仍出现短暂强直收缩，而造成咬破舌头，小便失禁，全身肌肉松弛-昏睡-意识渐恢复。自发作到意识恢复历时 5～10 分钟。醒后感头痛、全身酸痛和疲乏，对抽搐无记忆。个别患者在完全清醒前有暴怒、惊恐等情感变化。

（2）失神发作：本型特点为多在 2.5～12 岁儿童期发病。意识短暂中断，3～5 秒。发作时患者两眼凝视、不跌倒。

（3）复杂部分性发作（精神运动性发作或边缘脑发作）：本型特点为发作起始出现各种精神症状或特殊感觉症状，随后出现意识障碍或自动症和遗忘症。

临床一般分为以下几种。①特殊感觉性发作：产生幻觉和错觉。②内脏感觉性发作：奔豚气、心悸、腹痛。③记忆障碍性发作：有似曾相识，旧事如新感。④思维障碍发作：产生强迫思维、双重思维。⑤情感障碍发作：发作时感恐惧焦急、忧郁感。⑥自动症：产生无意识动作。

（4）单纯部分发作：本型特点为发作时间多短促，数秒至数十分钟。

临床细分为：①单纯运动性发作。强直性或阵挛抽搐，多从局部开始，发作时意识不丧失。②单纯性体感发作。

（5）婴儿痉挛：为婴儿期的一种癫痫综合征，为短促的以屈肌为主的强直性痉挛，多在睡前和醒后发作。伴智能发育迟缓，脑电图高峰节律紊乱。多为 3～9 个月婴儿发病。

（6）癫痫持续状态：指一次癫痫发作持续 30 分钟以上，或连续多次发作，在发作间歇期意识不恢复者。临床表现除癫痫大发作外，还伴有高热、脱水、血白细胞数增高、缺氧和酸中毒、瞳孔散大、牙关紧闭、二便失禁、心率加快、呼吸暂时中断。

（二）检验与检查

1.常规脑电图（EEG）

在发病间歇期作脑电图描记，部分患者可有节律紊乱、阵发性尖波、棘波或棘-慢综合波等癫痫样发放。

2.24 小时脑电图监测

可记录 24 小时患者在清醒、活动或睡眠期间的 EEG，可提高癫痫诊断的阳性率。

3.遥测脑电图录像监测系统（TEEG-VR）

用计算机和录像系统详细记录患者发作的脑电活动与临床发作的表现，包括意识、表情、抽搐及全身表现，大大提高癫痫诊断的阳性率和正确性。

4.影像学检查

（1）头颅 X 线平片：颅内异常钙化可提示肿瘤、结节性硬化、面-三叉神经-脑血管瘤综合征及陈旧性结核瘤。

（2）数字减影脑血管造影（DSA）：可明确有无脑动静脉畸形、动脉瘤等病变。

（3）头颅 CT、MRI 检查：可明确脑肿瘤、脑梗死或脑出血、脑萎缩、脑积水、寄生虫等病变。

5.正电子发射型计算机断层扫描（PET）

提示病灶区在癫痫发作时显示代谢增高，发作间歇期代谢降低。

6.单光子发射型计算机断层扫描（SPECT）

提示病灶区在发作间歇期为缺血性改变，发作时呈血流异常增高表现。

7.肌酶谱

肌酸激酶、乳酸脱氢酶明显增高。

8.血催乳素

催乳素在癫痫发作后 30 分钟内明显增高，而癔病发作时则不明显。

9.脑脊液

γ-氨基丁酸降低；谷氨酸脱羧酶、亮-脑腓肽增高。

（三）诊断

诊断包括两个方面，首先确定是否癫痫；其次是作出病因诊断。

诊断步骤如下。

1.向目睹者了解整个发作过程

当时的环境、姿态、面色、声音、意识以及有无肢体抽搐和大致顺序。了解发作时有无意识丧失，这是诊断全面性强直-阵挛发作的直接证据。间接证据为咬舌及尿失禁。

2.脑电图检查

60%～80%的患者可发现异常脑电图，若作 24 小时 EEG 或 TEEG-VR 更能提高诊断率。

3.肌酶谱检查

提示血肌酸激酶、乳酸脱氢酶等明显升高。

4.病因

有明确的病因支持。

三、治疗

（一）临床评价

癫痫属疑难病症，虽然医学界对此病进行大量的研究，但仍未找到简便、有效的根治方法。西药抗痫药物疗效较肯定，起效较快，但长期服用会产生严重的不良反应。中医药治疗不良反应小，见效缓慢但效果持久。中西医结合治疗癫痫可提高疗效，减少西药的不良反应及服药剂量，值得进一步研究与探讨。

（二）急症处理

1.西医措施

（1）一般处理：对大发作或癫痫持续状态患者，应将其平放，松开衣领、腰带，头转向一侧以利呼吸道通畅，防止呕吐物、痰液吸入肺内而致窒息。如有分泌物吸入引起窒息时，应立即气管切开，或行气管插管，并积极防治肺部感染。将缠裹纱布的压舌板塞入上下牙床之间以防咬伤舌、颊部，用宽布带将患者四肢固定在病床两边的护栏上，不能用力按压，防止骨折、脱臼。

（2）持续状态的治疗原则：尽快中止发作，积极防治脑水肿、酸中毒、高热、感染以及呼吸循环衰竭。

（3）药物治疗：常用药物与剂量如下。

地西泮（安定）注射液：10 mg，缓慢静脉注射，每分钟不超过 2 mg。若未缓解，15～20 分钟后可重复，总量不超过 30 mg。也可将地西泮注射液 100～200 mg 加入 5% 葡萄糖注射液 500 mL 中缓慢静脉滴注，以每小时 40 mL 为宜。注意点如下。①本药肌内注射吸收不恒定，故在癫痫持续状态抢救时不宜肌内注射；②有抑制呼吸作用，特别是与苯巴比妥钠或水合氯醛联用时；③快速静脉注射有降压作用；④能促进呼吸道分泌物大量增加，特别是与副醛合用时。

苯妥英钠：500～1000 mg（10～20 mg/kg）用 20 mL 生理盐水稀释，静脉注射，每分钟不超过 50 mg。高龄、心脏病、低血压和肺功能不全者慎用本药。

水合氯醛：10% 水合氯醛 20～30 mL（儿童 0.5 mL/kg）保留灌肠。

硫喷妥钠：开始用硫喷妥钠 100～250 mg 静脉注射，间隔 2～5 分钟再注射 50 mg，直至癫痫发作停止，注射速度按动脉压来调整，然后再以 2500 mg 加入生理盐水 500 mL 中静脉滴注，速度 0.5～1.5 mL/min，维持不发作达 12 小时，随后 12 小时逐渐减量到停止。在麻醉期间可用苯妥英钠或安定协同维持。

利多卡因:100 mg 稀释于 10％葡萄糖液 20 mL 中,在 2 分钟内滴注,如有效后复发可重复同样剂量,然后根据病情给予利多卡因每小时 3.5 mg/kg 静脉滴注,6 小时内可用利多卡因1200 mg,或静脉注射苯妥英钠维持疗效。儿童每小时 5～10 mg/kg,缓慢静脉注射。本剂尤其适用于有阻塞性肺气肿或地西泮静脉注射无效的癫痫持续状态的患者,特别在有呼吸抑制而缺乏有效处理条件的情况。

注意点:对确诊心脏传导阻滞或心动过缓者应慎用。

若持续抽搐并伴意识丧失可给予脱水、纠酸、促醒、呼吸兴奋剂及吸氧等治疗。

2.中医措施

(1)醒脑静针:20～30 mL 加入 5％葡萄糖液 500 mL 中静脉滴注,每日 1 次,用于癫痫持续状态意识不清者。

(2)定痫丸:适用于各种癫痫发作,每次 6 g,每日 3 次,口服。

(三)中医治疗

中医治疗本病包括辨证治疗、辨病治疗以及针灸治疗等。

1.辨证论治

中医对癫痫的病因病机分析,不外惊、郁、风、痰、热、瘀、虚七个方面,结合临床多分为以下4 型。

(1)风痰闭阻。

证候:发作前常有眩晕、胸闷、乏力等症。发则突然跌仆、神志不清、目睛上视,四肢抽搐,口吐白沫,或伴尖叫,二便失禁。也可短暂神志不清,或精神恍惚而无抽搐。舌淡红,苔白腻,脉多弦滑。

治法:涤痰熄风,开窍定痫。

方药:定痫丸加减。九节菖蒲 9 g,胆南星 9 g,法半夏 9 g,天麻 9 g,全蝎 6 g,僵蚕 9 g,茯神12 g,远志 6 g,辰砂(吞服)0.6 g,竹沥水(兑服)60 mL。

若神识昏蒙,可加郁金 9 g 开窍醒神;惊恐不安,加琥珀粉(冲)3 g 镇惊安神;苔厚白腻,加茯苓 15 g、白术 15 g、陈皮 9 g 健脾助运化痰。

(2)痰火内盛。

证候:突然昏仆,不省人事,抽搐吐涎,喉中痰鸣漉漉,或有吼叫,气高息粗,平素情绪急躁,心烦失眠,口苦口干口臭,便秘,舌红苔黄腻,脉弦滑数。

治法:清肝泻火,化痰开窍。

方药:龙胆泻肝汤合涤痰汤加减。龙胆草 6 g,木通 6 g,生地黄 15 g,法半夏 9 g,胆南星 9 g,枳实 9 g,菖蒲 9 g,石决明(先煎)30 g,焦栀子 9 g,竹沥水(兑服)60 mL、钩藤(后下)15 g。

若大便秘结,加桃仁 9 g、玄参 9 g、生大黄 6 g 清热通便。

(3)心脾两虚。

证候:平日倦怠乏力,心悸少寐,胸闷痰多,健忘头昏,发作时面色晦滞或 白,四肢厥冷,神识昏蒙,倦卧拘挛,或抽搐频发,啼声低怯,舌淡,苔白腻,脉细缓或濡。

治法:健脾养心,化痰定痫。

方药:六君子汤加减。党参 30 g,茯苓 15 g,白术 15 g,陈皮 9 g,姜半夏 9 g,制南星 15 g,菖蒲 6 g,蜈蚣 2 条。

若形寒肢冷,阳虚者,加附子(先煎)6 g、干姜 3 g 温阳开窍;腹胀、呕恶者,加苍术 9 g、砂仁 6 g 化湿和胃。

(4)心肾亏虚。

证候:癫痫发作日久,健忘心悸,头晕目眩,腰膝酸软,舌淡红,苔薄腻,脉细弱。

治法:补益心肾,健脾化痰。

方药:大补元煎合六君子汤加减。熟地黄 15 g,山药 9 g,山萸肉 9 g,枸杞子 9 g,当归 9 g,杜仲 15 g,人参(另煎兑服)9 g,陈皮 9 g,炙甘草 6 g。

若痰多、夜寐欠安,加菖蒲 6 g、远志 6 g 宣窍安神;若神志恍惚,恐惧,焦虑,可加用淮小麦 30 g、大枣5 枚养心润燥安神。

2.针灸治疗

(1)体针。

主穴。发作期:百会、人中、后溪、涌泉,均用泻法;间歇期:鸠尾、大椎、腰奇、间使、丰隆;大发作加内关、神门、神庭。

(2)耳针。

主穴:神门、心、肾、脑点、肝、脾。以上各穴可交替取用。

(3)穴位埋线。

双侧丰隆穴、内关穴皮下埋植羊肠线,3 个月埋一次,共埋 3 次。

以上各种方法治疗期间,均不能骤减或停用抗痫药物。

(四)西医治疗

1.药物治疗

(1)苯妥英钠(大仑丁):用于癫痫大发作。每日成人 200～500 mg,儿童 5～10 mg/kg,分 2～3 次口服。

注意点:可有牙龈增生、恶心、呕吐、全血细胞数减少、血小板数减少、皮疹、黄疸、高血糖等不良反应。高龄、心脏病、低血压和肺功能不全者慎用。

(2)丙戊酸钠(镁):用于各种类型癫痫。每日成人 600～1800 mg,儿童 20～30 mg/kg,分 3 次口服。

(3)德巴金:为丙戊酸钠缓释剂,常用剂量为每日 500～1000 mg,分 2 次口服。

(4)卡马西平(酰胺咪嗪):用于大发作,每日 300～600 mg,半衰期为 20～55 小时,分 3 次口服。注意点:青光眼、尿道前列腺病、肝肾功能不全、心功能不全、老年人慎用;哺乳期禁用;可有罕见的不良反应,如变态反应性皮疹(皮疹、剥脱性皮炎、中毒性大疱性表皮松解症)、脱发、发热、淋巴结病变、白细胞数减少、血小板数减少、粒细胞缺乏症、再生障碍性贫血、肝炎、血栓栓塞病、房室传导阻滞、蛋白尿和低血钠等,一旦出现,应立即停药。

(5)苯巴比妥:每日 60～180 mg,分 3 次口服。可防止痫性电活动诱导。注意点:卟啉病、严重呼吸功能不全、对本品过敏者禁用;肝、肾功能不全者,老年患者以及嗜酒者应尽可能地降低剂量;对长期应用本品的患儿应合并用药以预防佝偻病。

(6)氯硝西泮(氯硝安定):成人每日 1～10 mg;儿童每日用量,＜1 岁 0.25 mg,1～5 岁 0.5～1 mg,6～12 岁 1～6 mg,半衰期为 20～60 小时。注意点:对本药过敏者以及严重呼吸功能不全者忌用;本药用到 6 个月时可出现疗效减低,此时必须调整用药剂量和(或)与其他抗癫痫药物同用。

（7）乙琥胺：每日成人 500～1500 mg，儿童 10～15 mg/kg。

（8）扑痫酮：每日成人 500～1500 mg，儿童 15～30 mg/kg。

（9）托吡酯胶囊（妥泰）。用于各种类型的癫痫。成人：初始剂量为每日 25～50 mg 分 2 次口服，每周加量为每日 25 mg，稳定剂量为每日 200 mg，最大每日剂量可达 400～600 mg。如果在某一剂量出现发作完全控制，则可维持此剂量观察。儿童：初始剂量为每日 0.5 mg/kg 分 2 次口服，每周加量为每日 0.5 mg/kg，稳定剂量为每日 4 mg/kg，最大日剂量可达 10 mg/kg。如果在某一剂量出现发作完全控制，则可维持此剂量观察。注意点：服用本药有厌食、体重下降、嗜睡、肢体或口舌麻木等不良反应。

（10）拉莫三嗪（试用）：每日 200～500 mg，分 2～3 次口服。

2.手术治疗

颅内占位病变首先考虑手术治疗。

（赵淑燕）

第二节　脑梗死

脑梗死又称缺血性脑卒中，是指由于脑组织局部动脉血液供应障碍或血流突然完全中断，停止供血、供氧而引起该供血区的脑组织坏死、软化。约占脑血管病发病率的 75%。

脑梗死多见于 50～70 岁患有动脉硬化者，男性略多于女性。常于睡眠中或安静状态下发病。临床可表现为头晕、头痛、偏瘫、失语、感觉障碍等，严重者可出现昏迷和脑疝。

本病相当于中医学"中风""风痱""喑痱"等病证。

一、病因病机

（一）西医病因

1.血管病变

最常见的是动脉粥样硬化及在此基础上发生的血栓形成，其次是高血压病伴发的脑小动脉硬化。其他还有血管发育异常、动脉炎及动脉壁创伤后的血管闭塞。

2.血液成分改变

病变血管处内膜粗糙，使血液成分中血小板易于附着积聚以及释放更多的 5-羟色胺等化学物质；血液成分中脂蛋白、胆固醇、纤维蛋白原等含量增加，可使血液黏度增高，红细胞表面负荷降低，而使血液速度减慢。血液病如白血病、真性红细胞增多症、严重贫血等均可使血栓易于形成。

3.血流改变

血压的改变是影响脑局部血流量的重要因素。当平均动脉压低于 9.3 kPa（70 mmHg）和高于 24.0 kPa（180 mmHg）时，在血管本身存在病变的基础上，自动调节功能失效，局部脑组织的血供即发生障碍。

4.其他

导致脑梗死的另一类重要原因是由于异常的物体（固体、液体、气体）沿血液循环进入脑动脉,造成血流阻塞,而产生脑梗死。栓子的来源可分为心源性的、非心源性的及来源不明的三大类。

高血压病、心脏病、高脂血症、短暂性脑缺血发作、高血糖、超重、吸烟、饮酒、钠盐负荷高、钙摄入不足、阳性家族史等诱发因素等,均可增加脑梗死的危险性。

(二)病理病机

1.西医病理

现代医学认为引起脑梗死的根本原因是供应脑部血液的颅外或颅内动脉中发生闭塞性病变而未能获得及时、充分的侧支循环的血液供应,使局部脑组织的代谢需要与可能得到的血液供应之间发生超过一定限度的供不应求所致。而脑梗死造成脑细胞凋亡的主要机制是代谢性细胞酸中毒、细胞内钙离子超载、兴奋性氨基酸毒性作用、磷脂代谢障碍和自由基损伤。脑动脉闭塞6小时以内脑组织改变不明显,缺血区周围环绕有缺血半暗带。当缺血在8～48小时,缺血最重的中心部位发生软化即梗死,脑组织肿胀、变软,灰白质界限不清,若病变范围大,脑组织高度肿胀时可向对侧移位,甚则形成脑疝。

2.中医病因病机

中医认为脑梗死的发生有内因、外因两方面。内因是其发病的基础,主要是由于年老体衰,心、肝、肾三脏阴阳失调,气血、津液、精髓生成不足。外因是其诱发因素,主要为情志所伤,如忧思恼怒,思虑过度,五志过极;或饮食不节,嗜食肥甘;或房事劳累等诱因。两者相互影响,同时为患。本病的发病机制为年老体衰,肝肾阴虚,水不涵木,肝阳偏亢,化火生风,风性激荡,上犯于脑;痰阻于内,阳气不得宣泄,郁而生热,痰热互结,浊邪上犯,正气不足,气血运行不畅,痰阻窍络,脑用失灵。本病发生以正气内虚为本,包括阴阳、气血虚衰,尤以阴虚、气虚为主。在风、火、痰、气、血瘀的影响下相互作用而发病。

二、诊断要点

(一)临床表现

1.病史

年龄多在50岁以上,伴有高血压病、动脉硬化者多见。多在安静情况下发病。

2.症状

表现为头昏、偏瘫、头痛、失语、偏身感觉障碍,部分患者可出现偏盲和意识障碍。

3.体征

早期患侧肢体肌张力减低,恢复期多增高,肌力下降,腱反射活跃或减低,病理征阳性。患侧技体痛觉减退,出现共济失调征。优势半球梗死者可见构音障碍,严重者可有神志变化及括约肌功能改变。

根据梗死部位不同,临床表现及体征亦不同。

(1)颈内动脉:对侧肢体偏瘫、偏身感觉障碍,优势半球病变时失语。

(2)大脑中动脉:对侧肢体偏瘫、偏身感觉障碍和同向性偏盲,优势半球受累可出现失语。梗死面积大症状严重者可致颅内压增高,昏迷甚至死亡。

(3)大脑前动脉:出现对侧下肢活动及感觉障碍。因旁中央小叶受累,排尿不易控制。若双则大脑前动脉闭塞,则出现淡漠、欣快等精神症状。

(4)大脑后动脉:梗死时出现对侧同向性偏盲和一过性视力障碍。

（5）椎基底动脉系统：主要表现为眩晕、共济失调、构音障碍、吞咽困难、眼震，甚至出现闭锁综合征。

（6）小脑后下动脉：表现为突然眩晕、恶心、呕吐、眼震、吞咽困难、霍纳综合征以及交叉性的感觉及运动障碍。

4.检验与检查

（1）头颅 CT 检查：一般发病 48 小时以上可显示病灶区低密度改变，若病灶面积大可见周围环形水肿带。

（2）头颅 MRI 检查：急性期 T_1WI 为高信号与正常信号之间，T_2WI 为轻微低信号改变。亚急性期 T_1WI 和 T_2WI 均为高信号改变，显示有特异性。

（3）脑电图检查：提示病灶部位异常脑电图改变。

（4）经颅多普勒超声（TCD）检查：可显示大脑各血管的血流速度、波形，提示血管阻塞或狭窄情况。

（5）正电子发射断层扫描（PET）检查：提示梗死血管部位的血流减少、减慢，耗氧量增加情况。

（6）血小板聚集功能测定：发现脑梗死患者血小板最大聚集率和解聚型出现率分别高于和低于对照组。

（7）血流动力学检查：脑梗死患者血黏度均有增高改变。

（二）诊断

1.诊断标准

（1）脑血栓形成：①常于安静状态下发病。②大多数发病时无明显头痛和呕吐。③发病较缓慢，多逐渐进展或呈阶段性进展，多与脑动脉粥样硬化有关，也可见于动脉炎、血液病等。④一般发病后 1~2 天内意识清楚或轻度障碍。⑤有颈内动脉系统和（或）椎-基底动脉系统的症状和体征。⑥应作 CT 或 MRI 检查。⑦腰穿脑脊液一般不应含血。

（2）脑栓塞：①多为急骤起病。②多数无前驱症状。③一般意识清楚或有短暂意识障碍。④有颈内动脉系统和（或）椎-基底动脉系统的症状和体征。⑤腰穿脑脊液一般不应含血，若有红细胞可考虑出血性脑梗死。⑥栓子的来源可为心源性或非心源性的，也可同时伴有其他脏器、皮肤、黏膜等的栓塞症状。

（3）腔隙性脑梗死：①发病多由于高血压动脉硬化引起，呈急性或亚急性起病。②多无意识障碍。③应进行 CT 或 MRI 检查，以明确诊断。④临床表现都不严重。较常见的为纯感觉性卒中、纯运动性轻偏瘫、共济失调性轻偏瘫、构音不全-手笨拙综合征或纯感觉运动性卒中等。⑤腰穿脑脊液无红细胞。

2.分类与分期

（1）分型法分类。①脑血栓形成：主要为动脉粥样硬化性脑血栓形成，部分为各类动脉炎或其他原因引起的脑血栓形成。②脑栓塞性脑梗死：主要为心源性脑栓塞，部分为动脉源性或其他原因引起的脑栓塞。③腔隙性脑梗死：主要由高血压及其伴发的小动脉透明变性或动脉源性栓塞引起。④分水岭脑梗死：相邻血管供应区之间的边缘带局部缺血性损害。⑤出血性脑梗死：主要是由于动脉闭塞后，在梗死的基础上梗死灶内血管壁坏变，血液漏出而继发出血。⑥多发性脑梗死：是指不同或同一供血系统的两个或两个以上脑血管闭塞引起的梗死。

（2）根据病程长短分期。①超早期：发病在 1~6 小时之内。②急性期：发病在 8~48 小时内。③恢复期:发病在 48 小时后。④后遗症期:发病半年以后。

(3)根据发病的程度分型。①完全型:起病 6 小时内病情即达高峰,常为完全性偏瘫,病情多较重,甚至昏迷。②进展型:局限性脑缺血症状逐渐加重,呈阶梯式加重,可持续 6 小时至数天。③缓慢进展型:起病 2 周后症状仍进展,常与全身或局部因素所致的脑灌流减少,侧支循环代偿不良,血栓向近心端逐渐扩展有关。④可逆性脑缺血发作:神经症状多在 24～72 小时才恢复,最长可持续 3 周,不留后遗症。

(三)常见并发症

梗死面积大时可出现消化道出血、泌尿系统感染、长期卧床者可出现坠积性肺炎、压疮。

三、治疗

(一)临床评价

超早期积极采用溶栓或降纤治疗,对挽救缺血半暗带,减轻脑细胞死亡有重要意义,而中药静脉制剂,如复方丹参注射液、云南灯盏花注射液、脉络宁注射液、葛根素注射液以及三七总苷注射液等问世,为中医药治疗急性期脑血管疾病提供了新的治疗手段,取得了可喜的疗效。对脑梗死恢复期伴有后遗症的患者配合中医药内治、针灸、按摩治疗等可起到较为理想的效果。

(二)急症处理

1.西医措施

(1)一般治疗:卧床休息。加强皮肤、口腔、呼吸道及排便护理,防止各种并发症,注意水、电解质平衡。

(2)药物治疗。溶栓治疗:只在时间窗内(6 小时以内)应用。但若为进展型卒中,可适当延长至 8～12 小时。应严格掌握适应证(目前仍有争议)。①尿激酶:2～10 万 U 加入生理盐水500 mL 中静脉滴注,每日 1 次,连用 5～10 天。缺点为易致脑出血。②链激酶:50 万 U 溶于100 mL 等渗葡萄糖水或生理盐水中;30 分钟静脉滴注完毕,连用 3 天。缺点为易致脑出血。③组织型纤维蛋白溶酶原激活剂(t-PA):10～100 mg 加入 5％葡萄糖注射液 500 mL 中静脉滴注,30～120 分钟滴毕,连用 5～10 天。缺点为价格昂贵。

(3)降纤治疗。适于发病 72 小时以内者,注意监测出凝血时间及纤维蛋白原。①东菱精纯抗栓酶(巴曲酶):第 1 天用 10 Bu,加入生理盐水 500 mL 中静脉滴注,第 3、5 天各用 5 Bu,方法同前。②降纤酶(兆科降纤酶、克塞灵、蕲蛇酶):兆科降纤酶、克塞灵剂量和用法同上;蕲蛇酶0.75 U 加入生理盐水 250 mL 中静脉滴注,每日 1 次,连用 10～14 天,使用前需作皮试。

(4)抗凝治疗。①低分子肝素(法安明、速避凝、海普宁、博璞青):4000 μg 脐周皮下注射,每12 小时一次,连用 10 天。

注意观察血小板及纤维蛋白原等凝血指标。腔梗阻者禁用。

(5)脑保护剂。主张超早期开始进行联合治疗,常用药物如下。①盐酸氟桂利嗪:每次5 mg,每晚1 次,口服。②尼莫地平:每次 20 mg,每日 3 次,口服。③尼莫地平(尼莫同)注射液:每次 10 mg 加入生理盐水 500 mL 中避光静脉滴注,6 小时以上滴完。每日 1 次,连用 5～10 天。

2.中医措施

(1)醒脑静脉注射液:每次 20～30 mL,加入 5％葡萄糖注射液 250 mL 中静脉滴注。适用于大面积脑梗死。

(2)清开灵注射液:每次 20～40 mL,加入 5％葡萄糖注射液 250 mL 内静脉滴注。适用于伴发热者。

（3）安宫牛黄丸：每次 0.5～1 丸，温水化开，灌服或鼻饲，每日 2 次，醒后即停服。适用于大面积脑梗死神志模糊者。

（三）中医治疗

1.辨证论治

本病辨治应以虚实为纲。虚者即肝肾阴虚，气血亏虚，实者为肝风、痰湿（热）、瘀血等。因本病多虚实夹杂，故治疗应扶正祛邪兼顾，应明辨两者的主次而有所侧重。通常予平肝熄风、活血化瘀、化痰通络及补益气血、滋补肝肾等法。

（1）风痰阻络。

证候：半身不遂，口舌歪斜，言语謇涩或不语，偏身麻木，头晕目眩。舌质黯，苔白腻，脉弦滑。

治法：熄风化痰通络。

方药：涤痰汤合血府逐瘀汤加减。天麻 12 g，钩藤（后下）30 g，半夏 9 g，陈皮 6 g，川芎 9 g，地龙 9 g，桃仁 9 g，红花 9 g。

若风痰蕴而化热，热象明显，症见口苦、苔黄者，加黄芩 9 g、炒栀子 6 g 清肝泄热；痰瘀内阻，症见偏身麻木重者，加鸡血藤 30 g、木瓜 9 g 活血通络。

（2）痰热腑实。

证候：半身不遂，言语謇涩，偏身麻木，口舌歪斜，头晕目眩，咯痰或多，腹胀便秘。舌质黯红，苔黄或黄腻，脉弦滑。

治法：化痰通腑。

方药：星蒌承气汤加减。生大黄（后下）9 g，芒硝（冲服）6～9 g，全瓜蒌 30 g，胆南星 9 g，丹参 15 g，天竺黄 9 g。

痰热明显者，加黄芩 6 g、天竺黄 9、栀子 9 g 清热化痰；年老体弱津亏，症见大便干结者，去芒硝，加生地黄 15 g、麦冬 9 g、玄参 12 g 养阴生津；瘀血内阻，症见麻木，舌有瘀点者，加川芎 12 g、地龙 12 g 活血通络；痰热上蒙清窍，症见神昏者，加菖蒲 9 g、郁金 9 g 化痰开窍。

（3）气虚血瘀。

证候：半身不遂，口舌歪斜，言语謇涩或不语，偏身麻木，口角流涎，气短乏力，自汗出，手足肿胀。舌质淡紫，苔薄白，脉细涩或细缓。

治法：益气活血，通经活络。

方药：补阳还五汤加减。炙黄芪 15～60 g，红花 9 g，桃仁 9 g，川芎 12 g，当归 9 g，赤芍药 15 g，桂枝 6 g，地龙 12 g。

若痰阻舌窍，症见言语不利者，加用九节菖蒲 6 g、郁金 9 g 化痰开窍；便结者，加火麻仁 9 g、生地黄 12 g 润肠通便；肝肾亏虚，症见肢体瘫软无力，加牛膝 15 g、杜仲 12 g 补肾强腰；上肢偏废重者，加桑枝 30 g、羌活 9 g；下肢偏废重者，加牛膝 15 g、桑寄生 15 g。

（4）阴虚风动。

证候：半身不遂，舌强言謇或不语，口舌歪斜，头痛眩晕，耳鸣目眩，口苦咽干，心烦易怒，尿赤便干，舌质红或红绛，少苔或无苔，脉细弦或细弦数。

治法：滋阴潜阳，熄风通络。

方药：镇肝熄风汤加减。天麻 12 g，钩藤（后下）30 g，生龙骨（先煎）15 g，生牡蛎（先煎）30 g，白芍 15 g，玄参 12 g，麦冬 12 g，丹参 15 g。

若夹有痰热,症见口苦、苔黄腻者,加天竺黄 15 g、胆南星 15 g 清化痰热;心火内扰,症见心烦失眠者,加莲子心 6 g、珍珠母(先煎)30 g 清心安神;肝风上扰清窍,症见头痛较重者,加夏枯草 10 g、石决明(先煎)15 g 以增平肝熄风之力。

2.辨病治疗

(1)银杏叶提取物:适用于各型脑梗死。每次 2 片(80 mg),每日 3 次,口服。

(2)利脑心胶囊:适用于各种脑梗死合并心肌缺血者。每次 2 粒;每日 3 次,口服。

(3)华佗再造丸:适用于本病气虚血滞,脉络瘀阻证。每次 8 g,每日 3 次,口服。

(4)中风回春丸:适用于本病恢复期及后遗症期,每次 1.8 g,每日 3 次,口服。

(5)步长脑心通:适用于本病瘀血阻络证。每次 2～3 粒,每日 3 次,口服。

(6)复方丹参注射液(心血丹):适用于本病瘀血阻络证。每次 250 mL 静脉滴注,每日 1 次。

(7)脉络宁注射液:适用于本病气虚瘀阻证。每次 40～60 mL 静脉滴注,每日 1 次。

(8)三七总苷注射液:适用于各型脑梗死。每次 300～500 mg 加入生理盐水 250 mL 中静脉滴注,每日 1 次。

(9)灯盏细辛注射液:适用于本病气虚血滞,脉络瘀阻证。每次 20～30 mL 加入生理盐水 250 mL 中静脉滴注,每日 1 次。

(10)血府逐瘀口服液:适用于本病瘀血阻络证。每次 10 mL,每日 2 次。

3.针灸治疗

(1)体针:对中经络者,取百会、四神聪、风池、风府。弛缓性偏瘫配双侧曲池、合谷、外关、后溪、环跳、阳陵泉、足三里、绝谷、解溪等阳经穴位为主;痉挛性偏瘫配双侧曲泽、尺泽、间使、内关、大陵、太渊、神门、曲泉、阴谷、阳陵泉、三阴交、太溪、太冲等阴经穴位为主。每日 1 次,留针 20 分钟,10 次为一疗程。口眼㖞斜取患侧地仓、颊车;失语取金津、玉液、廉泉。足外翻取筑宾、昆仑、解溪、照海。

(2)耳针:可选用肾上腺、神门、肾、胆、脾、心、脑点及瘫痪部位的相应穴位。吞咽困难加口、耳迷根、咽喉,口眼㖞斜者选用面颊区、眼、口、皮质下等。每日 1 次。

(3)头针:多取健侧相应区域,如运动区、感觉区、足运动区。语言不利者加语言区。一般先刺健侧,后刺患侧,每日 1 次,一次 20 分钟。多在昏迷清醒及病情稳定后才选用这种治疗方法。

(四)西医治疗

1.一般治疗

注意水、电解质平衡。若起病 72 小时后仍不能进食,应予鼻饲流汁饮食。

2.药物治疗

(1)抗血小板聚集剂。①肠溶阿司匹林:每晚 75～300 mg,顿服。②双嘧达莫(潘生丁):每次 25～50 mg,每日 3 次,口服。③盐酸噻氯匹定(抵克力得片):每次 250 mg,每日 1 次,进餐时服。④氯吡格雷(波立维):每次 75 mg,每日 1 次,口服。

(2)脑细胞活化剂。①三磷腺苷(三磷酸腺苷,ATP):每次 40 mg,加入 5% 葡萄糖注射液或生理盐水 250 mL 中静脉滴注,每日 1 次。②胞磷胆碱(胞二磷胆碱):每次 0.5 g～1 g,加入 5% 葡萄糖注射液或生理盐水 250 mL 中静脉滴注,每日 1 次。③血活素:每次 20 mg,加入 5% 葡萄糖注射液或生理盐水 250 mL 中静脉滴注,每日 1 次。④吡拉西坦(脑复康):每次取注射液 250 mL(4～8 g)静脉滴注,每日 1～2 次。

(3)脱水剂。大面积脑梗死出现神志改变时需尽早使用;若神志改变不明显,而肢体偏瘫较重时也当应用。①20％甘露醇:每次 125～250 mL 静脉滴注(20～30 分钟内滴完),根据病情每 6～12 小时一次,或每日 1 次。肾功能不正常者慎用。②呋塞米(速尿):每次 20～40 mg 静脉推注,每 8～12 小时一次。③复方甘油果糖注射液:每次 250～500 mL 静脉滴注,每日 1～2 次,酌情使用。滴速不宜过快,以防溶血。

(4)降压药物:急性期慎用或不用降压药;当血压高于 26.7/16.0 kPa(200/120 mmHg)时可考虑使用,但一般不宜降压过快,可逐渐缓降至平时水平。

3.其他治疗

(1)高压氧舱疗法,用 2 个大气压的高压氧舱治疗 1.5～2 小时,每日 1 次,10 次为一疗程。

(2)紫外线照射充氧自血回输疗法:每次 200～400 mL,10～12 次为一疗程。

4.外科手术治疗

可做血栓摘除术,动脉内膜切除术,颈、椎动脉内支架成形术等。

(赵淑燕)

第三节　帕金森病

帕金森病(PD)又称震颤麻痹,是中老年较常见的中枢神经系统变性疾病。临床表现以运动减少、肌张力增高、震颤和体位不稳为主。多在 40 岁以后发病,60 岁以上人群患病率达 1％。

本病相当于中医学"颤证""颤病"等病证。

一、病因病机

(一)西医病因

对 PD 病因,过去单一地认为与多巴胺神经系统受损有关,近年渐认为很可能是由于多因性的、相对选择性的系统的神经结构的病变所致。

1.年龄因素

PD 的患病与年龄相关,60 岁以上老人可有多巴胺(DA)、去甲肾上腺素(NE)等神经递质减少,酶类代谢异常,黑质和蓝斑中色素神经细胞脱失,而 PD 患者约 80％多巴胺神经元死亡,Lewy 小体较正常老人增多且广泛分布。

2.遗传因素

流行病学调查发现,有阳性家族史或有某种素质的人易患本病,同卵或异卵双生子的同患率较高。PD 的遗传类型认为是常染色体显性遗传。近年日本学者提出 PD 与潜在神经毒代谢有关,设想 PD 患者可能存在 N-甲基化酶或单胺氧化酶等代谢基因的异常。

3.神经毒学说

近年研究发现 1-甲基-1、1-甲基-3、6-四氢吡啶(MPTP)物质是 PD 发病的重要因素。MPTP经氧化后成为对黑质细胞有特异性毒性的 MPP^+ 根,在胶质细胞内短期或长期蓄留后,作用于黑质细胞的线粒体,使自由基过度生成,导致神经元死亡。

4.感染因素

PD患者的脑脊液中疱疹Ⅰ型病毒抗体效价增高,血清中发现抗人交感神经节的细胞抗体,认为PD可能与某些病毒感染有关。

5.免疫因素

PD患者细胞免疫功能低下,而体液免疫改变不明显。

因此认为PD的病因是中毒、感染、免疫紊乱和非生物因素所致的亚临床损害,当这些损害发生在某些易感染素质的人时则可促进PD的发生。此外,去甲肾上腺素、5-羟色胺、γ-氨基丁酸(gABA)、乙酰胆碱等也参与了发病过程。

(二)病理病机

1.西医病理

病理发现:黑质致密区中含黑色素的神经元严重缺失,残余细胞发生变性,细胞质中出现玻璃体同心形包涵体——Lewy小体。类似变化也见于蓝斑、迷走神经背核、下丘脑、中缝核、交感神经节。影响脑部多巴胺能神经通路纤维变性,导致居于纹状体上神经末梢处多巴胺(DA)不足或丧失,乙酰胆碱(Ach)含量相对增加,使纹状体中这一对神经递质的平衡破坏,而出现PD的症状。黑质-纹状体、中脑皮质边缘及下丘脑弓状核垂体漏斗系统的DA神经元广泛而严重的变性及PD的特征,此系统DA功能丧失分别导致运动、精神、内分泌障碍。

2.中医病因病机

(1)年老体衰:中年以后阴气自半,肝肾自虚,兼加劳顿、色欲之消耗,而致阴精虚少、形体衰败,出现筋脉失濡,肌肉拘挛,发为震颤、僵直。肝木本虚,肝失疏泄,气机不畅,气滞血瘀,更加重病情。

(2)情志因素:五志过极化火,木火太盛,克伐脾土,脾为四肢之本,故见四肢摇动;木火上冲则见头摇。若木火克土而脾虚,水液运化失司,导致痰湿内生,阻滞经络发为颤证。

(3)劳倦、思虑过度,或饮食不调,导致心脾受损,以致气血不足,不能荣养四肢,血虚风动,出现震颤。

(4)久病及肾:高年多病重叠,致使肝肾交亏,精血俱耗,出现筋脉不舒,拘急时作。总之,PD的主要的病理基础是肝肾阴虚、气血不足,在此基础上形成风、痰、火、瘀等病理改变,内外相互影响,导致本病出现复杂的兼夹之证。中医认为其病位在肝、肾、心、脾。肝肾不足,心脾两虚是本,风、痰、火、瘀是标。标本相互影响,从而出现震颤、僵直、行动徐缓等症状。

二、诊断要点

(一)临床表现

1.病史

临床发病年龄一般在50~60岁,男性多于女性。初起表现不明显。

2.症状

(1)运动减少:随意运动减少,始动困难和动作缓慢。语声单调、低沉。进食、饮水呛咳。偶然于起身时全身不动,呈"冻结"发作。

(2)震颤:典型震颤为静止性震颤,多自一侧上肢开始,可以波及四肢、下颌、唇、舌和颈部。每秒4~6次,波幅不定,精神紧张时加剧。

(3)强直:多自一侧上肢近端开始,逐渐蔓延至远端、对侧及全身。面肌强直使表情和瞬目动作减少,造成"面具脸"。行走时上肢协同摆动动作消失。

(4)体位不稳:行走时步距缩短,结合屈曲体态,出现碎步、前冲的慌张步态。晚期姿态反射进一步失常,故易倾跌。

(5)其他症状:①自主神经功能紊乱:出现唾液分泌增加,汗分泌增加或减少,大小便排泄困难,直立性低血压;②精神症状:忧郁和痴呆。

3.体征

四肢肌张力呈齿轮样或铅管样增高,联带运动减少,面具脸,前冲步态,路标手或搓丸样动作,自主神经系统功能紊乱的体征。

4.检验与检查

(1)脑脊液检查:少数患者脑脊液中蛋白质计数轻度升高,偶有白细胞数轻度增多,多巴胺代谢产物高香草酸以及 5-HT 代谢产物 5-HLAA 含量减低。

(2)脑电图:主要为广泛性至中度异常,呈弥漫性慢波活动。

(3)CT 检查:部分患者显示不同程度的脑萎缩,表现为蛛网膜下腔增宽,脑沟加深,脑室扩大。

(4)正电子发射型计算机断层扫描(PET):可见壳核内 D1 及 D2 受体与 11C-dopa、18F-dopa 结合力减低。

5.诊断标准

源于 1984 年 10 月全国锥体外系疾病讨论会制定的"帕金森病及帕金森综合征"中帕金森病的诊断标准。

诊断原发性帕金森病主要依靠临床观察,要考虑以下几点。

(1)至少要具备 4 个典型症状和体征(静止性震颤、少动、僵直和位置性反射障碍)中的 2 个。

(2)是否存在不支持诊断原发性帕金森病的不典型症状和体征,如锥体束征、失用性步态障碍、小脑症状、意向性震颤、凝视麻痹、严重的自主神经功能障碍、明显的痴呆伴有轻度锥体外系症状。

(3)脑脊液中高香草酸减少,对确诊早期帕金森病和与特发性震颤、药物性帕金森综合征与帕金森病的鉴别是有帮助的。一般而言,特发性震颤有时与早期原发性帕金森病很难鉴别,前者多表现为手和头部位置性和动作性震颤而无少动和肌张力增高。

6.临床分型

WHO 推荐的分类标准 I CD-NA 将 PD 分为 5 个亚型:①典型型;②少年型;③震颤型;④姿势不稳步态障碍型;⑤半身型。

1984 年 10 月全国锥体外系疾病讨论会制定的"帕金森病及帕金森综合征的分类"中将帕金森病从 3 个方面分类。

(1)按病程分型。①良性型:病程较长,平均可达 12 年,运动症状波动和精神症状出现较迟;②恶性型:病程较短,平均可达 4 年,运动症状波动和精神症状出现较早。

(2)按症状分型:①震颤型;②少动和强直型;③震颤或少动和强直型伴痴呆;④震颤或少动和强直型不伴痴呆。

(3)按遗传分型:①家族性帕金森病;②少年型帕金森病。

(二)常见并发症

罹患 10 年以上者,多因支气管肺炎而死亡。

三、治疗

(一)临床评价

帕金森病属于变性疾病,传统西医疗法多着眼于阻止乙酰胆碱释放,促进多巴胺释放以及补充左旋多巴以求得纹状体系统中乙酰胆碱和多巴胺的平衡,早期能获得可靠的疗效。但长期使用可产生不同程度的不良反应,尤其是左旋多巴类制剂可产生新的运动障碍、剂末与开关现象。中医学运用中药及针灸治疗,重在补肾养肝、益气养血、化痰通络,临床证实不仅可改善症状,而且有助于减少西药的剂量和不良反应。

(二)中医治疗

1.辨证论治

(1)气血两虚。

证候:神呆懒言,面色㿠白,肢体震颤,颈项僵直;或肢体拘痉,活动减少,步态不稳,气短乏力,皮脂外溢,舌质黯淡,苔薄白或白腻,脉细无力。

治法:益气养血,熄风通络。

方药:八珍汤合天麻钩藤饮加减。党参 12 g,当归 15 g,熟地黄 15 g,黄芪 15 g,白术 9 g,茯苓 15 g,天麻 9 g,钩藤(后下)15 g,牛膝 9 g,全蝎 6 g,丹参 15 g。

纳呆者,加炒谷麦芽各 15 g、白豆蔻(后下)6 g 醒脾健胃;便秘者,加瓜蒌仁 9 g、枳壳 9 g 润肠通便。

(2)肝肾阴虚。

证候:表情呆板,肢体震颤幅度颇大,动作迟缓,肢体拘痉,活动笨拙,头晕目眩,耳鸣健忘,急躁易怒,面赤多汗,腰膝酸软,舌瘦质红,舌苔少,脉细数。

治法:补肾养阴,柔肝熄风。

方药:大定风珠加减。生地黄 15 g,石斛 12 g,杭白芍 15 g,肉苁蓉 9 g,川续断 15 g,炙龟甲(先煎)30 g,炙鳖甲(先煎)30 g,钩藤(后下)30 g,五味子 6 g,麦冬 9 g。

震颤严重者,加珍珠母(先煎)30 g、天麻 9 g 镇肝熄风;肢体拘痉甚者,加地龙 9 g、全蝎 6 g 通络止痉;阴虚火旺甚者,加知母 9 g、黄檗 6 g 滋阴降火。

(3)风痰阻络。

证候:肢体震颤,四肢拘痉,动作不利,伴胸胁满闷,痰盛流涎,舌胖质淡,舌苔白腻,脉濡或弦滑。

治法:行气化痰,熄风通络。

方药:导痰汤加减。法半夏 9 g,制南星 9 g,枳实 6 g,茯苓 15 g,陈皮 9 g,天麻 9 g,钩藤(后下)30 g,僵蚕 9 g,大贝母 9 g,天竺黄 9 g。

震颤甚者,加生龙牡(均先煎)各 30 g、地龙 9 g 镇肝熄风;痰热便秘者,加大黄(后下)6 g、玄参 9 g 清热通腑。

(4)血瘀风动。

证候:表情呆板,面色灰黯,肢体僵直,屈伸不利,震颤,伴肩背疼痛,言语謇涩,舌紫黯或有瘀斑,脉弦涩。

治法:活血化瘀,熄风通络。

方药:补阳还五汤加味。黄芪 30 g,桃仁 9 g,红花 9 g,当归 15 g,赤芍 9 g,川牛膝 9 g,怀牛膝 9 g,地龙 9 g,钩藤(后下)15 g,川芎 9 g,全蝎 3 g。

言语不利,加菖蒲 9 g、郁金 9 g 开窍利音;痰多者,加茯苓 15 g、制半夏 9 g、陈皮 6 g 健脾化痰;兼有痰热者,加竹沥水(兑冲)20 mL、胆南星 9 g 清化痰热。

2.辨病治疗

(1)六味地黄丸:用于肾阴不足者。浓缩丸,每次 8 粒,每日 3 次,口服。

(2)全天麻胶囊:用于阴虚风动所致行动迟缓和震颤者。每次 2 粒,每日 3 次,口服。

3.针灸治疗

(1)体针:主穴取悬颅、风池、风府、曲池、合谷、足三里、三阴交、太冲、丰隆。用平补平泻法,每日 1 次,留针 30 分钟。

(2)头针:主穴取舞蹈震颤控制区、运动区。一侧病变针对侧,两侧病变取双侧。手法:快速捻转,配合提插,留针 30 分钟,每日 1 次。

(三)西医治疗

1.药物治疗

(1)乙酰胆碱受体阻断药。①盐酸苯海索(安坦):从每日 1 mg 开始,逐日递增至维持量每日 4~6 mg,分 2~3 次口服。老人慎用。②丙环定(开马君):每日 3~6 mg 分 2~3 次口服。影响认知能力,可致尿潴留。老年人慎用。

(2)多巴胺释放促进剂。金刚烷胺:每日 100 mg 分 2~3 次口服,可延缓本病的进展,也可减少左旋多巴制剂的不良反应。

(3)补充多巴胺制剂。①复方苄丝肼(美多巴):为左旋多巴与苄丝肼(4:1)的混合剂,从每日 0.125 g 开始渐增,维持量为每日 0.25~0.5 g,分 2~3 次口服。②复方左旋多巴(息宁):为左旋多巴与卡比多巴(4:1)混合剂的控释剂。从每日 0.125 g 开始渐增,维持量为每日 0.25~0.5 g,分 2~3 次口服。

当患者服用复方左旋多巴类药物出现耐受而用量过大或增量过快时,可出现症状波动。①剂末现象:每次药物的作用时间逐渐缩短,表现为症状规律性地波动。可采用息宁控释片或合并多巴胺激动剂治疗。②开关现象:每日多次突然波动于严重运动减少和缓解而伴有异动症两种状态之间,可改用激动剂或试行移植疗法。

(4)减少多巴胺破坏制剂:司来吉兰(丙炔苯丙胺)每日 5~10 mg 分 2~3 次口服,用于其他药物无效者。

(5)多巴胺受体激动剂。①溴隐亭甲磺酸盐(溴隐亭):为 DA 受体直接激动剂,一般从 1.25~2.5 mg 每晚 1 次开始渐增,维持量 7.5~15 mg,最高剂量每天 30 mg,与食物同服,以减少胃肠道不良反应,孕妇禁用。用于 DA 治疗有运动波动或不能用足量者。②培高利特甲磺酸盐(协良行):最初两天剂量为每日 0.05 mg,在以后的 12 天内,每隔 2 天每日加 0.1~0.15 mg,分 3 次口服。③吡贝地尔(泰舒达)单用每日 150~250 mg,分 3~5 次服用;与多巴胺疗法合用每日 100~150 mg 分 2~3 次服用。禁用于循环衰竭患者、急性心肌梗死患者及对本品过敏者。

2.手术治疗

手术的目的在于试图减轻 PD 的症状,手术部位是症状对侧的丘脑腹外侧核、苍白球或其传出纤维,目前多采取立体定向的方法,但同药物替代疗法一样存有一定的局限性。近年来脑组织移植手术的研究受到了关注。

(赵淑燕)

第四节 周期性麻痹

周期性麻痹是一组与钾离子代谢有关的代谢性肌病。以反复发作骨骼肌弛缓性无力或瘫痪为主要临床表现。发病突然,持续数小时至数周后恢复。发作间歇期完全正常。

发作时大多伴有血钾降低,也可见血钾增高或正常者,在我国有家族史者不常见。依据发病时血钾的浓度,可分为低血钾、高血钾和正常血钾性三类。以低血钾性周期性麻痹最常见。伴发甲状腺功能亢进、肾功能衰竭和代谢性疾病等的发作性麻痹称为继发性周期性瘫痪。有遗传史者称为家族性遗传性周期性麻痹。

根据发病特点和临床表现,本病主要与中医学的"痿证"等病证相关。

一、病因病机

(一)西医病因
关于本病的发病原因目前尚不清楚,可能与钾离子代谢异常及遗传因素等有关。

(二)病理病机
1.西医病理

(1)钾离子代谢异常:普遍认为周期性麻痹是一种与钾离子代谢障碍有关的疾病。低钾性周期性麻痹发作时,肌细胞内 K^+ 增多,细胞外液 K^+ 减少,使细胞内外 K^+ 浓度差过大,致使细胞膜电位过度极化,膜电位下降,而引起肌无力或瘫痪;高钾性周期性麻痹发作时,K^+ 自细胞内到细胞外,而 Na^+ 代偿性进入肌细胞内,使细胞膜电位较间歇期低于正常的电位进一步降低。

(2)遗传因素:本组疾病除罕见的正常血钾性周期性麻痹尚未确定外,其余两者均为常染色体显性遗传性疾病。低血钾性周期性麻痹多为散发性,高血钾性周期性麻痹外显率高。

(3)其他学说:发生低血钾性周期性麻痹的可能因素如下。①胰岛素、肾上腺皮质激素分泌增加;②肌纤维膜的离子通透性异常;③间脑病变。高血钾性周期性麻痹可能与肌细胞膜电位降低,膜对钠的通透性增加及肌细胞内钾、钠转换能力的缺陷有关。

2.中医病因病机

(1)脾胃虚弱:脾为后天之本,主四肢肌肉,由于饮食不节,或过度劳累损伤脾胃,脾胃功能失调,致使津液及水谷精微来源不足,筋脉肌肉失养,以致肢体痿弱无力。

(2)肝肾不足:肾主骨,肝主筋。肾为先天之本,素体肾虚,致肾阴阳俱虚,阳不化气,致气血不足,筋脉失养,出现四肢瘫软无力。肝肾同源,肾阴不足,致肝血不足,血不养筋,亦可造成肢体酸软无力等症。

(3)外感湿邪:久居潮湿之地,或淋雨受凉,寒湿浸淫筋脉肌肤,致气血运行不畅,筋脉弛缓,肢体痿软不用;若感受湿热,或寒湿化热,湿热下注,经脉不利,也可致肢体痿弱无力。

二、诊断要点

(一)临床表现
1.病史
发病前常有疲劳、受凉、剧烈运动、精神刺激、酗酒、饱餐或饥饿等情况。

2.症状

反复发作性四肢软瘫,近端重于远端,下肢重于上肢,可以从下肢逐步累及上肢,严重者可引起呼吸肌麻痹。

3.体征

肌张力降低,腱反射减低或消失,无感觉障碍,严重时可出现心动过速、室性早搏。

4.检验与检查

(1)血液检查。①血钾:低血钾性周期性麻痹在发作期血清钾明显降低,<3.5 mmol/L,间歇期正常。高血钾性周期性麻痹发作期血清钾增高,>5.5 mmol/L。②血 T_3、T_4 检查:继发于甲亢者,血 T_3、T_4 增高,T_3>3.0 nmol/L,T_4>169 nmol/L。

(2)电生理检查。①心电图:低血钾性周期性麻痹表现为 P-R 间期和 Q-T 间期延长,QRS 波群增宽,ST 段降低,T 波低平或倒置,出现高大 U 波。高血钾性周期性麻痹表现为 T 波高尖。②肌电图:低血钾性周期性麻痹对电刺激反应降低或消失。静息膜电位低于正常。高血钾性周期性麻痹在发作时可出现肌强直或肌强直样放电。在发作高峰时呈电静息状态。

(3)影像学检查:肌肉 CT 显示少数患者发病多年后主要受累的肢带肌群发生缓慢进行性肌病,可出现肌肉萎缩,肌肉组织逐渐被结缔组织和脂肪取代,肌肉在扫描时可出现散在的低密度区。

5.诊断试验

必须在心电图监护下结合肌电图检查进行。

(1)药物诱发试验。有助于诊断低血钾性周期性麻痹。事前应取得患者及其家属的同意,并做好应付一切可能发生的意外(如呼吸肌麻痹、心律失常)的准备。方法:于 1 小时内静脉滴注葡萄糖注射液 100 g 及胰岛素 20 U。通常在滴注后 1 小时出现低血钾。在瘫痪发生前,可见到快速感应电刺激引起的肌肉动作电位幅度的节律性波动,继而潜伏期延长,动作电位间期增宽,波幅降低,甚至反应消失。瘫痪出现后应立即予氯化钾加入生理盐水中静脉滴注(每小时不超过 1 g),并同时予以口服以中止发作。

(2)钾负荷试验:即内服 4~5 g 氯化钾(成人量)以观察可否诱发肌无力。如为高血钾性周期性麻痹,服后 30~90 分钟内会出现肌无力,数分钟至 1 小时达高峰,持续 20 分钟至 1 天。如为低血钾性周期性麻痹,肌无力会有改善。若为正常血钾性周期性麻痹,肌无力会加重,但血钾正常。

(3)运动诱发试验:让患者蹬自行车,车上加有 400~750 kg 的阻力,持续蹬 30~60 分钟,停车后 30 分钟如诱发肌无力伴血钾升高,可诊断为高血钾性周期性麻痹。

(4)冷水诱发试验:将前臂浸于 11~13 ℃水中,如为高血钾性周期性麻痹患者,20~30 分钟可以诱发肌无力,停止浸冷水 10 分钟后可恢复。

6.分型诊断

(1)低血钾性周期性麻痹:此型在国内最常见,属常染色体显性遗传。在我国以散发病例为多,男性多于女性,多在 20~40 岁发病,发作时血清 K^+ 降低。随着年龄增长发作次数减少,程度减轻。多于清晨或夜间熟睡中突然发现肢体瘫痪,常自腰背部和双侧髋部开始,向下肢远端蔓延,也可发展到上肢。近端重于远端,下肢重于上肢,数小时至 1~2 天内发展到高峰。常伴有肌肉酸痛、重胀、麻木、针刺样或蚁走样感觉,有的患者可有激动、恐惧、口渴、出汗、关节疼痛等前驱症状。颈部以上肌肉通常不受影响。瘫痪发作时,肌张力降低,腱反射降低或消失,极严重的患者可发生呼吸肌麻痹和(或)严重的心律失常而危及生命。每次发作可持续数小时或数天,然后逐渐恢复。发作早期如能做轻度的肢体被动活动可使发作减轻或停止。血清钾浓度降低。心电图 T 波降低,U 波出现,QRS 延长等低钾表现。伴发甲状腺功能亢进的周期性麻痹发作频率较高,每次持续时间较短,常在数小时至 1 天内。甲亢控制后,发作次数减少。

(2)高血钾性周期性麻痹:本型少见,属常染色体显性遗传。发病时血清钾较平时增高。多在 10 岁以前起病,男性多于女性且病情较重。一般日间发病,持续时间短,大多在数小时内症状消失。也可有与低血钾性周期性麻痹相似的前驱症状和麻痹症状,发作时麻痹也相似,但瘫痪程度较轻,肌无力程度与血钾不相平行。常伴有痛性肌痉挛和轻度肌强直。每次持续时间较短,进行轻度的体力活动或进食可能使发作推迟或顿挫。发作一般较低血钾性周期性麻痹频繁。大多在 30 岁后趋向好转,逐渐终止发作。个别患者有持久的心律不齐,如二联律或阵发性室性心动过速等。肾功能不全、肾上腺皮质功能减退、醛固酮缺乏症、服用肾上腺糖皮质激素或钾盐时易诱发本病。

(3)正常血钾性周期性麻痹:本型较少见,属常染色体显性遗传。发作时血清钾和尿钾均正常。多在 10 岁前发病。起病多在夜间,发作时除四肢麻痹外,常伴轻度面肌及咀嚼肌无力、吞咽困难和发音低弱等。有时某些肌群,如小腿肌或肩臂肌等可有选择性受累。每次发作持续时间较长,可 2 天至 3 周不等,大多在 10 天以上。部分患者平时极度嗜盐,限制食盐入量或给予钾盐可诱发本病。

(二)常见并发症

低血钾性周期性麻痹极严重者可发生呼吸肌麻痹,累及心脏可有心动过速、室性早搏和血压偏高。伴发甲状腺功能亢进症的患者周期性麻痹发作频率较高。

三、治疗

(一)临床评价

本病在临床上可用中医和西医两种方法进行治疗。一般认为,在急性期西药的作用迅速、高效;而中医药在缓解期的治疗,在改善症状、防止复发、减少西药毒副作用方面,有着良好的作用。

(二)急症处理

1.低血钾性周期性麻痹

轻症可给予氯化钾每日 3～8 g 分次口服,重者给予氯化钾每日 2～3 g 加入液体中静脉滴注。

注意事项:氯化钾静脉滴注时每小时不宜超过 1 g,以免影响心脏功能。呼吸肌麻痹者应予辅助呼吸,严重心律失常者应积极纠正。

2.高血钾性周期性麻痹

可静脉注射葡萄糖酸钙或氯化钙 1～2 g,也可静脉滴注 10％葡萄糖注射液 500 mL 加胰岛素 10～20 U 以降低血钾。

3.正常血钾性周期性麻痹

发作期给予大剂量生理盐水或高渗氯化钠注射液静脉滴注可使瘫痪好转。

(三)中医治疗

1.辨证论治

(1)气血两虚。

证候:肢体酸软,麻木无力,甚至瘫痪、呼吸气急,面色欠华,口渴欲饮,心悸多汗,大便溏稀,舌质淡,舌苔薄,脉细或细数无力。

治法:益气养血。

方药:人参养荣汤加减。党参12 g,炒白术12 g,白芍药12 g,怀牛膝12 g,熟地黄15 g,茯苓15 g,丹参15 g,当归12 g,五味子6 g,炙甘草9 g。

若呼吸困难,加人参(另炖)9 g、山茱萸30 g大补元气,或予参麦注射液30 mL加入生理盐水250～500 mL中静脉滴注;口渴剧烈,加天花粉12 g,沙参15 g,麦门冬12 g生津止渴;恶心、呕吐,加竹茹9 g、姜半夏9 g止呕;尿少或无尿,酌加肉桂3 g、车前子9 g、猪苓15 g温阳利尿。

(2)肝肾不足。

证候:肢体酸痛,麻木无力,四肢瘫痪,下肢较上肢重,腰膝酸软,头晕耳鸣,尿少或无尿,舌质偏红,苔薄黄或薄白,脉细数或无力。

治法:滋养肝肾,壮骨强筋。

方药:健步壮骨丸加减。炙龟甲(先煎)15 g,鹿角胶(烊化)9 g,制附子(先煎)9 g,川牛膝12 g,熟地黄12 g,炒白术15 g,炒杜仲12 g,桑寄生15 g,当归12 g,何首乌12 g,太子参15 g,木瓜9 g。

若尿少或无尿,加肉桂3 g、怀牛膝12 g温阳利尿;四肢无力明显,加炙黄芪30 g、炙甘草9 g,以加强补益中气之力;出现下焦湿热者,可酌加苍术9 g、黄檗6 g燥湿清热。

(3)寒湿浸淫。

证候:突发肢体软弱无力,行动不便,呈进行性加重,甚则双下肢瘫痪,身体困重,形寒肢冷,舌质淡,舌苔白腻,脉缓或濡。

治法:祛寒除湿,舒筋通络。

方药:鸡鸣散加减。羌活9 g,独活9 g,萆薢12 g,桔梗3 g,木瓜15 g,吴茱萸3 g,槟榔9 g,川牛膝15 g,生薏苡仁30 g,陈皮9 g,紫苏叶9 g,生姜6 g。

若四肢无力重,加炙黄芪15 g、党参12 g、炒白术15 g益气健脾。

(4)湿热下注。

证候:突发肢体软弱无力,呈进行性加重,甚则双下肢瘫痪,大便偏溏,小便色黄,舌质红,舌苔黄腻,脉濡数。

治法:清热利湿,强筋通络。

方药:四妙丸加味。苍术9 g,白术12 g,生薏苡仁30 g,怀牛膝12 g,黄檗6 g,茯苓15 g,泽泻30 g,蚕砂(包煎)12 g。

腹胀便溏者,加葛根30 g、陈皮6 g。

2.辨病治疗

(1)补中益气丸:适用于气血两虚证。每次1丸,每日2次,口服。

(2)人参归脾丸:适用于气血两虚证。每次1丸,每日2次,口服。

(3)十全大补丸:适用于气血两虚证。每次1丸,每日2次,口服。

(4)六味地黄丸:适用于肝肾阴虚证。每次1丸,每日2次,口服;或浓缩丸每次8粒,每日3次,口服。

(5)四妙丸:适用于下焦湿热证。每次6 g,每日2次,口服;或浓缩丸每次8粒,每日3次,口服。

3.针刺疗法

（1）体针：主穴取中脘、足三里、脾俞、肾俞、肝俞、大椎等。上肢加肩髃、曲池、外关、合谷；下肢加环跳、伏兔、风市、阳陵泉、悬钟、太冲等。强刺激，或以频率 120～200 次/分、强度 1.5 mA 的电针仪通电 15 分钟，肌力常在半小时内即有所改善。

（2）耳针：取脾、肝、肾、胃、内分泌、皮质下等相应耳穴。

（四）西医治疗

1.低血钾性周期性麻痹

伴发有甲状腺功能亢进症的患者，在对甲亢进行适当的治疗后常可中止发作或显著减轻。间歇期可服用：

（1）乙酰唑胺（醋氮酰胺）：每次 125 mg，每日 2～4 次，口服。

（2）螺旋内酯：每次 20 mg，每日 4 次，口服。可预防发作。

（3）氯化钾：每次 1～2 g，每日 3 次，口服。可减少发作。

（4）补达秀：每次 1～2 g，每日 3 次，口服。可减少发作。

2.高血钾性周期性麻痹

间歇期可给予以下治疗。

（1）乙酰唑胺：每次 250 mg，每日 2～4 次，口服。

（2）氢氯噻嗪：每次 25 mg，每日 2～3 次，口服。

（3）二氯苯二磺胺：每日 100 mg，口服，可预防发作。

3.正常血钾性周期性麻痹

间歇期给予乙酰唑胺，每次 250 mg，每日 2～4 次，口服，可预防发作。在治疗过程中，要经常注意血清钾的变化。

（赵淑燕）

第五节　脑动脉硬化病

脑动脉硬化病是指脑部血管弥漫性硬化、管腔狭窄及小血管闭塞而使脑血流量减少，脑组织因长期缺血缺氧而引起脑实质内神经细胞萎缩、变性、坏死和胶质细胞增生，导致弥漫性进行性器质性脑功能衰退，产生一系列神经精神障碍的综合征。临床表现为神经衰弱综合征、动脉硬化性痴呆、假性延髓麻痹等慢性脑病表现。本病常发生于中老年人，起病缓慢。男性多于女性，比例约为 2∶1。

本病相当于中医学"健忘""眩晕""失眠""多寐""呆病"等病证。

一、病因病机

（一）西医病因

（1）脑血流量的改变　血管内膜反复受损，导致内膜增厚，当血管狭窄在 80%～90% 时，可影响脑血流量。

（2）高血压病。

（3）糖尿病。

（4）脑梗死。

（5）高脂血症。

（6）血液黏稠度高。

（7）吸烟。

（8）超体重、体力活动少。

（9）体内微量元素改变 如铬、铜、锰、锌、铁、镍、钒、硒等的含量改变。

（10）血清铁蛋白改变。

（二）病理病机

1.西医病理

脑动脉粥样硬化和全身性动脉粥样硬化的发病机制相同,主要改变是动脉内膜深层的脂肪变性和胆固醇沉积,形成粥样硬化斑块及各种继发病变,使管腔逐步狭窄直至闭塞。粥样硬化斑块本身并不会引起症状。如病变逐步发展,则内膜分裂、内膜下出血(动脉本身的营养血管破裂出血所致)和形成内膜溃疡,内膜溃疡处易于发生血栓形成,使管腔进一步变狭或闭塞,动脉管腔变窄,血管弹性降低,因而增加了对血流的阻力,以致血液流量显著减少,使接受血液供应的脑组织长期处于慢性进行性缺血缺氧状态,引起脑细胞变性、软化、坏死或点状出血,最后可以形成瘢痕、囊肿或弥散性的脑萎缩。

大脑皮质下的白质中有由小动脉硬化缺血所引起的灶性软化区,称为皮质下脑病,基底节区可见许多小囊腔,系脑组织缺氧软化吸收的结果(腔隙状态)。弥漫性脑小动脉硬化时,动脉外膜变性增生而整个血管可呈纤维化,血管壁内弹力层增厚,而致内膜粗糙,并伴有附近脑组织的坏死和变性。微动脉中层的纤维化,管壁增厚导致管腔缩小或闭塞。脑组织中神经细胞数目减少,并有弥漫性的神经细胞缺氧性改变,细胞体变小、皱缩,染色变浓,轴突变细或断裂,直到神经细胞死亡等。此类改变逐渐增多,弥漫遍及整个皮质,就形成脑萎缩,脑体积减小,重量减轻,脑沟增宽,脑回狭窄,蛛网膜下腔及脑室系统扩大。

2.中医病因病机

中医学认为:本病是发生于中老年阶段的疾病。人到中年以后,体力渐衰,加上将息失宜、烦劳过度等因素,导致人体阴阳失调,肾精亏损,阴亏于下,阳亢于上,肝阳化风,上扰清窍;或元气不足,清阳不升,脑络失养,神明失用,遂作眩晕、健忘、不寐、多寐,直至痴呆等症。

（1）肝肾亏损:中年以后气血虚弱,精血不足,加之房事不节、耗气伤精,伤及肝肾,脑髓空虚,脑络失养,则见脑转耳鸣、健忘,神色呆钝;肝阴不足,筋脉失濡,虚风内动,则见肢体震颤、麻木。肾亏则失于固摄,故二便失控。

（2）饮食不节:饮酒饱食,嗜啖肥甘厚味,或因忧思恼怒,伤及肝脾。

（3）肝郁失疏,郁久化火,炼液成痰,痰火内结;或脾失健运,聚湿为痰;或忧思郁结日久不解,气滞不畅,气血瘀阻。

（4）元气虚弱:中年以后,元气渐虚,气虚运血无力,清阳不升,故头晕耳鸣,表情淡漠,反应迟钝,沉默寡言,嗜睡;气虚血行无力以致瘀血内生,血瘀阻碍气机运行则气滞,气滞又可加重血瘀,气行则水行,气虚则津液气化失司,失于布施,或气滞则血瘀,瘀从水化为湿,水停则湿聚为痰,痰湿、瘀血之间又互为因果,加重病情;痰浊困脾,健运不及,则神思困顿,纳谷不香;痰瘀闭阻脑窍,故神识呆滞,喃喃自语,性情孤僻,多疑固执,健忘;痰蒙心神,则失眠多梦。

二、诊断要点

（一）临床表现

1.病史

年龄多在 50 岁以上，有高血压病、糖尿病病史，伴有周围动脉、冠状动脉、肾动脉等粥样硬化者多见，经常饮酒、过度疲劳、精神过于高度紧张，均可促进本病发展。男性多于女性。

2.症状

表现为头昏、眩晕、头痛、疲劳、嗜睡或失眠、注意力不易集中、记忆力减退、情绪不稳，严重者出现痴呆，生活不能自理。

3.体征

眼底检查可见动脉变细，反光增强，重者可呈银丝状，动静脉可有明显的交叉压迫现象；血压常常高于正常值。

4.检验与检查

（1）血脂：可有总胆固醇、甘油三酯、低密度脂蛋白、载脂蛋白 B 升高以及高密度脂蛋白降低。

（2）脑电图：轻度弥漫性异常，两侧半球可有少量 θ 波或 δ 波，局限性损害时可有局灶性 δ 波。

（3）经颅多普勒（TCD）：可发现脑底动脉环主要分支的流速、流向改变。

（4）头颅 CT、MRI 检查：可见脑萎缩、多发性腔隙性脑梗死、皮质下脑动脉硬化等表现。

（5）放射性核素脑血流量测定：可见脑血流速度变慢，血流量减少。

（二）诊断

源于 1981 年全国第三届神经精神科学术会议修订（试行草案）。

1.轻度脑动脉硬化病

（1）年龄在 45 岁以上。

（2）初发高级神经活动不稳定的症状及（或）脑弥漫性损害的症状。

（3）眼底动脉硬化Ⅱ级以上。

（4）主动脉增宽。

（5）颞动脉或桡动脉较硬等周围动脉硬化症，或有冠心病。

（6）神经系统阳性体征：如深反射不对称，掌颏反射阳性和（或）吸吮反射阳性。

（7）血清胆固醇增高。

（8）排除其他疾病。

诊断判断：具备上述 8 项中的 5 项或 5 项以上。

2.中度脑动脉硬化病

（1）轻度脑动脉硬化病的诊断标准。

（2）由本病引起的下列症状（综合征）之一：痴呆、假性延髓麻痹、帕金森综合征、癫痫等。

中度脑动脉硬化病慢性型者应具备以上两项条件。

3.弥漫性脑动脉硬化病

弥漫性脑动脉硬化病为慢性重症脑动脉硬化病。应具有中等度脑动脉硬化病条件（也可伴小卒中），病情反复加重，病变广泛，生活难以自理。

三、治疗

(一)临床评价

本病在临床上可用中医和西医两种方法进行治疗。一般认为,西药在治疗本病方面重在改善血流动力学指标、调脂及稳定血压,而中医药的辨证施治却有良好的效果。

(二)中医治疗

本病辨治应以虚实为纲。虚证以肝肾阴精不足为基础,兼有气虚或阳虚,治疗分别以滋肾、养肝为主,兼以补气、温阳。实证以痰浊、瘀血阻窍为主,治疗分别予以化痰开窍、活血化瘀。因虚实每每互见,常需补虚与祛实同用,但总以扶正补虚为主。

1.辨证论治

(1)阴虚阳亢。

证候:头晕目眩,视物不清,健忘失眠,腰酸膝软,咽干口苦,肢体震颤或伴麻木,舌体歪斜,舌质红瘦,苔少而干,脉细或数。

治法:滋阴潜阳,平肝熄风。

方药:镇肝熄风汤加减。怀牛膝12 g,生赭石(先煎)30 g,生龟甲(先煎)15 g,生白芍15 g,天门冬9 g,川楝子9 g,生麦芽15 g,甘草3 g。

眩晕重者,加生牡蛎(先煎)30 g、天麻12 g,以增强平肝熄风之力;视物昏花明显者,加枸杞子12 g,石斛9 g滋养肝阴;心中烦热者,加黄连3 g、竹叶9 g清泄心火;兼头胀头痛,加白蒺藜12 g、川芎12 g熄风通络;兼黄痰量多者,加天竺黄9 g、胆南星9 g以清化痰热;兼大便干结,加决明子15 g清热通便。

(2)肾精匮乏。

证候:多见高龄久病患者,头目眩晕,脑转耳鸣,健忘,视物昏花,语言謇涩,语声低微,表情呆板,走路不稳,行动缓慢,甚至筋脉拘急,四肢搐搦,聂聂而动,神倦痴呆,气短无力,或言语增多(欣快),夜寐不安。或有癫痫,二便失控,舌淡,苔薄白,脉沉细迟弱。

治法:益肾培元,填精补髓。

方药:左归丸。熟地黄15 g,枸杞子12 g,山茱萸12 g,山药15 g,怀牛膝12 g,菟丝子12 g,鹿角胶(烊化)12 g,龟甲胶(烊化)15 g。

若灵机失运明显,神呆、健忘显著者,加益智仁9 g、九节菖蒲9 g益智开窍;肾虚心神失养明显,夜寐不安较甚者,加夜交藤15 g、炒枣仁10 g养心安神;虚风内动,筋脉拘急,搐搦明显者,加白芍15 g、钩藤(后下15 g)柔肝熄风;若见癫痫发作者,加全蝎3 g、蜈蚣2条熄风止痉;兼有瘀血,舌质黯紫,加丹参15 g、红花10 g活血化瘀;见舌苔黄腻,舌红,脉数心烦,言语增多者,加黄连3 g、胆南星9 g清心化痰。

(3)气虚痰瘀。

证候:表情淡漠,性情孤僻,沉默寡言,或喃喃自语,神识呆滞,反应迟钝,多疑固执,健忘失眠,或嗜睡,头晕耳鸣,面色无华,体倦乏力,纳谷不香,四肢发麻,舌体胖,舌淡黯有紫气,或有瘀点瘀斑,苔薄白或腻,脉细弱或细涩。

治法:益气活血,化痰开窍。

方药:补阳还五汤合白金丸加减。黄芪12~60 g,川芎12 g,当归12 g,地龙12 g,桃仁9 g,红花9 g,矾郁金9 g。

气虚明显者,加党参15 g、白术12 g健脾益气;痰浊阻窍明显者,加九节菖蒲6～9 g、炙远志9 g开窍化痰;痰浊内蕴,症见失眠、纳差者,加茯苓12 g,法半夏9 g健脾化痰;肾精不足而腰酸者,加桑寄生15 g、川牛膝12 g补肾强腰;肾虚肠失濡润,症见大便秘结者,加肉苁蓉12 g、火麻仁9 g温润通便;肝郁化火,症见心烦焦虑者,加醋柴胡6 g、丹参15 g;痰浊日久化火,症见苔黄腻者,加胆南星9 g、天竺黄9 g清热化痰。

2.辨病治疗

(1)绞股蓝总苷片:功效降血脂、抗动脉粥样硬化,适用于各型脑动脉硬化病。每次40～60 mg,每日3次,口服。

(2)月见草油胶丸:含亚油酸。功效降脂抗栓,适用于脑动脉硬化病血脂增高者。每次1.5～2.0 g,每日2次,口服。

(3)藻酸双酯钠:功效降血脂、抗动脉粥样硬化。适用于脑动脉硬化病见有明显瘀血者。每次50～100 mg,口服,每日3次。或以1～3 mg/kg体重计算其总量,加入生理盐水或5%葡萄糖注射液500～1000 mL中缓慢静脉滴注,每日1次,10天为一疗程。

(4)川芎嗪:适用于脑动脉硬化病见有瘀血兼气滞表现者。每次100 mg,每日3次,饭后服用,1个月为一疗程;或以其针剂80～160 mg,加入生理盐水或5%葡萄糖注射液250～500 mL中静脉滴注,每日1次,14天为一疗程。

(5)杜仲天麻丸:适用于脑动脉硬化病见肝肾不足证、血压偏高者。每次6 g,每日2～3次,口服。

(6)银杏叶提取物:适用于脑动脉硬化病见瘀血证者。每次1～2粒,每日3次,口服。

(7)枕中健脑液:适用于早期脑动脉硬化病呈气血两虚证及肝肾不足证。每次10 mL,早晚各1次,口服。

(8)精乌胶囊:由黄精、制首乌等组成。功效滋补肝肾,养心安神。适用于脑动脉硬化病见肝肾不足证者。每次2粒,每日2～3次,口服,2周为一疗程,每疗程间隔3～5天。

(9)心脑健胶囊(天力体保)为茶叶提取物:功效清利头目,醒神健脑,化浊降脂。可用于本病各型。每次2粒,每日3次,口服。

(10)脂必妥:适用于脑动脉硬化病见眩晕头痛,胸闷胸痛,肢体麻木,舌质紫黯或有瘀斑等。每次3片(每片含量0.35 g),每日3次,口服。

3.针灸治疗

(1)体针:主穴选百会、人中、间使、丰隆、合谷、太冲、涌泉、内关、足三里等,每次选4～5个穴位。有幻听、幻觉者加翳风、听宫、听会;拒食加素髎、滑肉门;抑郁自悲,加足临泣、大敦;情绪激动加行间、合谷;头昏痛加太阳、攒竹、印堂、风池;健忘加心俞、肾俞、天府、太溪、照海;不寐加神门、三阴交、心俞;眩晕加肝俞、太溪、脾俞、肾俞。根据病情分别采用平补平泻法,或用补法,或加温灸。每次留针20分钟,10天为一疗程。

(2)耳针:主穴选内分泌、皮质下、神门、交感、心、肝、肾、脑、枕、内耳等。每次任选2～3个穴位,捻转手法,中、强刺激,留针15～30分钟,每天1次,或埋针,均5～10天为一疗程。

(三)西医治疗

1.药物治疗

(1)维生素类。①维生素C:每次0.1 g,每日3次,口服;或静脉滴注,每次1 g,加入5%葡萄糖注射液250～500 mL中,每日1次。15天为一疗程。②维生素B$_6$:每次10 mg,每日3次,口服;或肌内注射,每次 50～100 mg,每日 1 次。20 天为一疗程。③维生素 B_{12}:肌内注射,每次 200～500 mg,每日 1 次,20 天为一疗程。④维生素 E:每次 100 mg,每日 3 次,口服。⑤谷维素:每次 10～20 mg,每日 3 次,口服。⑥烟酸:每次 50 mg,每日 3 次,口服

(2)脑血管扩张剂。①芦丁:每次 20 mg,每日 3 次,口服。或复方芦丁每次 1 片,每日 3 次,口服。②己酮可可碱:每次 0.1～0.2 g,每日 3 次,口服;或每次 0.1～0.4 g 加入 5%葡萄糖注射液或生理盐水250～500 mL 中静脉滴注,每日 1 次。③脑活素:每次 5～20 mL,加入生理盐水250 mL 中缓慢静脉滴注,每日 1 次,10～15 天为一疗程;或每次 1～2 mL,肌内注射,每日 1 次,20～30 天为一疗程。④盐酸倍他司汀(盐酸培他啶):每次 6～12 mg,每日 3 次,口服;或每次 4 mg,肌内注射,每日 2～3 次。⑤环扁桃酯:每次 100～200 mg,每日 4～5 次。症状改善后,减至每日 300～400 mg。⑥尼可占替诺(脉栓通):口服每次 150～450 mg,每日 3 次;肌内注射每次 300～900 mg,每日 3 次;静脉滴注每次 3000～6000 mg 加入 5%葡萄糖注射液或生理盐水500 mL,于 1～3 小时滴完。⑦长春胺:口服每次 5～20 mg,每日 2～3 次;肌内注射每次 5～15 mg,每日 2～3 次。⑧吡硫醇(脑复新):每次 0.1～0.2 g,每日 3 次,口服。

(3)钙通道阻滞剂。①桂利嗪(脑益嗪):每次 500 mg,每日 3 次,口服。②盐酸氟桂利嗪(西比灵):每次 5 mg,每晚 1 次,口服。③尼莫地平(或尼莫同):每次 20 mg,每日 4 次,口服。

(4)降脂药。①多烯康:每次 0.9～1.8 g,每日 3 次,口服。②烟酸肌醇酯:每次 0.2 g,每日 3 次,口服。③辛伐他汀(舒降之):每次 20 mg,每晚 1 次,口服。④非洛贝特(力平脂):每次 200 mg,每日 1 次,口服。3 个月～4 个月为一疗程。⑤阿托伐他汀钙片(立普妥):每次 10 mg,每日 1 次,口服。

(5)抗血小板聚集剂。①肠溶阿司匹林:每晚 50～75 mg,口服。②双嘧达莫(潘生丁):25～50 mg,每日 3 次,口服。③盐酸丁咯地尔(赛莱乐、意速):每次 150～200 mg,每日 2～3 次,口服;或200 mg 加入 5%葡萄糖注射液 250 mL 滴注,每日 1～2 次。④胰激肽释放酶(怡开):每片含量120 U。每次 1～2 片,每日 3 次,饭前服。⑤培达:每次 50 mg,每日 1～2 次,口服。⑥噻氯匹定(抵克力得):每次 250 mg,每日 1 次,口服。⑦氯吡格雷(波立维):每次 75 mg,每日 1 次,口服。

(6)脑细胞活化剂。①阿扑长春胺酸乙酯(卡兰):口服,每次 5～10 mg,每日 3 次;静脉滴注或静脉注射,每次 10 mg,每日 3 次,同时以生理盐水稀释到 5 倍体积。②艾地苯醌(雅伴):每次 30 mg,每日 3 次,饭后服。③阿米三嗪和萝巴新(都可喜):每次 1 片,每日 1～2 次,口服。维持量:每日 1 片。④尼麦角林(思尔明、麦角溴烟酯):口服,每次 10～20 mg,每日 3 次;肌内注射,每次 2～4 mg,每日 2 次;静脉滴注,每次 4～8 mg 加入生理盐水或 5%葡萄糖注射液 100 mL 中缓慢滴注。⑤二氢麦角碱甲磺酸盐(喜德镇、培磊能):口服,每次 1～2 mg,每日 3 次,3 个月为一疗程;肌内注射或皮下注射,每次 0.3～0.6 mg,每日或隔日一次。⑥吡拉西坦(脑复康):每次 0.4～0.8 g,每日 3 次,口服。或静脉滴注,每日 4～8 g,10～14 天为一疗程。⑦胞磷胆碱(胞二磷胆碱):每次 250 mg,肌内注射,每日 1～2 次。或 500～1000 mg 加入 5%或 10%葡萄糖注射液 500 mL 中静脉滴注,每日 1 次。

(赵淑燕)

第十三章

中西医结合治疗精神科疾病

第一节　神经衰弱

神经衰弱是指大脑由于长期的情绪紧张和精神压力,从而产生精神活动能力的减弱。

本病相当于中医学"郁证""不寐""卑慄""神劳"等。

一、病因病机

(一)西医病因

大多数人认为诱发神经衰弱的重要原因是社会心理因素。而社会心理因素能否成为致病因素,取决于其性质、强度和持续时间,更重要的还取决于个体性格素质及对精神刺激的态度和情感体验。

1.社会心理因素

如工作和学习负担过重,或工作和学习任务超过实际能力,难以完成;另外如亲人亡故、夫妻离异、人际关系紧张等,造成精神过度紧张和疲劳,睡眠不足,情绪低落,均易促使神经衰弱的发生。

2.个体素质性格因素

一些患者具有如下性格特点,如自卑、敏感、任性、急躁、自制力差等。

(二)病理病机

1.西医病理

(1)巴甫洛夫学派认为神经衰弱的本质是大脑内抑制过程的弱化,表现为自制力减弱,兴奋性亢进。第二阶段为兴奋过程弱化,表现为易兴奋,又易疲劳。最后出现保护性超限抑制,表现为全身无力。

(2)大脑皮质功能弱化,削弱了对皮质下自主神经中枢的调节,而出现自主神经功能的紊乱。

2.中医病因病机

中医学认为:本病的发生多因七情所伤(如思虑劳倦太过,五志过极,心虚胆怯)及病后失养或房劳过度等。

(1)情志失调:长期思虑劳倦太过,伤及气血,耗伤心脾,使心脾血虚,血虚神无所养,故精神萎靡不振,心悸,健忘,失眠;或郁怒伤肝,肝阳上亢,故头晕;肝郁日久化火,心神被扰,故烦躁易怒;肝郁不舒,则胸闷,喜太息。

(2)病后失养或房劳过度:久病或房劳过度,损及肾阴,阴虚则脑窍失养,头晕耳鸣;阴虚日久,累及肾阳,导致肾阴阳两虚,则倦怠嗜睡,记忆力减退;或腰膝酸软,精关不固。

总之,本病病位在心、脾、肝、肾等脏腑,病机是本虚标实,本虚以心、脾、肾之气血阴虚为主,标实以肝火、痰热多见,病理变化总属阴阳失调。

二、诊断要点

(一)诱发因素

(1)存在导致脑功能活动过度紧张的社会心理因素。

(2)具有易感素质和性格特点。

(二)症状

(1)脑力易兴奋:如工作、学习均易引起兴奋,回忆和联想增多,控制不住。特别敏感,对强光、噪音均感厌烦,稍不如意则暴怒,易激惹。

(2)脑力易疲劳:如看书、学习稍久,则感头胀、头昏、头痛,注意力不能集中,记忆差。久之,感肢体无力,工作、学习效率降低,往往有力不从心之感。

(3)睡眠障碍:多为入睡困难,难以熟睡或早醒,醒后不易再睡。常诉梦多,并认为梦多而影响睡眠。

(4)头痛:为胀痛或昏痛,多无固定部位,一般可以耐受,看书、学习时头痛加剧,如果情绪松弛,充分休息,头痛可明显减轻。同时伴有头部压迫感或紧箍感。

(5)自主神经功能紊乱:可出现心动过速,血压偏高或偏低,多汗,肢端发冷,厌食,便秘或腹泻,女子月经不调,男子遗精或阳痿等。

(6)继发性反应:过分关注身体不适,而产生疑病,从而焦虑不安,加重神经系统功能的负担,而使症状恶化。

(三)病程

病程至少3个月,具有反复波动或迁延的特点,病情每次波动多与精神因素有关。

(四)体征

一般无异常体征。

(五)实验室检查

一般理化检查均在正常范围。

三、治疗

(一)临床评价

本病的治疗以心理治疗为主,辅以药物或其他治疗。药物治疗可采用中医和西医两种方法。

(二)心理治疗

(1)引导患者认识所患疾病的性质,是由于长期负荷过重,或困难作业,或工作杂乱无序等因素引起的脑功能失调所致。指出本病是可以治愈的。使患者能正确对待疾病。

(2)消除患者对疾病的疑虑及紧张焦虑情绪,指明这种焦虑情绪就可能导致疾病的加重或病程的迁延。

（3）为防止疾病的波动和巩固疗效，应合理安排作息时间，并纠正不良性格。

（三）中医治疗

1.辨证论治

辨证要点：首先要抓住主症，结合兼症，审证求因；其次临床辨证须辨明虚实，虚证多属气血不足，责在心脾肝肾；实证多因肝郁化火，痰热内扰。

（1）阴虚火旺。

证候：心烦不寐，心神不安，五心烦热，头晕，耳鸣，心悸，健忘，腰酸梦遗，盗汗，口干，舌质红少津，少苔或无苔，脉细数。

治法：滋阴降火，养心安神。

方药：黄连阿胶汤加减。黄连 3 g，黄芩 6 g，白芍 15 g，柏子仁 12 g，酸枣仁 12 g，阿胶（烊化）9 g，生甘草 3 g。

若面热微红，眩晕，加生牡蛎（先煎）30 g、龟甲（先煎）15 g、磁石（先煎）30 g 重镇潜阳；若虚阳上扰，可加肉桂 3 g 引火归元。

中成药：柏子养心丸。功效补肾滋阴，养心安神。每次 6 g，每日 2 次。

（2）心脾两虚。

证候：肢倦神疲，头晕目眩，多梦易醒，心悸健忘，面色无华，食少纳呆，舌质淡，苔薄，脉细弱。

治法：补心健脾，养血安神。

方药：归脾汤加减。炙黄芪 15 g，太子参 12 g，炒白术 12 g，当归 9 g，木香 6 g，远志 6 g，酸枣仁 12 g，茯神 9 g，法半夏 12 g，五味子 6 g。

若心血不足者，可加熟地黄 12 g、白芍 9 g、阿胶（烊化）9 g 补养心血；若苔腻者，可加陈皮 6 g、茯苓 12 g、厚朴 6 g 健脾理气化痰；若不寐较重者，可加合欢花 9 g、夜交藤 15 g、磁石（先煎）30 g 镇静安神；食少便溏者，去当归，加茯苓 15 g、山药 30 g 健脾止泻。

中成药：归脾丸。功效益心健脾，养血安神。每次 5 g，每日 3 次，口服。

（3）心胆气虚。

证候：胆怯心悸，遇事易惊，不寐多梦，易于惊醒，气短倦怠，舌质淡，脉弦细。

治法：益气镇惊，安神定志。

方药：安神定志丸加减。太子参 12 g，生龙齿（先煎）15 g，生牡蛎（先煎）15 g，石菖蒲（后下）6 g，茯神 12 g，酸枣仁 12 g，川芎 9 g，柏子仁 9 g，合欢花 9 g，五味子 6 g，夜交藤 15 g。

若兼见神疲乏力者，可加炙黄芪 15 g、白术 12 g 益气健脾；头晕、耳鸣者，可加磁石（先煎）30 g、龟甲（先煎）15 g、白芍 12 g 重镇潜阳。

（4）肝郁化火。

证候：性情急躁易怒，不寐，目赤口苦，小溲黄赤，大便秘结，舌质红，苔薄黄，脉弦数。

治法：疏肝清热，安神宁心。

方药：龙胆泻肝汤加味。龙胆草 3 g，黄芩 6 g，栀子 6 g，当归 9 g，生地黄 15 g，柴胡 6 g，茯神 12 g，生龙齿（先煎）15 g，生牡蛎（先煎）30 g，泽泻 15 g，车前子（包）9 g，生甘草 3 g。

若胸闷胁胀，喜太息，可加郁金 9 g、香附 6 g 疏肝开郁；若头晕目眩，加天麻 9 g、钩藤（后下）15 g 平肝熄风。

(5)心肾不交。

证候:头晕耳鸣,心烦失眠,烦热盗汗,神疲肢倦,健忘,腰膝酸软,遗精,月经不调,舌红少苔,脉细数。

治法:清心安神,滋肾固精。

方药:交泰丸合水陆二仙丹加味。黄连 6 g,肉桂 3 g,芡实 9 g,金樱子 9 g,山茱萸 9 g,枸杞子 12 g,知母 6 g,茯神 9 g,龟甲(先煎)15 g,黄檗 6 g,柏子仁 9 g,桑螵蛸 9 g。

若心悸不安者,加珍珠母(先煎)30 g、夜交藤 15 g 镇静安神;若盗汗多者,加浮小麦 30 g、生牡蛎(先煎)30 g 固涩敛汗。

(6)脾肾阳虚。

证候:精神萎靡,形寒肢冷,倦怠乏力,纳呆腹泻,多卧少寐,易醒健忘,月经不调,阳痿,舌质淡,苔滑,脉沉弱。

治法:补肾壮阳,温中健脾。

方药:附桂理中丸加味。制附子(先煎)6 g,肉桂 3 g,党参 15 g,干姜 3 g,补骨脂 12 g,山药 15 g,菟丝子 12 g,炒白术 9 g,远志 6 g,炙甘草 6 g。

若腹胀甚,加木香 6 g、陈皮 6 g 行气消滞;若下肢浮肿,加茯苓皮 9 g、猪苓 9 g 利水消肿。

(7)痰热内扰。

证候:心烦失眠,入睡困难,神疲健忘,或恶梦纷纭,容易激动,口苦口干,舌红,苔黄腻,脉弦或滑数。

治法:清热化痰,宁心安神。

方药:黄连温胆汤。黄连 6 g,黄芩 6 g,姜半夏 9 g,茯苓 12 g,陈皮 6 g,竹茹 12 g,枳实 9 g。

若烦躁明显,加焦栀子 6 g、天竺黄 9 g 清热除烦;入睡困难明显者,加磁石(先煎)30 g、珍珠母(先煎)30 g 镇心安神。

2.辨病治疗

(1)百草安神片:每次 2 片,每日 3 次,口服。

(2)安神补脑液:每次 10 mL,每日 3 次,口服。

(3)枕中健脑液:每次 10 mL,每日 3 次,口服。

(4)甜梦口服液:每次 10 mL,每日 3 次,口服。

(5)乌灵胶囊:每次 2 粒,每日 3 次,口服。

(6)精乌胶囊:每次 4 粒,每日 3 次,口服。

3.针灸治疗

(1)体针。

主穴:内关、神门、印堂、安眠、足三里、太溪。配穴:头晕加百会、四神聪、风池;耳鸣加翳风、听宫、行间;失眠加三阴交;胃纳不佳加脾俞、胃俞;腰膝酸软加肾俞、阳陵泉;心悸加心俞。隔日1 次,留针 20 分钟,10 次为一疗程。

(2)耳针。

选穴:皮质下、交感、心、肾、脾、内分泌、神门。每次选 3～5 个穴位,左右耳轮换,针刺留针30 分钟,隔日一次;或用王不留行籽穴位压贴。

(3)水针。

选穴:安眠、心俞、中脘、足三里、肝俞、脾俞、肾俞。用 10% 葡萄糖注射液及维生素 B_1 和维生

素 B_{12} 混合液等,每穴 1～2 mL,隔日一次,10 次为一疗程。

（四）西医治疗

1.抗焦虑、镇静催眠药物

该类药物既能减轻焦虑,又有镇静催眠作用。

(1)地西泮(安定):每次 25～5 mg,每天 3 次,口服。

(2)硝西泮(硝基安定):每次 5～10 mg,每天 3 次,口服。

(3)艾司唑仑(舒乐安定):每次 1～2 mg,每天 3 次,口服。

(4)氯氮䓬(利眠宁):每次 10 mg,每天 3 次,口服。

(5)阿普唑仑(佳乐定):每次 0.4～0.8 mg,每天 3 次,口服。

注意事项:这类药有头晕、乏力、倦睡等不良反应。小儿、老人、体弱者慎用。久服可成瘾。

2.抗抑郁药

(1)帕罗西汀(赛乐特):每次 20 mg,每天 1 次,晨服。

(2)舍曲林(左洛复):每次 50 mg,每天 1 次,晨服。

(3)氟西汀(百优解):每次 20 mg,每天 1 次,晨服。

(4)盐酸万拉法新(博乐欣):每次 75 mg,每天 1 次,晨服。

3.胰岛素低血糖疗法

胰岛素低血糖疗法适用于神经衰弱合并食欲缺乏的患者。方法是每周进行 6 天,30～40 天为一疗程。

4.物理疗法

用平流电钙离子透入及电按摩疗法等。对头痛、头昏、失眠有效。

（赵淑燕）

第二节 抑郁症

抑郁症是一组以情感障碍为突出表现的精神障碍类疾病。主要特征是心境低落显著而持久,主要表现为情绪低落,兴趣减退或丧失,顽固性睡眠障碍,精神疲乏或衰退,思维迟缓,沉默寡言,性欲、食欲减退,担心自己患有各种疾病,感到全身多处不适,严重者可出现自杀念头和行为。

根据抑郁症的定义及临床表现等,属于中医学的"郁病"范畴,类似于中医学中"百合病""脏躁""梅核气""不寐""健忘"等的描述。由于抑郁症中表现形式多样,多数病例还存在各种躯体征状,其中以神志恍惚、精神不定为主要表现的,相当于"百合病";妇女精神忧郁,烦躁不宁,无故悲泣,哭笑无常,喜怒无定,呵欠频作,不能自控者,相当于"脏躁";以咽喉异物感如梅核梗阻,咽之不下,咯之不出,时发时止为主要表现的,相当于"梅核气";以失眠、健忘为主症的抑郁症患者可以分属"不寐""健忘"。

一、病因与发病机制

（一）中医病因病机

1.肝气郁结

《素问·灵兰秘典论》谓:"肝者,将军之官,谋虑出焉。"肝主疏泄,调畅情志。厌恶憎恨、愤懑恼怒、忧愁思虑等精神因素,均可使肝失疏泄,气机不畅,以致肝气郁结而发病。

2.痰气郁结

脾主运化水湿,赖肝气疏泄。若思虑太过,所愿不遂,或愤懑恼怒,气机不畅,肝郁乘脾;或饮食不节,或嗜食肥甘厚味,或辛辣之品,或生冷过度,损伤脾胃,使脾虚气结,运化失司,水湿内停,湿聚成痰,或素为痰湿之体,致痰气郁结,气机不调,则见精神抑郁、情绪低落、胸闷胁胀;痰气互结上逆于咽喉,则见咽中如有物梗死,吞之不下,咯之不出等。

3.肝郁脾虚

肝主疏泄,脾司运化,脾运有赖肝疏,肝疏泄正常,则脾运健旺,二者息息相关。若由于忧愁思虑、饮食失节,或素体虚弱或久病体虚,使脾气虚弱,土虚木乘;或情志不遂,肝气郁结,横逆侮脾,脾气受损,均可导致肝郁脾虚,情志抑郁,腹胀胁痛,善叹息,疲倦纳呆等。

4.心脾两虚

心主血藏神,脾为气血生化之源。体质虚弱,或久病失调,或饮食劳倦,损伤脾胃,致气血生化乏源,气血不足,神明失养;或思虑过度,暗耗心血,致心血不足,心神失养,则见失眠,心悸,倦怠乏力,精神萎靡,食少腹胀,面色淡白或萎黄。正如《清代名医医案精华·不寐》所曰:"忧思抑郁,最损心脾……心为君主之官,脾乃后天之本,精因神怯以内陷,神因精伤而无依,以故神扰意乱,竟夕不寐"。

5.心胆气虚

《灵枢·邪客》曰:"心者,五脏六腑之大主也,精神之所舍也";《素问·灵兰秘典论》曰:"胆者,中正之官,决断出焉",说明心、胆与精神活动有密切关系。如家庭不睦,遭遇不幸等精神刺激,忧愁思虑,暗耗心血,心胆失养;心失血养,神不内守,则心悸,气短,精神萎靡,甚则精神惑乱,幻觉幻想;胆失血养,胆气不足,胆失决断,则善恐易惊,惶惶不可终日。

6.肝肾阴虚

由于先天不足,肾精不充,或年老肾亏,或久病失调,或劳倦伤肾,阴精亏损,或因情志内伤,气机郁滞,日久化火,阳亢耗阴,导致肝肾阴虚,虚热内生,扰动心神而发本病。虚火上扰,可见心神不安,失眠多梦;肾府失养则腰膝酸软;肝肾阴亏,水不涵木,肝阳上扰,则头晕目眩;阴虚失润,虚火内炽,则五心烦热,口燥咽干。

(二)西医病因及发病机制

有关抑郁症的病因及发病机制,至今尚未彻底阐明,目前大多认为抑郁症是一类受遗传因素影响,有一定生物学基础的疾病,同时受社会、心理、文化等多因素共同作用,是多因素综合作用的结果。

1.病因

(1)遗传因素:临床观察发现,某些患者具有明显的家族遗传史,有家族史者为30%~41.8%,国外研究发现单卵双生(MZ)的患病率为56.7%,而双卵双生子(DZ)为12.9%,这类人群易患率高于一般人群的10~30倍。血缘关系越近,患病的概率越高。如双亲均患病,子代患病概率高达50%。

(2)神经生物因素:神经生化学理论是迄今最为"肯定"的用以阐述抑郁症发病的神经生物学机制。中枢单胺类神经递质、多巴胺、胆碱能的变化和相应受体功能的改变及神经内分泌功能失调可能对抑郁的发生发展起重要作用。

(3)生物节律的变化:入睡困难、早醒、时睡时醒或睡眠过度是抑郁症的常见症状。因此,情感障碍与睡眠以及睡眠脑电变化的关系很早就受到研究者的重视。主要发现有睡眠出现延迟、快眼动(REM)睡眠潜伏期缩短、首次 REM 睡眠时程延长、δ 波睡眠异常等。脑电图研究则发现抑郁症患者存在 P_{300} 和 N_{400} 潜伏期延长。全睡眠剥夺或 REM 睡眠疗法对抑郁症具有短期的良好疗效,说明睡眠节律改变在情感障碍发病中具有重要意义。

(4)社会文化与社会心理因素:社会文化因素是指社会制度、经济状况、社会生活条件、文化环境、医疗水平等在疾病发生发展过程中的作用。社会文化因素的恶化都将成为抑郁症的致病因素。几乎所有的情感障碍在首次发病时都可以找到明确的社会心理因素,社会心理因素与抑郁的密切关系在老年抑郁的发病中更为明显。老年人因机体老化,对躯体疾病及精神挫折的耐受力日趋减退,更易患内源性及心因性抑郁。社会生活事件,如重大的灾难、日常生活烦恼、人际纠纷、慢性躯体疾病等与抑郁症的发生有关,这是应激因素与个体的易感因素相互作用的结果。

2.发病机制

(1)单胺类神经递质代谢异常:研究提出 5-HT 系统的低下为 NE 功能改变所致的情感障碍提供了基础。在 5-HT 功能低下的基础上,NE 功能低下出现抑郁,而 NE 功能亢进则表现为躁狂。

(2)受体功能改变学说:①5-HT 及其受体:$5-HT_{1A}$ 受体和 $5-HT_{2A}$ 受体功能相互拮抗,两者功能的不平衡可导致抑郁;突触前 5-HT 自身受体功能亢进可导致抑郁。临床研究发现,通过测定血小板三环类化合物结合位点可发现抑郁症患者 5-HT 释放不足。而且临床试验亦证明,抗抑郁药可提高 5-HT 的功能活性,达到一定的缓解抑郁症状的效果。②去甲肾上腺素(NA)/肾上腺素及其受体:蓝斑的 NA 上行投射是上行网状激动系统的重要部分,在维持觉醒方面起重要的作用;同时 NA 的上行投射参与脑内投射系统,表现为动物自愿自我刺激的行为,参与学习记忆,还与情绪反应、镇痛、自主神经和内分泌活动有关。

(3)多巴胺(DA)学说:有研究认为 DA 在情感障碍发病中也扮演重要角色。中脑-皮质-边缘 DA 通路被认为与情绪有关,DA 能系统功能低下一直在抑郁症的病因中占重要的地位。动物实验研究发现,动物尾状核及伏隔核 DA 耗竭,用 DA 拮抗剂能使病情恶化,而用 DA 激动剂则能预防抑郁症状的发生。在另一项实验研究中发现,用抗抑郁药能对抗该动物的惰性状态,用 DA 激动剂能强化抗抑郁药的这种效应,而 DA 拮抗剂则能减弱这种效应。动物研究还提示,腹侧被盖区的 DA 冲动及额叶理想的 D_1 受体活性对海马-额叶皮质突触传递的长时程增强(long-ter m potentiation,LTP)的诱导起主要作用,LTP 对海马-额叶皮质突触的可塑性起作用,因此抑郁症患者 DA 能低下导致海马-额叶皮质突触的可塑性受损,而出现认知功能损害。

(4)氨基酸、肽类:有研究显示,氨基酸类神经递质系统也参与抑郁症的发病,谷氨酸能和 γ-氨基丁酸(GABA)能系统必将成为情感性障碍药物治疗研究的新热点。

已有研究结果证明,N-甲基-D-天冬氨酸(N-methyl-D-aspartate,NMDA)与抑郁症的发病机制有关。抑郁症患者海马 NMDA 受体亚型 NMDAR(NR)的 mRNA 表达减少,表明抑郁症患者的 NMDA 受体功能出现下调。Rosa 等通过动物实验证明,氯化锌(一种暂定的 NMDA 受体拮抗剂)在小鼠悬尾和强迫游泳实验中可显著缩短小鼠的不动时间,然而如果用其阈下剂量预先处理小鼠,再给予非竞争性 NMDA 受体拮抗剂地唑西平(Dizocipine,MK-801)、鸟嘌呤核苷 5'-单磷酸酯(guanosine5'-monophosphate,GMP)的显效剂量,在小鼠悬尾试验中表现出阻断 GMP 和地唑西平的抗抑郁作用。结果提示锌离子有类似抗抑郁剂的作用,并且这种作用似乎是通过与 NMDA 受体和 L-精氨酸-氮氧化物(L-arginine-NO)通路的相互作用介导的。

在抑郁症动物模型的研究中发现,GABA能药物有抗抑郁作用,故认为抑郁症患者GABA功能不足有关,磁共振质子波(protonmagneticresonance spectroscopy,P-MRS)测定了抑郁症患者脑内GABA浓度,结果提示,其枕叶皮质GABA浓度明显偏低,而谷氨酸浓度均值则明显偏高。

有研究发现,双相情感障碍患者存在鸟苷酸结合蛋白(G蛋白)活性异常增强,而G蛋白有Gs、Gi、Gp和Go等多个亚型,抑郁发作有Gs蛋白功能的亢进。心境稳定剂对Gp蛋白和Gs蛋白两种亚型均有抑制作用,因而对情感活动具有双相调节作用。越来越多的证据显示抗抑郁药能够影响GABA受体,且GABAb拮抗剂可增加单胺能神经递质。提示GABA神经递质参与抑郁症的发病。

(5)第二信使学说:环腺苷酸(cAMP)第二信使系统功能的高低与情感障碍的发病有关。抑郁症患者存在cAMP功能低下。当磷酸二酯酶被抑制后,cAMP灭活过程受阻,使其功能增强,进而起到抗抑郁作用。临床应用磷酸二酯酶选择性抑制剂(Rolipram)治疗抑郁症患者也会得到较好的疗效。故认为在信号传导水平上,抗抑郁剂长期用药后引起G蛋白偶联受体的腺苷酸环化酶AC-cAMP-PKA信号通路活性增强,PLC-PKC信号通路的活性降低。据此提出:AC-PKA与PLC-PKC信号传导平衡失调是抑郁症发病的机制。在基因转录水平上,cAMP作为第二信使,它激活相应的功能蛋白CREB(cAMP反应元件蛋白)。长期缓慢应用抗抑郁剂后,海马中CREB的mRNA含量增加,脑源性神经生长因子(BDNF)受体mRNA也增加。

(6)神经营养通路学说:研究发现,抑郁症与突触受体后信号转导、基因转录调控及下游靶基因表达改变有关,以cAMP反应元件结合蛋白(CREB)-脑源性神经营养因子(BDNF)-酪氨酸激酶B通路为核心。CREB1基因可能是女性早发(发病年龄≤25岁)、反复发作(发作次数≥2次)抑郁症的易感基因,D2S2944的124bp等位基因在女性患者中的频率明显高于对照。而BDNF调控着神经细胞的生存、生长、分化和凋亡,可能通过影响海马区神经细胞再生及突触可塑性,BDNF基因可能与抑郁症的病因有关。神经营养因子的功能异常可能参与了抑郁症的病因与病理过程。

(7)神经内分泌紊乱机制:抑郁症的发生与内分泌系统功能改变密切相关,包括下丘脑-垂体-肾上腺轴(HPA轴)、下丘脑-垂体-甲状腺轴(HPT)、下丘脑-垂体-生长激素轴(HPGH)等的功能紊乱。有研究显示约25%的抑郁症患者存在隐性甲状腺功能减退。动物研究证实,应激,尤其是慢性应激能抑制海马区的神经元再生和可塑性,而抗抑郁药物则可有效地回复这一改变。众多临床研究显示,社会心理应激是导致抑郁症发病及复发的一个主要原因,研究应激与抑郁症的病因和病理机制的关系,已成为国际学术界的热点领域。相关的研究资料和成果所指向的学术推论为:应激可造成HPA轴功能亢进,导致促肾上腺皮质素释放激素分泌增多,并抑制HPA轴的负反馈环路,进一步增加了HPA轴的活性,结果使海马区神经元受到损害,从而促发抑郁症。

(8)神经免疫学机制:近年的研究发现抑郁症患者的细胞免疫功能降低,免疫细胞数目发生改变。主要表现是有丝分裂原刺激的淋巴细胞增生反应降低、白细胞数目增加(主要为中性粒细胞和单核细胞)、自然杀伤细胞(natural killer cell,NKC)的数目明显增加,尤以男性为明显,但是自然杀伤细胞的活性是降低的。有研究发现严重抑郁症患者的淋巴细胞亚群数目是下降的,可能与免疫细胞的改变和病情的轻重有直接的关联。在细胞因子方面研究较多的是白细胞介素、肿瘤坏死因子(tumor necrosis factor,TFN)和干扰素(Interferon,INF)。多数研究认为抑郁症前炎症细胞因子 IL-1B、IL-6、干扰素 γ 和 TNF-α 水平增高,它们的水平增高可能在抑郁症免疫和急性期反应中起重要作用,抗炎症细胞因子 IL-10 和 IL-1 受体对抗剂在重度抑郁急性反应期也释放增加,并与抑郁的严重程度密切相关。多数研究指出 IL-1B、IL-6、alL-6R、alL-2R 和 IL-1 受体对抗剂可能随抑郁症状的改善而下降,但难治性抑郁的改变并不明显。因此,根据这样的研究结果可以认为这些细胞因子可以作为抑郁的特性标志。

(9)其他因素:研究发现,抑郁症患者神经细胞内 K^+ 减少,Na^+ 增加,细胞膜的 Na^+ 与 Ca^{2+} 交换活跃,细胞内 Ca^{2+} 浓度的增加,与双相情感障碍的发生有关。Li^+ 与 Na^+ 有相似的拮抗 Ca^{2+} 作用,可降低对 NE 的反应性。临床上用碳酸锂治疗双相情感障碍具有好的疗效就是一个有力的证据。

二、临床表现

(一)症状与体征

1.核心症状

主要是情绪低落、兴趣缺乏、乐趣丧失。

(1)情绪低落:常表现为心情不好,高兴不起来;或感到自己的疾病无法好转,对治疗和康复失去信心;感到自己无用、无助或绝望,认为生活毫无价值;对前途感到绝望,认为自己给别人带来的只有麻烦,连累家人,甚至厌世、不愿活下去,产生自杀念头。

(2)兴趣缺乏:患者对任何事物不论好坏都缺乏兴趣,对以前的各种业务爱好和文体活动如下棋、打牌、读书、看电视、听音乐等均缺乏兴趣,或表现为不愿见人,不愿讲话。

(3)乐趣丧失:或称快感缺失,是指患者无法从家庭、工作或生活中体验到乐趣。

以上这 3 种核心症状是相互联系、互为因果的,一个典型的抑郁症患者至少有 1 种或 1 种以上。

2.精神症状

(1)焦虑:焦虑往往与抑郁同时存在,有时常成为抑郁的主要表现之一。常伴有心悸、胸闷、汗多、尿频等躯体征状。

(2)认知症状:抑郁所伴发的认知症状往往是可逆的,如记忆力下降、注意力分散等,这些症状常随着治疗的好转而缓解。

(3)妄想或幻觉:常有两种表现形式,一是与心境和谐的妄想,即妄想的内容与抑郁状态相称,如脑血管疾病无法恢复妄想、罪恶妄想、灾难妄想、无价值妄想或常听到一些谴责自己、嘲弄自己的听幻觉等。另一是与心境不和谐的妄想,即妄想的内容与抑郁状态不相称,如被害妄想、被折磨妄想、没有任何情感成分的幻听等。但所有这些妄想不具有怪诞性、荒谬性、原发性等精神分裂症妄想的性质。

(4)自罪自责:常表现为无端自责,认为自己的疾病给家人带来了负担,对不起父母、子女或亲朋,甚至有对过去的一些错误或过失痛悔不已,妄加责备,严重时会达到妄想的程度。

(5)自杀观念和行为:约有 50% 的抑郁症患者有自杀观念,轻者觉得活着没意思,生不如死,经常想到与死有关的事情;重者会主动寻找自杀的方法并付诸实施。因此对这类患者要高度警惕,积极给予干预治疗,同时应请精神科专业医师会诊,必要时要到精神病院住院治疗。

(6)自知力:绝大多数抑郁患者的自知力完整,主动求治,部分严重病例自知力扭曲或丧失,表现在患者往往对自己的精神症状丧失了判断力,否认自己是不正常的,甚至拒绝治疗。

(7)精神运动性迟滞或激越：精神运动性迟滞的患者常表现为思维缓慢、大脑反应迟钝、记忆力和注意力下降；行动迟缓，做事慢慢腾腾，重者可达到木僵的程度。精神运动性激越的患者则表现为思维跳跃混乱，大脑处于紧张状态，但其思维毫无条理、毫无目的；行动上也表现为紧张不安，烦躁激越，甚至动作失控。

3.躯体征状

(1)睡眠紊乱：表现为入睡困难，夜间多梦或早醒，而且醒后无法再入睡，睡眠感丧失等，以脑卒中后抑郁患者最为常见，部分病例表现为睡眠增多。

(2)懒惰无力：表现为懒惰、疲乏、整日打不起精神，不愿讲话、不愿见人，常与精神运动性迟滞相伴随。

(3)食欲紊乱：表现为食量减少，没有食欲，长久则出现体重减轻，甚至营养不良。部分患者可表现为食欲亢进和体重增加。

(4)晨重夜轻：表现为在清晨醒后即开始为这一天担忧，不知该怎样度过，从而忧心忡忡，心情郁闷，至午后或傍晚才有所减轻。但也有少数患者的表现与之相反。

(5)性功能减退：表现为性欲减退、性感缺失或性欲完全丧失。

(6)非特异性躯体征状：常见的症状有头痛或全身疼痛、周身不适、心慌气短、胃肠功能紊乱、尿频多汗等。

(二)临床分型

根据我国第3版《中国精神障碍分类与诊断标准》，将抑郁症分为三型。

1.轻性抑郁症（轻抑郁）

除了社会功能无损害或仅轻度损害外，发作符合抑郁发作的全部标准。

2.无精神病性症状的抑郁症

除了在抑郁发作的症状标准中，增加"无幻觉、妄想，或紧张综合征等精神病性症状"之外，其余均符合抑郁发作的标准。

3.有精神病性症状的抑郁症

除了在抑郁发作的症状标准中，增加"无幻觉、妄想，或紧张综合征等精神病性症状"之外，其余均符合抑郁发作的标准。

4.复发性抑郁

(1)目前发作符合某一类型抑郁标准，并在间隔至少2个月前，有过另一次符合某一类型抑郁标准的发作。

(2)发作前从未有符合任何一型躁狂、双相情感障碍或环形情感障碍标准。

(3)排除器质性精神障碍，或精神活性物质和非成瘾物质所致的抑郁发作。

三、辅助检查

(一)颅脑影像学检查

(1)CT检查显示单相抑郁症有脑室扩者占13.5%，脑沟增宽者占10.8%。

(2)MRI检查显示重性抑郁症患者有尾状核头部体积缩小，额叶萎缩。

(二)颅脑PET、SPECT检查

1.脑PET

可见单相抑郁症患者脑中边缘区阿片受体增多，在扣带回前部和额叶背外侧有血流变化。

在进行词语流畅作业测验时,可见额、颞叶皮质被激活。急性发作期可见双侧杏仁核对恐惧面相刺激的激活反应增强。

2.SPECT

可见双侧额叶等脑叶皮质血流有明显下降。

(三)血液学检查

常规和生化检查正常。

四、诊断与鉴别诊断

(一)诊断

由于目前尚无特异的生化指标以及其他辅助检查作为诊断指标,故抑郁症的诊断主要是依靠临床出现抑郁症状的数量、严重程度、持续时间等进行诊断,以及配合神经心理量表进行量化评价。参照 2001 年我国第 3 版《中国精神障碍分类与诊断标准》,抑郁症诊断如下:①临床症状以心境低落为主,同时具有至少 4 项精神症状或躯体症状;②社会功能受损,给本人造成痛苦或不良后果;③病程时间至少持续 2 周;④排除器质性精神障碍,或精神活性物质和非成瘾物质所致抑郁;⑤结合神经心理量表,评分支持抑郁症的病情严重程度划分标准。

国内外常用的抑郁症的诊断标准为《国际精神疾病分类》(ICD-10)和《美国精神疾病诊断和治疗手册》(DSM-4)。关于抑郁症的诊断标准如下。

1.症状标准

以心境低落为主,下述情况至少有 4 项:①兴趣丧失、无愉快感;②精神减退或疲乏感;③精神运动性迟滞或激越;④自我评价过低、自责,或有内疚感;⑤联想困难或自觉思考能力下降;⑥反复出现想死的念头或有自杀、自伤行为;⑦睡眠障碍,如失眠、早醒,或睡眠过多;⑧食欲降低或体重明显减轻;⑨性欲减退。

2.严重标准

社会功能受损,给本人造成痛苦或不良后果。

3.病程标准

(1)符合症状标准和严重标准至少已持续 2 周。

(2)存在某些分裂性症状,但不符合分裂症的诊断。若同时符合分裂症的症状标准,在分裂症状缓解后,满足抑郁发作标准至少 2 周。

4.排除标准

排除器质性精神障碍,或精神活性物质和非成瘾物质所致抑郁。

5.说明

本抑郁发作标准仅适用于单次发作的诊断。

(二)鉴别诊断

1.焦虑

大部分抑郁症患者,除抑郁症的临床表现外都伴有焦虑症症状。虽然抑郁症患者和焦虑症患者都有自主神经方面的症状,但焦虑症患者可能更多表现为交感神经系统功能活动增强,而抑郁症可能有过多的自我价值评价过低或消极观念。

2.精神分裂症

虽然部分精神分裂症患者可有抑郁症的临床表现,但精神分裂症患者除抑郁症状外,可伴有

361

荒谬离奇的妄想、幻听、自知力缺失、与环境不适应的兴奋、愚蠢的傻乐等。

3.神经衰弱

神经衰弱是由于长期存在脑功能活动过度紧张,从而产生精神活动能力减弱。诊断标准为:必须存在以下中的两条。

(1)轻微脑力活动(如从事或尝试不需异常脑力活动的日常活动)后持续而痛苦地诉说有衰弱感。

(2)轻微体力活动后持续而痛苦地诉说疲劳和身体虚弱感。至少存在下列之一者:①感觉肌肉疼痛;②头晕;③紧张性头痛;④睡眠紊乱;⑤无法放松;⑥易激惹。症状不能通过放松或娱乐缓解,持续至少3个月。除外器质性情绪不稳,脑炎后综合征,脑震荡综合征,心境障碍,惊恐障碍,广泛焦虑障碍。据此标准,神经衰弱的诊断应在心境障碍的诊断排除之后方能作出。

4.神经系统疾病

虽然许多神经系统疾病如帕金森病、癫痫、脑血管疾病和肿瘤,在病程中都不同程度的伴有抑郁症状,但这些患者都有原发疾病的症状和体征,随着原发疾病的好转,抑郁症状可以逐步的恢复。

5.痴呆

抑郁症患者可出现认知功能改变,类似痴呆,称假性痴呆。但这些患者自知力完好,认知量表及相关的神经系统辅助检查,如颅脑 CT、MRI 等有助于鉴别诊断。

五、治疗

(一)中医治疗

1.辨证论治

(1)肝气郁结证。

证候:情绪抑郁,焦虑,烦躁,动作减少或迟缓,思维迟钝,两胁胀痛,痛无定处,胸部满闷,食少纳差,脘闷嗳气,面色晦黯,大便失调,妇女可见月经失调,舌苔薄白或薄腻,脉弦。

治法:疏肝解郁,理气畅中。

方药:柴胡疏肝散加减。柴胡 10 g,芍药 15 g,枳壳 10 g,陈皮 6 g,香附 6 g,川芎 12 g,炙甘草 6 g。

方解:方中柴胡、香附、枳壳、陈皮疏肝解郁,理气宽胸,开郁畅中;川芎、芍药、炙甘草柔肝缓急,活血定痛。诸药相合,共奏疏肝解郁、理气畅中之效。

加减:胁肋胀满疼痛较甚者,可加青皮、郁金、佛手、延胡索,疏肝理气止痛;肝气犯胃者,可加旋覆花、苏梗、生姜、制半夏,和胃降逆;兼有食滞者,可加神曲、茯神、麦芽、山楂、鸡内金,消食化滞安神;兼有血瘀而见胁肋刺痛,舌质瘀点、瘀斑者,可加当归、丹参、红花,活血化瘀;兼气郁化火,见急躁易怒、口干苦、舌红、脉弦数者,加牡丹皮、栀子,清肝泻火;兼湿热,见口干苦、厌食油腻、舌红、苔黄腻者,加栀子、黄芩、茵陈,祛湿除热。

(2)痰气郁结证。

证候:精神抑郁,情绪低落,表情呆板,少语寡言,动作迟滞,胸部闷塞,胁肋胀满,咽中如有物梗死,吞之不下,咯之不出,舌苔白腻,脉弦滑。

治法:行气开郁,化痰散结。

方药:半夏厚朴汤加减。半夏 10 g,厚朴 15 g,紫苏 10 g,茯苓 15 g,生姜 6 g。

方解:方中厚朴、紫苏理气宽胸,行气散结,开郁畅中;茯苓健脾化痰而治生痰之源;半夏燥湿化痰;生姜辛香散结,和胃降逆,全方共奏行气开郁、化痰散结之功。

加减:湿郁气滞而兼胸脘痞闷、嗳气、苔腻者,加香附、佛手、苍术,理气除湿;痰郁化热而见烦躁、舌红、苔黄者,加瓜蒌、黄芩、黄连,清化痰热;兼有血瘀,见胸胁刺痛、舌质紫黯或有瘀点、脉涩者,加郁金、丹参、降香、姜黄,活血化瘀。

(3)肝郁脾虚证。

证候:多愁善感,悲观厌世,情绪抑郁,善叹息,失眠多梦,动作减少或虚烦不宁,两胁胀满,腹痛便溏,身倦纳呆,舌质淡红或淡白,苔薄白,脉弦虚。

治法:疏肝解郁,健脾养血。

方药:逍遥散加减。柴胡 6 g,当归 10 g,白芍药 30 g,白术 12 g,茯苓 12 g,煨姜 6 g,薄荷 10 g,甘草 6 g。

方解:方中柴胡疏肝解郁,使肝气得以条达;当归、白芍药养血柔肝;白术、茯苓、甘草健脾益气;薄荷疏散郁遏之气,透达肝经郁热;煨姜降逆和中,辛散达郁。诸药合用,共奏疏肝解郁、健脾养血之效。

加减:肝郁气滞较甚者,加香附、陈皮,疏肝理气;血虚甚者,加熟地黄,养血;肝郁化火者,加牡丹皮、栀子,清热凉血。

(4)心脾两虚证。

证候:情绪低沉,善悲易哭,嗜卧少动或倦怠乏力,心悸易惊,兴趣减低或缺乏,食少、腹胀、便溏,面色淡白或萎黄,舌质胖淡或有齿痕,脉沉细或细弱。

治法:健脾养心,补益气血。

方药:归脾汤加减。党参 15 g,茯苓 12 g,白术 12 g,黄芪 60 g,当归 12 g,龙眼肉 10 g,酸枣仁 15 g,远志 12 g,木香 6 g,甘草 6 g。

方解:方中党参、茯苓、白术、甘草、黄芪、当归、龙眼肉健脾益气生血养心;酸枣仁、远志养心安神;木香理气醒脾,使整个处方补而不滞。全方共奏健脾养心、补益气血之功。

加减:心胸郁闷,情志不舒者,加郁金、佛手片,理气开郁;头痛者,加川芎、白芷,活血祛风而止痛。

(5)心胆气虚证。

证候:心悸胆怯,惶惶不可终日,或心中烦乱,坐卧不宁,少寐多梦,食少纳呆,恶闻声响,苔薄白,脉细或细弦。

治法:甘润缓急,养心安神。

方药:甘麦大枣汤加减。小麦 80 g,炙甘草 10 g,大枣 12 g。

方解:方中甘草甘润缓急;小麦味甘微寒,补益心气;大枣益脾养血。全方甘润缓急、养心安神。

加减:躁扰、失眠者,加柏子仁、酸枣仁、茯神、合欢花、制何首乌,养心安神;兼见精神抑郁、胸胁时痛者,加柴胡、郁金、合欢皮,疏肝解郁;兼见心血不足者,加熟地黄、阿胶,滋阴养血;兼神疲乏力、自汗懒言、面色无华等心气不足者,加人参、茯苓、白术,益气健脾。

(6)肝肾阴虚证。

证候:情绪低落,精神萎靡,健忘少眠,心烦易惊,自罪自责,胁痛,腰膝酸软,眩晕,耳鸣,目涩畏光,视物昏花,口干不思饮,颧红盗汗,便干,舌红或绛有裂纹少津,苔薄白或无苔,脉弦细或细数。

治法:滋养阴精,宁心安神。

方药:滋水清肝饮加减。熟地黄 30 g,山茱萸 10 g,当归身 10 g,山药 30 g,茯苓 15 g,泽泻 10 g,白芍药 10 g,柴胡 6 g,牡丹皮 10 g,栀子 12 g,酸枣仁 15 g,生甘草 6 g。

方解:本方由六味地黄丸合丹栀逍遥散加减而成,方中熟地黄、山茱萸、当归身滋养阴精、补益肝肾;山药、茯苓、泽泻健脾以运化水谷,补阴精之化源;白芍药、柴胡疏肝解郁;牡丹皮、栀子清热泻火;酸枣仁养肝宁心以安神;甘草调和诸药,共奏滋养阴精,宁心安神之效。

加减:肝阴不足而肝阳偏亢,肝风上扰,以致头痛、眩晕、面时潮红者,加刺蒺藜、石决明、钩藤,平肝潜阳、柔润息风;虚火较甚,表现为低热、手足心热者,可加银柴胡、白薇、麦冬,清虚热;月经不调者,可加香附、泽兰、益母草,理气开郁、活血调经。

2.中成药

(1)人参归脾丸:适用于抑郁症心脾两虚证,每次 1 丸,每日 2 次,口服。

(2)六味地黄丸:适用于抑郁症肝肾阴虚证,每次 6 g,每日 3 次,口服。

3.针刺疗法

主穴:百会、神门、三阴交、足三里、大陵、心俞、内关。

配穴:肝气郁结证,加太冲;痰气郁结证,加丰隆、阴陵泉;心脾两虚证,加脾俞、膈俞;肝郁脾虚证,加太冲、脾俞;心胆气虚证,加胆俞;肝肾阴虚证,加肝俞、肾俞。

4.中医心理疗法

中医心理疗法的主要方法有言语开导法,移情易性法,情志相胜法,顺情从欲法等,有助于现代抑郁症的治疗。

(1)开导疗法:《灵枢·师传》曰:"人之情,莫不恶死而乐生,告之以其败,语之以其善,导之以其所便,开之以其所苦,虽有无道之人,恶不听者乎?"可见中医学早就注重情志病的开导治疗。开导疗法主要通过安慰、诱导、暗示、解脱、转移情绪等,开导患者解除其心理压力及疑虑,借以达到心身兼治的疗效。

(2)移情易性法:《临证指南医案·郁证》云:"郁证全在病者能移情易性。"移情易性能使患者思想焦点转移他处,或改变内心焦虑的指向性,排除或改变错误认识、不良情绪,使不良的情绪适度宣泄,以恢复愉悦平和的心境。移情易性的具体方法很多,如欣赏音乐、戏剧、歌舞,或读书吟诗、交友览胜、种花垂钓、琴棋书画等情趣高雅、动静相宜的活动等。

(3)情志相胜法:《黄帝内经》有七情胜克的理论论述,如《素问·阴阳应象大论》说:"怒伤肝,悲伤怒……喜伤心,恐胜喜……思伤脾,怒胜脾……忧伤肺,喜胜忧……恐伤肾,思胜恐。"由于五脏之间有相互生克关系,因而人的情志变化也有相互抑制作用,故此在临床上可以用情之间的相互制约关系来达到治疗情志疾病的目的。曾有病例记载"喜胜悲"法来治疗忧郁悲伤的患者。

(4)顺情从欲法:《素问·痹论》说:"静则神藏,躁则消亡";《素问·上古天真论》说:"恬惔虚无,真气从之,精神内守,病安从来。"可见,中医古代就很注重养静藏神与顺情从欲,要求人们保持心境的安宁、愉快和达到虚怀若谷的精神境界,则可使脏腑气血调和,邪亦难犯。

(二)西医治疗

1.治疗原则

抗抑郁药物是当前治疗各种抑郁障碍的主要药物,能有效解除抑郁心境及伴随的焦虑和躯体征状,有效率为 60%~80%。抗抑郁药物的治疗原则是:①诊断要明确。②因人而异的个体化合理用药。③剂量逐步递增,尽可能采用最小有效量,使不良反应减至最少,以提高服药依从性。④小剂量疗效不佳时,根据不良反应和耐受情况,增至足量(有效药物剂量上限)和足够长的疗程(>4～6周)。⑤如仍无效,可考虑换药,换用同类另一种药物或作用机制不同的另一类药。应注意氟西汀需停药5周才能换用单胺氧化酶抑制剂(MAOIs),其他选择性5-HT再摄取抑制剂(SSRIs)需2周。MAOIs停用2周后才能换用SSRIs。⑥尽可能单一用药,应足量、足疗程治疗。当换药治疗无效时,可考虑两种作用机制不同的抗抑郁药联合使用。一般不主张联用两种以上抗抑郁药。⑦治疗前向患者及家属阐明药物性质、作用和可能发生的不良反应及对策,争取他们的主动配合,能遵医嘱按时按量服药。⑧治疗期间密切观察病情变化和不良反应并及时处理。⑨根据心理-社会-生物医学模式,心理应激因素在本病发生发展中起到重要作用,因此,在药物治疗基础上辅以心理治疗,可望取得更佳效果。⑩积极治疗与抑郁共病的其他躯体疾病、物质依赖、焦虑障碍等。

2.治疗策略

抑郁症为高复发性疾病,目前倡导全程治疗。抑郁症的全程分为:急性期治疗、巩固期治疗和维持期治疗。首次发作的抑郁症,50%～85%会有第2次发作,因此常需维持治疗以防止复发。①急性期治疗:控制症状,尽量达到临床痊愈。治疗严重抑郁症时一般药物治疗2～4周开始起效。如果患者用药治疗6～8周无效,改用同类另一种药物或作用机制不同的另一类药物可能有效。②巩固期治疗:目的是防止症状复燃。巩固治疗至少4～6个月,在此期间患者病情不稳定,复燃风险较大。③维持期治疗:目的是防止症状复发。维持治疗结束后,病情稳定,可缓慢减药直至终止治疗,但应该密切监测复发的早期征象,一旦发现有复发的早期征象,迅速恢复原有治疗。有关维持治疗的意见不一。多数意见认为抑郁发作维持治疗为3～4个月;有2次以上的复发特别是起病于青少年、伴有精神病性症状、病情严重、自杀风险大、并有家族遗传史的患者,维持治疗时间至少2～3年;多次复发者主张长期维持治疗。有资料表明以急性期治疗剂量作为维持治疗的剂量,能更有效防止复发。新型抗抑郁药不良反应少,耐受性好,服用简便,为维持治疗提供了方便。如需终止维持治疗,应缓慢(数周)减量,以便观察有无复发迹象,亦可减少撤药综合征。

虽然抗抑郁药的维持用药在一定程度上预防了抑郁症的复发,但不能防止转向躁狂发作,甚至可能促使躁狂发作。有研究表明,抑郁症中有20%～50%的患者会发展为双相抑郁。双相抑郁患者应采取心境稳定剂维持治疗,预防复发。

3.药物治疗

临床常用的抗抑郁药物有单胺氧化酶抑制剂(MAOIs)、三环类抗抑郁药(TCAs)、四环类抗抑郁药、新型抗抑郁药:如选择性5-HT再摄取抑制剂(SSRIs)和去甲肾上腺素(NE)和特异性5-羟色胺再摄取抑制剂(NaSSA)等。

(1)单胺氧化酶抑制剂(MAOIs):主要药理作用是抑制DA、5-HT、NE的代谢酶,使单胺类神经递质的浓度升高。老一代MAOIs药物有苯乙肼、反苯环丙胺,因对酶具有非选择性和不可逆性的抑制作用,易引起高血压危象、肝损害、脑卒中、谵妄等严重不良反应,故临床上仅作为第三线抗抑郁药物,已很少使用。新一代MAOIs为可逆性单胺氧化酶抑制剂,以吗氯贝胺为代表,主要抑制MAOI-A,对酶的抑制半衰期少于8小时,具有起效快、持续时间短、不良反应少、抑酶作用快、停药后MAO活性恢复快的特点。该药口服吸收迅速,分布于体液和组织内,在肝内代谢,肝功能不好时,剂量可减至1/3～1/2,肾功能减退则不必调整。稳态血药浓度与剂量密切相关。常规用法:每日 150～300 mg,分 2～3 次服。对精神运动性迟滞和情感抑郁状况的改善最显著,适用于轻度慢性抑郁症的长期治疗。

常见的不良反应有:头痛、头晕、恶心口干、便秘、失眠,少数患者血压减低等。

注意事项:与酪胺含量高的食物(如奶酪、啤酒等)同服可能引起高血压。MAOIs 不能与其他抗抑郁剂(特别是 SSRIs)和麻醉品合用,否则有可能引起致死性不良反应。

(2)三环类抗抑郁药物:主要药理作用是通过阻断 NE 能神经末梢和 5-HT 能神经末梢对 NE 和 5-HT 的再摄取,增加突触间隙单胺递质的浓度,达到治疗效果。TCAs 半衰期长,达到稳态血药浓度需 1～3 周,2～3 周后显效。适合于抑郁症的急性期、维持期和巩固期的治疗。丙米嗪和氯米帕明有较强的振奋作用,可用于迟滞的抑郁症及具强迫症的抑郁症;阿米替林和多塞平具有镇静和抗焦虑作用,用于激越和焦虑状的抑郁症。阿米替林宜从小剂量开始,12.5～50 mg/d,每日分 2～3 次服用,1～2 周内逐渐增加剂量,但日剂量不能超过 300 mg。三环类抗抑郁药物常见的不良反应有口干、心动过速、尿潴留、失眠、升高血压等。使用此类药物应注意不宜与单胺氧化酶抑制剂合用,有甲状腺功能亢进、癫痫、前列腺炎患者也不宜使用。

(3)四环类抗抑郁药物:主要药理作用为阻断中枢神经突触前膜对 NA 的再摄取,突触后 β 肾上腺素受体的敏感性降低,抑制突触前膜上的 α_2 受体,促进 NA 释放,并阻断脑内 5-HT 受体。常用的如马普替林、米安色林。①马普替林化学结构虽有四环,但作用类似三环类阿米替林和丙米嗪,为第二代抗抑郁药。本品主要阻滞去甲肾上腺素在神经末梢的再摄取,其抗抑郁作用奏效较快(一般 5～7 日生效,少数人则需 2～3 周),而抗组胺作用、抗毒蕈碱作用和镇静作用较轻。用法用量:口服盐酸马普替林,开始 30～70 mg/d,分 3 次服,需要时渐增至 150～225 mg/d,1～2 周后根据反应调整;因 $t_{1/2}$ 长,每日总量也可在睡前 1 次服;长期用药时的维持量为 30～150 mg/d;重症可静脉给药,50～200 mg/d;加入 250～500 mL 0.9%氯化钠注射液中静脉滴注,2 周为 1 个疗程,尽可能改口服。常见的不良反应:可诱发或加重青光眼、前列腺肥大;可诱发双相抑郁症患者出现躁狂症。注意事项:不宜与单胺氧化酶抑制剂合用,抗蕈碱作用和镇静不良反应较少,而皮疹较常见;癫痫发作不管有无此病史都可能出现,高剂量时(250 mg/d)发生率增加;偶见皮肤光敏反应和粒细胞缺乏。②米安色林在化学结构上是一个非三环类抗抑郁药,它的活性成分属于哌嗪-氮䓬化合物。由于其化学结构中没有三环类抗抑郁药的基本侧链,这一侧链被认为是与三环类抗抑郁药的抗胆碱能作用有关。因此,盐酸米安色林没有抗胆碱能的不良反应。盐酸米安色林抗抑郁效果与当前所使用的其他抗抑郁药相似,但它兼有抗焦虑的作用。用法用量:开始 30 mg/d,根据情况可调整至每日 90～120 mg,睡前 1 次服。维持量每日 60 mg。老年人开始剂量不得超过 30 mg,增量宜缓慢。可与丙米嗪、氯米帕明联合治疗难治性抑郁症,疗效优于单一药物治疗。常见的不良反应有嗜睡、口干、关节痛、水肿、低血压、抽搐、轻躁症。偶见肝功能异常、粒细胞减少。抗胆碱能不良反应轻微,无心脏毒性。注意事项:青光眼、排尿困难、脑部器质性病变、癫痫及未控制糖尿病患者慎用,躁狂者禁用;不宜与单胺氧化酶抑制剂合用;服药期间避免从事驾驶等危险工作;当患者同时有糖尿病、心脏病、肝或肾功能不全时,应采取常规预防措施,并严密检查其同时服用的其他药物剂量;虽然盐酸米安色林治疗时并不一定发生抗胆碱能不良反应,但对窄角性青光眼或前列腺肥大可疑患者,仍应加强观察。

(4)新型抗抑郁药:①选择性 5-HT 再摄取抑制剂(SSRIs):SSRIs 是新一代抗抑郁药物,具有疗效好、不良反应小、耐受性好、服用方便等特点。主要药理作用是选择性抑制 5-HT 再摄取,使突触间隙 5-HT 含量升高而达到治疗目的。对患有心肌疾病的患者安全性好,过量时毒性也较小。SSRls 主要经肝脏代谢,其代谢物大部分经肾排泄,肝、肾不好的患者,用药时须减量、慎用。临床上常用的 SSRIs 有 5 种,分别为氟西汀 $20\sim40$ mg/d,每日 1 次,早餐时顿服;帕罗西汀 $10\sim40$ mg/d,每日 1 次,早餐时顿服;舍曲林 $50\sim100$ mg/d,每日 1 次,早餐时顿服;西酞普兰 $20\sim60$ mg/d,每日 1 次,早餐时顿服;氟伏沙明 $100\sim200$ mg/d,每日 1 次,早餐时顿服。常见的不良反应有头晕头痛、焦虑失眠、震颤、痉挛发作、恶心呕吐、皮疹,或性功能障碍、白细胞减少等。注意事项:新型抗抑郁药的选择要个体化,儿童、孕妇、癫痫患者应严格遵照药品的使用范围及其注意事项,两种 SSRIs 不宜合用亦不宜与三环抗抑郁药合用。②选择性去甲肾上腺素再摄取抑制剂(norepinephrine re uptakeinhibitors,NRIs):主要药理作用是抑制突触前膜对 NE 的再摄取。常用药物有:瑞波西丁,成人治疗抑郁症剂量为 $4\sim8$ mg/d,每日 2 次,每日最高剂量不超过 12 mg。抗抑郁疗效与氟西汀相似,但对严重抑郁症似乎更有效。对社会功能、动力缺乏及负性自我感觉的改善更好。常见的不良反应有口干、便秘、出汗多、勃起困难、排尿困难、心动过速、静坐不能、眩晕或直立性低血压等。注意事项:对妊娠、哺乳期妇女、有惊厥病史、青光眼、前列腺增生引起排尿困难、低血压、急性心肌梗死者慎用或不用。不宜与 MAOIs 合用。③5-羟色胺和去甲肾上腺素再摄取抑制剂(serotonin and norepinephrine in hibitors,SNRIs):主要药理作用是抑制突触前膜对 NE 和 5-HT 的再摄取。主要药物有文拉法辛,该药对 NE 和 5-HT 有双重抑制作用,还有轻度的 DA 再摄取抑制作用,3 种递质再摄取的抑制作用与药物剂量有关。低剂量时以 DA 为主,兼有轻度的 5-HT 作用。中等剂量以 5-HT 和 NE 为主,高剂量时则以 NE 作用最强。用法:开始 75 mg/d,可逐步增加剂量达 225 mg/d(间隔时间不少于 4 日,每次增加 75 mg/d)。常见的不良反应有恶心、口干、出汗、乏力、焦虑、震颤、阳痿和射精障碍等。注意事项:每日剂量超过 200 mg 时,可引起高血压,应注意监测。④去甲肾上腺素和特异性 5-羟色胺再摄取抑制剂(noradrenergic and specific serotoninergic antidepressant,NaSSA):如米氯平。米氯平是四环抗抑郁药米安舍林的 6-氮(6-aza)衍生物,与 SSRIs 相比抗焦虑、抗抑郁起效快,可改善睡眠、对性功能无影响。从小剂量开始 15 mg/d,睡前服用。常见不良反应有嗜睡、直立性低血压、惊厥发作、食欲增加、体重增加等。注意事项:过敏者禁用,不能与单胺氧化酶抑制剂合用,对驾驶和机械操作者慎用。⑤去甲肾上腺素和多巴胺再摄取抑制剂(norepinephrine and dopamine reptake inhibitor,NDRI):如安非他酮。属单环胺酮化合物,对 NE 的再摄取有中度抑制作用,对 DA 再摄取抑制较弱,不作用于 5-HT 系统,口服吸收快。治疗剂量为 $150\sim450$ mg/d,分 $2\sim3$ 次,口服。⑥5-HT$_2$受体拮抗和再摄取抑制剂(sertoniningergic and tagonist and reuptake inhibitors,SARIs)对 5-HT$_{2A}$ 受体有拮抗作用,突触前 5-HT 的再摄取有抑制作用。主要药物有曲唑酮,初始量 $50\sim100$ mg/d,每 $3\sim4$ 日可增加 50 mg,最大剂量不超过每日 400 mg。常见的不良反应有嗜睡、头痛、头晕、紧张等。奈法唑酮初始剂量 200 mg/d,分 2 次服用,根据临床效果和患者耐受性,每日剂量可增加 $100\sim200$ mg,但间隔不少于 1 周。有效剂量范围是每日 $300\sim600$ mg。老人或虚弱患者的初剂量是每日 100 mg,分 2 次服。常见的不良反应有恶心、嗜睡、低血压等。

(5)其他抗抑郁药:植物提取物路优泰是从植物贯叶连翘、圣约翰草中提取的天然药物,药物成分为金丝桃素,对 5-HT、NE、DA 的再摄取有抑制作用,不良反应少,适用于中等严重程度以下的抑郁症患者,常用剂量为 300 mg/d,每日 3 次,口服。

4.电休克(ECT)

采用一定量的电流通过脑部,引起癫痫样放电和全身性抽搐发作的治疗方法,是治疗抑郁症的有效手段。适应证有:伴有精神病性症状;伴有躯体症状;以前对 ECT 治疗有效;经几种药物治疗无效或药物治疗合并心理治疗无效;需要迅速改善自杀观念和拒食;有药物治疗禁忌证者。通常每周 2～3 次,1 个疗程一般需要 4～15 次。

5.西医心理治疗

包括认知疗法、行为治疗或人际治疗、自我调节以及家属的配合,常在忧郁心境改善后进行。

(1)认知疗法:帮助患者识别并纠正歪曲负性想法,鼓励患者重建对生活的思考方式。

(2)行为治疗:包括制定活动计划,进行社会技能训练,指导解决问题,制订治疗目标。

(3)人际关系治疗:包括解决角色冲突、社交技能缺乏、悲伤反应延长或角色转变。

(4)教育:①抑郁是一种疾病,而不是人的一种缺点或性格的缺陷;②抑郁大多能康复;③有许多治疗抑郁的方法能帮助患者康复,每位患者都能有适合自己的治疗方法;④治疗的目的是100%的恢复健康;⑤抑郁复发率很高;⑥患者及家属可学会识别抑郁复发先兆,从而及早进行治疗使发作严重性大大减轻。

(5)自我调节:指导患者应用心理学知识调整心态,控制不愉快的情绪,减少患者的负性情绪,建立康复的信心。遇到某些不愉快的事情,应客观地加以分析处理,必要时与亲朋好友或有经验的专家一起分析讨论,找出解决问题的方法,提高其心理安全感。

(6)家属配合:加强与患者家庭人员的沟通交流,争取家属的配合,鼓励家属经常探视、关心,以平静、轻松、愉快的心情感染患者,充分利用家庭和社会支持系统的帮助。

6.其他疗法

(1)体育疗法:如散步、太极拳、慢跑、篮球、排球、游泳等。可调节人的心境以及改善心境结构,使愉悦性提高,使愤怒性和抑郁性降低,心理活动放松,降低心理疲惫程度。

(2)音乐疗法:通过音乐的旋律曲调、节奏、和声、音色、音量的不同来调节大脑皮质、大脑边缘系统、下丘脑、脑干网状结构、内分泌系统以及自主神经系统功能,起到振奋情绪,增强兴趣,调整心境、改善注意力的作用,从而消除人的抑郁、焦虑等消极情绪。

(赵淑燕)

第三节　焦虑症

焦虑症又称焦虑性神经症,是一组以恐惧和焦虑不安为主要特征的精神障碍性疾病,临床特点是与处境不相称的,无明确对象和具体内容的担心、焦虑、恐怖,伴有显著自主神经系统症状,肌肉紧张和运动不安。焦虑症主要包括惊恐障碍(panicdisorder,PD)、广泛性焦虑症(generalized anxiety disorder,GAD)。GAD 大多数发病在 20～40 岁,而 PD 多发生于青春后期或成年早期,女性多于男性,约为 2:1。焦虑症不仅直接损害着个体的身心健康,而且可以导致酗酒、抑郁等问题。因此,焦虑症越来越受到重视。

中医学无"焦虑症"之病名。据其临床表现,本病属于中医学的"情志病""心病"范畴,与"不寐""郁证""奔豚""惊悸""怔忡""脏躁""百合病""卑慄""灯笼病"等病相似。

一、病因与发病机制

(一)中医病因病机

1.肝气郁结

肝主疏泄,性喜条达而恶抑郁,主调畅情志。因此,肝主疏泄功能正常,则气机调畅,气血调和,情志活动则正常。若情志不遂,肝失条达,气机不畅,则可见焦虑不安,嗳气叹息,心烦易怒,痞塞满闷,脘腹不适,或胁肋胀痛。

2.痰热扰心

脾主运化水湿,肝主疏泄。若忧思伤脾、饮食失节,或素体脾胃虚弱或久病脾虚,或情志失调,肝失疏泄,津液输布失常,水湿和津液聚而为痰,痰湿郁久化热,痰热上扰神明。神明被扰,则心神不安,心悸,或胸闷烦躁、夜寐易惊,或头晕或泛恶嗳气或烦躁等。

3.心脾两虚

脾统血,主运化,为气血生化之源,心主血脉而藏神。禀赋不足,素体虚弱,或年老体弱,或久病失养,或劳欲过度,或嗜食膏粱厚味,饮食失节,损伤脾胃,可致气血生化不足,心失气血所养,则心无所主,心神不安而出现坐立不安、紧张焦虑、惶惶不可终日等症状。

4.阴虚内热

素体虚弱或久病思虑太过,暗耗阴血,或劳欲过度,损耗肾阴,或情志失调,肝气郁结,气郁化火伤阴,或年事过高阴气自半,皆可致虚热内生,热邪扰心,则失眠、头晕耳鸣、健忘、腰膝酸软、五心烦热、焦虑不安、盗汗或心悸等。

5.心虚胆怯

心藏神,胆主决断。若情志不遂、忧思无度,心之气血耗伤,可致胆气亏虚,突遇惊恐,则怵犯心神,心神动摇而发病。心之气血损耗,心神失其所养,则心慌、失眠多梦、胸闷、心悸等;胆气不足,胆失决断,则坐卧不安、善恐易惊、多梦少寐、善太息,或数谋虑而不能决。如《杂病源流犀烛·不寐多寐源流》云:"有心胆俱怯,触事易惊,梦多不祥,虚烦而不寐。"

(二)西医病因及发病机制

焦虑症的病因及发病机制虽不完全清楚,但目前认为与下列因素相关。

1.病因

焦虑的病因尚不清楚,已认识到该病的发生与遗传因素、人格因素、躯体疾病因素、生化内分泌因素及社会心理因素等有密切关系。焦虑症是心因性疾病,存在着心身两方面的病理过程,是生物、心理、社会因素综合作用的结果。

(1)遗传学因素:近期的研究已经深入探究了遗传因素对焦虑症的作用。研究发现焦虑症一级亲属的发病危险率为15%,而在一般人群中男性为3%,女性为6%。惊恐发作的研究结果显示,一级亲属发病危险率为16%~31%,对照组仅为1%~4%。惊恐发作和伴有广场恐怖的惊恐发作,单卵双生子的患病率为45%,而双卵双生子仅为15%。一项对非理性恐惧和恐惧症的遗传流行病学研究发现,遗传风险因素在恐惧症及相关的非理性恐惧中发挥着一般的作用。

(2)人格因素:有研究发现人格与焦虑症状的发生有着密切的关系。个体对外界刺激因素的不同反应是由个体的不同个性特征所决定,情绪不稳定者易在外界因素刺激下产生强烈的情绪反应;而掩饰性强者,可能具有成熟的社会水平,对焦虑的产生起保护作用,研究还发现,焦虑症状除与人格特征有关外,与其所遭遇的负性生活事件也有明显相关性。

（3）躯体疾病因素：临床上焦虑症状的医学原因涉及人体多系统、多器官、多病种。许多躯体疾病可以表现有焦虑症状，甚至是首发症状或主要症状。在所有进行精神治疗的患者中，5%～42%患者的焦虑症状是由躯体疾病所致，引起焦虑的躯体疾病中 25%是继发于神经系统疾病，25%是内分泌疾病，12%是循环系统疾病、慢性感染等，14%是其他科疾病的误诊。大部分的躯体疾病、精神疾病均可引起焦虑，而焦虑也可躯体化。焦虑与精神疾病、躯体疾病间存在相互作用、相互影响的复杂关系。

（4）生化内分泌因素：对焦虑症的生物化学基础的研究已经显示出大量神经递质系统的变异。这些系统包括 γ-氨基丁酸（GABA）/苯二氮䓬类系统、去甲肾上腺素系统和 5-羟色胺（5-HT）系统。在焦虑发作时常有肾上腺素和去甲肾上腺素分泌的增加，但可能是伴发而非诱因，有研究发现焦虑症者在运动后乳酸分泌远较正常者多，而给予乳酸也可激发焦虑发作。

（5）社会心理因素：社会心理因素在焦虑症发病中起着至关重要的作用，随着社会经济发展，生活节奏加快，竞争激烈，以及环境、人际关系复杂等，使人们长期处于烦闷、紧张、抑郁、焦虑、不安等状态下，个体处在急性或慢性的心理应激状态，刺激超过了可能耐受的强度，应付机体功能状态被削弱，缺少社会支持等原因，可导致焦虑症的发生。

2.发病机制

（1）生化机制：①乳酸盐：Cohen White 首先报道，类似焦虑症的"神经循环衰弱"患者在进行中等程度运动时，血中乳酸盐含量较正常对照组增高；Pitts 和 McClure 认为血中乳酸盐含量的升高可能与焦虑发作有关，一种解释认为乳酸盐可能引起代谢性碱中毒，低钙血症，有氧代谢异常，β-肾上腺素能活动亢进，外周儿茶酚胺过度释放，中枢化学感觉器敏感性增加等。另一种解释是：认为乳酸在体内代谢为碳酸，进而水解为 CO_2 和水，CO_2 通过血-脑屏障，使脑干腹侧髓质的氧化还原状态发生改变，或导致蓝斑核内去甲肾上腺素能神经元冲动发放增加。有关脑功能与脑血流量的研究表明，在通过静脉滴注乳酸盐诱发恐慌发作时，双侧颞叶皮质血流一过性增加，恐惧发生时颞极和杏仁核血流量增加，恐慌发作间期，右侧边缘系统和海马回活动异常。②神经递质：对焦虑症的生物化学基础的研究证明神经递质系统的变异与焦虑症有重要的关系。这些神质递质包括去甲肾上腺素系统、多巴胺能、5-羟色胺能和 GABA。肾上腺素能系统，特别是蓝斑核，起警惕作用，可引起对危险的警惕期待心情。蓝斑含有中枢神经系统 50%以上的去甲肾上腺素能神经元，有神经纤维投射到海马、杏仁核、边缘叶和额叶皮质。动物实验发现，电刺激蓝斑，可引起明显的恐惧和焦虑反应；同时有蓝斑神经冲动发放增加和中枢性去甲肾上腺素更新加速。从而说明蓝斑和去甲肾上腺素系统对焦虑的发病具有重要影响。中脑多巴胺系统与情感行为和情感表达有关。5-HT 对躯体的各个系统都能产生广泛的影响，如呼吸、食欲、体温调节、各种行为功能等，也可以引起各种精神障碍性疾病。5-羟色胺能系统，特别是背侧中缝核能摄制焦虑特有的适应性行为；中枢性 5-HT 活动具有重要的保持警觉和控制焦虑的作用。GABA 则为主要的抑制性神经递质。有研究认为，GABA 的抑制作用可能与关闭特定数量的神经活动，包括以去甲肾上腺素和 5-HT 为神经递质的神经元的活动有关，且 GABA 系统似乎在涉及广泛性紧张（尤其是广泛性焦虑障碍）体验的焦虑症的形成中发挥着作用。GABA 系统和谷氨酸系统（记忆和学习所涉及的一种神经递质系统）之间的相互作用似乎促使了创伤后应激障碍的形成，尤其是促进了记忆的编码活动。③受体：Mohler 和 Okada，Squires 和 Braestrup 先后在哺乳动物脑中发现苯二氮䓬受体，这一受体与抑制性神经递质 GABA 邻接。GABA 有两种受体，$GABA_A$ 受体与氯离子通道偶联。$GABA_A$ 受体与 GABA 相互作用，则促氯通道开放。

GABA$_B$受体则与钙离子,可能还有环腺苷酸(cAMP)偶联,协助调节其他神经递质的释放。苯二氮䓬类与其受体结合可促进 GABA 的功能,使神经传导显著减慢;而用药阻断苯二氮䓬受体,则可使实验动物产生急性焦虑症状。因此,有人据此推测,焦虑症状患者很可能产生某种物质干扰了苯二氮䓬受体功能,导致焦虑症状的产生。

(2)神经解剖机制:German 等基于 Klein 现象学模型,提出了惊恐障碍的神经解剖假说。①急性惊恐发作患者有明显的自主神经症状暴发,且这种发作可由作用于脑干的药物,如乳酸钠、CO_2、育亨宾等促发,因而 German 等认为脑干,特别是蓝斑与急性惊恐发作密切相关,减少蓝斑发放的药物如普萘洛尔、地西泮等有抗焦虑作用。②边缘叶为人类愤怒、警觉和恐惧等基本情绪的中枢。Penfield 发现边缘叶的激惹性病变或刺激该部均可引起惧怕和惊吓反应,这一部位的破坏性病变使焦虑减轻。人脑的边缘叶富含苯二氮䓬受体,静脉注射地西泮对减轻焦虑有效,但对控制惊恐发作效果不佳,提示预期性焦虑可能与边缘叶的功能损害有关。③恐惧性回忆是习得性行为,与脑皮质的认知和意识活动有关。从额叶皮质到脑干的神经纤维可把习得性联系和起源于前额皮质的认知活动传到脑干,刺激该部神经核,引起惊恐发作。

(3)生理因素机制:某些迹象表明惊恐障碍患者的发病可能与自主性神经系统有关。绝大多数惊恐发作的躯体征状是由自主神经系统调节的。自主神经系统是由交感神经和副交感神经系统两部分组成的,其主要功能是调节平滑肌、心肌、消化道内腺体、汗腺、肾上腺和其他一些内分泌腺的活动。在惊恐障碍患者中存在多种自主神经功能失调,包括自主神经系统的不稳定性和反应的高度激活性,还有交感和副交感神经功能的改变,以及肾上腺素能神经功能的改变。

脑电图研究的资料表明焦虑症患者 α 节律较非焦虑症患者为少,且 α 活动多在较高频率范围,提示焦虑患者常处于高度警觉状态。Hon-saric 等对 18 例有频繁惊恐发作的患者进行一系列生理测验,并与无焦虑症的对照组比较,发现在基础状态,惊恐障碍患者的前额肌电活动较多,收缩压较高,心跳较快。处在心理应激状态的患者,心跳加快和收缩压升高也较对照组更为明显,但对照组的皮肤电阻反应变动较大。这一研究表明,惊恐发作频繁患者血管的警觉性增加,而皮肤电阻的灵活性降低。

(4)社会心理机制:精神分析学派认为,焦虑是起源于心理内部冲突,当"自我"被兴奋压抑时便会出现焦虑。压倒"自我"并引导出焦虑的兴奋刺激有一种来源:外部世界引起的兴奋导致现实性焦虑,自我本能,包括爱、愤怒等情感,引起的兴奋导致神经症性焦虑,而超过自我引起的兴奋导致道德性焦虑。精神分析理论还认为,焦虑患者由于童年发育不健全而无力,所以"自我"容易被压倒。该学派认为分离和丧失是"自我"发育不全的重要原因,因为儿童初期的焦虑与同母亲分离有关。

社会认知学说认为,焦虑是对面临危险的一种反应。信息加工的持久歪曲导致对危险的误解和焦虑体验。病理性焦虑则与对威胁的选择性信息加工有关。焦虑患者还感到他无力对付威胁。对环境不能控制是使焦虑持续下去的重要因素。

行为主义理论认为,焦虑是恐惧某些环境刺激形成的条件反射。

心理动力学认为,焦虑是由于内在的心理冲突,是童年或少年时期被压抑的潜意识中的冲突在成年后被激活,而导致焦虑。

二、临床表现

（一）症状与体征

1.心理症状

主要是心理上的体验和感受。觉得自己无能力面对威胁，感到危险马上发生，内心处于警觉状态，或怀疑自己应对行为的有效性。患者表述的症状通常是与处境不相符合的痛苦情绪体验，如担忧、着急、紧张、不安、害怕、烦躁、不祥预感、恐惧等情绪反应。心理方面的焦虑症状又称精神性焦虑。

2.躯体征状

多系交感神经兴奋的反应性症状，严重反应则称为躯体性焦虑。症状表现多种多样，缺少阳性体征，以呼吸系统、泌尿生殖系统、神经系统、心血管系统以及皮肤血管反应性症状较常见，如自述胸闷、气促、气短、窒息感、气憋、过度换气；心前区不适、局部压痛感、心慌、胸痛、心悸、血压轻微升高；头晕、头昏、耳鸣、记忆障碍、似睡非睡、入睡困难、多梦、梦境有威胁性或有灾难性主题、视力模糊、时睡时醒、失眠、全身肌肉紧张、肌肉僵硬、全身或局部疼痛、抽搐；尿频、尿急、排尿困难、早泄、阳痿、性冷淡、月经紊乱；食欲减退、腹泻、瞳孔扩大、面红、皮肤出汗、寒战、手足心发冷或出汗等。

3.行为异常

焦虑反应表现在行为方面，主要是以外显情绪和躯体运动症状为主的表现。如表情紧张、睑面痉挛、双眉紧锁、姿势僵硬、笨手笨脚、坐立不安、小动作多（抓耳挠腮、搓手、弹指、踢腿）、来回走动、奔跑呼叫、不自主震颤或发抖、哭泣等；说话唐突、语无伦次、言语结巴；注意力不集中、思绪不清，或警觉性增高，情绪易激动等。极度焦虑患者还可出现回避行为。

（二）焦虑症分类

1.惊恐障碍

也称急性焦虑（症）。患者在无特殊的恐惧性处境时，体验惊恐，伴有濒死感或失控感，一般是间歇性发作，每月发作≥4次，发作时出现头晕、胸闷、窒息感、心动过速、面部和四肢发麻、出汗、颤抖等症状。

PD主要表现为急性惊恐发作。患者常突然感到内心焦灼、惊恐或激动，由此而产生幻觉和妄想，有时有轻度意识迷惘。急性焦虑发作一般可以持续几分钟或几小时，病程一般不长，经过一段时间后会逐渐趋于缓解。急性焦虑患者几乎总是或多或少地存在睡眠障碍，大多表现为不易入睡，入睡后易惊醒，常伴有噩梦，醒时不安宁，醒后感到很恐惧。

当急性焦虑发作时，常会伴随严重的心血管系统的症状，如患者感到"心跳得像要爆炸似的"，觉得"心脏快要跳出来了"，不时地出现心悸、心慌，严重时甚至会出现昏厥。由于过度呼吸，导致血中碱性成分增加而发生手足麻木，头部发胀，以致出现肌肉颤动。

患者也可以有胃肠症状，如腹痛，上腹部不适感，大小便紧迫感，腹泻或便秘等。此外，患者还可以出现震颤、多汗、阳痿、早泄、月经失调和性欲缺乏等症状。

2.广泛性焦虑症

也称慢性焦虑（症）。其基本特征是持续性焦虑不安，并有显著的自主神经症状，肌肉紧张及活动不安，发病时伴有口干、气急、出汗、心悸、尿频、尿急与头痛，轻微震颤，坐卧不安，并且入睡困难。病程往往长达6个月或6个月以上。常可引发甲状腺功能亢进、高血压、冠心病等焦虑综合征。

GAD其焦虑情绪可以持续较长时间,其焦虑程度也时有波动。老年慢性焦虑症通常表现比平时易激怒、较敏感,生活中稍有不如意的事就心烦意乱,注意力不集中,有时会生闷气、发脾气等。慢性焦虑症有区别于急性焦虑症的表现,多表现为焦虑情绪,对客观上并不存在某种威胁或危险和坏的结局,患者总是担心、不安和害怕,尽管也知道这是一种主观的过虑,然常常不能控制,使患者颇为苦恼。此外还有易激惹,对声音过敏,注意力不集中,记忆力不好等症状。

慢性焦虑症患者的躯体征状以自主神经功能亢进为主,如口干,恶心,上腹不适,腹泻,胀气,胸闷,吸气困难,或呼吸迫促,心动过速,胸痛,心悸,尿频尿急,阳痿,性感缺乏,月经不适或痛经。此外有昏晕,出汗,面色潮红等症状出现。

慢性焦虑症患者还会出现运动症状,与肌肉紧张有关。有紧张性头痛,在头部顶、枕区有一种紧压感。肌肉胀痛并强直,特别在背部和肩部,手有轻微震颤,做精细动作更加明显。

三、辅助检查

(一)生理指标测量

焦虑情绪反应一般都伴有生理、运动指标的改变,因此生理指标可间接反映焦虑的程度。通常使用的指标包括:皮肤电反应、皮肤温度、皮肤血流容积、皮肤导电性、肌电图、脑电图、血压、心率、呼吸频率和掌心出汗等。以生理指标测量焦虑的优点是具有一定准确性,但因缺少常模数据或解释困难,应用还有局限性,多用于研究领域,临床应用较少。

(二)量表评定

通过对焦虑的心理感受的表述和外观行为变化的观察,评定焦虑程度的方法称量表评定法。量表评定已有较久历史,积累了较多经验,产生了较多成熟的评定量表。如国内常用的"焦虑自评量表(SAS)",主要用于评定焦虑患者的主观感受,现被广泛应用。"汉密尔顿焦虑量表(HAMA)",为经典的焦虑评定量表,量表分出躯体性、精神性两项因子分,可进一步了解患者的焦虑特点,主要用于评定神经症和其他患者的焦虑程度。"焦虑状态-特质问卷(STAI)",前20项评定状态焦虑,后20项评定特质焦虑,具有广泛的适应性。"贝克焦虑量表(BAI)",适合具有焦虑症状的成年人,主要用于测量受测患者主观感受到的焦虑程度。"综合性医院焦虑抑郁量表(HAD)",主要应用于综合医院患者中焦虑和抑郁情绪的筛查。

四、诊断与鉴别诊断

(一)诊断

1.广泛性焦虑症

诊断标准:①过分的焦虑持续时间在半年以上;②伴自主神经功能亢进、运动性不安和过分警惕;③不符合强迫症、恐惧症、抑郁性神经症的诊断标准,且焦虑并非器质性疾病引起的。

2.惊恐障碍

诊断标准:①无明显原因突然发生的强烈惊恐,伴濒死感或失控感;②发作时伴有严重的自主神经症状;③每次发作短暂(一般不超过2小时),发作明显影响日常工作;④1个月至少发作3次;⑤特别要注意排除甲状腺功能亢进及肾上腺嗜铬细胞瘤、心血管疾病、自发性低血糖、内分泌病、药物戒断反应和颞叶癫痫所致的类似发作;⑥不符合失忆症和恐惧症得诊断标准;⑦脑电图示X活动减少,B活动增加。

（二）鉴别诊断

1.重性精神病

精神分裂症的早期、双相情感障碍早期可表现出焦虑症样的症状,患者往往不主动关心自己的健康,并有相应的精神病性症状。

2.抑郁症

抑郁症常有焦虑症状,或激动不安,而焦虑症患者由于长期紧张不安,也常伴有抑郁症状。其鉴别要点:焦虑症患者通常先有焦虑症状,较长时间才逐渐出现抑郁症状,无昼重夜轻的情绪变化;难入睡常见,睡眠不稳而早醒少见;自主神经症状不如抑郁症明显,食欲常不受影响;更为重要的是本病患者并不像抑郁症那样对事物缺乏兴趣或高兴不起来。但不典型的抑郁症鉴别可能比较困难。

3.器质性疾病

某些脑器质性疾病,如脑炎、遗传变性疾病、脱髓鞘脑病、各种原因所致的脑萎缩等,在疾病的不同时期都可出现焦虑症样的症状,特别是在疾病的早期,原发病的症状和体征不明显时,需要与焦虑症进行鉴别。但随着病情的发展,原发性疾病的症状和体征日益明显,相关的辅助检查有助于鉴别诊断。某些重要脏器的疾病,如心、肾、肝、肠胃、肺、甲状腺等疾病、糖尿病和肿瘤等,也会因为病程长,治疗效果不理想,而出现恐惧和焦虑不安等症状。相反,焦虑症患者也可以躯体化障碍为主要表现,二者的鉴别有时比较困难,相关的辅助检查,如心电图、腹部 B 超或彩色多普勒超声检查、肝肾功能检查、胃肠影像学检查及相关的治疗试验,有助于疾病的诊断。

（4）药物或饮茶、咖啡过多所致的焦虑:某些物质如苯丙胺类物质也可引起焦虑症状,根据用药史可以作出诊断,而实验室也提供相关证据。饮茶、咖啡过多可以出现焦虑症状,根据患者饮茶或咖啡因的量容易鉴别。

五、治疗

（一）中医治疗

1.辨证论治

（1）肝气郁结证。

证候:焦虑不安,嗳气叹息,心烦易怒,痞塞满闷,脘腹不适,或胁肋胀痛,恶心纳差,大便不调,舌质淡红,苔薄腻,脉弦数。

治法:疏肝解郁,理气畅中。

方药:柴胡疏肝散加减。柴胡 10 g,芍药 30 g,枳壳 10 g,陈皮 10 g,香附 10 g,川芎 10 g,炙甘草 6 g。

方解:方中柴胡疏肝解郁;香附理气疏肝,助柴胡以解肝郁;川芎行气活血而止痛,助柴胡以解肝经之郁滞;陈皮、枳壳理气行滞;白芍药、甘草养血柔肝,缓急止痛。诸药相合,共奏疏肝解郁、理气畅中之效。

加减:痛甚者,酌加当归、郁金、乌药,以增强行气活血止痛之力;见口干、便秘、舌红苔黄、脉数,肝郁化火症状者,可加栀子、牡丹皮、川楝子,清热泻火;兼有血瘀而见胁肋刺痛、舌质瘀点瘀斑者,加当归、丹参、红花,活血化瘀;肝气犯胃,见嗳气频作、脘闷不适者,可加旋覆花、苏梗、法半夏,和胃降逆。

(2)痰热扰心证。

证候:心烦意乱,心悸,夜寐易惊,胸闷烦躁,性急多言,头昏头痛,口干口苦,小便短赤,舌红苔黄腻,脉滑。

治法:清热化痰,宁心安神。

方药:黄连温胆汤加减。黄连 3 g,半夏 10 g,茯苓 15 g,橘皮 10 g,竹茹 10 g,枳实 10 g,大枣 10 g,生姜 10 g,甘草 6 g。

方解:方中黄连苦寒泻火、清心除烦;半夏辛温,和胃降逆,燥湿化痰;橘皮理气化痰,使气顺则痰消;茯苓健脾利湿治生痰之源;竹茹清热化痰,涤痰开郁;枳实下气行痰;甘草以和中;生姜、大枣和脾胃而制半夏之毒。全方具清热化痰、宁心安神之功效。

加减:心悸重症者,加远志、酸枣仁、石菖蒲、生龙骨、生牡蛎,镇惊安神;火郁伤阴,口舌干燥者,加麦冬、沙参、生地黄、玉竹,清热养阴生津;兼见脾虚者,加党参、白术、谷麦芽,益气健脾消食;病久入络兼有瘀血者,加郁金、丹参、降香、红花,活血通络。

(3)心脾两虚证。

证候:心悸头晕,失眠多梦,善恐多惧,身倦乏力,面色无华,腹胀便溏,食欲缺乏,舌淡苔薄,脉细弱。

治法:补血养心,益气安神。

方药:归脾汤加减。党参 15 g,茯苓 10 g,白术 10 g,黄芪 30 g,当归 10 g,龙眼肉 10 g,酸枣仁 15 g,远志 10 g,木香 6 g,甘草 6 g。

方解:方中黄芪甘微温,补脾益气;龙眼肉甘温,既能补脾气,又能养心血;党参、白术、炙甘草健脾益气以生血;当归滋养营血,与龙眼肉相伍,增加补心养血之效;茯神、远志、酸枣仁宁心安神;木香行气,使补而不滞。全方共奏补血养心、益气安神之功。

加减:血虚甚者,加当归、熟地黄,滋阴补血;纳呆腹胀者,加谷芽、山楂、神曲、鸡内金,消食导滞;失眠多梦者,加合欢皮、五味子、柏子仁、夜交藤、莲子心,交通心肾、宁心安神;心阴不足,见心烦、口干、舌红者,加麦冬、玉竹、北沙参、五味子,滋阴生津、养心安神。

(4)阴虚内热证。

证候:欲食不能食,欲卧不能卧,欲行不能行,少寐多梦,多疑善惊,五心烦热,盗汗,腰膝酸软,口干,健忘,头晕目眩,舌红少津,脉细数。

治法:滋阴清热,养心安神。

方药:天王补心丹加减。生地黄 10 g,玄参 10 g,麦冬 10 g,天冬 10 g,人参 10 g,茯苓 10 g,柏子仁 15 g,酸枣仁 15 g,五味子 6 g,远志 10 g,丹参 30 g,当归身 10 g,桔梗 10 g,朱砂(冲服)0.3 g。

方解:方中重用生地黄滋阴清热养血;天冬、麦冬滋阴清热;酸枣仁、柏子仁养心安神;当归身补血润燥;人参补气生津,宁心益智;五味子益气敛阴;茯苓、远志养心安神,交通心肾;玄参滋阴降火;丹参清心活血,使之补而不滞;朱砂镇心安神,兼治其标;桔梗为使药,载药上行,助药力入心经,与丹参相伍,又可行气血,使诸药滋而不腻,补而不留瘀。诸药合用,共奏滋阴清热、养心安神之效。

加减:心悸怔忡症状明显者,加龙齿、琥珀、生牡蛎,安神定悸;肾阴亏虚,虚火妄动,遗精腰酸者,加龟甲、熟地黄、知母、黄檗,滋阴降火;心火偏旺,见虚烦不寐、口苦咽燥、心神不安者,加黄连、栀子、淡竹叶,清心火、宁心神。

（5）心虚胆怯证。

证候：心悸胆怯，善惊易恐，精神恍惚，情绪不宁，坐卧不安，少寐多梦，多疑善虑，苔薄白或正常，脉数或虚弦。

治法：镇惊定志，宁心安神。

方药：安神定志丸加减。龙齿（先煎）30 g，琥珀粉（冲服）3 g，磁石（先煎）15 g，朱砂（冲服）0.3 g，茯神 15 g，远志 10 g，人参 10 g，石菖蒲 10 g。

方解：方中龙齿、琥珀、磁石镇惊安神；朱砂、远志、茯神、石菖蒲安神定志；人参益气养心。诸药合用，共奏镇惊定志、宁心安神之功。

加减：心悸气短、神疲乏力、自汗懒言者，加用白术、炙甘草、茯苓、柏子仁、酸枣仁以及夜交藤等，养心益气、安神定志；气虚夹瘀，症见乏力气短、身痛不安、舌质紫黯者，加党参、丹参、桃仁、红花等，益气活血化瘀；气虚夹湿，症见纳呆便溏、舌苔白滑者，加泽泻、白术、茯苓，益气健脾祛湿；心气郁结，症见心悸、烦闷、胸胁时痛者，加柴胡、郁金、合欢皮，疏肝解郁。

2.中成药

（1）逍遥丸：适用于焦虑症肝气郁结证，每次 8 丸，每日 3 次，口服。

（2）天王补心丹：适用于焦虑症阴虚内热证，每次 8 丸，每日 3 次，口服。

3.针刺疗法

（1）体针。①主穴：风府、百会、印堂、通里、神门、内关、四神聪。②配穴：肝气郁结证，配太冲；痰热扰心证，配丰隆；心脾两虚证，配心俞、脾俞；阴虚内热证，配肾俞、太溪；心虚胆怯证，配胆俞。

（2）音乐电针疗法：音乐电针疗法是现代电子技术与传统针灸相结合的新疗法。患者在接受治疗的同时，可借助治疗仪配置的立体声耳机，享受到自己喜爱的轻音乐，有助于调节大脑皮质的电活动，缓解患者焦灼的心境。有研究表明，采用音乐电针仪进行治疗，穴取百会、印堂、内关、太阳、风池、神庭等作为主穴，并根据患者描述的症状选用 2～3 个相应的背俞穴及相应的五志穴，疗效较佳。

4.耳穴贴压疗法

取心、脑、神门、小肠、交感，每次选择 2～3 穴，在穴位处用胶布贴压王不留行，嘱患者每日自行按压 6～8 次，每次 10 下，2 日换贴 1 次，5 日为 1 个疗程。

5.穴位按摩疗法

取穴太阳、安眠、内关、膻中、神门、太冲、三阴交，每穴按 2～3 分钟，每日 1 次，穴位按摩时由轻到重，以局部酸胀麻热为度，15 日为 1 个疗程。

（二）西医治疗

1.药物治疗

（1）苯二氮䓬类药物：为目前最常用的抗焦虑药，对于控制精神焦虑、紧张和伴随的不安有明显效果，其抗焦虑作用快而强，不良反应少，安全性高，因而为临床普遍采用。国内外大量研究证实，氯硝西泮、地西泮、阿普唑仑、劳拉西泮等均有抗焦虑和催眠作用，且起效快、安全性较高，对伴有躯体征状的焦虑症特别有效。地西泮治疗焦虑症状或各种焦虑障碍，每次 2.5～5 mg，3 次/日；极量不超过 25 mg/d，用于惊恐发作静脉注射 10～20 mg；阿普唑仑每次 0.4～0.8 mg，3 次/日，最高量为 4～5 mg/d；氯硝西泮每次 1～2 mg，2～3 次/日；劳拉西泮口服每次 0.5～2 mg，2～3 次/日。

苯二氮䓬类药物其常见的不良反应有头昏、嗜睡、乏力、胃肠道反应,长效苯二氮䓬类药物容易发生。大剂量可致共济失调。

(2)非苯二氮䓬类药。①盐酸丁螺环酮片:其抗焦虑作用机制与 5-HT$_{1A}$ 受体部分激动有关,通过与 5-HT$_{1A}$ 受体选择性结合,降低焦虑症患者过高的 5-HT 活动,从而达到抗焦虑作用,不抑制中枢神经系统(如镇静、运动和认知功能损害),无躯体依赖、戒断综合征等不良反应。用法:开始每次 5 mg,2~3 次/日,以后根据病情和耐受情况逐渐调整剂量,每隔 2~3 日增加 5 mg,可增至每日 20~30 mg,常用治疗剂量每日 20~40 mg。老年人一般不超过 15 mg/d。不良反应主要是头晕、头痛、恶心、不安、烦躁,少见的有神志不清、注意力涣散、口干、胃肠道不适、腹泻。②枸橼酸坦度螺酮:又称希德,同时具有抗焦虑和抑郁作用,是治疗焦虑症的主要药物之一,本药可选择性的作用于脑内 5-HT 受体亚型之一的 5-HT$_{1A}$ 受体,从而发挥抗焦虑作用和改善身心疾病的症状。本药抗抑郁作用的主要机制与 5-羟色胺能神经突触后膜的 5-HT$_2$ 受体密切下调有关。通常成人应用枸橼酸坦度螺酮片的剂量为每次 10 mg,口服,每日 3 次。主要的不良反应有嗜睡、步态蹒跚、恶心、倦怠感、情绪不佳、食欲下降、谷丙转氨酶及谷草转氨酶升高。③选择性 5-HT 再摄取抑制剂(SSRIs):SSRIs 可降低突触前自身受体敏感性,减少对 5-HT 神经元的抑制,增加 5-HT 释放及阻断 5-HT 回收,提高突触间隙内 5-HT 水平,进而下调突触后 5-HT 受体,从而治疗焦虑症。临床上常用的 SSRIs 有氟西汀 20~40 mg,每日 1 次;帕罗西汀 10~20 mg,每日 1 次;舍曲林 50~100 mg,每日 1 次;西酞普兰 20~60 mg,每日 1 次;氟伏沙明 100~200 mg,每日 1~2 次。④选择性 5-HT 双受体抑制剂(SNRIs):是一种新型抗抑郁药,是 5-HT 和去甲肾上腺素能再摄取抑制药,并可微弱抑制多巴胺再摄取。它与 M 胆碱受体、组胺 H$_1$ 受体,以及肾上腺素 α$_1$、α$_2$、β 受体几乎无亲和力,具有双重抑制作用。同时可抗焦虑,且起效快、安全性好、不良反应小。代表药物为文拉法辛和度洛西汀。文拉法辛起始推荐剂量为 75 mg,每日 1 次。如有必要,可递增剂量至最大为 225 mg/d(间隔时间不少于 4 日)。每次增加 75 mg/d。肝功能损伤患者的起始剂量降低 50%,个别患者需进行剂量个体化。肾功能损伤患者,每日给药总量降低 25%~50%。老年患者按个体化给药,增加用药剂量时应格外注意。如果用文拉法辛治疗 6 周以上,建议逐渐停药,所需的时间不少于 2 周。用药须知本品缓释胶囊应在每日相同的时间与食物同时服用,每日 1 次,口服。注意不得将其弄碎、嚼碎后服用或化在水中服用。常见的不良反应为胃肠道不适,有恶心、口干、厌食、便秘和呕吐;神经系统异常,有眩晕、嗜睡、梦境怪异、失眠和紧张,视觉异常、打哈欠、出汗;性功能异常有阳痿、射精异常、性欲降低。偶见不良反应为无力、气胀、震颤、激动、腹泻、鼻炎。不良反应多在治疗的初始阶段发生,随着治疗的进行,这些症状逐渐减轻。度洛西汀起始剂量每次为 20 mg,每日 2 次,逐渐增至 30 mg,每日 2 次,或 60 mg,每日 1 次。常见的不良反应有恶心、口干、便秘、食欲下降、疲乏、嗜睡、多汗。⑤氟哌噻吨美利曲辛:又称黛力新。是由两种非常有效的化合物氟哌噻吨和美利曲辛组成的合剂;氟哌噻吨是一种神经阻滞剂,小剂量具有抗焦虑和抗抑郁作用;美利曲辛是一种双相抗抑郁剂,低剂量应用时,具有兴奋作用。两种成分的合剂具有抗抑郁、抗焦虑和兴奋特性。用于各种焦虑障碍和焦虑状态、神经衰弱。用法:每次 10.5 mg,早晨和中午服,或早晨顿服 21 mg;老年患者 10.5 mg/d。维持剂量每日 10.5 mg,早晨口服。不良反应常见有失眠、短暂不安。⑥β-肾上腺素受体阻滞剂:普萘洛尔能阻断周围交感神经的 β-肾上腺素能受体,对躯体性焦虑尤其是焦虑症的心血管症状,或有药物滥用倾向者最为适宜。常用剂量:每次 10~20 mg,2~3 次/日。不良反应有眩晕、头昏、心动过缓、恶心、呕吐、胃痛等。

(3)三环类抗抑郁药:有抗焦虑作用,疗效与苯二氮䓬类药物类似或更好,也不引起依赖,但起效慢。常用的有阿米替林、地昔帕明和去甲替林,用药时起始剂量要小,逐渐增加剂量。去甲替林开始 30～40 mg/d,分次口服,需要时渐增至 75～100 mg/d,维持量为 30～70 mg/d;青少年和老年人开始服每次 10 mg,每日 3 次,维持量减半;因半衰期长,每日量一次服亦可,睡前服。阿米替林成人常用量开始每次 25 mg,2～3 次/日,然后根据病情和耐受情况逐渐增至 150～250 mg/d,每日 3 次,最大量不超过 300 mg/d,维持量 50～150 mg/d。三环类抗抑郁药的不良反应主要表现在自主神经系统和心血管系统。自主神经系统的不良反应,常见口干、视物模糊、瞳孔扩大、便秘、排尿困难和直立性低血压。心血管方面的不良反应,常见心动过速,心电图 ST-T 段的非特异性改变,严重者则可发生传导阻滞或心律失常。其他可能发生的不良反应有头昏、嗜睡、细微震颤,偶见癫痫发作、药疹和粒细胞减少。过量服用可导致急性中毒,表现为谵妄、昏睡或昏迷,可能伴有严重的心脏并发症。由于三环类抗抑郁药有明显的不良反应,现已少用。

(4)其他药物:如特罗匹隆(为 5-HT$_3$ 受体拮抗剂)、塞拉则平(为 5-HT$_2$ 受体拮抗剂),吉哌隆、伊沙匹隆等对焦虑症的治疗也有一定的疗效,但尚需进一步的临床试验结果证实。

2.心理治疗

(1)一般治疗:建立良好的医患关系,取得患者的尊重与信任,引导患者认识疾病的性质为功能性而非器质性,与一般所说的精神病是不同的,说明出现的躯体征状不由躯体疾病所致,而是焦虑的表现,是可以治疗的。除去引起焦虑的可能原因,如限制过量饮茶或咖啡,避免工作过度紧张,注意劳逸结合,增加运动和休闲活动。更多鼓励患者增强治疗信心,动员家属和周围有关方面对患者给予理解和支持,共同配合治疗。

(2)认知行为治疗:包括焦虑控制训练和认知重建两种方式。采用想象或现场诱发焦虑,然后进行放松训练,可减轻紧张和焦虑时的躯体征状。对导致焦虑的认知成分,通过行为矫正技术改变患者的歪曲的认知观念,这种技术不仅针对行为本身,而是时刻把它同认知过程联系起来,并努力在两者之间建立一种良性循环,取代患者原来存在的恶性循环,从而使患者的症状减轻、消失,治愈疾病。

(3)行为疗法:行为疗法认为,行为是通过学习而得来,异常行为也如此,行为治疗是通过一些实际操作的方法来消退、抑制、改变和替代原来的不良行为。

(赵淑燕)

第十四章

中医治疗消化内科疾病

第一节 呃 逆

一、概念

呃逆即打嗝,指胃失和降,气逆动膈,上冲喉间,呃呃连声。声短而频,不能自制的疾病。是一个生理上常见的现象,由横膈膜痉挛收缩引起的。发作中胸部透视可判断膈肌痉挛为一侧性或两侧性,必要时做胸部CT,排除膈神经受刺激的疾病,做心电图判断有无心包炎和心肌梗死。疑中枢神经病变时可做头部CT、MRI、脑电图等。疑有消化系统病变时,进行腹部X线透视、B超、胃肠造影,必要时做腹部CT和肝胰功能检查,为排除中毒与代谢性疾病可做临床生化检查。

二、病因病机

呃逆发生的常见原因有饮食不当、情志不和、正气亏虚等几方面。

(一)病因

1.饮食不当

如过食生冷或寒冷药物致寒气蕴蓄于胃,胃气失于和降,气逆而上动膈,故呃呃声短而频,不能自制。若过食辛热煎炒之品,或过用温补之剂、燥热之剂,阳明腑实,气不顺行,亦可动膈而发生呃逆。

2.情志不和

恼怒抑郁,气机不利,肝木犯土,胃失和降,气逆动膈。也有肝气郁结导致津液失布而滋生痰浊,忧思伤脾,脾失健运,滋生痰浊,或气郁化火,灼津成痰,亦能逆气夹痰浊上逆动膈而发生呃逆。

3.正气亏虚

素体不足,脾胃虚弱,或久病大病后,或劳倦过度,导致脾肾阳虚不能温养胃阳,清气不升,浊气不降,气逆动膈成为呃逆。

（二）病机

1.呃逆总由胃气上逆动膈而成

病机关键在胃失和降、胃气上逆动膈。

2.病位在胃,与肺、肾、肝有关

呃逆总由胃气上逆动膈而成,肺气失宣在发病过程中起到了重要作用,呃逆与肺关系密切。阴液亏虚,筋脉失养,则变生内风。膈肌失于阴液濡养,也会发生痉挛,而引起呃逆。肾气失于摄纳,引动冲气上乘夹胃气上逆动膈,发为呃逆。

3.呃逆的主要病理因素及虚实转化

呃逆的主要病理因素不外气郁、食滞、痰饮等。

呃逆的病理性质不外虚实两方面,凡寒积于胃、燥热内盛、气逆痰阻等皆属实证。而脾胃虚弱,或胃阴不足者则属虚证。本病之初以实证为主,日久则为虚实夹杂证或纯为虚证。寒邪为病者,胃中寒冷损伤阳气,日久可致脾胃虚寒之证。热邪为病者,如胃中积热或肝郁日久化火,易于损阴耗液而转化为胃阴亏虚。气郁、食滞、痰饮为病者,皆能伤及脾胃转化为脾胃虚弱证。急危重症及年老正虚患者可致脾胃阳虚与胃阴亏虚,后期可致元气衰败,出现呃逆持续,呃声低微,气不得续的危候。

三、诊断与病证鉴别

（一）诊断依据

（1）呃逆以气逆上冲,喉间呃呃连声,声短而频,不能自制为主症,其呃声或高或低,或疏或密,间歇时间不定。

（2）常伴有胸膈痞闷,脘中不适,情绪不安等症状。

（3）多有受凉、饮食、情志等诱发因素,起病多较急。

（4）X线钡餐、胃镜检查、肝肾功能检查、B超有助于诊断。

（二）辅助检查

发作中胸部透视可判断膈肌痉挛为一侧性或两侧性,必要时做胸部CT,排除膈神经受刺激的疾病,做心电图判断有无心包炎和心肌梗死。疑中枢神经病变时可做头部CT、磁共振、脑电图等。疑有消化系统病变时,进行腹部X线透视、B超、胃肠造影,必要时做腹部CT和肝胰功能检查,为排除中毒与代谢性疾病可做临床生化检查。

（三）病证鉴别

1.呃逆与干呕

干呕与呃逆同属胃气上逆的表现,干呕属于有声无物的呕吐,乃胃气上逆,冲咽而出,发出呕吐之声。呃逆则气从膈间上逆,气冲喉间,呃呃连声,声短而频,不能自制。

2.呃逆与嗳气

嗳气与呃逆同属胃气上逆,有声无物之证。但嗳气多见于饱餐之后或肝失疏泄,因胃气阻郁,气逆于上,冲咽而出,其特点是声长而沉缓;因饱食而致者,多伴酸腐气味,食后好发,因肝气犯胃者,多随情志而增减,可自行减轻或控制;而呃逆为胃气上逆动膈,上冲喉间,其特点为声短而频,不能自制。

四、辨证论治

（一）辨证思路

呃逆的辨证应着重围绕其发病、病程、呃声有力与否及其他伴随症状来进行。

1.辨病情轻重

呃逆辨证，首先应了解病情轻重，若属一时性气逆而致，无反复发作史，呃声响亮，无明显兼证者，则病情较轻，往往采用转移注意力或简易治疗即可痊愈；若呃逆反复发作，持续时间较长，呃声低微，伴有乏力，纳呆等虚弱证候，或出现在其他急慢性疾病过程中，简易治疗不能取效者，病情较重。若年老体虚，重病后期及急危病中，出现呃逆时断时续，呃声低微，气不得续，饮食难进，脉细沉弱者，则属元气衰败、胃气将绝之危重证。

2.辨虚实寒热

（1）实证：呃逆初起，呃声响亮有力，连续发作，脉多弦滑。若兼食滞者，则呃而脘闷嗳腐；如属气滞者，则呃而胸胁胀满；痰饮内停者，则呃而胸闷痰多，或心悸、目眩。

（2）虚证：呃逆时间较长，呃声时断时续，气怯声低无力。若属阳虚者，可兼畏寒，食少便溏，腰膝酸软，手足欠温，甚至四肢厥冷；若为阴虚者，可见心烦不安，口舌干燥，脉细数等证。

（3）寒证：呃声沉缓有力，胃脘不舒，得热则减，遇寒则甚，面青肢冷便溏，舌苔白润。

（4）热证：呃声响亮，声音短促，胃脘灼热，口臭烦渴，面色红赤，便秘溲赤，舌苔黄厚。

3.辨证结合临床辅助检查

如属持续时间较长，难以控制的呃逆，应在呃止后，做胸部 X 线摄片、胃肠钡剂 X 线摄片或内镜检查以排除肺部炎症、肿瘤、胃炎、胃扩张、胃癌等；如兼有黄疸、神昏及鼓胀、呕血、便血者，须做肝功能及肝脏 B 超或 CT 检查，以排除肝硬化、消化道肿瘤；如兼有尿少水肿者，须做尿常规、内生肌酐清除率、肾功能、肾脏 B 超检查排除肾脏病变；若兼有中风失语表现者须做头颅 CT 检查以排除脑血管意外等疾病。

（二）治疗原则

呃逆一证，总由胃气上逆动膈而成，故应以和胃降逆平呃为基本治则，并在分清寒热虚实的基础上，分别施以祛寒、清热、补虚、泻实之法。对于重危病证中出现的呃逆，急当救护胃气。

1.调整气机，和降为顺

气机调整应以和胃降气为基本原则，结合宣降肺气、摄纳肾气。和胃之法应辨寒热虚实之不同，分别施以祛寒、清热、补虚、泻实之法，同时在此基础上，酌加降逆平呃之品。

2.辨别病机，依证变法

一般来说，实证中寒呃治宜温中祛寒；热呃宜清降泄热；饮食停滞者宜消食导滞；气机郁滞者宜顺气降逆；痰饮内停者，则宜化痰蠲饮。虚证中脾胃阳虚者宜温补脾胃，降逆和胃；胃阴不足者则宜养胃生津。同时各证均可酌加平降气逆之品。对于在重病中出现的呃逆，为元气衰败之证，应急予温补脾肾，扶持元气或用益气养阴等法以顾其本。

（三）分证论治

1.胃中寒冷证

症状：呃声沉缓有力，胸膈及胃脘不舒，得热则减，遇寒则甚，口淡不渴，食少，舌苔白润，脉迟缓。

病机分析：寒邪阻遏，肺胃之气失于和降，故呃声沉缓有力，膈间及胃脘不舒。寒邪遇热则易于消散,遇寒则更增邪势,故得热则减,遇寒则甚。胃中寒冷,中阳被遏,运化迟缓,故食欲减少,口不渴。舌脉均属胃中有寒之象。

治法:温中祛寒,降逆止呃。

代表方药:丁香散为主方。方中丁香暖胃降逆、柿蒂温中下气,二药均为祛寒降逆止呃之常用要药,高良姜温中祛寒,甘草和胃。

加减:若寒重者,加吴茱萸、肉桂以温阳散寒降逆;若夹寒滞不化,脘闷嗳腐者,可加厚朴、枳实、陈皮、半夏、茯苓等以行气化痰消滞。

2.胃火上逆证

症状:呃声洪亮,冲逆而出,口臭烦渴,喜冷饮,小便短赤,大便秘结,舌苔黄,脉滑数。

病机分析:胃火上冲,故呃声洪亮。胃热伤津,肠间燥结,则口臭烦渴而喜冷饮,便结尿赤。苔黄、脉象滑数,为胃热内盛之象。

治法:清热养胃,生津止呃。

代表方药:竹叶石膏汤加竹茹、柿蒂。方中竹叶、生石膏清泻胃火,人参可改沙参,合麦冬养胃生津,半夏、柿蒂化痰降逆,粳米、甘草调养胃气。

加减:若大便秘结,脘腹痞满,可合用小承气汤通腑泄热,使腑气通,胃气降,呃逆自止。

3.气机郁滞证

症状:呃逆连声,常因情志不畅而诱发或加重,伴胸闷纳减,脘胁胀闷,肠鸣矢气,苔薄白,脉弦。

病机分析:肝强乘胃,胃气上冲,故呃声连续。病由情志而起,故疾病发作与情志关系密切。肝脉挟胃布胸胁,肝郁气滞,故胸胁胀闷不舒。痰气交阻,胃失和降,故恶心嗳气,肠鸣矢气,胸闷。舌脉亦为气机郁滞之象。

治法:顺气解郁,降逆止呃。

代表方药:五磨饮子加减。方中木香、乌药解郁顺气,枳壳、沉香、槟榔宽中降气。可加丁香、代赭石降逆止呃,川楝子、郁金疏肝解郁。

加减:若气郁化火,心烦,便秘,口苦,舌红脉弦数者,可加山栀、黄连等泄肝和胃;若气逆痰阻,头目昏眩,时有恶心,舌苔薄腻者,可合旋覆代赭汤、二陈汤化裁,以顺气降逆,化痰和胃。

4.脾胃阳虚证

症状:呃声低缓无力,气不得续,面色㿠白,手足不温,食少困倦,泛吐清水,脘腹不舒,喜温喜按,乏力,大便溏薄,舌淡苔白,脉沉细弱。

病机分析:脾胃虚弱,虚气上逆,则呃声低弱无力,气不得续,食少困倦;甚者生化之源不足,可见面色苍白无华。阳气不布,故手足不温。舌脉为脾胃阳虚之象。

治法:温补脾胃,和中降逆。

代表方药:理中汤加吴茱萸、丁香。方中人参、白术、甘草甘温益气,干姜温中祛寒,吴茱萸、丁香温胃透膈以平呃逆,另可加刀豆子温中止呃。

加减:若呃逆不止,心下痞硬,可合用旋覆代赭汤以重镇和中降逆。如肾阳亦虚,见形寒肢冷,腰膝酸软,舌质胖嫩,脉沉迟者,可加附子、肉桂以温肾助阳;如夹有食滞,可稍佐陈皮、麦芽之类以理气化滞;若中气大亏,呃声低弱难续,食少便溏,体倦乏力,脉虚者,宜用补中益气汤。

5.胃阴不足证

症状:呃声短促而不连续,口干舌燥,烦躁不安,不思饮食,或食后饱胀,大便干结,舌红而干或有裂纹,脉细数。

病机分析:胃阴不足,失于濡润,气机不得顺降,故呃声短促而不连续。津液损伤,内有虚热,故口干舌燥,烦躁不安,口渴,大便干结。舌脉亦为胃阴不足之象。

治法:生津养胃,降逆止呃。

代表方药:益胃汤加枇杷叶、石斛、柿蒂。方中沙参、麦冬、玉竹、生地甘寒生津,滋养胃阴。

加减:加石斛以加强养阴之力,又加枇杷叶、柿蒂以和降肺胃而平呃逆。若胃气大虚,不思饮食,则合用橘皮竹茹汤以益气和中。

（四）其他疗法

1.单方验方

（1）艾条点燃放置患者床头3～5分钟;若点燃10分钟,可治疗顽固性呃逆。

（2）五味子5粒,慢慢咀嚼,3分钟可止呃。

（3）生山楂5～10个,煮熟,细嚼慢咽,并饮少量温开水,一般3～5次可止呃逆。或山楂30 g水煎代茶饮。

（4）砂仁2 g,细嚼慢咽,3次/日。

（5）炒韭菜籽30 g,加水300 mL,煎至100 mL,每天1次;或韭菜籽炒黄研末,每次9 g,每天3次,温开水送服。

2.常用中成药

达立通颗粒。功用主治:清热解郁,和胃降逆,通利消滞,用于肝胃郁热所致痞满证,症见胃脘胀满、嗳气、纳差、胃中灼热、嘈杂泛酸、脘腹疼痛、口干口苦,以及运动障碍型功能性消化不良见上述症状者。用法用量:温开水冲服,1次1袋,1日3次。于饭前服用。

3.针灸疗法

（1）基本治疗。

治则:胃寒积滞、脾胃阳虚者温中散寒、通降腑气,针灸并用,虚补泻实;肝郁气滞、胃火上逆者疏肝理气、和胃降逆,只针不灸,泻法;胃阴不足者养阴清热、降逆止呃,只针不灸,平补平泻。

处方:以任脉腧穴为主。膈俞、内关、中脘、天突、膻中、足三里。

方义:本病病位在膈,故不论何种呃逆,均可用膈俞利膈止呃;内关穴通阴维脉,且为手厥阴心包经络穴,可宽胸利膈,畅通三焦气机,为降逆要穴;中脘、足三里和胃降逆,不论胃腑寒热虚实所致胃气上逆动膈者用之均宜;天突位于咽喉,可利咽止呃;膻中穴位近膈,又为气会穴,功擅理气降逆,使气调则呃止。

加减:胃寒积滞、胃火上逆、胃阴不足者加胃俞和胃止呃;脾胃阳虚者加脾俞、胃俞温补脾胃,肝郁气滞者加期门、太冲疏肝理气。

操作:诸穴常规针刺;膈俞、期门等穴不可深刺,以免伤及内脏;胃寒积滞、脾胃阳虚者,诸穴可用艾条灸或隔姜灸;中脘、内关、足三里、胃俞亦可用温针灸,并可加拔火罐。

（2）其他针法。

指针:翳风、攒竹、鱼腰、天突。任取一穴,用拇指或中指重力按压,以患者能耐受为度,连续按揉1～3分钟,同时令患者深吸气后屏住呼吸,常能立即止呃。

耳针:取膈、胃、神门、相应病变脏腑(肺、脾、肝、肾)。毫针强刺激;也可耳针埋藏或用王不留行籽贴压。

（3）穴位贴敷:麝香粉0.5 g,放入神阙穴内,伤湿止痛膏固定,适用于实证呃逆,尤其以肝郁气滞者取效更捷;吴茱萸 10 g,研细末,用醋调成膏状,敷于双侧涌泉穴,胶布或伤湿止痛膏固定,可引气火下行。适用于各种呃逆,对肝、肾气逆引起的呃逆尤为适宜。

(4)穴位注射:常用穴分 2 组。①天突、内关。②中脘、足三里。治法:阿托品、1%普鲁卡因注射液、维生素 B_1 注射液、维生素 B_6 注射液。每次取 1 组穴,亦可仅取内关或足三里。1%普鲁卡因注射液每穴0.5 mL;维生素 B_1 注射液、维生素 B_6 注射液各 2 mL,予以混合,每穴 2 mL;阿托品每次仅取一侧穴,每穴 0.5 mg。如 3 小时后无效再注入另一侧穴。其余药物每天 1 次。

4.简易疗法

(1)分散注意力,消除紧张情绪及不良刺激。

(2)先深吸一口气,然后憋住,尽量憋长一些时间,然后呼出,反复进行几次。

(3)喝开水,特别是喝稍热的开水,喝一大口,分次咽下。

(4)洗干净手,将食指插入口内,轻轻刺激咽部。

(5)将含 90%氧气和 10%的二氧化碳的混合气体装入塑料袋中吸入。

(6)嚼服生姜片。

五、临证参考

(一)和降则上逆之胃气可平

呃逆病因虽有不同,但"致呃之由,总由气逆"。胃气上逆动膈即见呃逆,故治疗呃逆的基本原则是和胃、降逆、平呃。针对其病位则宜和胃,针对其病势则宜降逆平呃,这一基本原则贯穿于呃逆证治的始终。然而和降之法,各有不同,有的用丁香、吴茱萸、高良姜、生姜汁等散寒以降逆,有的用柿蒂、竹茹等辛凉以降逆,有的用旋覆花、陈皮、厚朴、沉香等顺气以降逆,有的用代赭石重镇以降逆,凡此种种,皆立意于和胃降逆之中,气逆平呃逆可止。

和胃降气之法,应根据兼证不同而分别施治,《证治汇补·呃逆》谓本证"治当降气化痰和胃为主,随其所感而用药。气逆者,疏导之;食停者,消化之;痰滞者,涌吐之;热郁者,清下之;血瘀者,破导之。若汗吐下后,服凉药过多者,当温补;阴火上冲者,当平补;虚而夹热者,当凉补。"系统论述了本证以和降为主的治疗大法。

张兴斌认为丁香与郁金同用,组成呃畏—二汤(丁香、郁金、柿蒂、旋覆花、赭石、法半夏、陈皮),其和降胃气的作用增强。姚庆云常用加味芍药甘草汤(白芍、炙甘草、灵仙、厚朴、木香)。认为方中芍药、甘草舒挛缓急有助于胃气的和降。

(二)活血则难愈之久呃可止

呃逆日久不愈,诸药罔效,此即《医林改错·呃逆》所谓"血府血瘀",宜用血府逐瘀汤,并谓"一见呃逆,速用此方,无论轻重,一副即效"。

印会河认为本病来去匆匆,即"数变"之病,例属"风"之为病,宜用血府逐瘀汤加地龙、䗪虫,血行则风自灭。崔金才亦用血府逐瘀汤治疗中风并发呃逆。刘光汉用暖胃活血降逆汤(炮姜、木香、枳壳、郁金、苏子、当归、桃仁、白芍、赤芍、红花、丹参、赭石、磁石、厚朴、牛膝、麦芽)治疗流行性出血热、肝硬化、肝癌等所致本病,均取得了较好疗效。

六、预防调护

(1)寒温适宜,注意避免外邪侵袭犯胃。

(2)饮食有节,不要过食生冷及辛辣煎炸之品,患热病时不过服寒凉之药,患寒证时不妄投温燥之剂。

（3）调畅情志，以免肝气逆乘肺胃。

（4）若呃逆出现于某些急慢性疾病的过程中，则要积极治疗原发病证，这是十分重要的预防措施。

（5）呃逆的轻症，多能逐渐自愈。取嚏、饮水、转移注意力可加速痊愈。

（6）若呃逆发作频频，则饮食中要进易消化的食物，粥面中可加姜汁少许以温宣胃阳，降逆止呃。

（7）一些虚弱患者，如因服食补气药过多而呃逆频作者，可用橘皮、竹茹煎汤温服。

（李忠娥）

第二节　呕　吐

一、概念

呕吐是指胃失和降，气逆于上，迫使胃内容物从口中吐出或仅有干呕恶心为主症的一种病证。有声有物谓之呕，有物无声谓之吐，有声无物谓之干呕。呕与吐常同时发生，故一般合称为呕吐。本病涵盖了西医学的胃肠道、肝胆胰疾病等引起的反射性呕吐。其他如因精神心理因素引起的神经性呕吐，梅尼埃病、晕动症等前庭障碍性疾病所导致的呕吐，脑血管疾病等引起的中枢性呕吐，某些全身性疾病引起的呕吐如心力衰竭、糖尿病酮症酸中毒、急性肾盂肾炎、尿毒症、肿瘤及肿瘤化疗引发的呕吐，霍乱、药物中毒等引起的呕吐，妊娠呕吐，均不在此证范畴。

二、病因病机

呕吐的发生多因外邪侵袭、饮食不节、情志失调和脾胃虚弱等因素导致胃失和降，胃气上逆。

（一）病因

1.外邪侵袭

感受六淫之邪，或秽浊之气，内扰胃腑，浊气上逆，胃失和降而致呕吐。

2.饮食不节

食入不洁之品，或暴饮暴食，温凉失宜，食积胃脘，损伤脾胃；恣食生冷油腻或辛辣刺激之品，食滞内阻，均可使脾胃升降失司、浊气上逆而致呕吐。

3.情志失调

因七情不和，郁怒伤肝，肝气郁结，横逆犯胃，胃失和降；或因忧思过度，脾运失常，食停难化，胃气壅滞，均可致胃气上逆而致呕吐。

4.脾胃虚弱

脾胃素虚，正气不足，或因后天饮食不当、情志失调、劳倦过度、病后体虚等诱因，致脾胃受损，积聚胃中；或因药食不当，长期服用苦寒败胃之品，中阳不足，虚寒内生，胃失温养、濡润；或因久服辛辣温燥之品或久呕不愈，胃阴不足，胃失濡润，胃失和降，胃气上逆所致。

（二）病机

1.病机关键为胃失和降,气逆于上

胃居中焦,主受纳腐熟水谷,其气以降为顺,以通为用。外邪、食滞、痰饮、气郁等邪气犯胃,干于胃腑;或因脾胃虚弱,正气不足,使胃失温养、濡润致胃失和降,胃气上逆而发为呕吐。

初病多实,日久损伤脾胃,可由实转虚;或脾胃素虚,复因饮食等外邪所伤,或脾虚生痰饮,因虚致实,出现虚实并见的证候。无论邪气犯胃,或脾胃虚弱,发生呕吐的病机关键均为胃失和降,胃气上逆。

2.病位在胃,与肝脾密切相关,可涉及胆、肾

呕吐病位在胃,与肝脾相关。脾胃为水谷之海,气血生化之源,脾升胃降,同处中焦,对立统一,共司纳化之职,从而使气血充盈,营卫调和。若脾失健运,则胃气失和,升降失职;或脾阳不足,虚寒内生,胃失温濡,均可上逆致呕。肝与胃一升一降,肝宜升,胃宜降,肝木条达,中土疏利,五脏安和。若肝气郁结,木抑土壅,或肝气太过,木旺乘土,横逆犯胃,均使胃失和降,气逆于上致呕。足少阳胆,秉肝之气,主持枢机,性喜疏泄。阳气内外通达,气机上下升降,若邪犯少阳,枢机不利,疏泄失常,胆气犯胃,致胃气不降,则逆而作呕。肾为“先天之本”,脾胃为“后天之本”,肾与脾胃在生理功能上互存互助。肾气亏虚,失于化气行水,水聚于内,上攻于胃,冲逆于上,则发为呕吐。

3.病性有虚实之分,且可相互转化,兼杂致病

呕吐的病理性质无外乎虚实两类,实者由外邪、饮食、痰饮、气郁等邪气犯胃,致胃失和降,胃气上逆而发;虚者由气虚、阳虚、阴虚等正气不足,使胃失温养、濡润,不得润降,胃气上逆所致。一般来说,初病暴病多实,若呕吐日久,损伤脾胃,中气不足,可由实转虚;亦有脾胃素虚,复因饮食、情志所伤,或成痰生饮,则又可因虚致实,出现虚实夹杂的复杂病机。

4.病程有新久之分,治疗有难易之别

暴病呕吐,多属邪实,常由外邪、饮食、情志所致,病位较浅,正气未虚,治疗较易;久病呕吐,多属正虚或虚实夹杂,病程较长,病位较深,易反复发作,较为难治。

5.病延日久,易生变证

呕吐病久,或失治误治,日久不愈,多耗气伤津,引起气随津脱等变证。如久病、大病之中见呕吐而食不得入,面色㿠白,肢厥不温,脉微细欲绝,为阴损及阳,脾胃之气衰败,真阳欲脱之危证。

三、诊断与病证鉴别

（一）诊断依据

(1)以呕吐食物、痰涎、水液诸物,或干呕无物为主症,一天数次不等,持续或反复发作。

(2)常伴有恶心,纳谷减少,胸脘痞胀,泛酸嘈杂,或胁肋疼痛等症。

(3)起病或急或缓,常先有恶心欲吐之感,多由气味、饮食、情志、冷热等因素而诱发。

(4)上消化道X线检查及内镜检查、腹部B超、头颅CT、妊娠试验等常有助于诊断及鉴别诊断。

（二）辅助检查

电子胃镜、上消化道钡餐可作出急、慢性胃炎,胃、十二指肠溃疡病,胃黏膜脱垂等的诊断,并可与胃癌作鉴别诊断;肝功能、淀粉酶化验和B超、CT、MRI等检查,可与肝、胆、胰疾病作鉴别

诊断;血常规、腹部 X 线检查,可与肠梗阻、肠穿孔等作鉴别诊断;心肌酶谱、肌钙蛋白、心电图检查,可与心绞痛、心肌梗死作鉴别诊断。育龄妇女应化验小便,查妊娠试验。头部 CT 及 MRI:如患者暴吐,呈喷射状,应做头部 CT 或 MRI,以排除颅脑占位性病变;肾功能检查以排除肾衰竭和尿毒症所致呕吐。

(三)病证鉴别

1.呕吐与反胃

反胃亦属胃部病变,系胃失和降、气逆于上而成,也有呕吐的临床表现,所以可属呕吐范畴,但因又有其特殊的表现和病机,因此又当与呕吐相区别。反胃多系脾胃虚寒,胃中无火,难于腐熟,食入不化所致。表现为食饮入胃,滞停胃中,良久尽吐而出,吐后转舒。古人称"朝食暮吐,暮食朝吐"。而呕吐是以有声有物为特征,病机为邪气干扰,胃失和降所致,实者食入吐,或不食亦吐,并无规律,虚者时吐时止,或干呕恶心,但多吐出当日之食。

2.呕吐与噎膈

噎膈虽有呕吐症状,但以进食梗阻不畅,或食不得入,或食入即吐为主要表现,食入即吐是指咽食不能入胃,随即吐出。呕吐病在胃,噎膈病在食管。呕吐病程较短,病情较轻,多能治愈,预后良好。噎膈伴有食入即吐,则病情较重,病程较长,治疗困难。

3.呕吐与呃逆

两者均因胃气上逆所致,尤其注意与有声无物之干呕相鉴别。呃逆指喉间呃呃连声,声短而频,令人不能自止的病症,多为胃气上逆动膈,膈间气机不利,上冲于喉间所致,一般无物吐出。呕吐的病位在胃,多伴有呕吐物。干呕虽无物吐出,多伴有恶心,冲逆之气从咽而出,其声长而浊。

四、辨证论治

(一)辨证思路

1.辨虚实

实证呕吐,多因外邪、饮食、情志因素,病邪犯胃所致,发病急骤,病程较短,呕吐量多。因外感者,突发呕吐多伴有表证,脉实有力;因食滞者,呕吐物多酸腐臭秽,脘腹满闷,吐后得舒;因气逆者,呕吐吞酸,嗳气频频,胸胁胀痛,与情志刺激有关;因痰饮者,呕吐清水痰涎,脘闷不适,不思饮食。虚证呕吐,常为脾胃虚寒、胃阴不足而成,起病缓慢,病程较长,呕而无力,时作时止,吐物不多,酸臭不甚。若脾胃气虚者,常伴有精神萎靡,倦怠乏力,脉弱无力;若胃阴不足者,可有时作干呕,口干咽燥,舌红苔少,脉细数。

2.辨寒热

外感寒邪,过食生冷,寒邪客胃,损伤胃气,胃气痞塞,气逆于上,突发呕吐,兼发热恶寒,头身疼痛;日久可致脾阳不足,寒从内生,寒凝气滞,无力行使和降之职,可见泛吐清水,腹痛喜温喜按。伤寒伏热不解,过食辛辣之物,热邪犯胃,胃火上逆致呕,呕吐苦水、酸水,舌红苔黄;热病日久,胃阴不足,胃失濡养,不得润降,上逆致呕,见呕吐量少,或时作干呕,饥不欲食,舌红少苔,脉细数。

3.辨脏腑

呕吐病位在胃,与肝胆、脾、肾相关,辨证时要注意辨别病变脏腑的不同。如肝气犯胃的呕吐多与情志因素有关,嗳气频频,胸胁胀痛;若伴有口苦、咽干,胸胁苦满等少阳枢机不利的症状,多为胆气犯胃；脾胃虚弱，中焦虚寒所致呕吐，常伴腹痛喜按，完谷不化，面色少华，精神不振，舌淡脉弱等征象；长期呕吐，伴有肢冷，小便清长，腰膝酸软者，多为久病及肾。

4.辨呕吐物

呕吐物的性质常反映病变的寒热虚实、病变脏腑等，所以临证时应仔细询问，甚至亲自观察。如呕吐酸腐量多，气味难闻，多为饮食停滞，食积内腐；呕吐黄水味苦，多为胆热犯胃；呕吐酸水绿水，多为肝气犯胃；呕吐痰浊涎沫，多为痰饮中阻；泛吐清水，多属胃中虚寒，呕吐黏沫量少，多属胃阴不足。

5.辨可吐与止呕

呕吐一证，要注意原发病因，不可见呕止呕，本病既是病态，又是祛除胃中之邪的一种反应。一般病理反应的呕吐可用降逆止呕之剂，祛除病因，和胃止呕，以达收邪止呕之效。若胃中有痈脓、痰饮、食滞、毒物等有害之物时，不可妄用止呕之法，因为这类呕吐是机体的保护性反应，是邪之去路，邪去则呕吐自止。若呕吐不畅时，尚可选用探吐之法，因势利导，使邪去病除。

6.辨可下与禁下

呕吐病需灵活辨证，审因论治，正确处理可下与禁下的原则。病在胃不宜攻肠（禁下），以免引邪内陷，且呕吐尚能排出积食、败脓等，若属虚者更不宜下，兼表者下之亦误。但若确属胃肠实热，大便秘结，腑气不通，而致浊气上逆，气逆作呕者，可用下法，通其便，折其逆，使浊气下行，呕吐自止。

呕吐辨证应根据病史、病程、呕吐特点及伴随症状，以分清寒热、虚实、食积、气郁、外感、内伤等。呕吐经正确治疗，邪去正复，此为顺证。若失治误治，或感新邪，可使本病反复发作，虚实寒热之间，相兼为病。若实证失于调治，可转化为虚证；虚证复受外邪、食积、气郁等所伤又可致虚实夹杂。寒吐日久化热，可变为热吐；热吐久不愈也可伤阳，而形成寒热错杂之证。

（二）治疗原则

呕吐基本治疗原则为"和胃降逆止呕"。根据虚实进行辨证论治，实者重在祛邪，分别施以解表、消食、化痰、理气之法，辅以和胃降逆之品以求邪去胃安呕止之效；虚者重在扶正，分别施以益气、温阳、养阴之法，辅以降逆止呕之药，以求正复胃和呕止之功；虚实并见者，则予攻补兼施。

（三）分证论治

1.实证

（1）外邪犯胃证。

症状：突然呕吐，吐出有力，起病较急，如感受风寒，常伴有发热恶寒，头身疼痛，舌苔薄白，脉浮紧；如感受夏秋暑湿之邪，呕吐频繁，胸脘痞满，不思饮食或腹痛泄泻，或头昏如蒙，舌质红，苔黄腻，脉濡数。

病机分析：外邪犯胃，胃失和降，上逆为病。感受风寒或暑湿，秽浊之气，内扰胃腑，胃失和降，浊气上逆，故呕吐势急；恶寒发热、头痛，苔白，脉浮，为感受外邪的征象。

治法：解表祛邪，降逆和胃。

代表方药：藿香正气散加减。方中藿香、紫苏、厚朴疏邪化浊，制半夏、陈皮、茯苓、大腹皮和胃降逆。

加减：若风寒重者，恶寒无汗，头痛者，可加防风、羌活、荆芥、生姜等散寒解表；若胸闷腹胀兼宿食者，去白术、大枣、甘草，加神曲、鸡内金、麦芽消积导滞；积滞较甚、腹满便秘者，可加制大黄、枳实之类；心烦口渴者，去香燥甘温之品，加黄连、佩兰、荷叶清暑解热。

（2）饮食停滞证。

症状：呕吐酸腐，脘腹满闷拒按，得食更甚，吐后反舒，嗳气厌食，大便臭秽，或溏或结，舌苔厚腻，脉滑实。

病机分析：饮食不节，食滞内阻，脾胃受损，气机升降失司，胃气壅滞，浊气上逆致呕吐酸腐；食积湿热，阻于胃肠，中焦气机受阻，传导失司，故脘腹胀满拒按，大便不调；舌苔厚腻，脉滑实，为食滞内停的征象。

治法：消食导滞，和胃降逆。

代表方药：保和丸加减。方中神曲、山楂、莱菔子消食化滞，陈皮、半夏、茯苓和胃降逆，连翘清散积热。

加减：若食积较重，可加谷芽、麦芽、鸡内金等加强消食和胃之功；若积滞化热，腹胀便秘，可用小承气汤通腑泄热，使浊气下行，呕吐自止；若食已即吐，口臭而渴，胃中积热上冲，可用竹茹汤清胃降逆，多再加黄连、栀子清热泻火；若饮食停滞兼有脾胃虚弱者，可用枳术丸消食健脾；若食滞兼湿热内阻胃肠者，可选用枳实导滞丸；若误食不洁、酸腐败物，而见腹中疼痛，欲吐不得者，可因势利导，用烧盐方或瓜蒂散探吐祛邪。

（3）痰饮内阻证。

症状：呕吐多为清水痰涎，胸脘痞闷，不思饮食，头昏目眩，或心悸，或呕而肠鸣有声，苔白腻，脉滑。

病机分析：饮食不节，或素体脾虚，脾失健运，聚而生痰饮，停于胃中，胃失和降，故呕吐清水痰涎，脘闷食少；痰饮上干清阳，故头晕心悸；苔白腻，脉滑，为痰饮停滞的征象。

治法：温化痰饮，和胃降逆。

代表方药：小半夏汤合苓桂术甘汤加减。前者半夏、生姜和胃降逆；后者茯苓、桂枝、白术、甘草健脾燥湿，温化痰饮。

加减：若脾气受困，脘闷不食，可加砂仁、白豆蔻、苍术开胃醒脾；若气滞腹痛者，可加厚朴、枳壳行气除满；兼有心下痞、头眩心悸、先渴后呕等，用小半夏加茯苓汤降逆止呕，行水消痞；若兼有口苦胸闷，舌苔黄腻，脉滑实有力者，用黄连温胆汤和胃降逆，清热化痰。

（4）肝气犯胃证。

症状：呕吐吞酸，嗳气频作，胃脘不适，胸胁胀满，烦闷不舒，每因情志不遂而病情加剧，舌边红，苔薄白，脉弦。

病机分析：肝失疏泄，郁结横行，肝气犯胃，胃失和降，气逆于上，故呕吐吞酸，嗳气；肝性条达，布胁肋，情志不遂，肝气不舒则见胸胁胀痛，病情加剧；苔薄白，脉弦，为气滞肝旺的征象。

治法：疏肝和胃，降逆止呕。

代表方药：四逆散合半夏厚朴汤加减。前方疏肝解郁和脾，适用于肝脾不和，阳气内郁者；后方行气散结，降逆化痰，用于气郁痰阻，情志不畅者；方中柴胡、枳壳、白芍疏肝理气，厚朴、紫苏行气开郁，半夏、茯苓、生姜、甘草和胃降逆止呕。

加减：若气郁化火，心烦口苦咽干，可合左金丸清热止呕；若肝郁化火兼脾胃气滞，蕴湿生痰者，可用越鞠丸行气解郁，宽中除胀；若胸胁胀痛明显，可用柴胡疏肝散疏肝解郁；若兼腹气不通，大便秘结，可用大柴胡汤清热通腑；若气滞血瘀，胁肋刺痛，可用膈下逐瘀汤活血化瘀。

（5）胃肠积热证。

症状：呕吐酸苦，吐势急，胸中烦热，口渴喜冷饮，小便黄，大便干燥，舌红苔黄，脉滑实。

病机分析:实热积于胃肠,气机升降失常,在上胃气不降,且火性炎上,故呕吐势急;在下肠传导失司,且热伤津亏,肠失濡润,故大便干燥;胃络上通于心,热随胃的经脉逆走于上,故胸中烦热;热灼胃津,故口渴,舌红苔黄;热积胃中,阳气有余,故脉洪数。

治法:通腑泄热,和胃降逆。

代表方药:大黄甘草汤加减。方中大黄荡涤肠胃实热,甘草缓急和胃,使攻下而不伤正。

加减:若胃中积热明显者,可加竹茹、生姜、半夏、葛根等清热和胃降逆;若食积湿热明显者,可加枳实、黄连、黄芩、山楂、麦芽、莱菔子等消食导滞,清热化湿;若余热未尽,留扰胸膈兼有呕吐者,可用栀子生姜豉汤以清宣郁热,降逆止呕。

(6)胆热犯胃证。

症状:呕吐苦水,寒热往来,胸胁苦满,纳少,心烦口苦,咽干不适,舌质红,苔薄白,脉弦。

病机分析:邪犯少阳,少阳相火内郁,胆气横逆,胆热犯胃,胃失和降,胆味为苦,胆气上逆,故呕吐苦水;少阳枢机不利,疏泄失司,胆热内郁,故有寒热往来,胸胁苦满,咽干等邪犯少阳病症。

治法:和解少阳,降逆止呕。

代表方药:小柴胡汤加减。方中柴胡、黄芩解少阳胆经郁热,半夏、生姜和胃降逆止呕,人参、甘草、大枣健脾益气和胃。

加减:若兼呕吐嗳气,胸胁胀满,可用柴胡疏肝散疏肝和胃,降逆止呕;若兼阳明里实,见呕吐心下急,用大柴胡汤和解少阳、通里攻下;若兼邪热炽盛,见呕吐下利,用黄芩加半夏生姜汤;因寒热互结中焦,脾胃升降失调,所致呕而肠鸣下利、心下痞满,用半夏泻心汤辛开苦降,调中寒热。

2.虚证

(1)脾胃气虚证。

症状:饮食稍多即易呕吐,时作时止,面色萎黄,倦怠乏力,大便溏薄,舌质淡,薄白,脉细弱。

病机分析:病后或饮食不节,内伤脾胃,脾虚不运,胃气上逆致呕;脾胃为气血生化之源,脾胃虚弱,故面色少华,倦怠乏力;舌质淡,薄白,脉细弱均为脾气虚气血不足的征象。

治法:补气健脾,和胃降逆。

代表方药:香砂六君子汤加减。方中党参、白术、茯苓、炙甘草共奏补中健脾,益气养胃之功;陈皮、半夏降逆和胃止呕,砂仁、木香理气和中。

加减:若食滞不化,嗳腐酸臭,可加麦芽、神曲、鸡内金等消食和胃;若胃虚气逆,心下痞硬,干噫食臭,可用旋覆代赭汤降逆止呕;若脾虚湿盛泄泻,可加泽泻、薏苡仁、白扁豆等健脾化湿;若中气大亏,少气乏力,可用补中益气汤补中益气;若病久及肾,肾阳不足,腰膝酸软,肢冷汗出,可用附子理中汤加肉桂、吴茱萸等温补脾肾。

(2)脾胃阳虚证。

症状:呕吐频频,口泛清水,腹中冷痛,喜温喜按,纳少,面色无华,精神不振,四肢不温,完谷不化,舌质淡,苔白,脉沉迟无力。

病机分析:恣食生冷,或素体脾虚,损伤脾阳,脾胃虚寒,致脾阳虚不能温暖胃肠,寒气自内而生,胃失濡降,故呕吐频;脾阳不足,运化失健,则纳食减少;阳虚阴盛,寒从中生,寒凝气滞,故腹痛喜温喜按;阴寒之气内盛,水湿不化,见口泛清水,大便溏泄,甚则完谷不化。

治法:温中健脾,祛寒降逆。

代表方药:理中汤加减。方中干姜温中散寒,人参、甘草补中益气,助干姜温运中焦,振奋脾阳;白术健脾燥湿。

加减:若脾阳不振,畏寒肢冷,可加附子、干姜,或用附子理中丸或桂附理中丸温中健脾;若巅顶头痛,干呕吐涎沫或食谷欲呕,或呕而胸满,少阴吐利,手足逆冷,烦躁者,可用吴茱萸汤温肝暖胃,降逆止呕。

(3)胃阴不足证。

症状:呕吐反复发作,呕吐量少,或仅唾涎沫,时作干呕,口燥咽干,胃中嘈杂,似饥而不欲食,舌红少津,脉细数。

病机分析:热病,或过食辛辣温燥之品等,耗伤胃阴,胃阴不足,津亏失于润降,故呕吐或干呕;津不上润,则口燥咽干;胃阴不足,胃失濡养,故饥不欲食;舌红少津,脉细数为胃阴不足的征象。

治法:滋养胃阴,降逆止呕。

代表方药:麦门冬汤加减。方中人参、麦冬、粳米、甘草滋养胃阴,半夏降逆止呕。

加减:若阴虚甚,五心烦热者,可加麦冬、石斛、知母养阴清热;若倦怠乏力,烦热口渴,可用益胃汤以益胃生津;若呕吐较甚,可加橘皮、竹茹、枇杷叶;若阴虚便秘,可加火麻仁、瓜蒌仁润肠通便。若虚弱少气,呕逆烦渴,或虚烦不得眠,发热多汗,可用竹叶石膏汤清热生津,益气和胃。

(四)其他疗法

1.单方验方

(1)藿香12 g,半夏9 g,水煎服,用于治疗外邪犯胃的呕吐。

(2)饭锅巴如掌大1块,焙焦研细末,用生姜汤送下,适用于饮食停滞之呕吐。

(3)黄连3 g,苏叶3 g,水煎服,可用于治疗胃热呕吐者。

(4)干姜6 g,炙甘草3 g,水煎服,治疗胃虚寒呕吐。

(5)百合75 g,用清水浸1夜,洗净后加水煮熟,再取蛋黄入百合汤中,兑少量冰糖,温服,适用于胃阳不足呕吐。

(6)乌梅肉120 g,蜂蜜120 g,熬膏。每天3服,每服30 mL,适用于胃阴不足之呕吐。

2.常用中成药

(1)藿香正气胶囊。

功用主治:解表化湿,理气和中。用于外感风寒,内伤湿滞,头痛昏重,胸膈痞闷,呕吐腹泻等症。

用法用量:每次1.2 g,每天2次。

(2)保和丸。

功用主治:消食和胃。用于食积停滞,脘腹胀满,嗳腐吞酸,嘈杂不适。

用法用量:每次8丸,每天3次。

(3)戊己丸。

功用主治:泻肝和胃,降逆止呕。用于肝火犯胃、肝胃不和所致的胃脘灼痛,呕吐吞酸、口苦嘈杂等症。

用法用量:每次3~6 g,每天2次。

(4)木香顺气丸。

功用主治:健脾和胃,行气化湿。用于湿浊中阻,脾胃不和所致的胸膈痞闷、脘腹胀痛、呕吐恶心、嗳气纳呆。

用法用量:每次6~9 g,每天3次。

(5)平胃丸。

功用主治:健脾燥湿,宽胸消胀。用于脾胃湿盛,不思饮食,脘腹胀满,恶心呕吐,吞酸嗳气等症。

用法用量:每次 6 g,每天 2 次。

(6)香砂养胃丸。

功用主治:温中和胃。用于不思饮食、胃脘满闷、泛吐清水等症。

用法用量:每次 8 丸,每天 3 次。

3.针灸疗法

(1)体针:以胃之募穴、背俞穴、足阳明经穴、手厥阴经穴为主。

处方:中脘、胃俞、内关、足三里。

配穴:外邪犯胃加外关、合谷解表散邪;饮食停滞加梁门、天枢消食和胃;肝气犯胃加太冲、期门疏肝理气;胆热犯胃加阳陵泉、足临泣;脾胃气虚加脾俞、气海;脾胃阳虚加脾俞、关元;胃阴不足加脾俞、三阴交。

操作:毫针法,各穴均常规针刺;脾胃气虚、阳虚者可行艾条灸、温针灸;每天 1 次,呕吐甚者每天可治疗 2 次。

(2)耳针:根据病变部位取胃、贲门、幽门、十二指肠、肝、胆、脾、神门、交感,每次选用 2~4 穴,毫针浅刺,亦可埋针或用王不留行籽贴压。

(3)穴位注射:取足三里、至阳、灵台等穴。每穴注射生理盐水 1~2 mL。

(4)穴位敷贴:取神阙、中脘、内关、足三里等穴。切 2~3 mm 厚生姜片如硬币大,贴于穴上,用伤湿止痛膏固定。

4.外治疗法

(1)外敷法:①大蒜适量,捣烂,敷于足心。②炒吴茱萸 30 g,葱、姜各少许,共捣烂,敷脐眼,外用纱布覆盖。③蓖麻仁 30 g,捣烂,敷于涌泉穴。④棉花子适量,炒焦研末,先将桐油煮沸,把棉花子末放入调匀,布包热敷于脐上。

(2)推拿疗法:以降逆止呕为治疗原则,主要手法有一指禅推法、点按法、摩法、指揉法等。

取穴及部位:中脘、天枢、神阙、脘腹部、脾俞、胃俞、膈俞、背部两侧膀胱经、内关、足三里。

操作:腹部,患者屈膝仰卧位,用轻快的一指禅推法沿腹部任脉从上而下往返治疗,尤其在中脘穴,时间约 5 分钟;用掌摩法在上腹部做顺时针方向治疗,时间约 3 分钟;点按中脘、天枢、神阙穴,每穴 2~3 分钟。背部,患者俯卧位,用一指禅推法沿背部两侧膀胱经,往返操作 5~8 遍;用指揉法在脾俞、胃俞、膈俞穴治疗,以有酸胀感为度。四肢,用指揉法在内关、足三里穴治疗,每穴约 1~2 分钟。

加减:实证呕吐者,可用指揉、点按背俞穴上的压痛敏感点,并根据病邪性质,选不同的穴位治疗。如:外邪犯胃者,可重手法按压、指揉内关、合谷和胃止呕,掌揉膀胱经并拿捏肩井疏散表邪;饮食积滞者,点按内关,揉摩腹部消食导滞;肝气犯胃者,配合肝俞、胆俞至症状缓解,点按期门、内关、太冲等穴;虚证呕吐者,掌揉膀胱经,以脾俞、胃俞为主,一指禅推天枢、关元,指揉足三里、上巨虚、下巨虚、三阴交,得气为度。脾胃虚寒者,可配以擦法,使热透胃脘为佳。

五、临证参考

（一）分析临床特点，审证求因

1.详查虚实，明确诊断

呕吐辨证不外乎虚实。通过虚实辨证，可以了解病体的邪正盛衰，为治疗提供依据。病变初期，多因外邪、饮食、情志等伤人致病，此时正气多不虚，可抗邪于外，治疗上遵循"实邪宜除"的原则，针对不同病因予以疏解表邪、消食通利、疏肝和胃等治法，同时注重开结和降。若先天禀赋不足或疾病失治误治，引起人体正气亏虚者，治疗上应遵循"虚呕宜补"，针对气血阴阳不足，给予相应治疗，同时注重温通柔润。对于虚实夹杂者，治应"攻补兼施"，并以补虚为主，泻实为辅。临床用药需明辨虚实，并结合胃的生理病理特点适当运用芳香降逆之品，以达悦脾和胃之效。

2.不同疾病呕吐特点不同

在临床治疗过程中通过辨析外在的表现，通过内外相袭整体性规律，探求疾病的实质。呕吐因胃气上逆所致，胃中之物多随上逆之气吐出，不同病因病机所致的呕吐不尽相同。因此，可根据呕吐物的性质、形态等来辨胃腑的寒热虚实；根据呕吐的呕势观察邪气的进退出入，病邪的深浅轻重。外邪、食滞或胃肠有热等所致的实证之呕吐，吐势多急；脾胃虚弱等致纳运不化，食积气滞之虚证呕吐，吐势多缓。从西医学角度看，结合呕吐的特点、呕吐物的性质和相应的实验室检查，对疾病的诊断也具有重要的提示意义。如：喷射状呕吐为颅内高压性呕吐的特点，而反射性或周围性呕吐常伴有恶心，呕吐为非喷射性。呕吐物带发酵、腐败气味，多提示胃潴留；带粪臭味多提示低位小肠梗阻；含大量胆汁者提示梗阻平面多在十二指肠乳头以下；含大量酸性液体者多有胃泌素瘤或十二指肠溃疡。

3.根据病情特点，审因论治

呕吐相关的疾病病情轻重不一，急性胃肠炎导致的呕吐，诊治较易，预后佳。但幽门梗阻、肠梗阻等导致的呕吐，如不解除梗阻，单纯止吐反可加重病情，这两者均为腑气不通所致，中医辨证属实热积滞于肠胃，腑气不通，气逆于上，选用大黄甘草汤加减通腑泄热。急性胰腺炎所致呕吐，西医学研究认为该病主要治疗手段为禁食水，抑制胰酶活性，临床研究发现早期口服柴芩承气汤或留置胃管减压并注入柴芩承气汤，可显著缩短住院时间。由于呕吐病因繁杂，可涉及西医学的多种疾病，在临床上应详细询问病史，仔细检查，总结呕吐特点。在降逆止呕的基础上，根据不同病情进行相应治疗。

（二）明确可吐与止呕，可下与禁下

临证见呕吐患者，应区别不同情况，予以正确处理，不可一味止呕。一般来说，呕吐一证，多为病理反应，可用降逆止呕之剂，在祛除病因的同时，和胃止呕，以达祛邪止呕之效。但若属人体自身祛除有害物质的一种保护性反应，如胃中有食积、痰饮、痈脓而致呕吐者，不应止呕，待有害物质排出，再辨证治疗；若属误食毒物所致的呕吐，应按中毒治疗，这类呕吐应予解毒，并使邪有出路，邪去毒解则呕吐自止，止呕则留邪，于机体有害。

仲景有"患者欲吐者，不可下之"之戒，呕吐一般不宜用下法。兼表邪者，下之则邪陷入里；脾胃虚者，下之则伤脾胃；若胃中无有形实邪，下之则伤胃气；呕吐排痈脓等有害物质时，可涌吐，而不宜下。但临床上应辨证论治，若确属胃肠实热，大便秘结，腑气不通，而致浊气上逆作呕者，可用下法，通其便，折其逆，使浊气下降，呕吐自止。

（三）从整体出发，调整脏腑平衡

1.胃以通为用，以降为顺

胃主受纳水谷，以通为用，以降为顺。降则和，不降则滞，反升则逆，通降是胃的生理特点的集中体现。治疗上重在调运气机，不宜壅塞脾胃升降之气。呕吐皆因胃失和降所致，治疗上应承胃腑下降之性，疏塞通滞，引浊下行。若肝气犯胃，应理气通降，可用香附、陈皮、枳壳、佛手、柴胡等；若饮食积滞停胃，应消食化滞通降，可用山楂、莱菔子、厚朴等；若胃肠积热，应通腑泄热，用大黄、枳实、瓜蒌、大腹皮等；若脾胃虚寒者，应辛甘通阳，可用黄芪、生姜、桂枝、甘草等，若胃阴不足者，用滋阴通降，可用麦冬、石斛、沙参、白芍等。虽有温、清、补、泻的不同，但均寓有通降的法则。

2.肝失疏泄，胃腑受邪

肝与胃，脏腑功能相关，一主疏泄藏血，性喜条达，一为多气多血之腑主受纳运化，通降为顺；五行之理相系，肝属木，胃属土，木能疏土；肝胃经络相连，肝足厥阴之脉，"挟胃属肝络胆"，肝脉通畅，胃气和降。若七情所伤，肝气被郁，肝失于条达疏泄，最易侵及胃腑，使胃失和降，上逆为呕。故在治疗上疏泄厥阴以和肝用，调理阳明以降胃气。临床应用时应注意用药升降之别，柔润之宜，肝气当升，胃气须降，又因肝体阴而用阳，胃为阳脏，喜润恶燥，调理肝胃用药柔润相宜。

3.胆胃同为阳腑，同气相求

胆胃同居中焦，相与为邻，均有以降为顺，以通为用的六腑特性，同主水谷之运化。若胆经受热，失于转枢，横逆克伐胃土，使胃失和降，出现一系列呕吐苦水，口苦，脘胁疼痛等症状，治疗上应通顺阳明胃腑，清泄少阳胆热，同时注意"胆随胃降"的特点，适量加用沉降和胃之品。

4.肾气通于胃，久病及肾

肾阳为胃纳之动力，肾阴为胃阴之化源。胃气以降为顺，这种通降作用既依赖肺之肃降功能，还须肾气的摄纳和温煦作用。若呕吐日久，肾气虚衰，使肾失摄纳，浊气上逆，胃失和降，则致呕吐。故在治疗呕吐时，适当应用滋补肾阴或温补肾阳之品。

（四）呕吐服药时的注意事项

（1）服中药汤剂要注意药温适度，可采用小量频服法。即先让患者服一小口试探，若吐就让其吐出，如此两三次后，一般就可适应，然后再一次服下，就不会再吐。

（2）服药前可先饮一小口生姜汁，或在服用的中药汤剂中加入适量的生姜汁（生姜 10～15 g 洗净切碎捣拌，加少量白开水泡 10 分钟应用）。生姜有良好的止呕功能，能明显减轻呕吐症状。

（3）因高热或肝胃火盛而呕逆者，若采用凉药温服法，以顺应疾病之性，便可减轻呕吐现象。

（4）去滓再煎首见于《伤寒论》《金匮要略》，其适应证均有呕吐症状或得药则剧吐的临床表现。临床报道认为，再煎可减轻药物异常气味或毒不良反应，从而减少对咽、胃等得不良刺激，且通过再煎还可使药液浓缩，减少服用量，便于服用。

（五）呕吐日久易生变证

顽固性呕吐日久，多伤津耗气，引起气随津脱等变证。需结合临床实际，可进行补充液体，或静脉注射生脉注射液，或口服淡盐水等治疗。

（六）用药经验

（1）治呕半夏、生姜为首选之药：治疗呕吐当以降逆为主。止呕者当首推半夏、生姜。《伤寒论》《金匮要略》中，仲景止呕方必用半夏，而且以之为君，不用生姜者仅大半夏汤一方。而《医宗金鉴》则明谓"呕吐，半姜为圣药"。临床亦证实，半夏止呕之功效非他药所能及，近代实验研究证明生姜有协同半夏止呕的功效，二药相伍（即小半夏汤）可谓相得益彰。

(2)不辨寒热,用大黄甘草汤:"食已即吐者,大黄甘草汤主之"出自《金匮要略·呕吐哕下利病脉证治》,历代医家多以方测证,从火、热立论。据临床疗效分析,大黄甘草汤的辨证要点,应为食已即吐,临床不必拘于阳明胃热腑实证,无论寒热虚实,内伤外感、宿食痰饮,均可服用此方。

(3)寒热错杂者,黄芩干姜茶频服(黄芩3g,酒大黄3g,吴茱萸3g,干姜3g):方中黄芩、酒大黄清热通腑、降胃气;吴茱萸、干姜温中止呕。

六、预防调护

(1)避免风寒暑湿之邪或秽浊之气的侵袭,生活有节,适量进行锻炼。

(2)注意饮食卫生,不可暴饮暴食,忌食生冷油腻、酸腐不洁之品,不宜食用辛辣刺激之品,不宜抽烟、喝酒,可适量服用一些有营养的流质饮食,如稀粥、山药粥、薏米粥等。

(3)注重精神情志调养,避免过度精神刺激,保持心情舒畅。

(4)对于呕吐剧烈者,应卧床休息,并密切观察病情变化。在选药方面,尽量选用芳香悦胃之品。服药方法,应少量频服,或在药中加入少量姜汁,以助药力。对于神昏及年老体弱,呕吐频繁者,应注意防止呕吐物误吸,必要时可插入胃管。

(李忠娥)

第三节 纳 呆

一、概念

纳呆是指胃的受纳功能呆滞,也称"胃呆",即消化不良、食欲缺乏的症状。如果胃口欠佳,常有饱滞之感,称为"胃纳呆滞"。胃的受纳功能降低,食欲缺乏,又称纳呆、纳少或食少。西医学中急性胃炎、慢性胃炎、消化性溃疡、功能性消化不良、胃下垂等疾病,若以食欲缺乏、消化不良等为主症时,均属于中医学纳呆范畴,均可参考本节进行辨证论治。肝硬化、肿瘤等患者可能出现食欲缺乏等类似主症,不属于该疾病范畴。

二、病因病机

纳呆主要由感受时邪、饮食伤胃、情志失调和脾胃虚弱等因素导致胃失受纳,功能呆滞。

（一）病因

1.感受时邪

外感寒、热、暑、湿诸邪,内客于胃,皆可导致胃脘气机升降失常,运化失职。如因感受风寒之邪,风寒之邪客胃,使胃之受纳功能受损;或因感受暑热时邪,热邪干胃,胃气受损,亦可使胃之消化吸收功能障碍;若感受湿邪,湿性黏腻,最易伤害人体脾胃之消化吸收功能,同时脾主湿而恶湿,湿多则能郁遏脾阳,使脾运受损,胃气不开则不思饮食。

2.饮食所伤

若饮食有节,起居有常,不妄作劳,则能形与神俱。若生活起居有逆生理,或过食甘肥厚腻,以酒为浆,以妄为常,醇酒甘肥过度,伐伤脾胃,使胃气受伤,则胃气不能腐熟水谷精微,则不思饮食。

3.情志失调

抑郁恼怒,情志不遂,肝失疏泄,横逆犯胃,脾胃升降失常,或忧思伤脾,脾失健运,运化无力,胃腑失和,气机不畅,均发为本病。

4.脾胃虚弱

脾胃为后天之本,中运之轴。陈修园说:"中央健,四旁如。"讲的就是脾胃功能健旺。胃气受损,则恶闻食臭,导致纳差。胃中元气盛,则能食而不伤,过时而不饥,脾胃俱旺,则能食而肥,脾胃俱衰,则不能食而瘦。

(二)病机

1.纳呆的发病机制总为脾胃气机升降失常

其病理表现可有虚实之分,实证者因外邪、食滞、肝气等邪气犯胃,以致胃气痞塞升降失常;虚证为脾胃气阴亏虚,运化失常,脾不升清,胃失和降。一般初病多实,实证日久,脾胃受损,可致脾胃虚弱,由实转虚,若再次为饮食、外邪等所伤,可出现虚实夹杂之证。

2.病变脏腑主要在脾胃,与肝、肾等密切相关

外感寒、热、暑、湿诸邪,内客于胃,皆可致胃脘气机升降失常,运化失职,胃纳失和而致纳呆。若过食甘肥厚腻,伐伤脾胃,使胃气受伤,则胃气不能腐熟水谷精微,则不思饮食。肝气郁结,横逆犯胃,胃气失和;或肝气不足,木不疏土而致纳呆。肾为胃之关,脾胃运化腐熟,全赖肾阳之温煦,若肾阳不足,可致脾肾阳虚,中焦虚寒,胃失温养;或肾阴亏虚不能上济于胃,胃失濡养而纳呆。

3.病理性质有虚实之异,病情演变有轻重之别

由于病因、病程、体质的差异,证候有偏于脾胃运化功能的失调和偏于脾胃气阴的虚弱。纳呆一般属于脾胃病证,证候表现多与脾胃失调有关,全身症状不重,脾胃失调者病程迁延可演变为虚证。纳呆属实证者,如湿热、寒湿、食滞者,治疗较易,去除病因后,预后良好。而脾胃气阴亏虚、脾肾阳虚者,病情易反复,病程较长,较为难治。

三、诊断与病证鉴别

(一)诊断依据

(1)以食欲缺乏、不思饮食、脘腹胀满不适等为主症,可伴有嗳腐吞酸、呃逆、乏力、胸膈痞闷、情绪不畅、大便不调等症状。

(2)如明确与肿瘤相关、肝硬化失代偿期、尿毒症等疾病相关者,不属于此病范畴。

(3)注意其起病经过,与饮食、情志、受凉等关系,其他伴发症状,以资鉴别其不同病理性质。

(二)辅助检查

消化道钡餐、电子胃镜、肠镜等内镜检查可诊断胃肠道器质性疾病、胃炎、胃扩张、胃下垂、胃肠道肿瘤等;胃肠道压力测定有助于胃肠功能紊乱性疾病的诊断。肝肾功能、B超、CT等检查有助于确定病变部位及性质,亦可排除肝硬化、尿毒症、脑血管病以及胸腹腔肿瘤等。

(三)病证鉴别

1.纳呆与疰夏

两者皆有食欲缺乏,同时疰夏可见全身倦怠,大便不调,或有身热,其特点为发病有严格的季节性,"春夏剧,秋冬瘥",秋凉后自行转愈。纳呆虽可起病于夏,但秋后不会恢复正常,而是持久胃纳不开,且一般无便溏、身热等见症。

2.纳呆与反胃

两者都可以不思饮食为主症,都与胃肠气机升降失常密切相关。反胃是指饮食入胃,宿谷不化,经过良久,由胃反出之病。多因饮食不当,饥饱无常,或嗜食生冷,或忧愁思虑,损伤脾胃,中焦阳气不正,寒从内生,而致脾胃虚寒,不能腐熟水谷,饮食入胃,停留不化,逆而向上,终至尽吐而出,治当温中健脾,降逆和胃。

四、辨证论治

(一)辨证思路

1.辨虚实

凡起病急骤,病程较短,伴有脘腹胀痛,嗳气酸腐,大便不调,舌苔厚腻者,多属实证;凡病程较长,不思饮食,少气懒言,乏力、倦怠者,多属虚证。实有湿热、寒湿、食滞、气滞等因,虚有气虚、阴虚、阳虚之异。

2.辨脏腑

纳呆病变脏腑主要在脾胃,与肝、肾等密切相关,辨证时要注意辨别病变脏腑的不同。如嗳气、恶心、苔腻,多食后脘腹作胀呕吐,多属脾失健运;食而不化,大便偏稀,伴面色㿠白形瘦,多汗易感者,多属脾胃气虚;食少饮多,大便干结,伴面色萎黄者多胃阴不足;与情志因素有关,痛及两胁,心烦易怒、嗳气频频,多肝气犯胃;伴肢冷、畏寒,小便清长,腰膝酸软者,多为久病及肾,脾肾两虚。

(二)治疗原则

纳呆的治疗原则为调整气机升降,兼顾活血和络,消补并用,润燥相宜,动静结合。具体治疗大法宜根据其病因及不同的证候特点,灵活运用。以湿热内蕴为主者,宜以清化湿热为主;寒湿盛者,宜温中散寒,理气化湿;食滞所致者,应着重消积导滞;肝气克犯脾胃者,宜疏肝理气和胃;脾胃虚弱者,宜健脾益气;胃阴不足者,养阴益胃为主;脾肾阳虚者,当温补脾肾。

(三)分证论治

1.湿热蕴结证

症状:纳呆,脘腹胀闷,呕恶便溏,胃脘灼痛,吞酸嘈杂,口干而苦,渴喜凉饮,而不欲饮,舌红苔黄,脉滑数。

病机分析:湿热蕴中,脾胃气机升降失调,纳呆,脘腹胀满、呕恶便溏;湿热熏蒸,热郁于内,吞酸嘈杂,口干而苦;热中兼湿,渴喜凉饮,而不欲饮;舌红苔黄,脉滑数,均为湿热中阻之征。

治法:清化湿热。

代表方药:清中汤加味。药选制厚朴、川连(姜汁炒)、石菖蒲、制半夏、香豉(炒)、焦山栀、芦根。黄连清热燥湿,厚朴理气化湿,均为君药,焦栀、香豉清郁热,除烦闷,芦根清热生津,均为臣药,石菖蒲芳香化浊,制半夏化湿和中,均为佐使药。诸药相伍,共奏清热化湿,理气和中之效。

加减:湿偏盛者可加藿香、苍术等以增化湿理气之功;热偏盛者可加黄芩、蒲公英等清泄胃热。

2.寒湿困脾证

症状:纳呆,脘腹胀闷,呕恶便溏,食少,舌淡黏腻,头身困沉,懒动懒言,脘腹隐痛,体虚浮肿,面色皮肤晦黄。白带过多。舌胖苔白滑腻,脉濡缓或细滑。

病机分析:寒湿内盛,中阳受困,湿邪或寒湿之邪阻碍脾的正常气机,致使运化失司,水湿内停,可见;又脾气虚,运化失司,湿自内生,致水湿停留。可见湿盛与脾虚互为因果,以致出现以上诸症。

治法:健脾化湿。

代表方药:藿香正气散加减。药选藿香、白术、半夏、厚朴、大腹皮、白芷、紫苏、茯苓、陈皮、桔梗、甘草等。方中藿香芳香化温,和中止呕,并能发散风寒,紫苏、白芷辛香发散,助藿香外散风寒,兼可芳香化浊;厚朴、陈皮、半夏曲行气燥湿,和中消滞;白术、茯苓健脾去湿;大腹皮行气利温;桔梗宣肺利膈;生姜、大枣、甘草调和脾胃,且和药性。诸药合用,共成健脾化湿,理气和中之功。

加减:气逆不降,嗳气不止者,加旋覆花、代赭石、沉香等降气;兼脾胃虚弱者,加党参、砂仁加强健脾;痰湿郁久化热而口苦、舌苔黄者,改用清中汤等加减清化湿热。

3.食滞胃脘证

症状:脘腹胀满疼痛,拒按厌食,纳呆呃逆,恶心呕吐,嗳气吞酸,大便不畅,便下恶臭,舌苔厚腻,脉弦滑。

病机分析:暴食多饮,饮停食滞,损伤脾胃,脾胃纳化失常,中焦气机受阻所致。食浊内阻则脘腹胀满,导致胃脘疼痛,纳呆,大便不畅或稀溏,便下恶臭,舌苔厚腻,脉滑。胃气不得下降则上逆故恶心、呕吐、呃逆、嗳气吞酸。

治法:消食导滞。

代表方药:保和丸加减。药用山楂、神曲、半夏、陈皮、茯苓、连翘、莱菔子。方中山楂、神曲、莱菔子合用,消肉、酒、麦、面诸积;半夏、陈皮既有辛散开结之效,又有降浊化气之功;茯苓健脾行湿;连翘辛凉开结,解郁热。诸药共成化滞开胃之剂,积去则胃纳自开。

加减:米面食滞者,可加谷芽、麦芽以消食化滞;肉食积滞者,重用山楂,可加鸡内金以消食化积;伴脘腹胀甚者,加枳实、木香、青皮、槟榔等行气消滞;胃脘胀痛而便秘者,可合用小承气汤或改用枳实导滞丸以通腑行气;胃痛急剧拒按、伴苔黄腻而便秘者,为食积化热成燥,可合用大承气汤以泄热通腑。

4.肝气犯胃证

症状:纳呆腹胀,胃脘胀痛,以胀为主,或攻窜两胁,或胃脘痞满,恼怒生气则发作或加重,嗳气得舒,胸闷叹息,排便不畅,舌苔薄白或薄黄,脉弦。

病机分析:肝主失疏泄,气机不调,肝木之气克犯脾土。导致胃脘气机升降失常,气滞不行则出现纳呆,腹胀,甚至胃痛,攻窜两胁,恼怒生气则发作或加重,嗳气得舒,常有胸闷叹息。

治法:疏肝和胃。

代表方药:柴胡疏肝散加减。药用柴胡、芍药、川芎、香附、陈皮、枳壳、甘草。方中柴胡主散能升,长于舒展气机,疏解郁结,此外柴胡在方中还具有引诸药入肝之长;枳壳行气导滞,与柴胡相配,一升一降,疏肝胃,导壅滞;柴胡配柔肝缓急之芍药,调肝护阴,刚柔相济,相辅相成,既除芍药之腻,又缓解柴胡之燥,体用兼顾,互为制约;芍药合甘草,缓急舒挛,止痛和中;香附、陈皮行气疏肝理脾;川芎为血中气药,善于行散开郁止痛,上述诸药共成疏肝和胃之剂。

加减:若见肝郁化火,气火上逆,则兼有头痛头胀,目赤口苦,急躁易怒,胁肋灼痛等症,可加丹皮、川连、左金丸;胀痛甚加延胡索、沉香、郁金;嗳气频作加旋覆代赭汤;腹中胀满加厚朴、槟榔;胸中痞闷加佛手、香元、砂仁、瓜蒌等。

5.脾胃气虚证

症状:食少纳呆,腹胀便溏。面色萎黄,肌肉消瘦,肢倦乏力,四肢浮肿,小便清长等,或见脱肛,阴挺,内脏下垂,二便滑泄不禁等。舌淡嫩或有齿痕,苔白,脉缓无力。

病机分析:脾失健运,生化无源,精微布布。脾主运化,脾气虚则胃气亦弱,腐熟不及,运化失健,不能升清降浊。脾虚不运,水湿停聚。中气下陷,升举不能,脏腑维系无力。

治法:健脾益气。

代表方药:补中益气汤加减。药用炙黄芪、党参、白术、陈皮、升麻、当归、柴胡、炙甘草。方中黄芪补中益气为君;人参、白术、甘草甘温益气,补益脾胃为臣;陈皮调理气机,当归补血和营为佐;升麻、柴胡协同参、芪升举清阳为使。综合全方,补气健脾,使后天生化有源,脾胃气虚诸证自可痊愈。

加减:临床若见胃脘胀重加木香、佛手;大便稀加藿香、山药、肉豆蔻;食欲差加砂仁、鸡内金、焦三仙;脘腹冷痛用延胡索配吴茱萸;泛酸加海螵蛸或煅瓦楞、苏叶;汗出不止加牡蛎,失眠多梦加酸枣仁、肢体酸痛加桂枝。

6.胃阴不足证

症状:饥不欲食,胃脘隐痛或灼痛,嘈杂嗳气,唇舌干燥,或干呕呃逆,脘痞不畅,便干溲短,舌光红少津,或剥苔、少苔,舌面有小裂纹,脉小弦或细数。

病机分析:胃阴不足,阴虚生热扰于胃中,胃失津润,故脘痞不畅,饥不欲食,胃失和降则干呕呃逆;津伤胃燥而及于肠故便干溲短。

治法:养阴益胃。

代表方药:益胃汤加减,药用沙参、麦冬、生地、玉竹、石斛、甘草等。生地、麦冬味甘性寒,养阴清热,生津润燥,为甘凉益胃之上品。北沙参、玉竹养阴生津,以加强生地、麦冬益胃养阴之力,诸药共奏养阴益胃之功。

加减:临床若见胃中嘈杂、反酸,可加左金丸;阴虚呕恶可加竹茹、芦根、半夏;胃酸减少可加乌梅、焦三仙;大便艰涩加瓜蒌、槟榔、大黄。

7.脾肾阳虚证

症状:食少脘痞,时呕清水或夹不消化食物,口淡不渴,倦怠乏力,手足不温,腰膝酸软,小便清长,大便溏薄,舌淡胖,脉沉弱。

病机分析:火不暖土,脾运迟缓,水饮停留,胃虚通降无权,故食少脘痞,泛呕清水、宿食;脾阳不达四肢,则手足不温;肾阳失于温煦,故腰膝酸软,小便清长,大便溏薄,舌淡胖,脉沉弱,为中虚有寒、脾阳虚弱之象。

治法:温阳健脾。

代表方药:附子理中汤加减。药用党参、白术、附子、干姜、肉桂、甘草等。方中附子、干姜辛热,温中散寒共为主药;党参甘温入脾,补气健脾为辅药,白术健脾燥湿为佐药;甘草缓急止痛,调和诸药为使药。全方合用,共奏温阳健脾之功。

加减:泛吐清水,加干姜、半夏、茯苓、陈皮;无泛吐清水或手足不温者,可改用香砂六君子汤。

(四)其他疗法

1.单方验方

(1)蒲公英 15~30 g,水煎服,用于湿热中阻。

(2)藿香 10~15 g,白术 10~15 g,水煎服,用于寒湿内蕴。

（3）莱菔子 15 g 水煎,送服木香面 4.5 g,用于食积胃脘。

（4）香附 6 g,水煎服,用于肝胃气滞者。

（5）党参 10～15 g,白术 10～15 g,水煎服,用于脾胃气虚。

（6）百合 30 g,玉竹 10 g,水煎服,用于胃阴亏虚。

（7）肉桂 3 g,巴戟天 10 g,白术 10 g,用于脾肾阳虚。

2.常用中成药

（1）保和丸。

功用主治:消食,导滞,和胃。用于食积停滞,脘腹胀满,嗳腐吞酸,不欲饮食。

用法用量:每次 1～2 丸,每天 2 次。

（2）胃苏冲剂。

功用主治:理气消胀,和胃止痛。用于胃脘胀痛。

用法用量:每次 15 g,每天 3 次。

（3）香砂养胃丸。

功用主治:温中和胃。用于不思饮食,胃脘满闷或泛吐酸水。

用法用量:每次 3 g,每天 3 次。

用法用量:每次 1～2 包,每天 3 次。

（4）温胃舒。

功用主治:温中健脾。用于脾胃虚寒,脘腹冷痛,呕吐泄泻,手足不温之胃痛。

用法用量:每次 1～2 包,每天 3 次。

（5）养胃舒。

功用主治:滋阴养胃,行气消导。用于口干、口苦、纳差、消瘦等阴虚胃痛证。

用法用量:每次 1～2 袋,每天 2 次。

（6）三九胃泰。

功用主治:清热化湿,理气和胃。用于湿热交阻,脾胃不和之胃痛。

用法用量:每次 1～2 包,每天 3 次。

3.针灸疗法

（1）体针:以取足阳明、手厥阴、足太阴经、任脉穴为主。

处方:脾俞、胃俞、内关、中脘、足三里。

操作:毫针刺,实证用泻法,虚证用补法,胃寒及脾胃虚寒宜加灸。

（2）耳针:取胃、肝、脾、神门、交感。毫针刺中等强度刺激,或用王不留行籽贴压或埋针。

（3）穴位注射:取脾俞、胃俞、中脘、足三里,每次选 2 穴,用黄芪、丹参或当归注射液,每穴注射药液1 mL,每天 1 次。

4.外治疗法

（1）外敷法:①取藿香、佩兰、陈皮、山药、扁豆、白芷、白术各等份,研为细末,用纱布包扎,外敷神阙穴,7 天为 1 个疗程,每 2～3 天换药 1 次。②取高良姜、青皮、陈皮、苍术、薄荷、蜀椒各等量,研为细末,做成香袋,佩戴于胸前。

（2）推拿疗法:以健脾理气为治疗大法,用一指禅推、按、揉、摩、拿、搓、擦等法。

取穴及部位:脾俞、胃俞、中脘、合谷、天枢、手三里、内关、足三里、气海、胃脘部、背部、肩及胁部。

操作:①患者仰卧位,医者站于一侧。用轻快的一指禅推法在中脘、天枢、气海施术,每穴2分钟,四指摩胃脘部1~2分钟,按揉足三里2分钟。②患者俯卧位,用一指禅推法自肝俞至三焦俞,往返施术5~10遍,再用较重的按揉法在肝俞至三焦俞施术,时间约为5分钟。最后施以擦法,以透热为度。③患者坐位,较重力按揉手三里、内关、合谷,搓肩臂和两胁,往返10~20遍。

五、临证参考

(1)临证时需积极寻找纳呆病因,因该症状可见于西医学之多种疾病,如肿瘤等恶性消耗性疾病多有纳呆之证,需排除器质性病变,在辨证施治的同时,应结合辨病治疗。

(2)现代医学在单方验方药物的选择上有所研究,如和胃常用白芍、荷叶、陈皮等,益胃常选石斛、玉竹、沙参等,养胃常用麦冬、佛手、藿香等,清胃常用青皮、丹皮、黄连等,温胃常用桂枝、吴茱萸、细辛等,健胃常用白术、茯苓、山药、苍术等,开胃常用砂仁、厚朴、草豆蔻等。

(3)对于临床反复发作,药物疗效欠佳患者,可配合使用针灸治疗,采用针刺中脘、气海、双天枢、双足三里。中脘为六腑之会,胃之募穴。足三里为足阳明胃经之合穴。两穴相配伍调中益气、升清降浊、调理肠胃与气血的功用。

六、预防调护

(1)起居有常,生活有节,注意寒温适宜,避免外邪侵袭。

(2)一日三餐定时定量,细嚼慢咽,可少吃多餐,平常尽量不吃零食,避免进食过烫、过冷的食物和辛辣刺激性食品,避免进食不易消化的食物,如坚硬、粗糙、油腻及粗纤维的食品,戒烟酒等。

(3)保持精神舒畅,避免过喜、暴怒等不良情志刺激,对于肝气犯胃者,尤当注意。

(李忠娥)

第四节　胃　痛

一、概念

胃痛又称胃脘痛,是以上腹胃脘部疼痛为主症的病证。本病主要涵盖了西医学中的胃、十二指肠以上腹痛为主要临床表现的疾病,如急性胃炎、慢性胃炎、消化性溃疡、功能性消化不良、胃食管反流病、胃下垂、胃黏膜脱垂等。因胃癌、肝炎、胆囊炎、胰腺炎、肺炎、心肌梗死等疾病引起的上腹部疼痛不在本病证范围。

二、病因病机

胃痛主要由外邪犯胃、饮食伤胃、情志内伤和脾胃虚弱等因素导致胃气阻滞、胃失通降,不通则痛。

(一)病因

1.外邪犯胃

外感寒、热、湿诸邪,内客于胃,皆可致胃气阻滞,不通则痛。其中尤以寒邪最为多见,寒主收引,致胃脘气血凝滞不通而痛。

2.饮食伤胃

饮食不节,暴饮暴食,饥饱无常,损伤脾胃;或五味过极,辛辣无度,肥甘厚腻,过嗜烟酒,蕴湿生热,伤脾碍胃。两者皆可胃气壅滞,不通则痛。

3.情志内伤

恼怒伤肝,肝失疏泄,横逆犯胃,胃气郁滞,或气郁化火;忧思过度,脾气郁结,损伤胃气,均可引起胃痛。

4.脾胃虚弱

素体脾虚,或后天饮食、劳倦、久病等原因损伤脾胃,脾胃虚弱,气血运化无力,或中阳不足,虚寒内生,胃失温养,或因热病伤阴,或因胃热火郁,灼伤胃阴,或久服香燥之品,耗伤胃阴,胃阴受损,胃失濡润,皆可发为胃痛。

(二)病机

1.病机关键为胃气郁滞,失于和降,不通则痛

胃属六腑之一,属阳土,喜润恶燥,宜通而不宜滞,其气以和降为顺,胃痛初起多由情志郁结,肝气犯胃,气机阻滞而痛;或外感寒邪,寒凝气血,不通而痛;或饮食不节,胃腑失于和降而痛。病程日久,气郁化火,或湿而化热,热灼胃腑而痛;或久病入络,胃腑络脉瘀阻而痛。由于以上各种原因造成胃的气机阻滞,胃失和降,不通则痛,因而产生胃痛。

2.病位在胃,与肝、脾密切相关,可涉及胆、肾

本病病位在胃,与肝、脾相关。脾胃同居中焦,互为表里,共为后天之本。生理上两者纳运互用,升降协调,燥湿相济,阴阳相合,病理上也相互影响,若脾气虚弱,运化失职,可致胃虚气滞而痛;若脾阳不足,寒自内生,可致虚寒胃痛;若脾润不及,胃失濡润,可致阴虚胃痛。肝与胃是木土乘克的关系,若肝气郁滞,势必克脾犯胃,致气机郁滞,胃失通降而痛;肝气久郁,或化火伤阴,或成瘀入络,或伤脾生痰,每使胃痛缠绵难愈。肝失疏泄还可累及胆腑,使胆汁通降失职,逆行入胃,灼伤胃腑。肾为胃之关,脾胃运化腐熟,全赖肾阳之温煦,若肾阳不足,可致脾肾阳虚,中焦虚寒,胃失温养而虚寒胃痛;若肾阴亏虚不能上济于胃,则胃失于濡养而阴虚胃痛。

3.病理性质有虚实寒热之异,且可相互转化、兼夹

胃痛病理性质有虚有实,实者多属不通而痛,可由气滞、寒凝、食积、热郁、湿阻、血瘀引起;虚者多属不荣而痛,如脾胃阳虚或久病阴伤者所致。同时,虚实中又有寒热的不同,如饮食寒凉所致者,属于实寒证;中焦阳虚所致者,属于虚寒证。气郁化火或湿热内侵所致者,属于实热证,阴虚内热者属虚热证。本病主要的病理因素气滞、寒凝、食积、湿阻、热郁、血瘀等,可单一致病,常又可相兼为病,亦可相互转化,出现如气病及血、虚实夹杂等复杂情况。

4.病程有新久之分,在气在血之别

胃痛初起,常由外邪、饮食、情志所致,以气机郁滞为主,病位较浅,多在气分;日久由经入络,气郁血瘀,病位较深,多为气血同病。

5.病延日久,变证衍生

胃痛病延日久,可衍生变证,如胃热炽盛,迫血妄行;或瘀血阻滞,血不循经;或脾气虚弱,不能统血,均可导致胃络受损而发生出血,若出血量大,气随血脱则可发为厥脱。湿郁化热,火热内结,腑气不通,可出现腹痛剧烈拒按,大汗淋漓,四肢厥逆的厥脱危证。胃痛日久,浊痰聚瘀,结于胃脘,阳明失于和降,发为反胃,或酿毒生变,转为胃癌。

三、诊断与病证鉴别

（一）诊断依据

（1）上腹胃脘部近心窝处发生疼痛，有胀痛、刺痛、隐痛、剧痛等不同疼痛性质，可伴有上腹部压痛。

（2）常伴食欲缺乏，腹胀，恶心呕吐，嘈杂，泛酸，嗳气等上消化道症状。

（3）多有反复发作病史，发病前多有明显诱因，如天气变化、情志不畅、劳累、饮食不当等。

（4）胃镜、上消化道钡餐等理化检查有明确的胃、十二指肠疾病，并排除其他引起上腹部疼痛的疾病。

（二）辅助检查

电子胃镜、上消化道钡餐，可做急、慢性胃炎，胃、十二指肠溃疡病，胃黏膜脱垂等的诊断，并可与胃癌做鉴别诊断；幽门螺杆菌（Hp）检测、血清胃泌素含量测定、血清壁细胞抗体测定、胃蛋白酶原测定及内因子等检查有利于慢性胃炎的诊断；肝功能、淀粉酶化验和 B 超、CT、MRI 等检查可与肝、胆、胰疾病做鉴别诊断；血常规、腹部 X 线检查可与肠梗阻、肠穿孔等做鉴别诊断；心肌酶谱、肌钙蛋白、心电图检查可与心绞痛、心肌梗死做鉴别诊断。

（三）病证鉴别

1.胃痛与真心痛

真心痛是心经病变所引起的心痛证，相当于西医学的急性冠脉综合征。真心痛多见于中老年人，有时可出现上腹痛，但多有高血压、糖尿病等病史，主要表现起病较急，当胸而痛，且多刺痛，有压榨感，动辄加重，痛引肩背，常伴心悸气短、汗出肢冷，病情危急。其病变部位、疼痛程度与特征、伴随症状及其预后等方面与胃痛有明显区别。

2.胃痛与胁痛

胁痛是以胁部疼痛为主证，可伴发热恶寒、或目黄肤黄，或胸闷太息，极少伴嘈杂泛酸，嗳气吐腐。多相当于西医学的急慢性胆囊炎、胆管炎等胆道系统感染疾病。肝气犯胃之胃痛可有攻痛连胁，但以胃脘部疼痛为主症。

3.胃痛与腹痛

腹痛是以胃脘以下，耻骨毛际以上部位疼痛为主症，多相当于西医学的急、慢性胰腺炎以及外科急腹症（包括肠梗阻、腹膜炎、肠穿孔、宫外孕等），胃痛以上腹胃脘处疼痛为主症。胃处腹中，与肠相连因而在个别特殊病证中，胃痛可以影响及腹，而腹痛亦可牵连于胃，这就要从其疼痛的主要部位和如何起病来加以辨别。

4.胃痛与肠痈

肠痈（急性阑尾炎）病变初起，多表现为突发性胃脘部疼痛，随着病情的变化，很快由胃脘部转移至右下腹部疼痛为主，且痛处拒按，腹皮拘急，右腿屈曲不伸，转侧牵引则疼痛加剧，多可伴有恶寒、发热等症。胃痛患者始终局限于胃脘，一般无发热。

5.胃痛与胃癌

胃癌多以胃痛为主要症状，可伴呕血、黑便、消瘦等。如胃痛日久，反复发作，伴消瘦、呕血、黑便等症者，更需详细询问病史，注意体格检查（包括左锁骨上淋巴结的触诊），同时及时行上消化道钡餐造影和电子胃镜等检查以明确诊断。

四、辨证论治

（一）辨证思路

1.辨虚实

新病体壮,痛势急剧,痛处拒按,固定不移,食后痛甚,脉盛者多属实证,并有气滞、寒凝、食滞、火郁、湿热、血瘀之别。气滞者,痛无定处,时发时止,胃痛且胀,多由情志诱发;寒凝者,曾感受寒邪,或嗜食冷饮,得温则减,喜热饮,脉紧弦;食滞者,多有饮食不节史,可伴嗳腐泛酸,大便秘结;湿阻者,苔厚而腻,脉滑;热郁者,舌红苔黄,口臭泛酸,得热则甚,脉数;血瘀者,病久痛有定处,痛如针刺,入夜尤甚,舌紫黯或有瘀斑,脉涩。久病体虚,痛势和缓,隐隐作痛,痛处喜按,部位不定,饥而痛甚,脉虚者多属虚证,有脾胃气虚、脾胃虚寒、胃阴不足之分。脾胃气虚者,痛势绵绵,多伴有食欲欠振,纳后脘胀,神疲乏力,舌淡胖有齿印,脉弱;脾胃虚寒者,胃脘疼痛,空腹易作,得食则缓,畏寒怕冷,大便易溏,脉沉细或细弦;胃阴不足者,胃脘隐隐灼痛,饥不欲食,口干咽燥,大便干结,舌红少苔,脉细。此外,服药后的反应也可以作为虚实辨证的依据,如服用黄芪、党参、白术等补益药后,症状缓解者多为虚证,症状加重者多为实证。

2.辨寒热

寒性凝滞收引,寒者多为冷痛,又有虚实不同,实寒多有受寒或饮食寒凉史,疼痛剧烈而拒按,虚寒疼痛多病程较久,隐隐而痛,喜温喜按,伴泛吐清水,遇寒痛甚,得温痛减,饮食喜温,舌苔白滑,脉象弦紧或舌淡苔薄,脉弱等特点,虚寒者容易感受外寒,形成内外俱寒;热者多为灼痛,实证痛势急迫,虚证疼痛隐隐,伴泛酸嘈杂,遇热痛甚,得寒痛减,饮食喜冷,舌红苔黄,脉弦数或舌红有裂纹苔少,脉细弱等特点。

3.辨气血

初病在气,久病在血。初痛、胃痛且胀,痛无定处者在气,在气者有气滞气虚之分。气滞者,多为阵发,与情志相关,胀甚于痛,攻窜不定,嗳气频频,苔薄白,脉弦;气虚者,多为隐痛,空腹痛,饮食减少,大便溏薄,食后腹胀,舌淡,脉弱。久痛入络,形成血瘀证,表现为痛有定处,痛如针刺,呈持续性,入夜尤甚,舌质紫黯或有瘀斑,脉涩。又有出血病史者,常有留瘀和血虚之候,临证应注意鉴别。

4.辨脏腑

胃痛病位主要在胃,但与肝、脾密切相关,可涉及胆、肾,辨证时要注意辨别病变脏腑的不同。如肝郁气滞、肝胃郁热等致病多发病与情志因素有关,痛及两胁,心烦易怒、嗳气频频;脾气虚弱、中阳不振所致胃痛,常伴纳差、便溏,面色少华,舌淡脉弱等脾胃虚寒之征象;口苦、泛酸,食油腻后加重者,多为胆胃不和;肢冷、畏寒,小便清长,腰膝酸软者,多为久病及肾。

5.辨食滞、湿浊、痰饮

食滞、湿浊、痰饮既是胃痛的常见原因,又常发生于胃痛的演变过程中,临证应注意辨别。食滞者多有饮食不节史,因饮食不当而诱发或加重胃痛,伴脘腹胀满,按之不适,厌食,舌苔垢腻;湿困中焦多表现为胃脘疼痛伴胸脘痞闷,口黏、口甜,食欲欠振,大便溏薄,以腻苔为辨证要点;痰饮主要表现为胃中辘辘有声,或泛吐涎沫,或口吐清水,按之胃脘有振水声。

6.辨病势缓急轻重顺逆

凡胃痛起病急骤者,病程较短,多由外邪犯胃,饮食不节,过食生冷,暴饮暴食,饮酒恼怒、情绪激动诱发,致寒伤中阳,食滞不化,肝气郁结,胃失和降,不通而痛。凡胃痛起病缓慢,疼痛渐发,病程较长,多由脾胃虚弱、关系他脏,脏腑功能失调所致。

胃痛经过正确的治疗,病邪祛除,正气未衰,胃痛可很快好转,疼痛持续时间缩短,复发减少,多为顺象。若治疗不能坚持,或延误诊治,或复感新病邪,急性胃痛发展为慢性胃痛,经常复发,间隔时间缩短,胃痛时间可长达数年。胃痛反复发作,久治不愈,或未及时治疗,疼痛加重,出现消瘦、黑便,甚至呕血,病势加重,应及时诊治,谨防恶变可能。

(二)治疗原则

胃痛治疗,以"通"为关键,治则以"和胃止痛"为要,立足于一个"通"字。清·高士宗说:"通之之法,各有不同,调气以和血,调血以和气,通也;上逆者使之下行,中结者,使之旁达,亦通也;虚者使之助通,寒者使之温通……"故治疗不能局限于狭义的通法,应审证求因,辨证施治。邪盛以祛邪为急,正虚以扶正为先,虚实夹杂者,则当祛邪扶正并举。胃寒者,散寒即所谓通;食积者,消食即所谓通;气滞者,理气即所谓通;湿阻者,化湿即所谓通;热郁者,泄热即所谓通;血瘀者,化瘀即所谓通;阴虚者,养阴益胃即所谓通;阳虚者,温运脾阳即所谓通。

(三)分证论治

1.寒邪客胃证

症状:胃痛暴作,恶寒喜暖,得温痛减,遇寒加重,口淡不渴,或喜热饮,舌淡苔薄白,脉弦紧。

病机分析:寒邪客胃或饮食生冷,寒凝胃脘,阳气被遏,气机郁滞,故胃痛暴作;胃无热邪,故不渴;热能盛寒,故喜热饮;弦脉主痛,紧脉主寒。

治法:温胃散寒,行气止痛。

代表方药:香苏散合良附丸加减。前方理气散寒,适用于外感风寒,胃气郁滞;后方温胃散寒,理气止痛,适用于寒邪客胃之胃痛证。香附、苏梗、木香、陈皮、白芷、乌药行气止痛,高良姜、桂枝、干姜温胃散寒。

加减:伴风寒表证者,可加苏叶、藿香、生姜、葱白等疏散风寒;伴胸脘痞闷、纳呆者,可加枳实、鸡内金、法半夏、神曲等消食导滞。

2.饮食伤胃证

症状:胃胀痛拒按,不思饮食,嗳腐吞酸,甚则呕吐不消化食物,其味腐臭,吐后痛减。大便不爽,苔厚腻,脉滑。

病机分析:暴饮暴食,饮食停滞,阻塞胃气,故胀痛;宿食不化,浊气上逆,故嗳腐吞酸,甚则呕吐宿食;食积阻滞,胃失通降,致肠腑传导失司,故便不爽;苔厚腻、脉滑为宿食停滞之象。

治法:消食导滞,和胃止痛。

代表方药:保和丸加减。神曲、山楂、莱菔子消食导滞,茯苓、半夏、陈皮化湿和胃。

加减:米面食滞者,可加谷芽、麦芽以消食化滞;肉食积滞者,重用山楂,可加鸡内金以消食化积;伴脘腹胀甚者,加枳实、木香、青皮、槟榔等行气消滞;胃脘胀痛而便秘者,可合用小承气汤或改用枳实导滞丸以通腑行气;胃痛急剧拒按、伴苔黄腻而便秘者,为食积化热成燥,可合用大承气汤以泄热通腑。

3.肝气犯胃证

症状:胃痛胀闷,攻撑连胁,遇情志不疏则痛作或痛甚,嗳气、矢气则舒,善太息,大便不畅,苔多薄白,脉弦。

病机分析:肝气郁结,横逆犯胃,胃气阻滞,不通则痛;情志怫郁,气郁加重,故痛作或加重;嗳气、矢气则气郁暂得缓解;气滞肠腑传导不利,则大便不畅;善太息,脉弦为肝郁气滞之象。

治法:疏肝理气,和胃止痛。

代表方药:柴胡疏肝散加减。柴胡、白芍、川芎、香附疏肝解郁,陈皮、佛手、枳壳、甘草理气和中。

加减:痛甚者,可加川楝子、延胡索加强理气止痛;胁痛明显者,可加橘络、丝瓜络、郁金以通络止痛;嗳气频频者,可加沉香、刀豆壳、旋覆花以降气;泛酸者,可加乌贼骨、煅瓦楞子中和胃酸。

4.湿热中阻证

症状:胃痛急迫,脘闷灼热,嘈杂泛酸,渴不欲饮,纳呆恶心,口干口臭,小便色黄,大便不畅,舌红苔黄腻,脉滑数。

病机分析:邪热犯胃,故胃痛急迫、灼热;热结湿阻,胃气上逆,故泛酸嘈杂,纳呆恶心;舌红、苔黄、脉数为里热之象,苔腻、脉滑为湿浊阻滞之象。

治法:清热化湿,理气和胃。

代表方药:黄连平胃散加减。黄连、黄芩清热燥湿,苍术、藿香、厚朴、陈皮运脾化湿,茯苓、薏苡仁、泽泻、车前子淡渗利湿。

加减:胃热炽甚者,可加栀子、蒲公英等清泄胃热;气滞腹胀者,可加枳实、木香、佛手等理气消胀;大便不畅者,可加冬瓜子利湿导滞;恶心呕吐者,可加竹茹、旋覆花等和胃降逆;纳呆者,可加神曲、山楂、谷麦芽等消食健胃;泛酸者,可加乌贼骨、浙贝母、煅瓦楞等中和胃酸。

5.瘀血停胃证

症状:痛有定处,如针刺、刀割,痛时持久,食后或入夜尤甚,或见吐血黑便,舌质紫黯,有瘀斑,脉涩。

病机分析:瘀血内阻,胃络壅滞,不通则痛;瘀血有形,故痛有定处、痛时持久;进食则动其瘀,故食后痛甚;血属阴,故夜间瘀血加重;瘀血内阻,血不循经,故见吐血黑便;舌质紫黯,有瘀斑,脉涩为血瘀之象。

治法:化瘀通络,理气和胃。

代表方药:丹参饮合失笑散加减。前方理气化瘀,后方化瘀止痛,两方合用加强活血化瘀作用,适用于胃痛如针刺、痛有定处及久病不愈的患者。丹参、五灵脂、蒲黄活血止痛,檀香、砂仁行气和胃。

加减:痛且胀者,可加陈皮、青皮、木香、枳壳、莪术等行气消胀止痛;伴胁痛者,可加川楝子、延胡索、香附、郁金等疏肝理气、活血止痛;久病正虚者,可加党参、黄芪、太子参、仙鹤草等益气活血;黑便者,可加三七、白及以化瘀止血生肌;若呕血黑便,面色萎黄,四肢不温,舌淡脉弱无力者,可加用黄土汤以温脾摄血。

6.胃阴亏虚证

症状:胃脘隐隐灼痛,饥不欲食,或嘈杂,或脘痞不舒、或干呕呃逆,口干咽燥,消瘦乏力,大便干结,舌红少津,脉细数。

病机分析:阴虚则生内热,虚火消谷则似饥,胃虚不能消磨水谷则不欲食;胃阴不足,胃失濡养,则嘈杂;胃虚不运,通降失施,故脘痞不舒、或干呕呃逆;津不上承,则口干;津不下行,则便干;舌红少津,脉细数为阴虚火旺之象。

治法:养阴益胃,和中止痛。

代表方药:一贯煎合芍药甘草汤加减。前方养阴益胃,后方缓急止痛,两方合用适用于隐隐作痛、口干咽燥、舌红少津的胃痛。沙参、麦冬、生地、枸杞子养阴益胃,当归养血活血,川楝子、生麦芽疏肝理气,芍药、甘草缓急止痛。

加减:胃脘胀痛者,可加厚朴花、玫瑰花、佛手、绿萼梅、香橼等理气止痛;食后堵闷者,可加鸡内金、谷麦芽以消食健胃;大便干燥者,加瓜蒌仁、火麻仁、郁李仁等润肠通便;阴虚胃热者,可加石斛、知母、黄连等清泻胃火;胃脘灼痛、嘈杂泛酸者,可加煅瓦楞子或配用左金丸以制酸。

7.脾胃虚寒证

症状:胃脘绵绵冷痛,喜温喜按,空腹痛甚,得食痛减,劳累或受凉后发作或加重,时呕清水或夹不消化食物,食少脘痞,口淡不渴,倦怠乏力,手足不温,大便溏薄,舌淡胖,脉沉弱。

病机分析:虚则喜按,寒则喜暖,胃络借饮食之暖,以温通血脉;劳则气耗,受寒则虚寒加重;脾运迟缓,水饮停留,胃虚通降无权,故泛呕清水、宿食;脾阳不达四肢,则手足不温;大便溏薄,舌淡胖,脉沉弱,为中虚有寒,脾阳虚弱之象。

治法:温中健脾,和胃止痛。

代表方药:黄芪建中汤加减。本方温中散寒,和胃止痛,适用于喜温喜按之胃脘隐痛。黄芪、桂枝甘温补中,辛甘化阳;白芍、甘草缓急和营止痛;生姜、大枣温胃和中补虚。

加减:泛吐清水,加干姜、半夏、茯苓、陈皮;泛酸,加左金丸、乌贼骨、煅瓦楞;胃脘冷痛,虚寒较甚,呕吐,肢冷者,可合附子理中汤;无泛吐清水或手足不温者,可改用香砂六君子汤。

(四)其他疗法

1.单方验方

(1)乌贼骨、贝母等份研细末,每次3 g,用于胃痛泛酸明显者。

(2)香附6 g、高良姜3 g,水煎服,用于胃痛寒凝者。

(3)百合30 g、乌药10 g,水煎服,用于阴虚胃痛。

(4)蒲公英15~30 g,水煎服,用于热性胃痛。

(5)红花3 g,大枣10枚,水煎服,用于血瘀胃痛。

(6)桃仁、五灵脂各15 g,微炒为末,米醋为丸如小豆粒大,每服15~20粒,开水送服,孕妇忌服。用于血瘀胃痛。

2.常用中成药

(1)香砂养胃丸。

功用主治:温中和胃。用于不思饮食,胃脘满闷或泛吐酸水。

用法用量:每次3 g,每天3次。

(2)气滞胃痛颗粒。

功用主治:疏肝理气,和胃止痛。用于情志不畅,肝气犯胃所引起的胃痛连胁,嘈杂恶心等症。

用法用量:每次1~2包,每天3次。

(3)胃苏冲剂。

功用主治:理气消胀,和胃止痛。用于胃脘胀痛。

用法用量:每次15 g,每天3次。

(4)三九胃泰。

功用主治:清热化湿,理气和胃。用于湿热交阻,脾胃不和之胃痛。

用法用量:每次1~2袋,每天3次。

(5)摩罗丹浓缩丸。

功用主治：和胃降逆，健脾消胀，通络定痛。用于胃痛、胀满、痞闷、纳呆、嗳气、胃灼热等症。

用法用量：每次 8～16 丸，每天 3 次。

3.针灸疗法

(1)体针：以取足阳明、手厥阴、足太阴经、任脉穴为主。

处方：足三里、梁丘、公孙、内关、中脘。配穴：胃寒者加梁门，胃热者加内庭，肝郁者加期门、太冲，脾胃虚寒者加气海、脾俞，胃阴不足者加三阴交、太溪，血瘀者加血海、膈俞。

操作：毫针刺，实证用泻法，虚证用补法，胃寒及脾胃虚寒宜加灸。

(2)耳针：取胃、肝、脾、神门、交感。毫针刺中等强度刺激，或用王不留行籽贴压或埋针。

(3)穴位注射：取中脘、脾俞、胃俞、足三里，每次选 2 穴，用黄芪、丹参或当归注射液，每穴注射药液 1 mL，每天 1 次。

4.外治疗法

(1)外敷法：①取肉桂 30 g、丁香 15 g，研为细末，用纱布包扎，外敷中脘穴，每次 10～20 分钟。②取吴茱萸 75 g，用白酒适量拌匀，用绢布包成数包，蒸 20 分钟左右，趁热以药包熨脘腹、脐下、足心，药包冷则更换，每天 2 次，每次 30 分钟，或以疼痛缓解为度。

(2)推拿疗法：以行气止痛为治疗大法，用一指禅推、按、揉、摩、拿、搓、擦等法。

取穴及部位：中脘、天枢、肝俞、脾俞、胃俞、三焦俞、肩中俞、手三里、内关、合谷、足三里、气海、胃脘部、背部、肩及胁部。

操作：①患者仰卧位，医者站于一侧。用轻快的一指禅推法在中脘、天枢、气海施术，每穴 2 分钟，四指摩胃脘部 1～2 分钟，按揉足三里 2 分钟。②患者俯卧位，用一指禅推法自肝俞至三焦俞，往返施术 5～10 遍，再用较重的按揉法在肝俞至三焦俞施术，时间约为 5 分钟。最后施以擦法，以透热为度。③患者坐位，拿肩井或点按肩井，较重力按揉手三里、内关、合谷，搓肩臂和两胁，往返 10～20 遍。

加减：①病邪阻滞。用较重的点按法在大肠俞、八髎施术，时间约为 2 分钟；用擦法在左侧背部施术，以透热为度。②脏腑功能失调。用一指禅推法自天突至中脘施术，重点在膻中，按揉章门、期门，擦肾俞、命门，以透热为度。

五、临证参考

(一)辨证与辨病相参

1.明确诊断，掌握预后

明确诊断是采取正确治疗的前提。胃痛所对应的相关疾病整体预后较好，但萎缩性胃炎、反流性食管炎、胃溃疡等疾病有潜在恶变的可能性，应根据病变的轻重程度，及时复查，明确病情的转归，及时更改治疗方案。慢性胃炎伴重度异型增生患者需及时行内镜或手术治疗；消化性溃疡注意有无合并出血、穿孔、幽门梗阻或癌变者，如出血量大者应以中西医结合治疗为主。

2.判断病情的特点，注意急则治其标，缓则治其本

胃痛治疗上应注意辨证辨病相结合，辨证时必须注意辨别病情的轻重缓急，病性的寒热虚实，审察气血阴阳，观察整个病程中的症情转化，做到随证化裁。同时，采用理化检查以明确疾病诊断，病证结合，进一步判断疾病的特点，既不延误病情，又能针对性地指导治疗。如对于消化性

溃疡,考虑到其致病因素主要为胃酸,在辨证施治的基础上可配合使用制酸护膜、生肌愈疡的药物,如白及、乌贼骨、瓦楞子、浙贝母等;对于萎缩性胃炎,应注意濡润柔养,兼以活血通络,切勿刚燥太过;对于胃食管反流病,则应注意泄肝和胃降逆。

同时,治疗应遵循急则治其标,缓则治其本的原则。风寒犯胃、饮食积滞、情志所伤者,病势多急,应急则治标,予温胃散寒、消食导滞、疏肝理气;素体脾虚、久病伤正、气阴两伤者,病势多缓,应缓则治本,予健脾助运、益气扶正、养阴益胃等法。若疼痛剧烈的患者(主要是胃、十二指肠溃疡),出现发热、腹肌紧张、腹部压痛、反跳痛等症状体征,应注意胃肠穿孔,应及时转外科治疗。

3.结合胃镜病理特点选用药物

胃镜病理检查为中医辨证施治提供了更客观、更丰富的临床资料,治疗时应不忘结合胃镜病理特点治疗。如伴有幽门螺杆菌(Hp)感染患者,特别是根除失败的患者,在西医标准根除 Hp 治疗方案的基础上,我们可以积极配合中药治疗,一般可采取扶正祛邪的方法,如黄连、黄芩和党参、干姜同用,以提高幽门螺杆菌的根除率;对于慢性萎缩性胃炎伴有肠化或异性增生者,在辨证论治的基础上,注意益气活血,并适当选用生薏苡仁、莪术、白花蛇舌草、半枝莲、仙鹤草等药物,并告知患者注意饮食的调护,避免食用腌制品;伴有食管、胃黏膜糜烂者,在配伍乌贼骨、白及等制酸护膜的基础上,酌情选用地榆、仙鹤草、炒薏苡仁、参三七等药物。

(二)注意祛除病因,用药以止痛为先

导致胃痛的病因很多,祛除致病因素是缓解疼痛的有效方法,所以在胃痛的辨治过程中要详辨病因,注意祛除病因和止痛为先的有机结合。胃痛的发病一般有诱因可寻,要详细了解以利于审因论治。如寒凝气滞,治当散寒止痛;饮食停滞,治当消食导滞;情志不畅,治当疏和气机;湿邪阻滞,治当化湿和中;中焦郁热,治当清热和中;因虚致痛,治当补虚止痛,注意气虚、阳虚和阴虚之别。又不论病因如何,中焦气机的郁滞,不通则痛,是胃痛的病机关键,故在辨证用药基础上,适当加入理气和胃、缓急止痛之品,如延胡索、炒白芍等,有助于症状的缓解。

(三)脏腑相关,治胃勿忘整体观念

1.治胃宜照顾到胃的体用特征

胃为阳明燥土,体阳而用阴,喜润恶燥,以通为用,宜降则和。胃病日久,病机虚实错杂,或寒热兼夹,治疗时应注意用药刚柔,兼筹并顾,不可过偏一端,注意忌刚用柔、忌柔用刚和刚柔并济的合理运用,从而恢复胃的正常通降功能。如胃阳虚弱,易为寒邪、饮食生冷所伤,当用辛温散寒之品,以恢复胃的和降功能;胃阴不足者,多为久病不复,肝火劫伤胃阴或过用辛燥等,治宜养阴益胃,和中止痛,多以甘凉濡润之品以滋养胃阴,如麦冬、沙参、石斛、玉竹等,使津液复而胃得润降,则胃痛自愈。如为肝火所伤,又当结合酸甘合化,如芍药、甘草等,既能柔肝平木,又可酸甘化阴,一举两得。

2.结合脏腑辨证,注意从他脏论治

(1)肝为起病之源,胃为传病之所:肝与胃是木土乘克的关系,病理上也密切相关,"肝为起病之源,胃为传病之所",肝胃不和是胃痛最常见的证型之一,故从肝论治胃痛最为重要。叶天士提出"醒胃必先制肝""培土必先制木"的用药原则。在具体用药中,又当区分肝气郁滞、肝郁化火、肝阴不足等不同的病理机制,给予疏肝、清肝、泻肝、柔肝和平肝等治疗。如董建华教授提出了疏肝解郁和胃、滋阴疏肝和胃、益气疏肝健脾、抑肝扶脾止痛、疏肝理气化痰、清肝散瘀和胃、疏肝除湿散满、化瘀疏肝和络等方法,可资临证参考。

(2)邪在胆，逆在胃，胆胃相关：胆胃在生理上相互关联，共居中焦，同属六腑，泻而不藏；病理上，可因情志内伤，肝胆失疏，或因饮食不节，损伤脾胃，导致气机不畅，肝胆疏泄失常而致病。《灵枢·四时气》曰："邪在胆，逆在胃，胆液泄则口苦，胃气逆则呕苦。"多见口苦、泛酸、食油腻后加重者等胆胃同病之象，多见于胆汁反流性胃炎。治疗时注意"通降为顺"，以疏肝利胆、和胃降逆为基本大法，配伍柴胡、黄芩之品，或合以温胆汤加减。

(3)脾胃以膜相连，互为表里，为气机升降之枢纽，治疗过程中应注意调理脾胃的升降：在生理上，脾胃同居中焦，脾体阴而用阳，以升为健；胃体阳而用阴，以降为和，两者阴阳相合，升降相因，为气机升降之枢纽。病理情况下，脾胃气机升降失常，脾气不能升清，则胃气不能降浊；胃气失于和降，则脾的运化功能失常，表现为气机不利，不通则痛。治疗时注意调畅中焦气机，恢复脾胃受纳运化之职，以合"治中焦如衡，非平不安"的用药原则，常用的方法有补中益气法、益胃养阴法、辛开苦降法、和胃降逆法，升降相合法（如配伍桔梗、枳壳）等。由于脾胃的升降和肺气的宣肃有关，故用药时亦可适当加入宣调肺气之品，如枇杷叶、杏仁、桔梗等，以助胃气的和降。

(4)肾为胃之关，胃的腐熟功能依赖于肾阳的温煦，久病勿忘补肾：肾为胃之关，脾胃运化腐熟，全赖肾阳之温煦，若肾阳不足，可致脾肾阳虚，中焦虚寒，胃失温养而虚寒胃痛；若肾阴亏虚不能上济于胃，则胃失于濡养而阴虚胃痛。治疗胃痛时注意治肾，适当加以补肾之品。

(四)治血治气，以平为要

胃为多气多血之腑，初病在经，久病入络，气滞血瘀，证见胃痛久发，痛处固定，舌有紫气，脉弦或涩，应根据病情，或调气以和血，调血以和气，或气血同治。然症有轻重，瘀有深浅，治亦当有所区别，活血药有养血活血、活血散瘀、破瘀散结和搜剔通络的不同，应当根据证候的虚实和病情的轻重不同选择应用。

(五)证多兼杂易变，临证宜加详察

临床上多以复合性证候为主，很少见到单一证候者，且可因体质、药物、饮食、天气等多种因素而发生寒热虚实的转化，因此疾病发展过程中多易出现虚实寒热夹杂等证候，治疗应善于抓主症，解决主要矛盾，因虚致实者当以补虚为主，佐以祛邪，因实致虚者当以祛邪为主，佐以补虚。注重"观其脉症，知犯何逆，随证治之"。

六、预防调护

(1)注意在气候变化的季节里及时添加衣被，保持室内温暖、空气流通，防止受寒。

(2)1日3餐定时定量，细嚼慢咽，可少吃多餐，平常尽量不吃零食，避免进食过烫、过冷的食物和辛辣刺激性食品，避免进食不易消化的食物，如坚硬、粗糙、油腻及粗纤维的食品，戒烟酒等。

(3)慎用对胃黏膜有损伤的药物，如阿司匹林、水杨酸类、保泰松、吲哚美辛、激素、碘胺、红霉素、四环素、利血平等。

(4)保持心情舒畅，保持正常的生活作息规律，避免劳累过度。

（李忠娥）

第五节　便　秘

一、概念

便秘是临床常见病与多发病，是以大便排出困难，粪质干燥坚硬，秘结不通，艰涩不畅，排便次数减少或排便周期延长，或虽有便意而排便无力、粪便不干亦难排出为主的病症。主要包括西医学中的功能性便秘、便秘型肠易激综合征、各种原因引起的肠黏膜应激能力减弱，或因直肠、肛周疾病，神经性疾病，慢性消耗性疾病，内分泌代谢疾病，结缔组织性疾病，药物作用，精神因素，医源性因素等而出现的便秘。因肿瘤、巨结肠病、肠梗阻等疾病引起的便秘不在本病证范围。

二、病因病机

便秘主要由饮食不节、情志失调、年老体虚、感受外邪等因素导致热结、气滞、寒凝、气血阴阳亏虚引起肠道传导失司。

（一）病因

1.饮食不节

饮酒过多，过食辛辣肥甘厚味，导致肠胃积热，大便干结；或恣食生冷，致阴寒凝滞，胃肠传导失司，造成便秘。

2.情志失调

忧愁思虑过度，或久坐少动，每致气机郁滞，不能宣达，于是通降失常，传导失职，糟粕内停，不得下行，而致大便秘结。

3.年老体虚

素体虚弱，或病后、产后及年老体虚之人，气血两亏，气虚则大肠传送无力，血虚则津枯肠道失荣，甚则致阴阳俱虚，阴亏则肠道失荣，导致大便干结，便下困难，阳虚则肠道失于温煦，阴寒内结，导致便下无力，大便艰涩。

4.感受外邪

外感寒邪可导致阴寒内盛，凝滞胃肠，失于传导，糟粕不行而成冷秘。若热病之后，肠胃燥热，耗伤津液，大肠失润，亦可致大便干燥，排便困难。

（二）病机

1.病机关键为大肠传导失常

大肠属六腑之一，主传化糟粕，主津液，便秘多由饮食不节，胃肠积热或阴寒凝滞，传导失司，导致便秘；或情志失调，气机郁滞，大肠传导失常而致便秘；或年老体虚，气血阴阳亏虚而便秘；或感受外邪，阻滞胃肠，失于传导而致便秘。由于以上各种原因造成大肠的传导失司，因而产生便秘。

2.病位在大肠，与肺脾胃肝肾等脏腑密切相关

本病病位在大肠，与肺、脾、胃、肝、肾等脏腑的功能失调有关。胃热过盛，津伤液耗，则肠失濡润；脾肺气虚，则大肠传送无力；肝气郁结，气机壅滞，或气郁化火伤津，则腑失通利；肾阴不足，

则肠道失润;肾阳不足,则阴寒凝滞,津液不通,故皆可影响大肠的传导,而发为本病。

3.病理性质有虚实寒热之异,且可相互转化、兼夹

便秘的病性可概括为寒、热、虚、实四个方面。燥热内结于肠胃者,属热秘;气机郁滞者,属实秘;气血阴阳亏虚者,为虚秘;阴寒积滞者,为冷秘或寒秘。四者之中,又以虚实为纲,热秘、气秘、冷秘属实,气血阴阳不足的便秘属虚。而寒、热、虚、实之间,常又相互转化或相互兼夹。如热秘久延不愈,津液渐耗,可致阴津亏虚,肠失濡润,病情由实转虚。气机郁滞,久而化火,则气滞与热结并存。气血不足者,如受饮食所伤或情志刺激,则虚实相兼。阳气虚衰与阴寒凝结可以互为因果,见阴阳俱虚之证。

4.病程有新久之分、在气在血之别

便秘初起,常由外邪、饮食、情志所致,以气机郁滞为主,病位较浅,多在气分;"久病入络",气郁血瘀,病位较深,多为气血同病。

5.病延日久,重视疾病危害

便秘临床症状轻重不一,很多人常常不去特殊理会,但实际上便秘的危害很大。便秘在有些疾病如结肠癌、肝性脑病、乳腺疾病、阿尔茨海默病的发生中起重要作用,除此,其在急性心肌梗死、脑血管意外中可导致生命意外。部分便秘和肛肠疾病,如痔、肛裂等有密切的关系。

因此,早期预防和合理治疗便秘将会大大减轻便秘带来的严重后果,改善生活质量,减轻社会和家庭负担。

三、诊断与病证鉴别

(一)诊断依据

(1)排便间隔时间超过自己的习惯1天以上,或两次排便时间间隔3天以上。

(2)大便粪质干结,排出艰难,或欲大便而艰涩不畅。

(3)常伴腹胀、腹痛、口臭、纳差及神疲乏力、头眩心悸等症。

(4)本病常有饮食不节、情志内伤、劳倦过度等病史。

(5)便常规、钡剂灌肠及电子肠镜等理化检查可以明确,并排除其他疾病引起大便不通的疾病。

(二)辅助检查

临床上便常规、潜血试验和直肠指检应是常规检查的内容。直肠指检有助于发现直肠癌、痔、肛裂、炎症及外来压迫、肛门括约肌痉挛等。腹部平片可有助于确定肠梗阻的部位,对假性肠梗阻的诊断尤有价值。钡剂灌肠适用于了解钡剂通过胃肠道的时间、小肠与结肠的功能状态,亦可明确器质性病变的性质、部位与范围。电子结肠镜可与肿瘤、巨结肠病、梗阻等器质性病变所造成的便秘做鉴别诊断。胃肠传输试验是确诊便秘后进一步分型的常用方法,该方法简单易行。肛门直肠测压可以帮助明确便秘的病因及分型。排粪造影有助于诊断直肠、肛管解剖及局部功能障碍,在便秘诊断中有重要价值,并为选择治疗方法提供依据。

(三)病证鉴别

便秘与肠结:两者皆为大便秘结不通。但肠结多为急病,因大肠通降受阻所致,表现为腹部疼痛拒按,大便完全不通,且无矢气和肠鸣音,严重者可吐出粪便。便秘多为慢性久病,因大肠传导失常所致,表现为腹部胀满,大便干结艰行,可有矢气和肠鸣音,或有恶心欲吐,食纳减少。

四、辨证论治

（一）辨证思路

1.辨虚实

便秘临床以虚实区分,实者包括热秘、气秘和冷秘,虚者包括气虚、血虚、阴虚和阳虚。便秘伴小便短赤,面红心烦,口干口臭,大便干燥,胁腹痞满,甚则胀痛,苔黄燥,脉滑实者多为实证,治则为清热泻火,泻利通便;便软,排便无力,常虚坐半日而终不得解,便后疲乏,伴短气汗出,头晕目眩,心悸,小便清长,四肢不温,舌淡苔白,脉细弱者多为虚证,治则为益气温阳,滋阴养血,润肠通便。

2.辨寒热

热秘表现为大便干结,腹部胀满,甚则疼痛拒按;小便短赤,面红心烦,或有身热,口干口臭,舌苔黄燥,脉滑实。甚则舌质红赤,舌苔黄腻或黄燥,焦黑燥裂,脉滑实有力。或兼见身体壮热,戢然汗出,不恶寒而恶热,重者可见神昏谵语的燥热腑实之征。而冷秘则出现大便秘结涩滞,大便干或不干,排出困难;面色㿠白,时作眩晕心悸,甚则腹中冷痛,喜热怕冷,小便清长,面色青淡,畏寒肢冷,或腰脊冷重。舌质淡,苔白润,脉沉迟。

3.辨脏腑

本病病位在大肠,与肺、脾、胃、肝、肾等脏腑的功能失调有关。胃热过盛,津伤液耗,则肠失濡润;脾肺气虚,则大肠传送无力;肝气郁结,气机壅滞,或气郁化火伤津,则腑失通利;肾阴不足,则肠道失润;肾阳不足,则阴寒凝滞,津液不通,故皆可影响大肠的传导,而发为本病。

（二）治疗原则

便秘的治疗应以通下为主,但绝不可单纯用泻下药,应针对不同的病因采取相应的治法。实秘为邪滞肠胃、壅塞不通所致,故以祛邪为主,给予泄热、温散、通导之法,使邪去便通;虚秘为肠失润养、推动无力而致,故以扶正为先,给予益气温阳、滋阴养血之法,使正盛便通。

（三）分证论治

1.实秘

（1）热秘证。

症状:大便干结,腹胀腹痛,口干口臭,面红心烦,或有身热,小便短赤,舌红,苔黄燥,脉滑数。

病机分析:素体阳盛,或喜食辛辣燥热,好食肥甘厚味,或过饮烈酒,多服温热滋补之品,或外感热证,热邪伤肺,肺胃之津不能下达大肠,致使胃肠积热,耗伤津液,肠道干涩,故大便秘结。热盛于内,积热上蒸,故见面红身热、口干烦渴;热移膀胱,故见小便短赤。舌苔黄燥,脉象滑数为热结津伤之象。本证热结日久伤阴或耗伤正气,可合并阴虚、气虚之证。

治法:泄热导滞,润肠通便。

代表方药:麻子仁丸加减。本方有润肠泄热,行气通便的作用,适用于肠胃燥热,津液不足之便秘。大黄、枳实、厚朴通腑泄热,麻子仁、杏仁、白蜜润肠通便,芍药养阴和营。

加减:伴咳喘者,可加瓜蒌仁、苏子、黄芩等清肺降气以通便;伴痔疮、便血者,可加槐花、地榆等清肠止血;伴热势较盛,痞满燥实坚者,可用大承气汤以急下存阴。

（2）气秘证。

症状:大便干结或不干,排便不畅,欲解不得,肠鸣矢气,腹中胀痛,嗳气频作,纳食减少,胸胁满闷,舌苔薄腻,脉弦。

病机分析:若情志不畅,忧愁多虑,气郁不畅,肝失条达,气机阻塞,肝木侮土,胃肠失和。气郁化火,腑气不通,浊气不降,大肠气机不畅,传导不利而致便秘。气滞于内,故见胸胁满闷,脘腹胀痛;腑气不降,故见肠鸣矢气,排便不畅;苔薄腻脉弦为气滞之象。本证气郁日久化火,或耗伤正气,或推行乏力,可并见热结、气虚、血瘀之证。

治法:顺气导滞。

代表方药:六磨汤加减。本方调肝理脾,通便导滞,适用于气机郁滞,大肠传导失职的便秘。木香调气,乌药顺气,沉香降气,大黄、槟榔、枳实破气行滞。

加减:伴腹部胀痛甚者,可加厚朴、柴胡、莱菔子以助理气;伴气逆呕吐者,可加半夏、陈皮、代赭石以降逆止呕;伴七情郁结,忧郁寡言者,加白芍、柴胡、合欢皮以疏肝解郁;伴跌仆损伤,腹部术后,便秘不通者,可加红花、赤芍、桃仁等以活血化瘀。

(3)冷秘证。

症状:大便秘结涩滞,腹痛拘急,腹满拒按,胁下偏重,手足不温,呃逆呕吐,舌苔白腻,脉弦紧。

病机分析:多因外感阴寒之邪,或内伤久病,阳气耗伤,或过服生冷寒凉、伐伤阳气,阴寒内盛所致。寒凝于内,糟粕固于肠间,而失去正常传导,故见排便困难,发为冷秘。阴寒内盛,温煦失权,故见小便清长,喜热怕冷,少腹冷痛。舌苔白腻,脉弦紧为寒凝之征。阳虚为寒凝之根本,故寒凝证多伴阳虚之证。

治法:温里散寒,通便止痛。

代表方药:温脾汤合半硫丸加减。前方温中散寒,导滞通便,用于冷积便秘,腹痛喜温喜按者;后者温肾、祛寒、散结,适用于老年虚冷便秘。附子温里散寒,大黄荡涤积滞,党参、干姜、甘草温中益气,当归、苁蓉养精血,润肠燥,乌药理气。

加减:伴便秘腹痛者,可加枳实、厚朴、木香以助泻下之力;伴腹部冷痛,手足不温,可加高良姜、小茴香以助散寒。

2.虚秘

(1)气虚证。

症状:大便并不干硬,虽有便意,但排便困难,用力努挣则汗出短气,便后乏力,面白神疲,肢倦懒言,舌淡苔白,脉弱。

病机分析:一身之气皆属于肺,肺气虚弱,全身之气虚弱,脏腑之气衰微;脾气虚弱,运化无权,水谷精气不能输布全身。肺脾两气虚弱,致大肠传送无力,使肠内容物停留阻滞,出现便秘。

治法:益气润肠。

代表方药:黄芪汤加减。本方有补益脾肺,润肠通便的作用,适用于脾肺气虚,大肠传导无力,糟粕内停的便秘。黄芪补脾肺之气,麻仁、白蜜润肠通便,陈皮理气。

加减:伴脘腹痞满,舌苔白腻者,可加白扁豆、生薏苡仁以健脾祛湿;伴脘胀纳少者,可加炒麦芽、砂仁以和胃消导;伴乏力汗出者,可加白术、党参以补中益气;伴肢倦腰酸者,可加大补元煎以滋补肾气。

(2)血虚证。

症状:大便干结,面色无华,头晕目眩,心悸气短,失眠,多梦健忘,唇甲色淡,舌淡苔白少津,脉细。

病机分析:血能营养和滋润全身,给全身脏腑组织器官以充分的营养。血的生成不足,和持久过度的耗损,血的滋润和营养减弱,致全身血虚,肠失濡养,使肠壁枯衰,传导乏力。

治法:养血润燥。

代表方药:润肠丸加减。本方有养血滋阴,润肠通便的作用,适用于阴血不足,大肠失于濡润之便秘。当归、生地滋阴养血,麻仁、桃仁润肠通便,枳壳引气下行。

加减:伴面白,眩晕甚者,可加玄参、何首乌、枸杞子以养血润肠;伴手足心热,午后潮热者,可加知母、胡黄连等以清虚热;伴阴血已复,便仍干燥者,可加五仁丸以润滑肠道。

(3)阴虚证。

症状:大便干结,状如羊屎,形体消瘦,头晕耳鸣,颧红面赤,五心烦热,潮热盗汗,腰膝酸软,舌红少苔,脉细数。

病机分析:津液有滋润和营养的功能,津液的生成,津液的输布和津液的排泄与肺、脾、肾关系密切,肺、脾、肾三脏的生理功能失调,津液的生成、输布和排泄就会出现病理变化,津液亏损,肠液减少,肠失濡养,肠的传导失常。

治法:滋阴通便。

代表方药:增液汤加减。本方有滋阴增液,润肠通便的作用,适用于阴津亏虚,肠道失濡之便秘。玄参、麦冬、生地滋阴生津;当归、石斛、沙参滋阴养血,润肠通便。

加减:伴口干面红,心烦盗汗者,可加芍药、玉竹以助养阴;便秘干结如羊屎状者,可加火麻仁、柏子仁、瓜蒌仁以增润肠之效;胃阴不足,口干口渴者,可用益胃汤;肾阴不足,腰膝酸软者,可用六味地黄丸;若阴亏燥结,热盛伤津者,可用增液承气汤以增水行舟。

(4)阳虚证。

症状:大便干或不干,排出困难,小便清长,面色㿠白,四肢不温,腹中冷痛,或腰膝酸冷,舌淡苔白,脉沉迟。

病机分析:阳气具有温养全身组织、维护脏腑功能的作用。素体阳虚,或过食寒凉之品,过服苦寒之药,使阳气更虚,真阳受损。年老体弱者,肾阳虚衰,下焦失养,温煦失职,津液不能蒸发,肠内失养,推动乏力,虚寒内盛,便难固涩。舌淡苔白,脉沉迟为阳虚之象。

治法:温阳通便。

代表方药:济川煎加减。本方有温补肾阳,润肠通便的作用,适用于阳气虚衰,阴寒内盛,积滞不行之便秘。肉苁蓉、牛膝温补肾阳;附子、火麻仁润肠通便,温补脾阳;当归养血润肠;升麻、泽泻升清降浊;枳壳宽肠下气。

加减:伴寒凝气滞、腹痛较甚者,可加肉桂、木香以温中行气止痛;伴胃气不和,恶心呕吐者,可加半夏、砂仁以和胃降逆。

(四)其他疗法

1.单方验方

黑芝麻、胡桃仁、松子仁等分,研细,稍加白蜜冲服,用于阴虚秘者。

2.常用中成药

(1)新清宁片。

功用主治:清热解毒,活血化瘀,缓下。用于内结实热,喉肿,牙痛,目赤,便秘,下痢,感染性炎症,发烧等症。

用法用量:1次3~5片,1日3次。

（2）三黄片。

功用主治：清热解毒，泻火通便。用于三焦热盛所致的目赤肿痛，口鼻生疮，咽喉肿痛，牙龈肿痛，心烦口渴，尿黄便秘。

用法用量：1次4片，1日2次。

（3）复方芦荟胶囊。

功用主治：清肝泄热，润肠通便，宁心安神。用于心肝火盛，大便秘结，腹胀腹痛，烦躁失眠。

用法用量：1次1～2粒，1日1～2次。

（4）麻仁润肠丸（胶囊）。

功用主治：润肠通便。用于肠胃积热，胸腹胀满，大便秘结。

用法用量：丸剂，口服，1次1～2丸，1日2次；胶囊剂，口服，1次8粒，1日2次。

（5）便通胶囊。

功用主治：健脾益肾，润肠通便。用于脾肾不足，肠腑气滞所致的虚秘。症见大便秘结或排便乏力，神疲气短，头晕目眩，腰膝酸软，以及原发性习惯性便秘、肛周疾病所引起的便秘见以上证候者。

用法用量：口服，1次3粒，1日2次。

3.针灸疗法

（1）体针：常用穴位天枢、上巨虚、足三里、大肠俞等。热秘配合谷、曲池；气秘配中脘、阳陵泉、行间、内关；脾胃气虚配中脘、足三里、胃俞、脾俞；血虚肠燥和肝肾阴虚配三阴交、照海、复溜、次髎；冷秘配太溪、照海，或选神阙、关元、气海，用灸法。1日1次，10次为1个疗程。

（2）耳针：常用穴位胃、大肠、小肠、直肠、交感、皮质下、三焦等。1次取3～4穴，中等刺激，1日1次，两耳交替进行，每天按压10次，每次3分钟。

4.外治疗法

（1）敷贴疗法：穴位药敷就是将药物研末，用一定的溶媒（水、醋汁、姜汁、黄酒等）调成膏状或糊状，或将药物煎煮取汁浓缩后，加入附加剂，制成糊状药膏，敷贴固定于选定穴位或脐部，通过皮肤吸收，作用于肠道，从而达到通便目的。前者多根据证候选用单味药或多味药一起使用，实秘、热秘可选大黄粉、芒硝、甘遂末等；寒实凝结者可选附子、乌头、丁香、胡椒、麝香等。后者多根据辨证处方用药。每天或隔天换药1次，每天如能热敷数次，效果更佳。

（2）灌肠疗法：灌肠疗法是用导管自肛门经直肠插入结肠灌注液体，以达到通便排气的治疗方法。能刺激肠蠕动，软化、清除粪便，并有降温、催产、稀释肠内毒物、减少吸收的作用。此外，亦可达到供给药物、营养、水分等治疗目的。

较多采用的灌肠药物：番泻叶30 g水煎成150～200 mL，灌肠；或大黄10 g加沸水150～200 mL，浸泡10分钟后，加玄明粉10 g搅拌至完全溶解，去渣，药液温度控制在40 ℃左右，灌肠。患者取左侧卧位，暴露臀部，将肛管插入10～15 cm后，徐徐注入药液，保留20分钟后排出大便。如无效，间隔3～4小时再重复灌肠。

5.生物反馈疗法

生物反馈疗法是根据操作性条件反射的原理建立起来的一种心理治疗方法。生物反馈训练就是在模拟排便的情况下或是将气囊塞进直肠并予充气，再试图将其排出，同时观察肛门内外括约肌的压力和肌电活动。让患者了解哪些指标不正常，然后通过增加腹压，用力排便，协调肛门内外括约肌运动等训练，观察上述指标的变化，并不断调整、训练，学会有意识地控制收缩的障碍、肛门矛盾收缩或肛门不恰当地松弛,从而达到调整机体、防治疾病的目的。一般安排每周2次治疗,持续5周以上。

五、临证参考

(一)辨证与辨病相参

1.明确诊断,掌握预后

明确诊断是采取正确治疗的前提,抓住主症,参考舌脉变化处方用药。本病的预后,单纯性便秘,只需要用心调治,预后较佳。若属其他疾病兼便秘者,则须观察病情的新久轻重。若热病之后,余热未清,伤津耗液而大便秘结者,调治得法,预后易佳。噎膈重症,常兼便秘,甚则粪质坚硬如羊屎,预后甚差。此外,老年性便秘和产后便秘,因气血不复,大便难畅,阳气不通,阴寒不散,便秘难除,因而治疗时难求速效。

2.判断病情的特点,注意急则治其标,缓则治其本

便秘治疗种类颇多,主要为内治法和外治法,治疗应遵循急则治其标,缓则治其本的原则。胃肠积热、阴寒凝滞者,病势多急,应急则治标,予泄热通便、温里散寒等法;素体体虚、久病伤正、气血两亏、阴阳两虚者,病势多缓,应缓则治本,予益气润肠、养血润燥、滋阴温阳等法。经内治法治疗无效或收效不大的重度患者,应考虑是否有器质性病变,如有可考虑手术治疗。

(二)注意祛除病因,健脾通下是关键

导致便秘的病因很多,祛除致病因素是缓解大便不通的有效方法,所以在便秘的辨治过程中要详辨病因,注意祛除病因和通便为先的有机结合。便秘的发病一般有诱因可寻,要详细了解以利于审因论治。如肠胃积热,治当泄热通便;气机郁滞,治当顺气导滞;阴寒凝滞,治当散寒通便;气虚便秘,治当益气润肠;血虚便秘,治当养血润燥;阴虚便秘,治当滋阴通便;阳虚便秘,治当温阳通便。便秘一证,标在大肠,本在脾胃。"脾旺不受邪",故健脾通下是关键,临床上可以用四君子汤作为基础方随症加减。

(三)脏腑相关,辨证治疗用药

便秘一证,标在大肠,本在脾胃。"脾旺不受邪",故健脾通下是关键,临床上应用四君子汤加减治疗便秘。习惯用元参代替人参,白术宜生用重用,加茯苓、炙甘草为基本方。其中,元参养阴清热,益胃生津,增液行舟;生白术补气健脾,益气通便,又不致泻,为理想的通便药;茯苓健脾祛湿;炙甘草濡润和中,调补脾胃。

脾虚者要重用生白术 30～60 g 以补气健脾通便;血虚肠燥者用生白芍 30 g、当归 15 g 以补血润燥通便;肾阴虚者用生首乌 30 g、生熟地 30 g 以滋补肾阴通便;肾阳虚者用肉苁蓉 30 g、胡桃肉 20 g 以温补肾阳,润肠通便;气虚者重用黄芪 30～50 g 以补益肺气通便;痰热阻肺者加瓜蒌仁、杏仁、黄芩以宣肺清热通便;大肠实热者用大黄、虎杖以清热泻腑通便;久病多瘀,兼有血瘀者加桃仁、大黄以活血化瘀通便;肝郁气滞者重用枳实、郁金、莱菔子以疏肝理气通便。

(四)证多兼杂易变,临证宜加详察

临床上证候较为复杂,很少见到单一证候者,并可因体质、饮食、自然气候等多种因素而发生寒热虚实的转化,因此疾病发展过程中多易出现虚实寒热夹杂等证候。治疗上应善于抓住主症,解决最主要的痛苦之处,因虚致实者当以补虚为主,佐以祛邪,因实致虚者当以祛邪为主,佐以补虚。

六、预防调护

(1)注意饮食的调理,合理膳食,以清淡为主,多吃粗纤维的食物(魔芋、糙米、玉米、芹菜、韭菜等)和水果(香蕉、西瓜等),勿过食辛辣刺激、肥甘厚味或饮酒无度。

(2)嘱患者每天早晨按时排便,养成定时大便的习惯。

(3)适当多饮水。每天早晨空腹时最好能饮一杯温开水或蜂蜜水,以增加肠道蠕动,促进排便。

(4)保持心情舒畅,加强身体锻炼,特别是腹肌的锻炼,有利于胃肠功能的改善。

(李忠娥)

第十五章

肾内科护理

第一节　急性肾盂肾炎

急性肾盂肾炎是由细菌(极少数可由真菌、病毒、原虫)引起的肾盂黏膜及肾实质的急性感染性疾病,一般伴有下尿路感染,临床上不易严格区分。本病起病急,可发生于各年龄阶段,其中以育龄女性最多见。可根据有无基础疾病分为复杂性和非复杂性肾盂肾炎。根据临床病程及疾病,肾盂肾炎可分为急性及慢性两期,慢性肾盂肾炎是导致慢性肾功能不全的重要原因。

一、临床表现

(一)急性肾盂肾炎

常见于育龄妇女。

1.全身感染症状

起病急,可有寒战、发热、头痛、恶心、呕吐、食欲下降等,常伴有血白细胞计数升高和血沉增快。一般无高血压和氮质血症。

2.泌尿系统症状

泌尿系统症状包括尿频、尿急、尿痛等膀胱刺激征,腰痛或者下腹部疼痛、肋脊角及输尿管点压痛,肾区压痛和叩击痛。必须指出,有些肾盂肾炎患者的临床表现与膀胱炎相似,且两者的临床症状多有重叠,故仅凭临床表现很难鉴别,需要做进一步定位检查方能确诊。

(二)慢性肾盂肾炎

肾盂肾炎病程超过半年,同时有下列情况之一的,可诊断为慢性肾盂肾炎:在静脉肾盂造影片上可见肾盂肾盏变形、狭窄;肾外形可凹凸不平,且两肾大小不等;肾小管功能有弥漫性损害。

1.尿路感染表现

常见间歇性出现无症状细菌尿、尿频、排尿不适等下尿路症状,轻微的肋部或腹部不适,间歇性低热等表现。

2.慢性间质性肾炎的症状

慢性间质性肾炎表现为多尿、夜尿等肾小管浓缩功能减退症状。晚期,在小管间质损害的基础上,出现局灶性节段性的肾小球硬化,表现为大量蛋白尿或肾病综合征,患者的预后差,可逐渐进展至终末期肾病。慢性肾盂肾炎临床表现复杂,容易反复发作,目前被认为是较难根治而逐渐进展的疾病。

二、辅助检查

急性期时可有急性炎症的发现,如血白细胞计数升高,中性粒细胞可有百分比增高,下列检查对诊断更有重要意义。

(一)尿常规检查

尿常规检查是最简便而可靠的检测泌尿道感染的方法,宜留清晨第 1 次尿液待测,尿中白细胞计数显著增加,出现白细胞管型提示肾盂肾炎,红细胞计数也增加,少数可有肉眼血尿,尿蛋白常为阴性或微量。

(二)尿细菌学检查

新鲜清洁中段尿细菌定量培养菌落计数 $\geqslant 10^5/mL$ 有临床意义,$< 10^7/mL$ 为污染所致。如临床上无尿感症状,则要求 2 次清洁中段尿定量培养均 $\geqslant 10/mL$,且为同一菌种。

(三)尿抗体包裹细菌分析

用免疫荧光分析证实来自肾脏的细菌包裹着抗体,可和荧光标记的抗体 IgG 结合呈阳性反应来自膀胱的细菌不被特异性的抗体所包裹,故近年来尿液抗体包裹性细菌(ACB)分析较广泛地用于上下尿路感染的定位诊断,其准确性高。

(四)X 线检查

由于急性泌尿道感染本身容易产生膀胱输尿管反流,故静脉或逆行肾盂造影宜在感染消除后 4~8 周后进行,急性肾盂肾炎以及无并发症的复发性泌尿道感染并不主张常规做肾盂造影,对慢性或久治不愈患者,视需要分别可做尿路平片,静脉肾盂造影,逆行肾盂造影,排尿时膀胱输尿管造影,以检查有无梗阻、结石、输尿管狭窄或受压、肾下垂、泌尿系统先天性畸形以及膀胱输尿管反流现象等。此外,还可了解肾盂、肾盏形成及功能,以便与肾结核、肾肿瘤等鉴别,慢性肾盂肾炎的肾盂呈轻度扩张或杵状,并可有瘢痕性畸形,肾功能不全时需用 2 倍或 3 倍碘造影剂做静脉快速滴入,并多次摄片才能使造影得到满意效果。肾血管造影可显示慢性肾盂肾炎的血小管有不同程度的扭曲,必要时可做肾 CT 扫描或核磁共振扫描,以排除其他肾脏疾病。

(五)超声检查

超声检查是目前应用最广泛,最简便的方法,它能筛选泌尿道发育不全、先天性畸形、多囊肾、肾动脉狭窄所致的肾脏大小不匀、结石、肾盂积水、肿瘤及前列腺疾病等。

三、治疗

急性肾盂肾炎的治疗关键是使用血浓度高及对致病微生物敏感的抗生素。临床上应根据患者症状和体征严重程度选择治疗方案和药物。

(一)治疗目的

(1)控制和预防败血症。

(2)清除进入泌尿道的致病菌。

(3)防止复发。

一般来说,肾盂肾炎的治疗主要分为两个阶段:静脉给药迅速控制败血症。继而口服给药清除病原体,维持治疗效果和防止复发。

（二）用药原则

（1）药物敏感,血药浓度足够高。

（2）症状较轻,无恶心呕吐的患者可口服甲氧苄啶＋磺胺甲噁唑和氟喹诺酮。

（3）患者退烧 24 小时(通常在治疗 72 小时)后,可口服甲氧苄啶＋磺胺甲噁唑和氟喹诺酮,一般 14 天的疗程,可有效清除感染的病原体和胃肠道中的残余病原体。

（三）治疗要点

1.应用抗生素

轻型肾盂肾炎宜口服有效抗菌药物 14 天,可选用磺胺类(复方磺胺甲噁唑 6 片,顿服)和氟喹酮类(如氧氟沙星 0.4 g,顿服),一般72 小时可见效,若无效,则应根据药物敏感试验更改药物。严重肾盂肾炎有明显毒血症状者需肌内注射或静脉用药,可选用氨基糖苷类、青霉素类(如氨苄西林 2 g,每天 3 次)、头孢类等药物,获得尿培养结果后应根据药敏选药,必要时联合用药,另外,严重肾盂肾炎应在病情允许时,做影像学检查,以确定有无尿路梗阻,尤其是结石等。

2.碱化尿液

口服碳酸氢钠片(10 g,每天 3 次),可以增强上述抗菌药物的疗效,减轻尿路刺激症状。

四、护理诊断

（1）疼痛:与肾区有压痛、叩击痛,腹部输尿管移行区或耻骨上区有压痛有关。

（2）焦虑:与病情变化所带来的不适,并发症增多有关。

（3）潜在并发症:败血症,甚至诱发急性肾衰竭等。

五、护理措施

（一）休息

急性发作期应注意卧床休息,宜取屈曲位,保持心情愉快,可进行放松的活动,如听音乐、欣赏小说等分散注意力,减轻焦虑,缓解尿路刺激征。

（二）饮食护理

患者发病时,会伴有高热或低热、乏力等症状,容易导致患者食欲变差,护理人员给予患者饮食护理时,注意饮食色、香、味的搭配,以易消化的食物为主,注意高热量、高蛋白的摄入,保证患者营养。同时,在无禁忌证的情况下,鼓励患者多饮水,饮水量应在 2000～2500 mL/d。勤排尿,以达到冲洗尿路的目的,减少细菌在尿路停留。

（三）缓解疼痛

指导患者进行肾区的热敷或按摩,以缓解局部肌肉痉挛,减轻疼痛。

（四）保持会阴部的清洁

减少肠道细菌的侵入,尤其是女性患者的月经期。

（五）病情观察

监测体温、尿液性状的变化,观察有无腰痛加剧。高热者可采取冰敷、酒精擦浴等措施进行物理降温;如高热持续不退或者体温升高,且出现腰痛加剧等,应考虑可能出现肾周脓肿、肾乳头坏死等并发症,需及时处理。

（六）用药护理

患者忌随意减少药量或者停药,持续用药才能实现临床治愈。用药后,护理人员还要观察患者用药后的疗效与各种不良反应,为患者讲解药物作用与用药方法。由于急慢性肾盂肾炎患者用药时间长,护理人员一定要为患者做好用药相关讲解,使患者可以准确合理用药,更好地配合治疗与护理工作。遵医嘱用药,在早期应用抗感染药物,观察患者用药后的疗效与毒副作用,如有异常及时上报医师处理。患者服用喹诺酮类药物,能造成胃肠道轻度的不良反应,所以,此类药物多在饭后服用,此类药物也会导致皮肤瘙痒。患者服用氨基糖苷类药物,会出现耳鸣、眩晕、肾毒性等症状,老年患者多禁用此类药物。患者服用氨苄西林或头孢类抗生素时,一定要询问患者过敏史,提前做好过敏测试,观察患者用药后的疗效与不良反应。护理人员指导患者要遵医嘱用药,当所有临床症状彻底消失后才能停止用药。遵医嘱使用抗菌药物和口服碳酸氢钠,注意药物用法、剂量、疗程和注意事项,如口服复方磺胺甲噁唑期间要注意多饮水,并同时服用碳酸氢钠,以增强疗效,减少磺胺结晶的形成。

（丁玉红）

第二节　急性肾小球肾炎

急性肾小球肾炎(acute glomerulonephritis,AGN)简称急性肾炎,是一组起病急,以血尿、蛋白尿、水肿和高血压为特征的肾脏疾病,可伴有一过性肾损害。本病多见于链球菌感染后。

一、临床表现

急性肾小球肾炎在链球菌感染后常有 1~3 周的潜伏期,起病急,临床表现的严重程度不一,伴有血尿、蛋白尿,可有管型尿(红细胞管型、颗粒管型等),常有高血压及水、钠潴留症状,有时有短暂的氮质血症,患者常有疲乏、厌食、恶心、呕吐、嗜睡、头晕、视物模糊及腰部钝痛等全身表现。轻者可仅有镜下血尿及血清补体 C_3 异常;重者不仅有急性肾炎综合征的表现,并常可并发急性肾衰竭、急性心力衰竭和高血压脑病等。急性肾小球肾炎大多预后良好,常可在数月内临床自愈(表 15-1)。

表 15-1　急性肾小球肾炎典型表现

临床表现	特点
尿异常	血尿、蛋白尿、尿量减少
水肿	晨起眼睑、颜面部水肿,呈特殊的肾炎面容
尿异常	血尿、蛋白尿、尿量减少
高血压	多为轻度或中度高血压,少数患者可出现严重高血压脑病
少尿	尿量少于 500 mL/d
肾功能损伤	常有一过性氮质血症,少数预后不佳
严重的并发症	心力衰竭、高血压脑病、急性肾衰竭

（一）尿异常

1.血尿

血尿常为起病的首发症状，患者几乎均有血尿，为肾小球源性，约 40％ 呈肉眼血尿，数天至一两周转为镜下血尿。镜下血尿持续时间较长，常 3～6 个月或更久。

2.蛋白尿

几乎全部患者尿蛋白阳性，多为轻中度，少数患者尿蛋白可超过 3.5 g/d，达到肾病综合征水平。蛋白尿多在几周内消失，很少延至半年以上。

3.尿量减少

多数患者起病时尿量减少，常降至 400～700 mL/d，1～2 周后逐渐增多，发展至少尿、无尿者不多见。

（二）水肿

70％～90％ 的患者发生水肿，常表现为晨起眼睑、颜面部的水肿，呈特殊的肾炎面容。水肿多为轻中度，少数患者可在数天内转为重度水肿。

（三）高血压

高血压见于 80％ 左右的患者，多为轻度或中度高血压，常于利尿消肿后恢复正常。高血压的原因也主要与水、钠潴留，血容量扩张有关。少数患者可出现严重高血压，甚至高血压脑病，持续高血压亦可加重肾功能损害，应予以及早治疗。

（四）少尿

大部分患者起病时尿量少于 500 mL/d。可有少尿引起氮质血症，2 周后尿量渐增，肾功能恢复。

（五）肾功能损伤

肾功能损伤者常有一过性氮质血症，血肌酐及尿素氮轻度升高，常于 1～2 周后，随尿量增加而恢复到正常水平。少数老年患者虽经利尿后肾功能仍不能恢复，预后不佳。

（六）重症患者在急性期可发生较严重的并发症

1.心力衰竭

心力衰竭以老年患者多见。多在起病后 1～2 周内发生，主要与水、钠潴留引起的血容量增加有关。

2.高血压脑病

高血压脑病常发生于急性肾炎起病后 1～2 周内，表现为剧烈头痛、频繁呕吐、视物模糊、嗜睡，严重者出现惊厥及昏迷。

3.急性肾衰竭

急性肾衰竭主要与肾小球滤过率下降、尿量减少有关，表现为少尿或无尿，血尿素氮，肌酐升高及水、电解质、酸碱平衡的紊乱等。

二、辅助检查

（一）尿液检查

尿液检查可见血尿，为变形红细胞尿。95％ 以上的患者伴有蛋白尿，多为轻中度蛋白尿，尿蛋白量少于 3 g/d，少数患者尿蛋白可超过 3.5 g/d。尿沉渣中可见红细胞管型、透明管型和颗粒管型，偶可见白细胞管型，还可见上皮细胞和白细胞。尿纤维蛋白降解产物常增高。

（二）血液检查

因血容量扩大，血液稀释，红细胞计数及血红蛋白可稍低，血清蛋白也可轻度下降，少尿者常有高钾血症。血沉常增快，为 $30\sim60$ mm/h（魏氏法）。在疾病最初的 2 周内，补体 C_3 水平降低，8 周内逐渐恢复正常，是急性肾小球肾炎的重要特征。$70\%\sim80\%$ 的患者血清抗链球菌溶血素"O"滴度增高。

（三）双肾 B 超检查

肾皮质回声增强，外形轮廓可无改变，肾体积稍有增大。

（四）肾穿活检

典型病例一般不需肾活检，但当有急进性肾炎的可能时，或起病后 $2\sim3$ 个月仍有高血压、持续性低补体血症或伴有肾功能损害者，应进行活检，以便明确诊断和治疗。光镜下大多数呈急性增殖性、弥漫性病变，肾小球内皮细胞增生、肿胀，系膜细胞增生，致使毛细血管腔狭窄，甚至闭塞。肾小球系膜、毛细血管及囊腔均有明显的中性粒细胞及单核细胞浸润，严重时毛细血管内发生凝血现象。电镜下可见到肾小球基膜的上皮细胞有驼峰状沉积物，有时也见到微小的内皮下沉积物。免疫荧光镜检：沉积物内含免疫球蛋白，主要是 IgG 和 C_3。亦有少数呈肾小球系膜细胞及基质增生。

三、治疗

（一）治疗原则

急性肾小球肾炎为自限性疾病，基本上是对症治疗。密切观察病情，出现异常及时报告医师。治疗以对症治疗、卧床休息为主，积极控制感染和预防并发症，急性肾衰竭患者予短期透析。

治疗的重点包括：注意休息，预防和治疗水、钠潴留，控制循环血量，遵医嘱利尿、降血压，从而减轻症状（水肿、高血压）。预防肾衰竭等致死性并发症，如心力衰竭、高血压脑病、急性肾衰竭以及防治各种加重肾脏病变的因素，如抗感染治疗。少尿性急性肾衰竭及严重水、钠潴留引起左心衰竭者应透析治疗。

（二）药物治疗

1.利尿剂的应用

利尿剂可增加尿钠排出，减少体内水、钠潴留，减轻水肿。常用噻嗪类利尿和保钾利尿剂合用，氢氯噻嗪 25 mg，每天 3 次，氨苯蝶啶 50 mg，每天 3 次，两者合用可提高利尿效果，并减少低钾血症的发生；祥利尿剂常用呋塞米，$20\sim120$ mg/d，口服或静脉注射。

2.无肾毒性抗生素

青霉素、头孢菌素。

3.降压药

首选对肾脏保护作用的降压药，常用血管紧张素转换酶抑制剂（ACEI）（如卡托普利、贝那普利）和血管紧张素Ⅱ受体阻滞剂（ARB）（如氯沙坦），两药降压同时，还可减轻肾小球高滤过、高灌注、高压力状态。

四、护理诊断

（1）体液过多：与肾小球滤过率下降导致水、钠潴留有关。

（2）有皮肤完整性受损的危险：与皮肤水肿有关。

五、护理评估

（一）一般评估

1.生命体征（T、P、R、Bp）

感染未控制时可有发热；水、钠潴留致血容量增加可有血压升高、心率、呼吸加快。

2.患者主诉

发病前有无上呼吸道感染或皮肤感染；有无尿量减少、肉眼血尿；水肿发生的部位，有无腹胀等。

3.相关记录

身高、体重、饮食、睡眠及排便情况等。

（二）身体评估

1.视诊

皮肤是否完好，有无感染病灶；水肿的部位及程度等。

2.触诊

(1)测量腹围：观察有无腹水征象。

(2)观察颜面及全身水肿情况：根据每天水肿的部位记录情况与患者尿量情况作动态的综合分析，判断水肿是否减轻，治疗是否有效。

3.叩诊

腹部有无移动性浊音、有无胸腔积液，心界有无扩大。

4.听诊

两肺有无湿啰音和哮鸣音。

（三）心理-社会评估

了解患者对疾病的认识程度，有无因疾病而导致的焦虑、恐惧等不良情绪。评估患者家庭及社会的支持情况。

（四）辅助检查结果评估

1.ASO 测定

ASO 滴度高低与链球菌感染有关，滴度明显升高说明近期有链球菌感染，但早期用青霉素后，滴度可不高。

2.补体测定

血清补体的动态变化是急性链球菌感染后急性肾炎的重要特征，发病初期补体 C_3 明显下降，8 周内渐恢复正常。

（五）主要用药的评估

(1)利尿剂治疗时：尤其注意有无电解质紊乱，有无出现嗜睡、精神萎靡，呕吐、厌食、心音低钝、肌张力低或惊厥等症状。

(2)抗生素应用注意有无肾毒性。

（六）护理效果评估

(1)患者肉眼血尿消失，血压回复都正常，水肿减轻或消退。

(2)患者有效预防高血压脑病及严重循环充血，活动耐力增加。

(3)患者掌握预防本病的知识。

六、护理措施

(一)休息与活动

(1)急性期患者应绝对卧床休息,症状比较明显者需卧床休息4~6周,待水肿消退、肉眼血尿消失、血压恢复正常后,方可逐步增加活动量。待病情稳定后可从事一些轻体力活动,但1~2年内应避免重体力活动和劳累。

(2)提供安静舒适的睡眠环境,有助于入睡。

(二)病情观察

观察水肿的部位、特点、程度及消长情况,定期测量胸围、腹围、体重的变化,有利于治疗效果评估及判断有无胸、腹水的出现等,或作为调整输入量和速度、饮水量及利尿剂用量的依据。记录24小时出入量,监测尿量变化,监测生命体征,尤其是血压。观察有无心力衰竭、高血压脑病的表现,密切监测实验室检查结果。

(三)饮食护理

急性期应严格限制钠的摄入,以减轻水肿和心脏负担;水肿重且尿少者,应控制入量。一般每天盐的摄入量应低于3 g。病情好转,水肿消退,血压下降后,可由低盐饮食逐渐转为正常饮食。尿量明显减少者还应注意控制水和钾的摄入。另外,还应根据肾功能调节蛋白质的摄入量,维持1 g/(kg·d),过多的蛋白摄入会加重肾脏负担,同时注意给予足够的热量和维生素。

(四)皮肤护理

水肿较重的患者要注意衣着柔软、宽松。长期卧床者,应嘱其经常变换体位,防止发生压疮;年老体弱者,可协助其翻身或用软垫支撑受压部位。水肿患者皮肤非常薄,易发生破损而感染,故需协助患者做好全身皮肤的清洁,清洗时避免过分用力而损伤皮肤。同时,密切观察皮肤有无红肿、破损和化脓等情况发生。

(五)预防感染

(1)注意保暖,不要着凉,尽量少去人多的地方,避免上呼吸道感染。

(2)做好会阴部护理,保持清洁,做好个人卫生,防止泌尿系统和皮肤感染。

(3)保持病房环境清洁,定时开门窗通风换气,定期进行空气、地面消毒,尽量减少病区的探访人次。

(六)用药护理

遵医嘱给予利尿剂,常用噻嗪类利尿剂,必要时可用髓袢利尿剂。应注意大剂量呋塞米可能引起听力及肾脏的严重损害,还要注意血钾的丢失。积极稳步地控制血压对于增加肾血流量,改善肾功能,预防心、脑并发症非常重要。常用噻嗪类利尿剂,必要时可用钙通道阻滞剂及其他降压药物联合应用。

(七)心理护理

限制儿童的活动可使其产生焦虑、烦躁、抑郁等心理反应,故对儿童及青少年患者,应使其充分理解急性期卧床休息及恢复期限制运动的重要性。在患者卧床休息期间,应尽量多关心、巡视患者,及时询问患者的需要并予以解决。多关心、鼓励患者,消除他们的心理负担。由于急性肾小球肾炎为自限性疾病,总的预后良好。及早诊治可防止严重并发症及持续高血压和(或)肾病综合征,避免造成肾功能的损害或进行性恶化。给予患者心理安慰、鼓励,帮助患者树立战胜疾病的信心。

(丁玉红)

第三节　急进性肾小球肾炎

急进性肾小球肾炎(rapidly progressive glomerulonephritis,RPGN),是一组病情发展急骤,由血尿、蛋白尿迅速发展为少尿或无尿直至急性肾衰竭的急性肾炎综合征。急进性肾小球肾炎包括原发性急进性肾小球肾炎、继发于全身性疾病的急进性肾小球肾炎和在原发性肾小球基础上形成广泛新月体。

临床表现为急性肾炎综合征、肾功能急剧恶化、早期出现少尿或无尿的肾小球疾病,病理表现为新月体性肾小球肾炎。此病进展快速,若无有效治疗患者将于几周至几月(一般不超过半年)进入终末期肾衰竭。急进性肾小球肾炎每年的发病率仅在 7% 以下,在我国绝大多数(91.7%)为Ⅱ型,Ⅱ型以儿童多见。Ⅰ型虽较少见,但有逐渐增多趋势,常发生于青年男性和老年女性。Ⅲ型多见于成年人,特别是老年人。

一、临床表现

急进性肾小球肾炎为一少见疾病,约占肾活检病例 2%。好发年龄有青年及中老年两个高峰,如儿童发生 RPGN,多为链球菌感染后肾炎。患者发病前常有上呼吸道感染症状,部分患者有有机溶剂接触史、心肌梗死或肿瘤病史。急进性肾小球肾炎好发于春、夏两季,多数病例发病隐袭,起病急骤,临床表现为急进型肾炎综合征,部分患者呈肾病综合征的表现,如水肿、少尿、血尿、无尿、蛋白尿、高血压等,并迅速进展为尿毒症;发展速度最快数小时,一般数周至数月。患者全身症状严重,如疲乏无力、精神萎靡、体重下降,可伴发热、腹痛、皮疹等。继发于其他全身疾病如系统性红斑狼疮等,可有其原发病的表现。

(1)尿改变:患者尿量显著减少,出现少尿或无尿,部分患者可出现肉眼血尿,常见红细胞管型及少量或中等量蛋白,尿中白细胞也常增多。

(2)严重贫血。

(3)水肿:半数以上病例有水肿,以颜面和双下肢为主,肾病综合征患者可出现重度水肿。

(4)高血压:部分患者可出现高血压,短期内可出现心、脑并发症。

(5)肾功能损害:以持续性、进行性肾功能损害为特点,血肌酐、尿素氮进行性增高,Ccr 显著下降,肾小管功能也出现障碍,最终发展为尿毒症。

(6)全身症状:可有疲乏、无力、精神萎靡、体重下降、发热等表现,随着肾功能的恶化,患者可出现恶心、呕吐,甚至上消化道出血、心力衰竭、肺水肿和严重的酸碱失衡及电解质紊乱,感染也是常见的并发症。

二、辅助检查

(一)尿液检查

尿蛋白程度不一,可从少量到肾病综合征的大量蛋白尿。可有肉眼或镜下血尿,常见细胞管型。尿中白细胞也常增多。尿蛋白电泳呈非选择性,尿纤维蛋白原降解产物(FDP)呈阳性。

（二）血液检查

急进性肾小球肾炎患者常出现严重贫血,有时伴白细胞及血小板增高,如与 C 反应蛋白(CRP)同时存在,则提示急性炎症。血肌酐、尿素氮持续上升,Ccr 呈进行性下降。Ⅰ型患者血清抗肾小球基底膜抗体阳性;Ⅱ型血循环复合物及冷球蛋白呈阳性,血补体 C_3 降低;Ⅲ型由肾微血管炎引起者,血清 ANCA 呈阳性。

（三）肾脏 B 超检查

急性期 B 超显示双肾增大或大小正常,但皮质与髓质交界不清。晚期双肾体积缩小,肾实质纤维化。

（四）肾穿活检

凡怀疑急进性肾小球肾炎者应尽早行肾活检。

三、治疗

急进性肾小球肾炎为肾内科急重症疾病,应分秒必争,尽早开始正规治疗。

（一）强化治疗

1.甲泼尼龙冲击治疗

每次 0.5~1 g 静脉滴注,每次滴注时间需超过 1 小时,每天或隔天 1 次,3 次为一疗程,间歇 3~7 天后可行下一疗程,共 1~3 个疗程。此治疗适用于Ⅱ、Ⅲ型急进性肾炎,对抗肾小球基底膜(GBM)抗体致病的Ⅰ型急进性肾炎效果差。

2.强化血浆置换治疗

用离心或膜分离技术分离并弃去患者血浆,用正常人血浆或血浆制品(如清蛋白)置换患者血浆,每天或隔天 1 次,直至患者血清致病抗体(抗 GBM 抗体及 ANCA)消失,患者病情好转,一般需置换 10 次以上。适用于各型急进性肾炎,但是主要用于Ⅰ型以及Ⅲ型伴有咯血的患者。

3.双重血浆置换治疗

分离出的患者血浆不弃去,再用血浆成分分离器作进一步分离,将最终分离出的分子量较大的蛋白(包括抗体及免疫复合物)弃去,而将富含清蛋白的血浆与自体血细胞混合回输。

4.免疫吸附治疗

分离出的患者血浆不弃去,而用免疫层析吸附柱(如蛋白 A 吸附柱)将其中致病抗体及免疫复合物清除,再将血浆与自体血细胞混合回输。双重血浆置换与免疫吸附治疗均能达到血浆置换的相同目的(清除致病抗体及免疫复合物),却避免了利用他人大量血浆的弊端。这两个疗法同样适用于各型急进性肾炎,但也主要用于Ⅰ型及Ⅲ型伴有咯血的患者。在进行上述强化免疫抑制治疗时,尤应注意感染的防治,还应注意患者病房消毒及口腔清洁卫生(如用复方氯己定漱口液及 5%碳酸氢钠漱口液交替漱口,预防细菌及真菌感染)。

（二）基础治疗

用常规剂量糖皮质激素(常用泼尼松或泼尼松龙)配伍细胞毒性药物(常用环磷酰胺)作为急进性肾炎的基础治疗,任何强化治疗都应在此基础上进行。

（三）对症治疗

降血压、利尿治疗。但是利尿剂对重症病例疗效甚差,此时可用透析超滤来清除体内水分。

（四）透析治疗

利用透析治疗清除体内蓄积的尿毒症毒素,纠正机体水、电解质及酸碱紊乱,以维持生命,赢得治疗时间。

四、护理诊断

(1)潜在并发症：急性肾衰竭。

(2)体液过多：与肾小球滤过率下降、大剂量激素治疗导致水、钠潴留有关。

(3)有感染的危险：与激素、细胞毒药物的应用和血浆置换、大量蛋白尿致机体抵抗力下降有关。

(4)恐惧：与急进性肾小球肾炎进展快、预后差有关。

(5)知识缺乏：缺乏疾病相关知识。

五、护理评估

护理评估同急性肾炎，但要注意了解起病的时间及病情发展的速度。在用药的评估方面，要注意了解糖皮质激素及细胞毒药物的用药方法是否正确，有无发生不良反应等。

(1)患者尿量增加，水肿减轻或消退，血压恢复正常。

(2)患者有效预防急性肾衰竭的发生，活动耐力增加。

(3)患者掌握预防本病的知识。

六、护理措施

(一)休息

急性期要绝对卧床休息，时间较急性肾小球肾炎更长，避免劳累。

(二)病情观察

(1)监测患者的神志、生命体征、特别是心律、心率的变化。

(2)监测肾小球滤过率、Ccr、血尿素氮(BUN)、血肌酐(Scr)水平。若Ccr快速下降，BUN、Scr进行性升高，提示有急性肾衰竭发生，应协助医师及时处理。

(3)监测血电解质及pH的变化，特别是血钾情况，避免高血钾可能导致的心律失常，甚至心脏骤停。

(4)记录24小时尿量，定期检测尿常规、肾功能，注意水肿的消长情况。

(5)密切观察是否出现各种感染的征象，如体温升高、咳嗽咳痰、白细胞计数增高等，应予及时处理。

(6)观察有无恶心、呕吐、呼吸困难(如端坐呼吸)等症状的发生，及时进行护理干预。

(三)治疗配合

(1)水肿较严重的患者应着宽松、柔软的棉质衣裤、鞋袜。协助患者做好全身皮肤、黏膜的清洁，指导患者注意保护好水肿的皮肤，如清洗时注意水温适当、勿过分用力；平时避免擦伤、撞伤、跌伤、烫伤。阴囊等部位严重的皮肤水肿可用中药芒硝粉袋或硫酸镁溶液敷于局部。水肿部位皮肤破溃应用无菌敷料覆盖，必要时可使用稀释成1∶5的碘伏溶液局部湿敷，以预防或治疗破溃处感染，促进创面愈合。

(2)注射时严格无菌操作，采用5~6号针头，保证药物准确及时的输注，注射完拔针后，应延长用无菌干棉球按压穿刺部位的时间，减少药液渗出。

（四）预防和控制感染

严格执行各项无菌技术操作；定时消毒病室环境；控制探视人员；注意个人卫生，避免受凉、感冒。

（五）用药护理

(1)按医嘱严格用药，动态观察药物使用过程中疗效与不良反应。

(2)使用激素者应注意激素需饭后口服，以减少对胃黏膜的刺激；长期用药者要补充维生素 D 和钙剂，预防骨质疏松；大量冲击治疗时，应对患者实行保护性隔离，防止感染；告知患者不能擅自减量或停药，以免引起反跳现象。

(3)细胞毒类药物环磷酰胺使用时，嘱患者多饮水，以促进药物从尿中排出，并观察其不良反应，有无恶心、呕吐及血尿。

(4)利尿剂治疗时尤其注意有无电解质紊乱，有无出现嗜睡、精神萎靡、呕吐、厌食、心音低钝、肌张力低或惊厥等症状。

(5)治疗后需认真评估有无甲泼尼龙冲击治疗常见的不良反应发生，如继发感染，水、钠潴留，精神异常、可逆性记忆障碍，面红、高血糖、消化道出血或穿孔、严重高血压、充血性心力衰竭等。

(6)实施保护性隔离，预防继发感染。

（六）心理护理

由于病情重，疾病进展快，患者可能出现恐惧、焦虑、烦躁、抑郁等心理。护士应充分理解患者的感受和心理压力，通过教育使患者及家属配合治疗。护士尽量多关心、巡视患者，及时满足患者的合理需要。护士应鼓励患者说出对患病的担忧，给其讲解疾病过程、合理饮食和治疗方案，以消除疑虑，提高治疗信心。及早预防和发现问题并给予心理疏导。

（丁玉红）

第四节　慢性肾小球肾炎

慢性肾小球肾炎（CGN）简称慢性肾炎，是由多种病因引起、呈现多种病理类型的一组慢性进行性肾小球疾病。患者常呈现不同程度的水肿、高血压、蛋白尿及血尿，肾功能常逐渐恶化直至终末期肾衰竭。慢性肾小球肾炎可发生于任何年龄，但以青、中年为主，男性多见。

一、临床表现

慢性肾炎为起病缓慢、病程迁延、临床表现多样、多种病因引起的一组原发性肾小球疾病，不同病理改变有其相应的临床表现。早期患者可有乏力、疲倦、腰部酸痛、食欲差；有的可无明显症状。

（一）基本临床表现

1.蛋白尿

大多数慢性肾炎患者有持续性蛋白尿，尿蛋白量常在 $1\sim3$ g/24 h。有的也可表现为大量蛋白尿，出现肾病综合征的表现。

2.血尿

大多数慢性肾炎患者尿沉渣可见不同程度的肾小球源性血尿,常伴有管型。

3.高血压

大多数慢性肾炎患者多表现为中度以上的血压增高,呈持续性。

4.水肿

大多数慢性肾炎患者多发生在眼睑、面部或下肢踝部。

(二)慢性肾衰竭临床表现

随着病情的发展可逐渐出现夜尿增多、肾功能减退,最后发展为慢性肾衰竭而出现相应的临床表现。

1.早期表现

慢性肾炎早期常表现为无症状性蛋白尿和(或)血尿,有时伴管型,也可伴乏力、腰酸、食欲差和间断轻微水肿等。肾小球和(或)肾小管功能正常或轻度受损。

2.急性发作表现

慢性肾炎病程中可因呼吸道感染等原因诱发急性发作,表现为感染后 2～5 天病情急剧恶化,出现大量蛋白尿和血尿,甚至肉眼血尿,管型增多,水肿、高血压和肾功能损害均加重。适当处理可使病情恢复至原有水平,但部分患者由此进入尿毒症阶段。

二、辅助检查

(一)尿液检查

多数尿蛋白(+)～(+++),尿蛋白定量为 1～3 g/24 h。镜下可见多型红细胞,可有红细胞管型。

(二)血液检查

早期血常规检查多正常或轻度贫血,晚期红细胞计数和血红蛋白计数明显下降。晚期血肌酐和血尿素氮增高,Ccr 明显下降。

(三)肾 B 超检查

晚期双肾缩小,肾皮质变薄。

三、治疗

慢性肾炎的治疗重点应放在保护残存肾功能,延缓肾损害进展上。

(一)一般治疗

1.饮食

低盐(每天食盐<3 g);出现肾功能不全时应限制蛋白质摄入量。

2.休息

肾功能正常的轻症患者可适当参加工作,重症及肾功能不全患者应休息。

(二)对症治疗

1.利尿

轻者合用噻嗪类利尿剂及保钾利尿剂,重者用袢利尿剂。

2.降血压

应将血压严格控制至 17.3/10.7 kPa(130/80 mmHg),能耐受者还能更低,这对尿蛋白

＞1 g/d者尤为重要。但是,对于老年患者或合并慢性脑卒中的患者,应该个体化地制订降压目标,常只宜降至18.7/12.0 kPa(140/90 mmHg)。慢性肾炎高血压于治疗之初就常用降压药物联合治疗,往往选用血管紧张素转换酶抑制剂或血管紧张素 AT_1 受体阻滞剂,与二氢吡啶、钙通道阻滞剂和(或)利尿药联合治疗,无效时再联合其他降压药物。血清肌酐＞265 μmol/L(3 mg/dL)不是禁用血管紧张素转换酶抑制剂或血管紧张素 AT_1 受体阻滞剂的指征,但是必须注意警惕高钾血症发生。

3.延缓肾损害进展的措施

严格控制高血压就是延缓肾损害进展的重要措施,除此而外,还可采用如下治疗。

(1)血管紧张素转换酶抑制剂(ACEI)或血管紧张素 AT_1 受体阻滞剂(ARB):无高血压时亦可服用,能减少尿蛋白及延缓肾损害进展,宜长期服药。

(2)调血脂药物:以血浆胆固醇增高为主者,应服用羟甲基戊二酰辅酶 A 还原酶抑制剂(他汀类药物);以血清甘油三酯增高为主者,应服用纤维酸类衍生物(贝特类药)治疗。

(3)抗血小板药物:常口服双嘧达莫 300 mg/d,或服阿司匹林 100 mg/d。若无不良反应此两类药可长期服用,但是肾功能不全、血小板功能受损时要慎用。

(4)降低血尿酸药物:肾功能不全致肾小球滤过率＜30 mL/min 时,增加尿酸排泄的药物已不宜使用,只能应用抑制尿酸合成药物(如别嘌呤醇及非布司他),并需根据肾功能情况酌情调节用药剂量。除上述药物治疗外,避免一切可能加重肾损害的因素也极为重要,例如不用肾毒性药物(包括西药及中药)、预防感染(一旦发生,应及时选用无肾毒性的抗感染药物治疗)、避免劳累及妊娠等。

4.糖皮质激素及细胞毒性药物

一般不用糖皮质激素及细胞毒性药物,至于尿蛋白较多、肾脏病理显示活动病变(如肾小球细胞增生、小细胞新月体形成及肾间质炎症细胞浸润等)的患者,是否可以酌情考虑应用,需要个体化地慎重决定。慢性肾炎如已进展至慢性肾功能不全,则应按慢性肾功能不全非透析疗法处理;如已进入终末期肾衰竭,则应进行肾脏替代治疗(透析或肾移植)。

四、护理诊断

(1)体液过多:与肾小球滤过功能下降致水、钠潴留有关。

(2)焦虑:与疾病反复发作、预后不良有关。

(3)营养失调,低于机体需要量:与限制蛋白饮食、患者食欲缺乏、低蛋白血症有关。

(4)潜在并发症:慢性肾衰竭。

(5)知识缺乏:缺乏慢性肾小球肾炎相关知识。

五、护理评估

(一)一般评估

1.生命体征(T、P、R、Bp)

大部分患者可有不同程度的高血压。

2.患者主诉

有无尿量减少、泡沫尿、血尿;水肿的发生时间、部位、特点、程度、消长情况;血压是否升高,有无头晕头痛;有无气促、胸闷、腹胀等腹腔、胸腔、心包积液的表现;有无发热、咳嗽、皮肤感染、尿路刺激征等。

3.相关记录

身高、体重、饮食、睡眠及排便情况等。

（二）身体评估

1.视诊

面部颜色（贫血）；有无水肿（肾炎性水肿多从颜面部开始，肾病性水肿多从下肢开始）；皮肤黏膜有无破损；腹部有无膨隆或蛙状腹。

2.触诊

（1）测量腹围：观察有无腹水征象。

（2）颜面、下肢水肿的情况：根据每天水肿的部位记录情况与患者尿量情况作动态的综合分析，判断水肿是否减轻，治疗是否有效。

3.叩诊

肾区有无叩击痛；腹部有无移动性杂音；肺下界移动范围有无变小；心界有无扩大。

4.听诊

两肺有无湿啰音和哮鸣音。

（三）心理-社会评估

了解患者的心理反应状况及社会支持情况，如医疗费用来源是否充足、家庭成员的关心程度等。

（四）辅助检查结果评估

1.尿液检查

有无血尿、蛋白尿，各种管型尿。

2.血液检查

注意有无红细胞和血红蛋白的异常；Scr 和 BUN 升高和 Ccr 下降的程度。

3.B超检查

双侧肾脏是否为对称性缩小、皮质变薄。

4.肾活组织检查

可根据肾小球病变的病理类型，了解治疗效果及预后。

（五）主要用药的评估

1.利尿剂

尤其注意有无电解质紊乱，有无出现嗜睡、精神萎靡、呕吐、厌食、心音低钝、肌张力低或惊厥等症状。

2.降压药

理想的血压控制水平视蛋白尿程度而定，尿蛋白＞1 g/d 者，血压最好控制在 16.7/10.0 kPa（125/75 mmHg）以下；尿蛋白＜1 g/d 者，血压最好控制在 17.3/10.7 kPa（130/80 mmHg）以下。

3.血小板解聚药

注意有无皮肤黏膜出血情况、血尿等出血征象。

（六）护理效果评估

（1）患者血压控制在良好状态。

（2）患者水肿减轻或消退。

（3）患者皮肤无损伤或感染。

（4）患者认识到饮食治疗的重要性,遵守饮食计划。

六、护理措施

（一）一般护理

1.休息与活动

嘱咐患者加强休息,以延缓肾功能减退。

2.饮食护理

予优质低蛋白、低磷、高热量饮食,每天蛋白质入量控制在 0.6～0.8 g/kg,其中 60％以上为动物蛋白质;少尿者应限制水的摄入,每天入量约为前 1 天 24 小时的尿量加上 500 mL;明显水肿、高血压者予低盐饮食。

3.皮肤护理

水肿较重的患者要注意衣着柔软、宽松。长期卧床者,应嘱其经常变换体位,防止发生压疮;年老体弱者,可协助其翻身或用软垫支撑受压部位。水肿患者皮肤非常薄,易发生破损而感染,故需协助患者做好全身皮肤的清洁,清洗时避免过分用力而损伤皮肤。同时,密切观察皮肤有无红肿、破损化脓等情况发生。

4.预防感染

注意保暖,不要着凉,尽量少去人多的地方,避免上呼吸道感染。注意个人卫生,做好会阴部护理,保持清洁,防止泌尿系统和皮肤感染。保持病房环境清洁,定时开门窗通风换气,定期进行空气地面消毒,尽量减少病区的探访人次。

5.病情观察

监测患者营养状况,包括观察并记录进食情况,如每天摄取的食物总量、品种,评估膳食中营养成分结构是否合适,总热量是否足够,观察口唇、指甲和皮肤色泽有无苍白;定期监测体重和上臂肌围,有无体重减轻、上臂环围缩小;检测血红蛋白浓度和血清蛋白浓度是否降低,应注意体重指标不适合水肿患者的营养评估。慢性患者的水肿一般不重,但少数患者可出现肾病综合征的表现,注意观察患者的尿量,水肿程度有无加重,或有无胸腔、腹水。密切观察血压的变化,血压突然升高或持续高血压可加重肾功能的恶化。监测肾功能,如 Ccr、血肌酐。监测血尿素氮,定期检查尿常规,监测水、电解质、酸碱平衡有无异常。

6.治疗配合

（1）饮食治疗。慢性肾炎患者肾功能减退时应予以优质蛋白饮食,0.6～0.8 g/(kg·d),每天限制在 30～40 g,其中 50％以上为优质蛋白,以减轻肾小球毛细血管高灌注、高压力和高滤过状态。低蛋白饮食时,应适当增加糖类的摄入,以满足机体生理代谢所需要的热量,避免因热量供给不足加重负氮平衡。控制磷的摄入,同时注意补充多维生素及锌元素,因为锌有刺激食欲的作用。有明显水肿和高血压时需低盐饮食。

（2）积极控制高血压。近来通过研究结果证实,ACEI 作为一线降压药物与钙通道阻滞剂等药物联合应用治疗高血压,对延缓肾功能恶化也有肯定的疗效。ACEI 和 ARB 两类降压药物可以降低尿蛋白,β受体阻滞剂对肾素依赖性高血压有较好疗效,对防治心血管并发症也有较好疗效。

（二）用药护理

1.利尿药

观察利尿效果，防止低钠、低钾血症及血容量减少等不良反应的发生。

2.降压药

使长期服用降压药者充分认识降压治疗对保护肾功能的作用，嘱其勿擅自改变药物剂量或停药，以确保满意的疗效。卡托普利对肾功能不全者易引起高钾血症，应定时查血压，降压不宜过快或过低，以免影响肾灌注。

3.激素或免疫抑制剂

慢性肾炎伴肾病综合征者常见，应观察药物可能出现的不良反应。

4.抗血小板聚集药

观察有无出血倾向，监测出血、凝血时间等。

（三）心理护理

由于多数患者病程较长，肾功能逐渐恶化，预后差，心理护理就显得尤为重要，特别是对于那些由于疾病而影响了正常工作、学习和生活的患者。

1.一般性的心理支持

心理支持主要通过支持、解释、疏导、鼓励等方法建立良好的社会支持体系，帮助患者树立生活和治疗的信心，保持乐观的心态。

2.放松疗法

放松疗法可结合音乐疗法放松精神、稳定情绪，还可辅助性地起到降血压、增加外周血流量、改善微循环的作用。

3.集体心理治疗

集体心理治疗可将患者集中到一起进行疾病的讲解，鼓励患者之间的探讨，自我病情的介绍和分析，通过交流起到互相鼓励、宣泄不良情绪的作用。

（丁玉红）

第五节 隐匿性肾小球肾炎

隐匿性肾小球肾炎（LCN）又称无症状性血尿和（或）蛋白尿，一般指在体检或偶然情况下尿常规检查发现异常，患者无水肿、高血压及肾功能损害的一组肾小球疾病。临床表现为无症状性血尿或无症状性蛋白尿，或两者均有，但以其中一种表现更为突出。它是一组病因、发病机制及病理类型不尽相同、临床表现类似、预后各异的原发性肾小球疾病。

一、临床表现

（一）无症状性血尿

大部分无症状性血尿患者为青年人，无临床症状和体征，多于体检时发现肾小球源性血尿，呈持续性或反复发作性，部分患者于剧烈运动、感染、发热等情况时出现一过性肉眼血尿。此型以持续性镜下血尿和（或）反复发作性肉眼血尿为共同临床表现，此型患者无水肿、高血压、蛋白尿及肾功能损害。

(二)无症状性蛋白尿

无症状性蛋白尿多发生于青年人,蛋白尿呈持续性,偶有波动。尿蛋白定量通常在1.0 g/24 h以下,以清蛋白为主。尿沉渣检查正常,无水肿,高血压及肾功能损害。无症状性蛋白尿患者预后不一,部分预后良好。

(三)无症状性血尿和蛋白尿

无症状性血尿和蛋白尿多见于青年男性。临床上同时存在血尿和蛋白尿,尿蛋白定量通常在1.0~2.0 g/24 h,无高血压、水肿和肾功能损害表现。由于无明显临床症状及体征,容易被患者和医师忽略致漏诊。

二、辅助检查

(一)尿液检查

尿常规化验或存在轻度蛋白尿,或镜下血尿,或两者兼有。相差显微镜尿红细胞形态学检查及尿红细胞容积分布曲线检查提示为肾小球源性血尿。

(二)血常规检查

血常规检查一般无异常发现。

(三)血生化检查

肝功能、肾功能检查正常;血抗链"O"、类风湿因子、抗核抗体、冷球蛋白阴性、补体正常。

(四)肾功能检查

肾功能检查包括肾小球滤过功能和肾小管功能评估在正常范围。肾小球滤过率、Ccr正常,酚红排泄试验、尿浓缩稀释功能及酸化功能均在正常范围。

(五)影像学检查

超声影像学检查早期可见双肾正常,肾皮质或肾内结构正常。核素显像、膀胱镜检查及静脉肾盂造影均可无异常发现。

(六)肾活检病理

肾活检病理对于隐匿性肾小球肾炎患者、肾活检可帮助进一步明确诊断。对于肾穿刺活检的指征,目前意见不一致,部分学者认为蛋白尿明显,特别是尿蛋白定量>1.0 g/24 h应考虑进行肾穿刺活检,明确病理类型;随访过程中如发现尿蛋白增加,和(或)出现血尿、蛋白尿,和(或)出现水肿、高血压、肾功能损害等肾病表现,也应及时行肾活检以帮助明确病理类型及病变程度,制订相应治疗措施。

三、治疗

(一)一般治疗

急性起病后应卧床休息,直至肉眼血尿消失,水肿消退,血压恢复正常,血肌酐恢复正常后,方可轻微活动,但要密切随诊,若病情变化,仍需继续卧床休息。饮食应注意给予适当蛋白,1 g/(kg·d),限制过于严格或增加摄入均不利于肾脏的恢复。有水肿及高血压者应注意给予低盐(2~3 g/d)甚至无盐饮食;对于水肿且尿少者,应严格限制水的摄入。部分患者还需低钾饮食。另外应摄入富含维生素的饮食。

（二）病因治疗

治疗感染灶对急性肾炎病情及预后的影响至今尚无定论。目前多主张存在明显的感染灶，细菌培养阳性时，积极使用抗生素，多选用青霉素类或其他敏感药物，疗程 2 周左右。对扁桃体病灶明显，病情迁延 2 个月以上，病情反复者，可考虑扁桃体摘除。但其对急性肾炎的病程影响亦无定论。

（三）对症治疗

1.利尿

经限制水、盐摄入后，仍水肿严重甚至因水、钠潴留导致心力衰竭者，应使用利尿剂。可选用噻嗪类利尿药，但对于肾小球滤过率＜25 mL/min时，应选用袢利尿剂，如呋塞米、丁脲胺。其中呋塞米的剂量可用至 400～1000 mg/d，一般不超过 400 mg/d，大剂量使用时应注意其耳毒性和肾损害。还可使用小剂量的多巴胺以解除血管痉挛而利尿。避免使用汞利尿剂、渗透性利尿剂和保钾利尿剂。

2.降压

积极而适当的降压有利于增加肾血流量，改善肾功能，减少心脑血管病并发症的发生。利尿剂的使用可降低容量负荷，从而降低血压，还可选用钙通道阻滞剂，如氨氯地平，α受体阻滞剂如哌唑嗪，一般不需使用转换酶抑制剂，必要时可静脉滴注酚妥拉明或硝普钠，可快速降压，防治高血压脑病的发生。

3.降血钾

首先应控制高钾饮食的摄入，使用排钾利尿药如呋塞米，纠正酸中毒静脉滴注碳酸氢钠，予葡萄糖加胰岛素，口服离子交换树脂，若上述措施均无效时，应紧急血液透析或腹膜透析。

4.控制心力衰竭

因急性肾炎发生主要是容量负荷增加，故利尿降压是首选措施。可静脉滴注硝普钠或酚妥拉明。必要时行血液滤过。

四、护理诊断

（1）有感染的危险：与疾病所致机体免疫力下降有关。
（2）知识缺乏：缺乏疾病保健的相关知识。
（3）潜在并发症：肾功能不全。

五、护理措施

（一）一般护理

1.休息与活动

轻度患者可适当参加体育锻炼；对水肿明显，血压较高患者或肾功能不全的患者，强调应卧床休息，按病情给予相应的护理级别。

2.病情观察

注意观察尿量、颜色、性状变化。有明显异常及时报告医师，每周至少化验尿常规和比重一次。注意观察患者的血压、水肿、尿量、尿检结果及肾功能变化，如有少尿、水肿、高血压，应及时报告主管医师给予相应的处理。

3.预防感染

慢性肾炎容易发生各种感染,尤其发生在用糖皮质激素或细胞毒性药物治疗期间,注意病室内空气新鲜,定期消毒,预防呼吸道感染,发现发热、腰痛的患者及时报告主管医师,及时预防肾功能恶化。

4.按不同时间送检尿液标本

采用不同的方式留取尿标本,如晨尿、清洁中段尿、1 小时尿、3 小时尿、12 小时尿或 24 小时尿等,并应按送检要求进行相应的处理。应将留尿方法和注意事项告知患者,及时送检。

5.饮食护理

(1)提供优质高蛋白饮食,如牛奶、鸡蛋、鱼类,肾功能不全时要控制植物蛋白的摄入。在平时膳食时要保证食物中碳水化合物的摄入,以提供足够的热量,减少自体蛋白质的分解。

(2)限制钠的摄入,每天膳食中钠应低于 3 g,少尿时应控制钾的摄入,保证全面营养。

(二)用药护理

预防控制感染,上呼吸道感染、泌尿道感染往往是引起肾小球疾病的重要诱因,反复的感染可致肾脏的损伤,引起肾功能改变,所以要积极预防,及时控制。积极治疗高血压,过高的血压可破坏肾脏调节血压的功能,加重肾小球内压力,造成肾脏损害,积极治疗原发病,控制系统性红斑狼疮,类风湿性关节炎,皮肌炎等风湿类疾病以及糖尿病等,中西医结合治疗原发病疗效可靠。保护肾功能,避免各种肾损伤的因素,特别避免使用肾毒性药物。

(三)心理护理

(1)护士应该向患者讲述疾病知识,组织病友交流养病体会,对顾虑较大的患者,多安慰鼓励,给予心理上的支持,增强患者战胜疾病的信心。

(2)对不太重视疾病的患者,应该耐心说明急进性肾小球肾炎的危害,使之主动配合治疗疾病,做好自我护理,并做好患者家属的思想工作。

(3)经常巡视病房,了解患者的需要,及时帮助患者解决实际问题,建立良好的医患关系,使患者有焦虑情绪时,愿意向护士倾诉。

(4)指导患者掌握放松技巧,如听轻音乐、练气功、缓慢深呼吸,以转移注意力,减轻焦虑。

(5)指导患者有规律的生活,保证睡眠质量,勿劳累;向患者提供有关肾病的保健书籍,让患者了解疾病治疗过程及转归。

(6)避免使用对肾有损害的药物,告诉患者不要随意服用偏方、秘方,因近几年发现有很多中成药和中草药对肾有一定的毒性,如服用中药务必到正规的肾病专科去治疗,以防止损害肾功能。

(丁玉红)

第六节　肾病综合征

肾病综合征(NS)是肾小球疾病引起的一个临床综合征,包括大量蛋白尿、低蛋白血症、水肿、高脂血症。除外系统性疾病导致的继发性肾病综合征后,原发性肾病综合征才能成立。肾病综合征的主要并发症有感染、血栓及肾功能损害(包括肾前性氮质血症及特发性急性肾衰竭)等。

原发性肾病综合征儿童期多见于微小病变,青少年期主要是增生性肾炎、系膜毛细血管性肾炎、局灶性肾小球硬化;中老年多见于膜性肾病。继发性肾病综合征儿童期常见于变应性紫癜肾炎、乙肝相关性肾炎等;青少年期常继发于系统性红斑狼疮、变应性紫癜、乙肝等;中老年多继发于糖尿病、肾淀粉样变、多发性骨髓瘤等。

一、临床表现

肾病综合征作为一组临床综合征具有共同的临床表现、病理生理和代谢变化。但是,由于这是由多种病因、病理和临床疾病引起的一组综合征,所以其表现、机制和防治等方面各有其特点。

(一)大量蛋白尿和低蛋白血症

当肾小球滤过膜的屏障作用,尤其是电荷屏障受损时,滤过膜对血浆蛋白(以清蛋白为主)的通透性增高。当原尿中的蛋白含量超过肾小管的重吸收能力时,导致大量蛋白尿,这是低蛋白血症的主要原因。

(二)水肿

低蛋白血症造成血浆胶体渗透压下降是患者出现水肿的主要原因。水肿往往是肾病综合征患者最明显的体征。严重水肿的患者还可出现胸腔积液、腹水、心包积液。

(三)高脂血症

低清蛋白血症刺激肝脏合成脂蛋白代偿性增加,加之脂蛋白分解减少,使得血中胆固醇、甘油三酯含量升高,低密度及极低密度脂蛋白的浓度也增高。

(四)并发症

1.感染

感染为最常见的并发症,与大量蛋白尿和低蛋白血症、免疫功能紊乱及激素治疗有关。感染部位以呼吸道、泌尿道、皮肤最多见。感染是肾病综合征复发和疗效不佳的主要原因之一。

2.血栓、栓塞

由于有效血容量减少,血液浓缩及高脂血症使血液黏稠度增加;某些蛋白质自尿中丢失以及肝脏代偿性合成蛋白质增加,引起机体凝血、抗凝和纤溶系统失衡加之强效利尿剂的应用,进一步加重高凝状态,易发生血管内血栓形成栓塞,以肾静脉血栓最为多见(发生率为10%~40%,其中大部分病例无临床症状)。血栓和栓塞是直接影响肾病综合征治疗效果和预后的重要因素。

3.急性肾衰竭

低蛋白血症使血浆胶体渗透压下降,水分从血管内进入组织间隙,引起有效循环血容量的减少、肾血流量下降,可诱发肾前性氮质血症,经扩容、利尿治疗后多可恢复。少数患者可发展为肾实质性急性肾衰竭,表现为无明显诱因出现少尿、无尿,经扩容、利尿无效,其机制可能是肾间质高度水肿压迫肾小管及大量蛋白管型阻塞肾小管,导致肾小管高压,肾小球滤过率骤减所致。

4.其他

长期高脂血症易引起动脉硬化、冠心病等心血管并发症。长期大量蛋白尿可导致严重的蛋白质营养不良,儿童生长发育迟缓;免疫球蛋白减少致机体抵抗力下降,易发生感染;金属结合蛋白及维生素 D 结合蛋白丢失可致体内铁、锌、铜缺乏以及钙、磷代谢障碍。

二、辅助检查

(一)尿液检查

尿蛋白定性一般为(＋＋＋)～(＋＋＋＋)，24 小时尿蛋白定量＞3.5 g。尿中可有红细胞和颗粒管型等。

(二)血液检查

血浆清蛋白＜30 g/L，血中胆固醇、甘油三酯、低密度脂蛋白及极低密度脂蛋白均可增高，血 IgG 可降低。Ccr 正常或降低，血肌酐、尿素氮可正常或升高。

(三)肾 B 超检查

双肾正常或缩小。

(四)肾组织活检

肾组织活检可明确肾小球病变的病理类型，指导治疗及判断预后。引起原发性肾病综合征的肾小球病变的主要病理类型有微小病变型肾病、系膜增生性肾小球肾炎、系膜毛细血管性肾小球肾炎、膜性肾病及局灶性节段性肾小球硬化。

三、治疗

(一)主要治疗原则

利尿消肿，降血脂，抑制免疫与炎症反应。

(二)一般治疗

1.休息

重症肾病综合征患者应卧床，但应注意在床上活动肢体，以防血栓形成。

2.饮食

低盐(食盐每天＜3 g)，蛋白质入量以每天 0.8～1.0 g/kg 为妥，不宜采用高蛋白饮食，要保证热量(每天 126～147 kJ/kg，即每天30～35 kcal/kg)，并注意维生素及微量元素补充。

(三)对症治疗

1.利尿消肿

有效血容量不足时，可先静脉输注胶体液(如低分子右旋糖酐等血浆代用品，用含糖、不含氯化钠制剂)扩张血容量，然后再予袢利尿剂；无有效血容量不足时，可以直接应用袢利尿剂。袢利尿剂宜静脉给药，首剂给以负荷量，然后持续泵注(如呋塞米首剂 40 mg 从输液小壶输入，然后以每小时 5～10 mg 速度持续泵注，全日量不超过 200 mg)。

袢利尿剂若与作用于远端肾小管或集合管的口服利尿药(如氢氯噻嗪、美托拉宗、螺内酯及阿米洛利)联用，利尿效果可能更好。利尿消肿以每天减少体重 0.5～1.0 kg 为当。注意不应滥输血浆或清蛋白制剂利尿，因为人血制剂来之不易，不应轻易使用，另外，滥用还可能加重肾脏负担，损伤肾功能。对于严重水肿(甚至皮肤渗液)和(或)大量胸腔积液、腹水利尿无效的患者，可以考虑用血液净化技术超滤脱水。

2.减少尿蛋白排泄

肾病综合征患者可服用血管紧张素转换酶抑制剂或血管紧张素 AT_1 受体阻滞剂。服药期间应密切监测血清肌酐变化，如果血清肌酐上升超过基线的 30%，则提示肾缺血(肾病综合征所致有效血容量不足，或过度利尿脱水)，应暂时停药。为此，在肾病综合征的利尿期最好不服用这类药物,以免上述情况发生。

3.调血脂治疗

对具有明显高脂血症的难治性肾病综合征病例应服用调脂药治疗。以血浆胆固醇增高为主者,应服用羟甲基戊二酰辅酶 A 还原酶抑制剂(他汀类药);以血清甘油三酯增高为主者,应服用纤维酸类衍生物(贝特类药)治疗。

4.抑制免疫与炎症反应

(1)肾上腺糖皮质激素:可抑制免疫反应,减轻、修复滤过膜损害,有抗炎、抑制醛固酮和抗利尿激素等作用。使用原则为起始足量、缓慢减药和长期维持。常用泼尼松,开始量为 1 mg/(kg·d),全天量顿服,8～12 周后开始减量至 0.4～0.5 mg/(kg·d)时,维持6～12 个月。

(2)细胞毒药物:用于激素抵抗型或依赖型,常用环磷酰胺,每天 100～200 mg 分次口服,或隔天静脉注射,总量达到 6～8 g 后停药。

5.控制感染

当发生感染时,应选择敏感、强效及无肾损害的抗生素治疗。

6.防止血栓

常用肝素、双嘧达莫等。

(四)糖皮质激素及免疫抑制剂治疗

1.糖皮质激素

糖皮质激素是治疗肾病综合征的主要药物。治疗原则如下。

(1)"足量":起始量要足,常用泼尼松或泼尼松龙每天 1 mg/kg 口服,但是最大量一般不超过每天60 mg,服用 1～2 个月(完全缓解病例)或 3～4 个月(未缓解病例)后减量。

(2)"慢减":减撤激素要慢,一般每 2～3 周减去前用量的 1/10。

(3)"长期维持":以隔天服 20 mg 作维持量,服半年或更长时间。

2.细胞毒药物

细胞毒药物常与激素配伍应用。现多用环磷酰胺,每天 0.1 g 口服,或隔天 0.2 g 静脉注射,累积量达 6～12 g 停药。其他细胞毒药物还有苯丁酸氮芥等。

3.钙调神经磷酸酶抑制剂

钙调神经磷酸酶抑制剂包括环孢素 A 及他克莫司。

(1)环孢素 A:常与糖皮质激素(泼尼松或泼尼松龙起始剂量可减为每天 0.5 mg/kg)配伍应用。每天 3～4 mg/kg,最多不超过每天 5 mg/kg,分早晚 2 次空腹口服,维持血药浓度谷值在 125～175 ng/mL,服用 3～6 个月后逐渐减量,共服药 6～12 个月。

(2)他克莫司:常与激素(泼尼松或泼尼松龙起始剂量可减为每天 0.5 mg/kg)配伍应用。每天 0.05～0.1 mg/kg,分早晚 2 次空腹口服,持续 6 个月,维持血药浓度谷值于 5～10 ng/mL,然后逐渐减量,将血药浓度谷值维持于 3～6 ng/mL,再服 6～12 个月。

4.吗替麦考酚酯

吗替麦考酚酯是一种新型免疫抑制剂,主要用于难治性肾病综合征治疗。也常与激素配伍应用,用量 1.5～2 g/d,分 2 次空腹服用,半年后渐减量至 0.5～0.75 g/d,然后维持服药 0.5～1 年。

5.雷公藤总苷(雷公藤多苷)

雷公藤总苷与激素配合应用。用法:每次 10～20 mg,每天 3 次口服。

6.其他

应用西罗莫司(雷帕霉素)及利妥昔单抗治疗原发性肾病综合征,仅有个例或小样本报道,作为推荐用药目前尚缺证据。

(五)并发症防治

1.感染

感染包括细菌(包括结核分枝杆菌)、真菌(包括卡氏肺孢子菌)及病毒感染,尤易发生在足量激素及免疫抑制剂初始治疗的头3个月内,对感染一定要认真防治。在进行上述免疫抑制治疗前及治疗中应定期给患者检验外周血淋巴细胞总数及 CD4 细胞数,前者低于 $0.6 \times 10^9/L$ ($600/mm^3$)和(或)后者低于 $0.2 \times 10^9/L$ ($200/mm^3$)时发生感染的概率显著增加,同时还应定期检验血清 IgG。感染一旦发生,即应选用敏感、强效、无肾毒性的抗病原微生物药物及时治疗。反复感染者可试用免疫增强剂(如胸腺素、丙种球蛋白等)预防感染。

2.血栓

防治血栓栓塞并发症的药物有以下几种。

(1)抗血小板药物:肾病综合征未缓解前均应应用。

(2)抗凝药物:当血清蛋白<20 g/L 时即应应用。

(3)溶栓药物:一旦血栓形成即应尽早应用溶栓药物(如尿激酶)治疗。

3.特发性急性肾衰竭

特发性急性肾衰竭常见于老年、微小病变肾病的肾病综合征复发患者。发病机制不清,部分患者发病与大量血浆蛋白滤过形成管型堵塞肾小管及肾间质高度水肿压迫肾小管,导致"肾内梗阻"相关。因此主要治疗方法有以下几种。

(1)血液透析:除维持生命赢得治疗时间外,并可在补充血浆制品后脱水(应脱水至干体重),以减轻肾间质水肿。

(2)甲泼尼龙冲击治疗:促进肾病综合征缓解。

(3)袢利尿剂:促使尿量增加,冲刷掉阻塞肾小管的管型。

四、护理诊断

(1)体液过多:与低蛋白血症致血浆胶体渗透压下降有关。

(2)营养失调,低于机体需要量:与大量蛋白质丢失、肠黏膜水肿致蛋白吸收障碍等因素有关。

(3)有感染的危险:与皮肤水肿,大量蛋白尿致机体营养不良,激素、细胞毒药物的应用致机体免疫功能低下有关。

五、护理评估

(一)一般评估

1.生命体征(T、P、R、Bp)

合并感染时可出现体温升高;高度水肿可致有效血容量减少,血压下降甚至休克。

2.患者主诉

水肿的发生时间、部位、特点、程度、消长情况,有无气促、胸闷、腹胀等腹水、胸腔积液、心包积液的表现。有无尿量减少、泡沫尿、血尿,有无发热、咳嗽、皮肤感染、尿路刺激征等。

3.相关记录

身高、体重、饮食、睡眠及排便情况等。

(二)身体评估

1.视诊

颜面部、肢体的水肿情况(肾病性水肿多从下肢开始);皮肤黏膜有无破损;腹部有无膨隆或蛙状腹。

2.触诊

(1)测量腹围:观察有无腹水征象。

(2)颜面、下肢水肿情况:凹陷性水肿为低蛋白血症导致。

3.叩诊

腹部有无移动性杂音;肺下界移动范围有无变小;心界有无扩大。

4.听诊

两肺有无湿啰音和哮鸣音。

(三)心理-社会评估

了解患者在疾病治疗过程中的心理反应与需求,家庭及社会支持情况,如医疗费用来源是否充足、家庭成员的关心程度等。

(四)辅助检查结果评估

(1)尿液检查:了解尿蛋白的定性、定量结果,有无血尿、各种管型等。

(2)血液检查:注意各项生化指标,有无电解质紊乱、低蛋白血症、高脂血症;Scr 和 BUN 升高和 Ccr 下降的程度。

(3)根据肾小球病变的病理类型,了解治疗效果及预后。

(五)主要用药的评估

1.利尿剂

了解用药后尿量的变化、水肿的消退情况,尿量较多时尤其注意有无电解质紊乱、血容量不足的表现。

2.糖皮质激素

长期服用糖皮质激素注意有无水、钠潴留、血糖升高、血压升高、低血钾、消化道溃疡精神兴奋及出血、骨质疏松、继发感染、伤口不愈合,以及肾上腺皮质功能亢进症的表现,如向心性肥胖、痤疮、多毛等不良反应。

3.细胞毒类药物

运用环磷酰胺治疗有无中毒性肝炎、骨质疏松、性腺抑制(尤其男性)、出血性膀胱炎及脱发等。

(六)护理效果评估

(1)患者饮食结构合理,营养状况改善,血浆清蛋白升高。

(2)患者水肿减轻或消退。

(3)患者能够积极配合采取预防感染措施,未发生感染。

(4)患者皮肤无破损或感染。

(5)患者自觉症状好转。

六、护理措施

（一）一般护理

1.休息与活动

全身严重水肿,合并胸腔积液、腹水,有严重呼吸困难者应绝对卧床休息,取半坐卧位,必要时给予吸氧。病情缓解后逐渐增加活动量,减少血栓等并发症的发生。高血压患者限制活动量,老年患者改变体位时不可过快以防直立性低血压。卧床期间注意肢体适度活动与被动运动,防止血栓形成。

2.饮食护理

合理饮食能改善患者的营养状况和减轻肾脏负担,蛋白质的摄入是关键。肾病综合征患者食物中各种营养成分的构成一般为以下几种。

（1）蛋白质:提倡正常量的优质蛋白(富含必需氨基酸的动物蛋白)每天每公斤体重 1.0 g;有氮质血症的水肿患者,应同时限制蛋白质的摄入。

（2）足够热量:低蛋白饮食者需注意提供不少于每天每公斤体重 126～147 kJ(30～50 kcal)的热量,以免导致负氮平衡。

（3）水、钠限制:有明显水肿、高血压或少尿者,严格限制水、钠摄入,勿食腌制品等含钠高的食物。

（4）脂肪限制:脂肪占总供能的 30%～40%,饱和脂肪酸和不饱和脂肪酸比例为减轻高脂血症,少进富含饱和脂肪酸的食物如动物油脂,而多食富含不饱和脂肪酸的食物如植物油及鱼油等。

（5）注意补充各种维生素及微量元素(如铁、钙)。

3.皮肤护理

水肿为本病显著特点,若水肿严重、长期卧床者,应经常变换体位,以免局部长期受压,衣着应宽松、柔软,床单位整洁干燥,每 2 小时为患者翻身、按摩受压皮肤,动作要轻柔;老年体弱者用软垫支撑受压部位,防止发生压疮;水肿严重者皮肤变薄,清洁皮肤时避免过分用力而损伤皮肤;男性患者伴有阴囊高度水肿时,应限制下床活动,减少局部磨损,大小便后用温水及时清洗擦净,阴囊用软布垫起,下床活动用三角巾托起,防止下垂加重水肿,如有破溃可用碘伏局部消毒或涂抗生素软膏;女性患者每天用温水清洗外阴。

4.预防感染

由于服用糖皮质素类药物及疾病本身致机体免疫力低下,易并发呼吸道感染,表现为发热、流涕、咳嗽等症状。特别是冬春、秋冬交换季节是流感的好发季节,应避免交叉感染,少去公共场所,如商场、宴请、集会等,出门戴口罩。激素冲击治疗期间严格控制外出。室内定时开窗通风,保持空气流通,降低病菌密度,紫外线消毒病室每天一次,减少探视。注意保暖,天凉时及时增加衣服,加强饮食营养以增强机体抵抗力。保持会阴部清洁卫生,防止病原菌逆行进入尿道,引起泌尿系感染。

5.病情观察

注意观察患者的尿量,水肿程度有无加重,或有无胸腔、腹水。密切观察血压的变化,血压突然升高或持续高血压可加重肾功能的恶化监测肾功能如 Ccr、血肌酐和血尿素氮,定期检查尿常规,监测水、电解质、酸碱平衡有无异常。注意观察出现血栓栓塞及心、脑血管等并发症的征象。

（二）用药护理

患者遵医嘱用利尿剂时,应观察利尿剂的效果及不良反应,防止水、电解质的紊乱。激素或免疫抑制剂常用于肾病综合征的患者,应注意观察药物可能的不良反应。使用血小板解聚药时应注意观察有无出血倾向,监测出血和凝血时间等。

（三）心理护理

护士要以亲切和蔼的态度亲近患者,消除患者的恐惧感,以取得患者信赖与配合,积极主动配合治疗,以达到治疗目的。

（丁玉红）

第七节　血液透析护理操作

血液透析护理技术的专业性、技术性很强,随着透析技术的不断扩大和发展,血液透析专业护理的技术培训日益受到重视。合理规范的护理操作将不断提高护士工作能力,降低职业风险,加强护患、医护之间的沟通,提高专业护理人员的临床能力。

一、血液透析机使用前准备

现代血液透析机主要包括透析液自动配比系统、血液和透析液监视系统。在血液透析过程中,各种监控装置(包括操作人员对血液、透析液和患者的监控)及传感软件联合对血液透析各个环节进行监控和连续记录,保证整个透析系统及透析过程安全、持续地进行。在血液透析治疗前必须对透析机进行消毒、冲洗和检测,以保证血液透析治疗的安全性和有效性。

（一）上机前冲洗

在接受患者血液透析前对血液透析机进行前冲洗,目的在于防止消毒液的残留,防止透析液输送管道和排出道的污染。方法:①打开总电源和总水源,连接水处理设备。②打开血液透析机电源。③打开血液透析机冲洗键,根据机器说明书提供前冲洗时间。

（二）透析机自检

血液透析前,必须对透析机进行自检,为可靠、安全的临床治疗提供良好的基础。自检过程包含透析液供给系统、血循环控制系统和超滤控制系统。透析液自检包括透析液的配比浓度和温度、透析液的流量、透析液的漏血探测、透析液的电导度等。血循环控制系统自检包括动脉和静脉压力监测器、空气探测器、静脉夹、肝素泵等。超滤控制系统自检包括跨膜压监测、超滤平衡腔监测、压力传感器监测等。

二、血液透析机使用后的清洁、消毒

血液透析结束后,为防止患者透析过程中排出的废液对机器管道系统的污染或透析液本身对机器的物理反应,每次血液透析后,需对机器进行内部和外部的清洁、消毒,选择合适的消毒液和冲洗方法。

（1）机器的外部清洁、消毒:患者血液或体液污染透析机时,应立即用有效消毒剂对机器表面进行擦洗、消毒。

（2）机器的内部清洁、消毒：血液透析结束后，按照厂家提供的方法，先反渗水冲洗，然后用柠檬酸或冰醋酸进行脱钙，再用化学或物理方法进行消毒，最后用反渗水冲洗干净。消毒、脱钙、冲洗过程按各类型机器的标准在机器内设置。常用的消毒方法可参考厂家提供的消毒方法，如化学消毒和热消毒。

（3）同日两次透析之间，机器必须消毒、冲洗。

（4）血液透析过程中如发生破膜、传感器渗漏，透析结束时应立即消毒机器。

（5）透析机应定期保养，保养内容包括机器内的除尘、机器管道的清洗（除锈、除垢）、电导度测试、平衡腔检测、血液泵保养等，并建立档案。

（6）如血液透析机闲置 48 小时以上，应消毒后再用。

三、透析液的准备及配制

血液透析液是一种含有电解质的液体，其溶质成分及离子浓度取决于临床需要，根据临床需求可含或不含葡萄糖。

在血液透析治疗过程中，透析液流动于半透膜的外侧，即患者血液的对侧，通过对流及溶质弥散等物理过程，达到纠正电解质失衡、酸碱平衡紊乱、清除体内代谢产物或毒性物质的目的。血液透析浓缩液是将血液透析干粉用透析用水配制而成，使用时按照血液透析浓缩液特定比例用透析用水稀释后使用。血液透析浓缩液包括酸性浓缩液（A 液）和碳酸氢盐浓缩液（B 液）两种。

（一）透析液应具备的基本条件

（1）透析液内电解质成分和浓度应和正常血浆中的成分相似。

（2）透析液的渗透压应与血浆渗透压相近，即等渗，为 280～300 mmol/L。

（3）透析液应略偏碱性，pH 7～8，以纠正酸中毒。

（4）能充分地清除体内代谢废物，如尿素、肌酐等。

（5）对人体无毒、无害。

（6）容易配制和保存，不易发生沉淀。

（二）透析浓缩液的准备

1.环境和设施准备

（1）浓缩液配制室应位于血液透析室清洁区内的相对独立区域，周围无污染源，保持环境清洁，每班用紫外线消毒一次。

（2）配制 A 液或 B 液应有两个搅拌桶，并有明确标识；浓缩液配制桶须标明容量刻度，保持容器清洁，定期消毒。

（3）浓缩液配制桶每日用透析用水清洗一次；每周至少用消毒剂消毒一次，并用测试纸确认无残留消毒液。配制桶消毒时，须在桶外悬挂"消毒中"警示牌。

（4）浓缩液配制桶滤芯每周至少更换一次。

（5）浓缩液分装容器应符合中华人民共和国药典和国家/行业标准中对药用塑料容器的规定。用透析用水将容器内外冲洗干净，晾干，并在容器上标明更换日期，每周至少更换一次或消毒一次。

2.人员要求

用干粉配制浓缩液（A 液、B 液），应由经过培训的血液透析室护士或技术人员实施，做好配制记录，并有双人核对、登记。

（三）透析浓缩液的配制方法

1.单人份

取量杯一只，用透析用水将容器内外及量杯冲洗干净，按所购买的干粉产品说明的要求，将所需量的干粉倒入量杯内，加入所需量的透析用水，混匀后倒入容器内，加盖后左右、上下摇动容器，至容器内干粉完全融化即可。

2.多人份

根据患者人数准备所需量的干粉。将浓缩液配制桶用透析用水冲洗干净后，将透析用水加入浓缩液配制桶，同时将所需量的干粉倒入配制桶内。按所购买的干粉产品说明书，按比例加入相应的干粉和透析用水，开启搅拌开关，至干粉完全融化即可。将已配制的浓缩液分装在清洁容器内。

（四）透析浓缩液配制的注意事项

（1）浓缩 B 液应在配制后 24 小时内使用，建议现配现用。

（2）浓缩 B 液在配制装桶后应旋紧盖子，防止 HCO_3^- 挥发。

（3）浓缩 B 液在配制过程中不得加温，搅拌时间不得大于 30 分钟。

四、透析器与体外循环血液管路准备

透析器是血液透析中最重要的组成部分，它基本具备两大功能：溶质清除和水的超滤。透析膜是透析器的主要部分，它将血液和透析液分开。常用的透析膜有铜氨纤维素、醋酸纤维素、聚丙烯腈、聚碳酸酯、聚砜、聚醚砜膜。其中以聚碳酸酯、聚砜、聚醚砜膜的合成膜透析器是目前国际上最流行的透析器，它的特点是通透性高，对中、小分子物质的清除率高，生物相容性好而不发生补体激活。体外血液循环管路由动脉管路和静脉管路组成，它的主要功能是将患者的血液通路、透析器进行连接，达到排气、预冲、引血、循环、监测的目的。

透析器常用消毒方法为环氧乙烷、γ 射线、高压蒸汽和电子束消毒。蒸汽、γ 射线和电子束消毒对患者危害性小，透析管路常规用环氧乙烷消毒。新的透析器和透析管路使用前应用 ≥800 mL 的生理盐水进行预冲处理，以避免透析器中的"碎片"（可以进入身体的固体物质或可溶解复合物）进入体内，同时清除透析器生产过程中其他潜在的污染物和消毒剂。如怀疑患者过敏，增加预冲量，上机循环。

（一）一次性透析器与体外循环血液管路的准备与预冲

1.物品准备与核对

（1）准备透析器、体外循环血液管路（含收液袋）、预冲液或生理盐水 1000 mL、肝素液、输液器。

（2）检查物品使用型号是否正确，包装有无破损、潮湿，以及消毒方式、有效期等。

（3）操作前应仔细阅读透析器说明书，了解不同透析膜对冲洗的要求，并严格按要求操作。

2.透析器准备

（1）确认透析器已消毒、冲洗并通过自检。

（2）连接 A、B 液，透析器进入配制准备状态。

3.患者的核对

(1)体外循环血液管路安装前再次核对患者姓名,确定透析器型号。

(2)患者在血液透析过程中更换透析器型号时,应按照说明书选择厂方提供的预冲方法。

4.评估

操作前进行评估,内容包括患者姓名及透析器和体外循环血液管路的型号、有效期、包装情况、操作方法和物品准备。

5.操作方法

(1)确认透析器及体外循环血液管路的型号、有效期、包装有无破损,按照无菌原则进行操作。

(2)将透析器置于支架上。透析器的动脉端连接循环管路的动脉端(透析器动脉端向下),透析器的静脉端连接体外循环血液管路的静脉端。

(3)连接预冲液于动脉管路补液管处或动脉管路端口锁扣处,排尽泵前动脉管处的空气。

(4)启动血泵,流速≤100 mL/min(也可参照厂家提供的透析器说明书所建议的流速)。先后排出动脉管路、透析器膜内及静脉管路内的空气。液体从静脉管路排出至废液袋(膜内预冲),建议膜内预冲量≥600 mL。

(5)连接透析液,排出膜外空气(膜外预冲)。

(6)进行闭路循环,循环时间≥5分钟(过敏的患者可延长时间)。闭路循环时流速为250~300 mL/min,并设定超滤量为200 mL左右(跨膜预冲)。

(7)总预冲量也可按照厂家提供的说明书操作。

(8)停血泵,关闭补液管和输液器开关,透析器进入治疗状态,准备透析。

(9)注意不得逆向冲洗,密闭循环前应达到预冲量。建议闭路循环时从动脉端注入循环肝素。

(10)建议使用湿膜透析器时,先弃去透析器内保留的液体。

(二)重复使用透析器的准备与预冲

透析器重复使用(简称复用技术)始于20世纪60年代,20世纪70年代后期有不少报道。透析器重复使用涉及医学、经济、伦理、工程技术等多方面理论。透析器的重复使用是指在同一患者身上使用,不可换人使用。

1.物品的准备与检查

(1)可复用透析器、生理盐水1000~1500 mL、输液器、消毒液浓度测试纸和残余浓度测试纸。

(2)检查复用的透析器是否在消毒有效期内,检查透析器复用次数、有无破损,检查透析器内消毒液是否泄漏,测试消毒液的有效浓度。

(3)两人核对患者姓名及透析器型号。

(4)确认复用透析器的实际总血室容积(TVC/FBV)和破膜试验。

2.透析器准备

(1)确认透析器已消毒、冲洗。

(2)连接A、B液,并通过自检,透析器进入配置准备状态。

3.患者的核对

(1)核对患者的姓名与透析器上标注的姓名是否一致。

(2)核对透析器重复次数与记录是否一致。

4.冲洗方法

(1)再次检查透析器上姓名是否与所治疗患者一致。

(2)排空透析器内消毒液。

(3)将生理盐水 1000 mL 接上输液器,连接于动脉管路补液管处。

(4)安装管路,启动血泵,流速≤150 mL/min,先后排出动脉管路、透析器及静脉管路内的空气,液体从静脉管路排出至收液袋。

(5)冲洗量 1000 mL(膜内冲洗)。

(6)冲洗量 1000 mL 后,连接透析液,排出膜外空气(膜外冲洗),形成闭路循环,调节流速 250 mL/min,超滤量 200～300 mL,循环时间 10～15 分钟。

(7)密闭循环时从动脉端注入肝素 10 mg(肝素 1250 U),循环时间结束后,从动、静脉端管路的各侧支管逐个排出生理盐水 30～50 mL。

(8)检测消毒剂残余量,如不合格,则应加强冲洗和延长循环时间,直到合格。

(9)停血泵,关闭补液管和输液器开关,进入治疗状态,准备透析。

5.护理评估

连接患者前做好下列评估。

(1)确认患者姓名与透析器标识、型号、消毒有效期相同。

(2)确认透析器残余消毒液试验呈阴性。

(3)确认透析器无破膜,实际的总血室容积(TVC/FBV)和破膜试验在正常范围。

(4)确认循环血液管道内没有空气。

五、血液透析上、下机操作技术

以血液透析通路为动静脉内瘘为例,说明血液透析上机、下机操作技术。

(一)血液透析上机护理

患者在洗手、更衣后进入治疗室,由指定护士接诊,核对医嘱,评估后进行治疗。

1.物品准备

(1)透析器、体外循环血液管路、动静脉内瘘穿刺针、生理盐水、输液器、透析液、止血带等。

(2)治疗盘、皮肤消毒液。

(3)根据医嘱准备抗凝剂。

2.患者评估

(1)测量体温、脉搏、呼吸、血压,称体重并记录。

(2)了解患者的病史、病情,核对治疗处方。

(3)确认透析器的型号、治疗时间、血液流量、透析液流量、抗凝剂、治疗药物、化验结果等。

(4)血管通路评估:听诊及触诊患者动静脉内瘘有无震颤、血肿、感染或阻塞征象。

3.设备评估

(1)透析机运行正常,透析液连接准确。

(2)正确设定透析器报警范围。

(3)复用透析器使用前,消毒剂残留检测试验应为阴性。

4.操作方法

(1)血液透析机按常规准备并处于治疗前状态,透析器、体外循环血液管路预冲完毕,确认循环血液路内空气已被排去,动、静脉管路与透析器衔接正确,等待上机。

(2)根据医嘱设置治疗参数:超滤量、治疗时间、追加肝素用量、追加肝素泵停止时间、机器温度、电导度等。

(3)检查循环血液管路连接是否正确紧密,有无脱落、漏水,管路内有无气泡,不使用的血路管分支是否都已夹闭,动、静脉壶的液面是否调整好。

(4)检查透析液是否连接在透析器的动、静脉端,连接是否正确、紧密,有无脱落、漏水。

(5)建立血管通路。

(6)根据医嘱从血液透析通路的静脉端推注抗凝剂,应用常规肝素者,设定追加肝素。

(7)连接体外循环血液管路和血液透析通路的动脉端,打开夹子,妥善固定。

(8)调整血液流量＜100 mL/min,开泵,放预冲液,引血(如患者有低血压等症时,根据病情保留预冲液)。

(9)引血至静脉壶,停泵,夹闭体外循环血液管路静脉端(注:停泵和夹闭体外循环管路同时进行,可减少小气泡残留),将其连接于血液透析通路的静脉端,打开夹子,妥善固定。

(10)再次检查循环血液管路连接是否紧密,有无脱落、漏水、漏血,管路内有无气泡。

(11)启动血泵,开始计时并进入治疗状态,打开肝素泵。

(12)准备500 mL生理盐水,并连接体外循环血液管路,以备急用。

(13)再次核对治疗参数,逐渐加大至治疗血液流量。

5.护理要点

(1)操作过程中,护士应集中注意力,严格无菌操作,特别注意保护动、静脉端连接口,避免污染。

(2)上机前和上机后应仔细检查体外循环血液管路安装是否正确、紧密,有无脱落、漏水,管路内有无气泡,管路各分支是否都夹闭。

(3)根据医嘱正确设置各治疗参数(超滤量、治疗时间、追加肝素用量、机器温度、电导度等)。

(4)引血时,血液流量≤100 mL/min。

(5)密切观察患者有无胸闷、心悸、气急等不适主诉。若患者出现不适主诉,应立即减慢引血流量,通知医师,必要时停止引血。注意观察血液透析通路引血时的流量状况,若流量不佳,应暂停引血,调整穿刺针或置管的方向,确定血液透析通路通畅的情况下,再继续引血。

(6)机器进入治疗状态后检查循环血液管路是否妥善固定,避免管路受压、折叠和扭曲。

(7)操作结束时,提醒患者如有任何不适,应及时告诉医护人员。

(8)护士结束操作后,脱手套,洗手,记录。

(二)血液透析下机护理

血液透析结束时,血液透析机发出听觉或视觉的提示信号,提醒操作者治疗程序已经结束,需将患者的血液收纳入体内。

1.物品准备

(1)生理盐水500 mL。

(2)弹力绷带、消毒棉球或无菌敷贴。

(3)医疗废弃物盛物筒。

2.患者评估

(1)测量患者血压,如血压较低时应增加回输的生理盐水量。

(2)提示患者治疗将结束,指导患者共同对动静脉内瘘进行止血和观察。

(3)核对患者目标治疗时间和目标超滤量,并记录。

(4)询问患者有无头晕、出冷汗等不适。

3.操作方法

(1)调整血液流量≤100 mL/min,关闭血泵,分离体外循环血液管路动脉端的连接。

(2)动脉端管路连接生理盐水。

(3)用消毒棉球(纱布、敷贴)压迫穿刺点止血。

(4)开启血泵。在回血过程中,可翻转透析器,使透析器静脉端朝上,有利于空气和残血排出;也可用双手轻搓透析器,以促进残血排出。

(5)静脉管路内的液体为淡粉红色或接近无色时关闭血泵,夹闭静脉穿刺针。

(6)分离体外循环血液管路静脉的连接(若回血前患者出现低血压症状,回血后先保留静脉穿刺针备用,待血压恢复正常、症状明显改善后再拔除静脉穿刺针),消毒棉球或无菌敷贴压迫穿刺点止血。

(7)在回血过程中注意观察按压点有无移位、出血等情况。

(8)按要求处理医疗废弃物。

(9)总结、记录治疗单。协助患者称体重,向患者或家属交代注意事项。

4.护理要点

(1)回血时,护士注意力要集中,严格无菌操作。

(2)禁忌用空气回血。及时处理穿刺针,防止针刺伤。

(3)患者在透析过程中如有出血倾向,如不慎咬破舌头、牙龈出血等,在透析结束后,根据医嘱用鱼精蛋白对抗肝素。

(4)注意观察透析器和体外循环血液管路的残、凝血状况,并记录。

(5)穿刺点应用无菌敷料覆盖后,指导患者对穿刺点进行按压,防止出血;也可用弹力绷带加压包扎,松紧以能止住血、可扪及瘘管震颤和搏动为宜。

(6)告知患者起床速度不要太快,以防止发生直立性低血压,对伴有低血压、头晕、眼花者,再次测量血压。

(7)告知患者透析当日穿刺处敷料要保持干燥,穿刺侧的手臂不要用力,防止感染、出血。

(8)对老人、儿童和不能自理的患者,护士应协助称体重,并加强护理。

5.2010年SOP推荐的密闭式回血方法

(1)调整血液流量至50～100 mL/min。

(2)打开动脉端预冲侧管,用生理盐水将残留在动脉侧管内的血液回输到动脉壶。

(3)关闭血泵,靠重力将动脉侧管近心侧的血液回输入患者体内。

(4)夹闭动脉管路夹子和动脉穿刺针处的夹子。

(5)打开血泵,用生理盐水全程回血。回血过程中,可双手揉搓滤器,但不得用手挤压静脉端管路。当生理盐水回输至静脉壶、安全夹自动关闭后,停止继续回血。不宜将管路从安全夹中强制取出,不宜将管路液体完全回输至患者体内,否则易发生凝血块入血或空气栓塞。

(丁玉红)

第八节　血液透析常见急性并发症护理

在血液透析过程中或血液透析结束时发生的与透析相关的并发症称为急性并发症。

一、低血压

血液透析中的低血压是指平均动脉压比透析前下降 4.0 kPa(30 mmHg)以上或收缩压降至 12.0 kPa(90 mmHg)以下。它是血液透析患者常见的并发症之一,发生率为 25%～50%。

（一）护理评估

(1)评估早期低血压症状:打哈欠、腹痛、便意、腰背酸痛、出汗、心率加快等。

(2)评估透析液温度、电解质、渗透压、超滤量或超滤率、干体重等。

(3)了解透析中患者是否进食、透析前是否应用短效降压药、患者是否存在严重贫血等。

(4)加强高危患者的基础疾病和生命体征的评估和观察,如老年患者及糖尿病、心功能不全患者等。

（二）预防

(1)注意水分和钠离子的摄入,透析间期体重增加控制在 3%～5%。对体重增长过多的患者可适当延长透析时间,防止透析过程中超滤过多、过快,以减少低血压的发生。

(2)对易发生低血压的患者,建议采用调钠透析、钠曲线透析、序贯透析或血容量监测,并适当调低透析液温度,这样可有效防止低血压的发生。

(3)识别打哈欠、便意、腹痛、腰背酸痛等低血压的先兆症状,观察脉压的变化。如发现患者有低血压先兆症状,应先测血压,如血压下降可先快速补充生理盐水。

(4)对年老体弱、糖尿病、低蛋白血症、贫血、心包炎、心律失常等血液透析患者,可应用心电监护,随时观察血压变化。透析时改变常规治疗方法,应用容量监测。对血浆蛋白浓度低的患者,应鼓励患者多进食优质动物性蛋白质。透析过程应控制饮食。

(5)及时评估和调整患者的干体重。

(6)血液透析过程应加强观察和护理,防止失血、破膜、溶血和凝血等并发症的发生。

(7)经常、及时给患者进行健康教育,如饮食控制的重要性、低血压的先兆表现、低血压的自我救治以及低血压的自我护理和防范。

(8)有些患者低血压时无明显症状,直到血压降到很低水平时才出现症状,所以透析过程必须严密监测血压。监测血压的时间,应根据患者的个体情况(如老年或儿童、糖尿病患者、体重增长过多的患者、心血管功能及生命体征不稳定患者等)而定。

（三）护理措施

低血压是血液透析过程中最常见的并发症之一,应密切观察,特别是对老年、反应迟钝及病情危重的患者要加强观察,发现低血压应立即治疗和抢救。

(1)给予患者平卧位或适当抬高患者下肢,减慢血液流速,降低超滤率,严重时快速输入生理盐水,待血压恢复正常后,再继续透析。

(2)如患者出现神志不清、呕吐,应立即给予平卧位,头侧向一边,防止窒息。

（3）密切观察血压，根据血压情况增减超滤量。如输入 500 mL 或更多生理盐水仍不能缓解者，应遵医嘱终止透析，并根据病因给予处理。

（4）如低血压症状明显，患者出现意识不清、烦躁不安时，应先补充生理盐水，再测量血压。如低血压未得到控制，可继续补充生理盐水，给高流量吸氧。如未出现血压下降，仅有肌肉痉挛，可减慢血流量，提高透析液 Na^+ 浓度，减少超滤量或使用高渗药物如 50％葡萄糖、10％氯化钠或 20％甘露醇。

（5）大多数低血压是由于超滤过多、过快引起的，补充水分后可很快得到纠正。如补充液体后血压仍旧不能恢复，应考虑心脏疾病或其他原因。

（6）患者血压稳定后，在密切观察血压的同时，应重新评估超滤总量。

（7）对透析中出现低血压的患者，要寻找产生低血压的原因并做好宣教。

（8）透析过程出现低血压的患者，应待病情稳定后方能离开医院。注意防止直立性低血压发生。

（9）向患者及家属做好宣教：控制水分、自我护理和安全防范。

（10）注意观察内瘘是否通畅。

二、失衡综合征

失衡综合征是指血液透析中或透析结束后数小时所发生的暂时性以中枢神经系统症状为主的全身症候群，伴有脑电图特征性的改变。它的发生率为 3.4％～20％。

（一）护理评估

（1）对刚开始接受血液透析的患者，特别是血肌酐、尿素水平比较高的患者，应严密监测患者血压变化，注意有无头疼、恶心、呕吐等症状。

（2）对出现神志改变、癫痫发作、反应迟钝者，应加强护理和监测，并及时抢救。

（3）维持性血液透析患者因故中断或减少血液透析，应警惕失衡综合征的发生。

（二）护理措施

失衡综合征是可以预防的，充分合理的诱导透析是减少失衡综合征的主要措施。

（1）建立培训制度，早期进行宣教干预，如对于氮质血症期的患者，要告知早期血液透析的重要性。

（2）首次透析时应使用低效透析器，透析器的面积不宜过大，采用低血流量、短时透析的方法，透析时间＜3 小时，同时可根据患者水肿程度、血肌酐和尿素氮生化指标，于次日或隔日透析，逐步过渡到规律性透析。

（3）超滤量不超过 2.0 L。

（4）血液流量＜150～180 mL/min，也可适当降低透析液流量。

（5）密切观察患者血压、神志等症状，防止出现失平衡。出现严重失平衡时，除了做好相应治疗外，必要时终止透析。

（6）症状严重者可提高透析液钠浓度至 18.7/12.0 kPa（140～148 mmol/L）。透析过程中静脉点滴高渗糖、高渗钠或 20％甘露醇，是防止发生失衡综合征的有效方法。

（7）对已经发生失衡综合征患者，轻者可缩短透析时间，给予高渗性液体；重者给予吸氧；严重者终止透析治疗，根据患者情况采用必要的抢救措施。

（8）对首次透析、高血压、剧烈头痛的患者，应加强心理上的疏导，避免紧张情绪。如出现呕吐,应立即将头偏向一侧,以防呕吐物进入气管导致窒息。

(9)对于肌肉痉挛、躁动及出现精神异常者,应加强安全防护措施,使用床护栏或约束带,以防止意外。

(10)严密观察患者的生命体征、精神及意识状态。

(11)加强患者宣教和饮食营养管理,指导患者早期、规律、定期、充分血液透析是降低透析并发症的关键。

三、肌肉痉挛

血液透析过程中,大约有90%的患者出现过肌肉痉挛,大多发生于透析后期。发生肌肉痉挛是提前终止透析的一个重要原因。

(一)护理评估

(1)评估发生肌肉痉挛的诱因。

(2)评估肌肉痉挛部位及肌肉的强硬度。

(3)评估透析液浓度、透析液温度和患者体重增长情况。

(二)预防

(1)对患者进行宣教,控制透析间期的水分增长,体重增加控制在3%~5%。

(2)对反复发生肌肉痉挛的患者应考虑重新评估干体重,并可通过适当提高透析液钠浓度、改变治疗模式(如序贯透析或血液滤过)等,有效预防或降低肌肉痉挛的发生。

(三)护理措施

(1)发生肌肉痉挛时,首先降低超滤速度,减慢血液流速,必要时暂停超滤。

(2)对痉挛处进行按摩,对需要站立才能舒缓疼痛的患者,必须注意患者安全。

(3)因温度过低引起的痉挛,可适当提高透析液温度,但必须确认患者不存在肌肉低灌注。

(4)根据医嘱输入生理盐水或10%氯化钠或10%葡萄糖酸钙等。

(5)使用高钠透析或钠曲线透析可减少低血压的发生,缓解肌肉痉挛症状。

(6)根据发生肌肉痉挛的原因,对患者进行宣教。

四、空气栓塞

血液透析中,空气进入体内引起血管栓塞称为空气栓塞。在当前血液净化设备和技术比较完善的状况下,空气栓塞较少发生。一旦发生空气栓塞常可危及患者生命,应紧急抢救。

(一)护理评估

(1)体外循环血液管路气泡捕获器是否置入空气监测装置。

(2)血液透析结束时全程应用生理盐水回血。

(3)确认体外循环血液管路没有气泡时,才能连接患者。

(4)确认透析器和体外循环血液管路无破损等。

(5)血液透析中心(室)对患者出现空气栓塞的紧急处理预案和抢救物品的准备是否妥当。

(二)预防

空气栓塞是威胁患者生命的严重并发症之一,应以预防为重。护士在各项操作时都应做到仔细认真,必须按照操作规范进行严格核对和检查,以杜绝血液透析时发生空气栓塞。

(1)严禁使用空气监测故障及透析液脱气装置故障的机器。

（2）上机前严格检查透析器和体外循环血液管路有否破损;预冲过程中再次检查破损和漏气。有血路密闭自检的机器,应按流程进行血路密闭自检。

（3）连接患者时,再次检查穿刺针、透析器和体外循环血液管路之间的连接,注意端口间和连接处是否锁住;上机前必须夹闭血路管各分支。

（4）动、静脉壶液面分别调节于壶的 3/4 处,避免液面过低。

（5）血泵前快速补液时,护士必须守候在旁,补液完毕后及时夹闭血路管输液分支和输液器。

（6）血液透析过程中若发现体外循环血液管路内有气泡,应立即寻找原因,避免空气进入体内。空气若已进入气泡捕获器,机器将会发出警报,并终止血泵运转,同时捕获器下的静脉管路被自动夹闭,操作者切忌将静脉管路从管夹中拽出,否则空气会因压力顺管路进入体内。

（7）若空气已经通过气泡捕获器,可将动、静脉夹闭,将体外循环血液脱机循环,使管路内的气泡循环至动脉壶排气,确认整个体外循环血液管路中没有空气后,再连接患者继续血液透析。

（8）回血操作时必须思想集中,忌用空气回血,应用生理盐水回血,不可违规先打开空气监测阀。血液灌流治疗必须使用空气回血时,必须由两名护士操作,泵速不得超过 100 mL/min;血液进入静脉壶后必须关泵,依靠重力将血液缓慢地回入患者体内,并及时夹闭管夹。

（9）护士在取下中心静脉留置导管的肝素帽或注射器前,确认导管管夹为夹闭状态。

（10）一旦发生空气栓塞,应立即通知医师并按照急救流程进行应急处理。

（三）护理措施

（1）发现空气栓塞后,立即停血泵,夹闭静脉穿刺针,通知医师。

（2）抬高下肢,使患者处于头低足高、左侧卧位,使空气进入右心房顶端并积存在此,而不进入肺动脉和肺。轻拍患者背部,鼓励患者咳嗽,将空气从肺动脉的入口处排出。

（3）高流量吸氧(有条件者给予纯氧)或面罩吸氧。

（4）当进入右心房空气量较多时,影响到心脏排血,应考虑行右心房穿刺抽气。

（5）必要时应用激素、呼吸兴奋剂等。

（6）发生空气栓塞时禁忌心脏按摩,避免空气进入肺血管床和左心房。

（7）病情严重者送高压氧舱。

五、电解质紊乱

血液透析过程出现严重的电解质紊乱,往往会危及患者的生命。

（一）护理评估

（1）评估透析液型号、浓度、批号、标识等。

（2）评估透析机电导度的默认值和允许范围。

（3）评估水处理系统的质量。

（4）对"开始透析后不久患者即出现不良反应"应予足够重视,评估患者的主诉和不适症状,及时寻找原因,及时留取血液标本和透析液标本送检。

（二）预防

（1）不同型号的透析液必须有明确、醒目的标识;A、B 液应有明确标识;透析液吸管置入 A、B 液浓缩液桶前必须核对。

（2）透析液配制必须两人核对,并记录;剩余透析液合时必须两人核对。

（3）新的血液透析机安装和调试后,必须进行生化检测。在血液透析开始后不久(30~60 分钟)即出现不明原因的恶心、头痛、头晕、烦躁等症状时,应尽快进行透析液生化检测。

(4)定期对血液透析机进行维护保养,对监控系统进行检测、校对与定标,以保证血液透析机电导度显示值与实际值的偏差在可接受的范围内。调整浓缩液混合比例泵后,必须进行透析液生化检测后方可进行血液透析。长时间不用的备用机,使用前需消毒和重新检测透析液电解质。

(5)保证透析用水的质量,水处理装置必须按要求定人、定时进行处理和维护,按质控要求定时对水质进行余氯、水质硬度、重金属、细菌等各项指标的检测。

(6)水处理装置日常运行状况由专人负责监管和督查,记录要有监管和督查者双人签名。

(三)护理措施

(1)疑有电解质紊乱时,应立即停止该机的血液透析。寻找原因,安慰患者,降低患者恐惧心理。

(2)留取患者血液标本,立即送检电解质(血清钾、钠、氯、钙和镁),并检测血红蛋白、网织红细胞计数、乳酸脱氢酶等溶血指标。留取透析液标本并送检(血清钾、钠、钙、镁及 pH)。

(3)疑有透析机故障时,必须立即更换透析机;疑有透析液浓度错误时,必须立即更换正常透析液;如发现水处理存在质量问题时,必须停止所有血液透析,严重时应用腹膜透析或 CRRT 过渡,以纠正电解质紊乱。

(4)肉眼观察到患者血液已有溶血时,透析器内和体外循环血液管路中的血液不得回输患者体内。

(5)症状严重时给予吸氧、平卧,低钠时输入高渗盐水,输入新鲜血等。必要时应用皮质激素。

(6)严重溶血时出现高钾血症,应积极组织力量进行抢救和处理。进行有效准确的血液透析治疗,必要时行 CRRT 治疗。在恢复透析 2～3 小时后必须复查患者血液生化,直到患者电解质正常、无心力衰竭、无肺水肿,方可终止透析。

(7)评估、分析事发原因,寻找薄弱环节,完善预防制度。

六、体外循环装置渗血、漏血

体外循环装置渗血、漏血常见于:穿刺点渗血;动、静脉穿刺针脱离血管;体外循环装置连接端口出血;透析器破膜;血路管及透析器外壳破裂等。除了透析器破膜和动、静脉穿刺针脱离血管导致机器报警之外,其他状况的渗、漏血难以被透析机及时监测到,可能滞后报警或不报警,这是血液透析监护装置不尽完善之处。为了弥补这一盲点,需要护士具有高度的责任心,在护理过程中严密观察,才能有效防止体外循环渗血、漏血的发生。因此,预防渗血、漏血的发生,重要的是操作者必须严格执行操作规程和核对制度,加强巡视和病情观察。

(一)穿刺针脱离血管导致出血

1.护理评估

(1)连接患者前再次检查和确认,确保体外循环装置安全可靠。

(2)血液透析过程中加强观察和护理,及时发现和解决问题。

(3)对可能引起体外循环装置漏血的患者,如老年、意识不清、不能配合伴有烦躁者,加强巡视观察和护理,加强沟通或约束,以防穿刺针脱落导致出血等并发症。

2.预防

(1)血液透析过程中,严格巡视和观察穿刺部位是否有出血、渗血等情况。

(2)穿刺时刺入血管的穿刺针应不少于钢针的 4/5。妥善固定穿刺针及血路管,加强观察和宣教,取得患者配合。

(3)告诫患者透析中内瘘穿刺侧手臂不能随意活动,变换体位时请护士协助。

(4)对于意识不清或躁动者,应用约束带将穿刺部位固定并严密观察。

(5)透析过程中穿刺部位不应被棉被包裹。

3.护理措施

(1)发现穿刺点渗血,寻找原因并即刻处理,如压迫、调整针刺位置、调整固定方法等,做好记录。

(2)穿刺针、血路管、透析器端口衔接不严密而引起漏血时,尽快将血路管、透析器端口重新连接并锁紧。各端口连接锁扣时注意不能用力过大,防止锁扣破裂出血。

(3)静脉穿刺针脱离血管会引起机器静脉低限报警,应先消音,仔细检查报警原因,排除问题后再按回车键继续透析;若不查明状况即予以消除警报,机器的静脉压监测软件将会按照静脉压力的在线信号重新设置上下限报警范围,使机器继续运转,将导致患者继续失血。①若静脉穿刺针脱离血管,患者出血量较多或已发生出血性休克,应尽快将体外循环的血液回输给患者,以补充血容量,立即通知医师。②必要时根据医嘱、患者失血情况予以输血、输液、吸氧等对症处理。③血容量补足后可继续血液透析。④做好患者安抚工作,分析原因,进一步完善预防措施。

(4)动脉穿刺针脱离血管将导致患者血液从动脉穿刺点快速渗出,同时空气会被吸入动脉管内,此时机器动、静脉压监测器亦会发出低限警报。①如动脉穿刺针脱离血管,快速压迫动脉穿刺点,消毒后重新做动脉穿刺。若空气已进入透析器,则将空气排出。若发现与处理及时,无须特殊用药处理。②根据患者血压、失血量及时予以输血、输液、吸氧等对症处理。③血容量补足后可继续血液透析。④做好患者安抚工作,分析原因,进一步完善预防措施。

(二)体外循环装置出血

1.护理评估

(1)使用的血路管、透析器应是证照齐全的合格产品。

(2)在引血前应确认装置连接准确。

(3)及时判断出血位置、出血量,评估患者病情。

(4)及时处理和汇报。

2.预防

(1)体外循环装置各端口连接严密。

(2)有血路密闭自检功能的机器,必须进行血路密闭自检。

(3)患者上机后应再次检查血路管、透析器连接端口是否严密,侧支是否夹闭。

(4)复用透析器必须进行破膜测试。

(5)危重患者做好安全防范。

3.护理措施

(1)血路管或透析器外壳破裂时,应及时更换血路管或透析器。

(2)若透析器外壳破裂,造成患者失血较多时,立即将体外循环血液全部回输患者体内或补充血容量。观察患者血压、神志,做好配血、输血、吸氧等。

(3)透析器破裂更换:①预冲新透析器。②关闭血泵,关闭透析液。将透析器破裂端向上,夹闭透析器破裂端穿刺针或导管,取下透析器破裂端连接的血路管,利用重力或压力将透析器内血液缓慢回输患者体内。严格注意无菌操作，防范空气栓塞。③取下破裂透析器，连接新透析器，打开夹子，缓慢开启血液泵和透析液，继续血液透析（注：若按常规回血或输液，血液将会从透析器破口处漏出，增加患者出血量）。

（4）穿刺针保留在原位，根据医嘱进行对症处理。分析原因，完善防范措施。

七、破膜漏血

血液透析机一般采用光电传感器或红外线测量透析液中有无血液有形成分存在。在规定的最大透析液流量下，当每分钟漏血＞0.5 mL 时，漏血报警器发出声光报警，同时自动关闭血泵，并阻止透析液进入透析器。

（一）护理评估

（1）从透析器静脉端出口监测透析液，鉴别真假漏血。

（2）寻找漏血原因，如静脉回路受阻、透析器跨膜压过高、抗凝不当等。

（3）排除假漏血。

（二）预防

（1）使用前加强检查，注意透析器的运输和储存，运输过程应表明"小心轻放"，湿膜透析器储存温度不得低于 4 ℃。临床使用时，如透析器不慎跌地或撞击，应先做破膜测试后再使用。

（2）透析器复用时严格按照规定的复用程序操作；建议复用机清洗消毒；冲洗透析器时，要注意透析管路不要扭曲，接头不能堵塞，水压控制在 0.096～0.145 MPa(1.0～1.5 kg/cm²)。

（3）透析器与次氯酸钠等消毒剂在高浓度和长时间接触后对透析膜有损害，易导致破膜。因此，在消毒透析器时消毒剂浓度应按标准配制，不能随意提高浓度。

（4）在血液透析过程中或复用透析器时，避免造成血液侧或透析液侧压力过高的各种可能原因。

（5）复用透析器应做破膜测试；复用透析器储存柜温度为 4～10 ℃，不可低于 4 ℃。

（6）透析机必须定时维护，若漏血监护装置发生故障，应及时修复，排除故障后方可使用。

（三）护理措施

（1）使用前加强检查。

（2）当发生漏血时，做如下处理：①血泵停止运转，透析液呈旁路。②恢复血泵运转，将血流量减至 150 mL/min(血泵运转可保持正压)。③当确认为漏血时，将透析液接头从透析器上返回机器冲洗桥，排尽膜外透析液，防止透析液从破膜处反渗至膜内污染血液。④立即进行回血（同时进行新透析器的预冲准备），回血后更换透析器，继续透析。⑤有报道称，当透析器破膜面积较大时，应弃去透析器内血液。

（3）恢复患者原治疗参数，但中途回血所用生理盐水量应计算于超滤量内。

（4）可根据医嘱，决定是否应用抗生素。

（5）安慰患者，缓解患者紧张情绪。

（6）当机器出现假漏血报警或真漏血不报警时，请工程师检查机器状况。

八、凝血

透析器凝血后可以使透析膜的通透性下降而影响透析效果，严重时可堵塞透析管路造成无法继续透析，导致透析患者的血液大量丢失。

（一）凝血分级指标

0级：抗凝好，没有或少有几条纤维凝血。

1级：少有部分凝血或少有几条纤维凝血。

2级：透析器明显凝血或半数以上纤维凝血。

3级：严重凝血，必须及时更换透析器及管路。

（二）护理评估

（1）操作者肉眼观察或用生理盐水冲洗后观察，可见血液颜色变深、透析器发现条纹、透析器动静脉端出现血凝块、传感器被血液充满。

（2）体外循环的压力改变：透析器阻塞，引起泵前压力上升，静脉压力下降；静脉壶或静脉穿刺针阻塞，泵前压和静脉压上升；凝血广泛，所有压力均升高。

（三）预防

（1）规范预冲透析器是防止透析器凝血的关键措施之一。

（2）在患者没有出血的状态下，合理规范应用抗凝剂（除非患者病情需要应用无肝素和小剂量肝素治疗）。

（3）维持生命体征的平稳，血液流量能够维持在 200～300 mL/min；注意血管通路的准确选择，防止再循环；防止超滤过多、过快，导致血液浓缩。

（4）严密观察血流量、静脉压、跨膜压变化，观察有无血液分层；观察血液、滤器颜色，静脉壶是否变硬，及时发现凝血征兆。

（5）无抗凝、小剂量抗凝或患者有高凝史者，血液透析过程中要保证足够的血液流量；透析过程应间歇（15～30分钟）用生理盐水冲洗透析器及血路管，注意观察血路管及透析器颜色、静脉压力变化等。

（6）建议高凝患者血液透析过程不在体外循环中输血液制品或脂肪制剂，减少促凝因素。

（7）透析器的复用应严格按照质控要求进行，充分氧化残存纤维蛋白，如果透析器残血不能完全清除干净，则应丢弃。

（四）更换透析器护理流程

（1）减慢或停止血泵，向患者做简单说明和心理安慰。

（2）预冲新的透析器。

（3）停止血泵，透析液呈旁路。卸下透析液连接端，夹闭动脉管路，利用压力将透析器内残余血回输患者体内。夹闭静脉端管路，连接循环管路和透析器，打开各端夹子，重新启动血液循环。

（4）根据医嘱确定是否加强抗凝；恢复或重新设置治疗参数。

（5）观察患者对更换透析器的反应，及时做好相应护理记录。

九、溶血

血液透析过程中发生溶血的事件比较少见，但一旦发生溶血，后果严重，危及患者生命。

（一）护理评估

（1）患者的主诉和不适症状，有相关体征和症状时立即通知医师。

（2）透析液型号、浓度；透析机电导度、温度。

（3）水处理系统的质量状况。

（4）血液透析过程有否输血等。

(5)循环血液管路的血液颜色。

（二）预防

(1)严格查对透析液型号。

(2)定期对血液透析机进行维护和检测。透析机出现浓度故障时,维修后必须检测电解质;新的透析机在使用前必须测定电解质2次以上;闲置透析机再使用前,应进行消毒后测定透析液电解质;患者在血液透析过程中出现发热等症状时应及时测试透析液温度;定期对血泵进行矫正和检测。

(3)加强对水处理系统的管理,定期对水质进行检测,定期更换活性炭。

(4)严格重复使用制度,复用透析器时上机前充分预冲并检测消毒剂残余量。

(5)严格执行查对制度,杜绝异型输血的发生。

（三）护理措施

(1)一旦发现溶血,必须立即关闭血泵、夹住体外循环血液管路,并终止透析;通知医师,寻找原因。

(2)留取患者血液标本,立即送检电解质(血清钾、钠、氯、钙和镁),并检测血红蛋白、网织红细胞计数、乳酸脱氢酶等溶血指标;留取透析液标本送检(钾、钠、钙、镁及pH)。

(3)如确诊溶血,丢弃透析器及体外循环血液管路中的血液。

(4)给予患者吸氧、平卧、心理安慰,严密观察患者生命体征。

(5)当出现严重高钾血症或伴有低钠血症时,必须重新建立体外循环,进行有效血液透析,纠正电解质紊乱;当水处理系统发生故障且不能很快修复时,患者出现严重电解质紊乱,需以CRRT过渡,及时挽救患者生命。

(6)及时处理相关并发症如低血压、脑水肿、高血钾等,及时纠正贫血,必要时输注新鲜血液。

(7)评估、分析事发原因,寻找薄弱环节,完善预防制度。

十、发热

血液透析中的发热是指在透析过程中或结束后出现发热,原因有热源反应、各种感染、输血反应、高温透析及原因不明的发热等。

（一）护理评估

(1)血液透析治疗之前应了解患者透析间期是否有发热现象,是否存在感染、感冒、咳嗽等,并测量体温。

(2)评估留置导管患者局部伤口是否清洁、干燥,导管出口处是否存在渗血、渗液、红肿等现象,透析间期和透析前后是否有发冷、寒战等。

(3)检查体外循环血液管路、透析器、采血器、生理盐水等消毒有效期,注意外包装无破损等。

(4)合理评估血液透析过程中无菌操作技术是否存在缺陷等。

(5)评估水处理系统的维护质量和检测方法。

（二）预防

(1)严格遵守无菌技术操作规程,杜绝因违反操作规程而发生的感染,并随时观察、及时处理。

(2)对疑似感染或深静脉留置导管患者上机前必须先测量体温。如发现患者已有发热,应由医师确认原因给予治疗后再行血液透析。

（3）一旦发热，应立即查找原因，如为器械污染或疑似污染，应立即更换。

（4）加强水处理系统的管理和监测。

（三）护理措施

（1）做好心理护理，缓解患者紧张焦虑情绪。

（2）密切观察患者体温、脉搏、呼吸、血压等生命体征的变化，根据医嘱采用物理或药物等降温方法。

（3）遵医嘱对体温＞39 ℃者给予物理降温、降低透析液温度或药物治疗，服用退热剂后应密切注意血压变化，防止血压下降。降温后30分钟需复测体温并详细记录。

（4）对畏寒、寒战的患者应注意保暖，并注意穿刺部位的安全、固定，防止针头滑脱。

（5）患者出现恶心、呕吐时，应让其头偏向一侧，避免呕吐物进入气道引起窒息。

（6）高热患者由于发热和出汗，超滤量设定不宜过多，必要时加以调整。

（7）为了维持一定的血药浓度，发热患者的抗生素应根据药代动力学原理给予合理应用，大多数药物应在血液透析结束后使用，确保疗效。

（8）血液透析结束后再次测量体温。

（9）做好高热护理的宣教和指导，嘱患者发生特殊情况及时就医。

十一、高血压和高血压危象

血液透析过程中出现的高血压往往发生于血液透析过程中或透析结束后，表现为：①平均动脉压较透析前增高≥2.0 kPa(15 mmHg)。②超滤后2～3小时，血压升高。③血液透析结束前30～60分钟，出现血压增高。

（一）护理评估

（1）监测血压，透析过程中，当患者动脉压较透析前增高≥15 mmHg时，应加强观察和护理。

（2）再次检测和确认透析液温度、电导度、超滤量、钠曲线、干体重等。

（3）患者出现头晕、与平时不同的头痛、恶心、呕吐、活动不灵、肢体无力、肢体麻木或突然感到一侧面部或手脚麻木等时，要注意因为高血压引起的脑卒中。

（二）预防

血液透析过程中避免出现高血压，预防工作很重要。

（1）全面评估患者病情和生活环境，根据患者实际情况进行积极的宣传教育。戒烟、戒酒，控制钠盐，每日摄入4～5 g；透析间期体重增加控制在3％～5％；维持合理的运动和良好的生活习惯。

（2）嘱患者按时血液透析。

（3）按照医嘱及时合理应用药物，有条件者每日早、中、晚各测量血压一次。

（4）利用血液透析治疗的先进模式，如调钠透析、钠曲线透析、序贯透析或血容量监测等程序，防止和减少高血压的发生率。

（5）加强对高血压患者的监测和护理，防止高血压危象及脑卒中。

（三）护理措施

高血压是血液透析过程中最常见的并发症之一，应密切观察并积极处理。

（1）血液透析过程中患者血压有上升趋势时，应加强观察和护理。

（2）进行心理疏导，缓解患者紧张情绪。

（3）根据患者血压，应用透析程序如调钠、序贯、容量监测等，合理超滤和达到干体重。

（4）根据医嘱及时应用降压药物，并注意药物的应用规则，如浓度、滴速、避光等。

（5）血液透析过程中出现高血压，进行治疗后应再测血压，待患者血压平稳后才可离开。

（6）出现高血压并发脑卒中时，注意下列护理：①患者绝对卧床，保持安静，控制情绪；对神志不清的患者注意安全护理；病情严重时及时通知家属并进行沟通。②危重患者减少搬动，给予吸氧、心电监护，必要时脑部用冰帽冷敷。③根据医嘱及时给予治疗，应用降压药物时应严格注意血压变化和药物滴速，防止血压波动；注意血管通路的保护，防止通路滑脱或出血；患者出现剧烈头痛、呕吐等神经系统改变时，应立即头侧向一边，及时清除呕吐物，保持气道通畅，必要时停止血液透析；停止血液透析前根据医嘱应用肝素拮抗剂，防止抗凝剂造成出血。

据报道，加强健康教育、限制水钠、调整透析处方、控制干体重增长、合理应用降压药是减少血液透析过程中发生高血压的主要方法。

十二、心力衰竭

血液透析过程出现心力衰竭较为少见，但是不少患者因为疾病因素加上情绪激动、烦躁、紧张、高血压等，在透析过程中或尚未透析时出现心力衰竭。

（一）护理评估

（1）透析前严格查体，评估患者的体重增长、血压情况及心功能状况。

（2）评估患者的情绪和心理状况，消除其抑郁、紧张情绪。

（3）评估患者血管通路的流量，对高位或严重扩张的动静脉内瘘进行监测和护理观察。

（4）对贫血及严重营养不良者进行干预。

（二）预防及护理

（1）患者取坐位或半卧位，两腿下垂，以减少回心血量。对诱发原因进行及时了解，稳定患者情绪，防止坠床和导管脱落。

（2）高流量吸氧，必要时给予 20%～30% 乙醇湿化吸氧。

（3）立即给予单纯超滤，排出体内多余的水分。

（4）血流量控制在 150～200 mL/min，以免增加心脏负担。

（5）根据医嘱给予强心和血管扩张药。

（6）向患者做好解释工作，减轻患者的恐惧和焦虑情绪，减轻心脏负担，降低心肌的耗氧量。

（7）充分血液透析，严格控制水分，对有营养不良和低蛋白血症的患者应鼓励其摄入高蛋白质饮食。

十三、恶心、呕吐

恶心为上腹部不适、紧迫欲吐的感觉，呕吐是胃或部分小肠内容物通过食管逆流经口腔排出体外的现象。恶心常为呕吐的前期表现，常伴有面色苍白、出汗、流涎、血压下降等，但也可只有恶心没有呕吐，或只有呕吐没有恶心。在血液透析急性并发症中，恶心、呕吐较为常见，发生率为10%～15%。

（一）护理评估

（1）透析前严格查体，了解个体透析前已有的症状与体征，并初步评估导致此症状与体征的原因。

（2）透析前严格执行透析机的自检程序,确保各项透析安全界限在正常范围,各程序均在正常透析状态。

（3）每日检查水处理系统的总氯、余氯、水质硬度;每月检测内毒素一次;每年检测重金属一次;保持水质良好。

（4）详细了解患者的饮食与精神状态,加强沟通与宣教。

（5）加强患者透析中的监测、观察,及时发现呕吐先兆,对症处理,减轻患者痛苦。

（二）预防

恶心、呕吐不是一个独立的并发症,由很多因素所致,应密切观察。特别是刚进入透析治疗阶段的患者、老年患者、反应迟钝及病情危重的患者更应加强观察,及时干预、治疗以预防相关并发症。

（1）严格处理透析用水及透析液,严密监测,保证透析用水的纯度。水质各项指标均在正常范围,杜绝透析液连接错误。

（2）严格控制超滤量和超滤率,根据恶心、呕吐的原因,采取干预措施:控制患者透析间期的体重增长,防止因超滤过多、过快导致低血压而出现恶心、呕吐症状;透析前减少降压药、胰岛素用量,防止透析中出现低血压、低血糖;定期评估干体重。

（3）加强健康教育,特别是个体化、针对性的健康教育,帮助患者适应透析生活。

（4）严格按照操作规程进行规范化操作,可有效减少各类并发症的发生。

（三）护理措施

（1）患者出现恶心、呕吐时,立即停止超滤,减慢血液流速,头偏向一侧,及时清理呕吐物,避免呕吐物进入气管引起窒息。

（2）如果患者血压低、大汗,应监测血压、血糖等情况,根据患者的病情补充生理盐水或高渗糖、高渗钠等。

（3）按压合谷穴可缓解恶心、呕吐症状。

（4）严格观察患者,注意呕吐的量、性状、气味、呕吐方式及特征,及时报告医师,采取相应措施。注意根据呕吐量减少超滤量,必要时及时下机。

十四、心律失常

维持性血液透析(MHD)患者由于存在心脏结构和功能的改变以及内环境的异常,心律失常是常见的并发症。Rubin 等报告透析患者心律失常发生率为 50%,是维持性血液透析患者发生猝死的重要原因之一。

（一）护理评估

（1）透析过程中定时观察患者的症状,一旦发现有心律失常,立即行心电监护和心电图检查,确定心律失常类型,并记录发生的时间。

（2）早期认识心律失常的伴随症状,如胸闷、心悸、胸痛、头昏、头痛、恶心、呕吐、出汗等。

（3）了解透析患者有无心脏疾病、有无严重贫血、是否服用洋地黄类药物等。

（4）了解患者相关检查结果,如电解质、酸碱平衡情况等。

（5）加强对高危患者的基础疾病和生命体征的密切观察,如老年患者、儿童、初次透析及心功能不全患者等。

（二）预防

（1）老年人、超滤脱水量大、严重贫血、既往有心肌缺血病史者，易在透析中发生心律失常，且多发生在透析后 2～5 小时，以室性早搏最多见。

（2）宣教患者控制透析间期体重增长，避免超滤脱水过多、过快，以免血管再充盈速率低于超滤率，血容量快速下降，使原有的心肌缺血进一步加重。必要时增加透析次数或采用序贯透析法。

（3）透析过程中应严密监测患者的临床表现，如出现心悸、胸闷、心前区疼痛、头晕、出汗、躁动等症状时应考虑低血压可能，及时停止超滤，减慢血流速度，迅速补充血容量，使用抗心律失常药物或回血终止透析。

（4）及时纠正患者的营养不良和贫血，提高其免疫力及生命质量，增强患者对透析的耐受性。

（5）对透析中出现心律失常的患者，透前需了解患者电解质、酸碱平衡、心电图等检查结果；应用碳酸氢盐透析液及生物相容性好的透析膜，透析开始时预防性吸氧，超滤速度适当，可减少心律失常的发生；根据患者心脏功能合理调整透析中血流量，反复发生心律失常者改用腹膜透析。

对透析中出现的心律失常要积极寻找原因，消除诱因，必要时采用药物治疗。只有这样，才能有效降低心律失常的发生，提高透析患者的生活质量。

（三）护理措施

（1）加强心理护理，缓解患者的紧张情绪。

（2）加强生命体征的观察，倾听患者的主诉，一旦发现脉律不齐、脉搏无力、脉率增快、血压下降，应减慢血流量，降低超滤率或暂停超滤，给予吸氧，通知医师及时处理。

（3）密切观察胸闷、气促等症状有无好转或恶化，观察神志、生命体征、心率和心律变化，尤其是中后期心率、心律、血压的观察尤为重要，症状加重时应终止治疗。

（4）对老年、儿童、初次透析患者及心功能不佳者、动脉硬化性冠心病患者，应注意控制血流量和超滤量，给予吸氧，减轻心脏负担。

（5）做好患者宣教，指导患者做好自我护理。

（丁玉红）

参考文献

[1] 汤希雄.内科常规诊疗[M].长春:吉林科学技术出版社,2019.

[2] 郭礼.最新临床内科诊疗精要[M].西安:西安交通大学出版社,2018.

[3] 刘志勇,李灵芝,冯涛.神经内科诊疗学[M].天津:天津科学技术出版社,2019.

[4] 白国强.临床疾病内科诊疗要点[M].北京:科学技术文献出版社,2019.

[5] 黑君华.临床神经内科诊疗学[M].天津:天津科学技术出版社,2018.

[6] 刘明.临床神经内科疾病诊疗[M].武汉:湖北科学技术出版社,2018.

[7] 李曙晖,杨立东,单靖.精编消化内科疾病诊疗学[M].长春:吉林科学技术出版社,2019.

[8] 胡凡.神经内科临床诊疗实践[M].北京:科学技术文献出版社,2018.

[9] 王鹏.实用临床内科诊疗实践[M].北京:科学技术文献出版社,2019.

[10] 王雪涛.新编心内科疾病诊疗技术[M].汕头:汕头大学出版社,2018.

[11] 张元玲,董岩峰,赵珉.临床内科诊疗学[M].南昌:江西科学技术出版社,2018.

[12] 闫换.现代神经内科诊疗思维与实践[M].长春:吉林科学技术出版社,2019.

[13] 徐强.心血管内科诊疗学[M].长春:吉林科学技术出版社,2018.

[14] 谢斌.临床内科诊疗精粹[M].天津:天津科学技术出版社,2018.

[15] 邓辉.内科临床诊疗实践[M].汕头:汕头大学出版社,2019.

[16] 李利娟.实用消化内科诊疗进展[M].哈尔滨:黑龙江科学技术出版社,2018.

[17] 姚成增.心血管内科常见病诊疗手册[M].北京:人民卫生出版社,2018.

[18] 李淑红.新编内科诊疗新进展[M].武汉:湖北科学技术出版社,2018.

[19] 魏丽.实用临床常见病内科诊疗技术[M].上海:上海交通大学出版社,2018.

[20] 韩桂华.消化内科疾病诊疗精粹[M].北京:中国纺织出版社,2019.

[21] 吴金明.消化内科诊疗技术及临床实践[M].北京:科学技术文献出版社,2018.

[22] 赵兴康.消化系统疾病影像诊断及介入治疗学[M].北京:科学技术文献出版社,2018.

[23] 洪涛.临床常见内科疾病诊疗学[M].上海:上海交通大学出版社,2019.

[24] 夏泉源,周丹.内科护理学[M].北京:科学出版社,2020.

[25] 李欣吉,郭小庆,宋洁,等.实用内科疾病诊疗常规[M].青岛:中国海洋大学出版社,2020.

[26] 赵鲁静.心内科疾病诊疗与新技术应用[M].北京:科学技术文献出版社,2019.

[27] 郭三强.心血管疾病诊疗与介入应用[M].北京:科学技术文献出版社,2018.

[28] 曾锐.图解临床诊断思维[M].北京:人民卫生出版社,2020.

[29] 刘祖光.现代神经内科疾病诊疗新进展[M].上海:上海交通大学出版社,2019.

[30] 霍勇,方唯一.冠心病介入治疗培训教材 2018 版[M].北京:人民卫生出版社,2018.

[31] 曹勇.心血管疾病介入治疗[M].北京:科学技术文献出版社,2019.

[32] 温华峰.实用临床内科常见病诊疗[M].北京:科学技术文献出版社,2019.

[33] 旷惠桃.常见病中西医合理用药手册[M].长沙:湖南科学技术出版社,2020.

[34] 张华.现代介入诊断与治疗学[M].西安:西安交通大学出版社,2018.

[35] 刘晓晗.现代神经内科疾病诊疗学[M].长春:吉林大学出版社,2019.

[36] 马春潮,朱晓冬.帕金森病认知障碍[J].中国实用内科杂志,2019,39(9):769-774.

[37] 张宇清.微量白蛋白尿在高血压患者心血管风险评估中的价值[J].中华高血压杂志,2019,27(6):585-590.

[38] 王吉耀.我国消化内科临床实践指南或共识的现状和思考[J].中华消化杂志,2019,39(9):610-612.

[39] 孔薇,秦侃.神经内科氯吡格雷与质子泵抑制药联合应用情况调查[J].医药导报,2019,38(7):951-954.

[40] 徐奕,金辰,乔树宾,等.女性患者经桡动脉与经股动脉行经皮冠状动脉介入治疗的安全性和疗效比较[J].中国循环杂志,2018,33(10):958-963.